抗肿瘤药物的精准治疗

——治疗药物监测与药物基因组学

肖洪涛　李国辉　许　川　主编

中国健康传媒集团 CHMG

中国医药科技出版社

内容提要

本书以抗肿瘤药物的精准治疗为重点内容，结合每个药物的药代动力学、药效动力学、药物相互作用和不良反应等最新研究内容，利用TDM方法和基因组学特点，对不同靶点的抗肿瘤药物进行详细分类介绍，指导抗肿瘤药物监测，进行个体化给药。

本书供肿瘤科临床医师和从事肿瘤基础研究的人员参考使用。

图书在版编目（CIP）数据

抗肿瘤药物的精准治疗：治疗药物监测与药物基因组学 / 肖洪涛，李国辉，许川主编. —北京：中国医药科技出版社，2022.8

ISBN 978-7-5214-3262-6

Ⅰ.①抗…　Ⅱ.①肖…　②李…　③许…　Ⅲ.①抗癌药—监测　②抗癌药—应用—基因组—基因治疗　Ⅳ.①R979.1

中国版本图书馆CIP数据核字(2022)第088930号

责任编辑　于海平
美术编辑　陈君杞
版式设计　友全图文

出版　**中国健康传媒集团** | 中国医药科技出版社
地址　北京市海淀区文慧园北路甲 22 号
邮编　100082
电话　发行：010-62227427　邮购：010-62236938
网址　www.cmstp.com
规格　787 × 1092 mm $\frac{1}{16}$
印张　26 $\frac{3}{4}$
字数　550 千字
版次　2022 年 8 月第 1 版
印次　2022 年 8 月第 1 次印刷
印刷　三河市万龙印装有限公司
经销　全国各地新华书店
书号　ISBN 978-7-5214-3262-6
定价　**118.00 元**

获取新书信息、投稿、为图书纠错，请扫码联系我们。

编 委 会

主　编　肖洪涛（四川省肿瘤医院）

李国辉（中国医学科学院肿瘤医院）

许　川（四川省肿瘤医院）

副主编　孙言才（安徽省肿瘤医院）

颜　苗（中南大学湘雅二医院）

焦　正（上海市胸科医院）

张丽娟（四川省人民医院）

马　雪（四川省肿瘤医院）

编　委　（按姓氏笔画排序）

毛　棉（四川省肿瘤医院）

龙　锐（重庆医科大学附属第一医院）

朱永霞（四川省肿瘤医院）

刘　康（南充市中心医院）

刘芷兮（四川省肿瘤医院）

闫锡大（绵阳市中心医院）

杜素雅（四川省肿瘤医院）

李　凯（安徽省肿瘤医院）

李凯悦（四川省肿瘤医院）

杨　明（川北医学院附属医院）

杨思芸（南充市中心医院）

邱　悦（四川省肿瘤医院）

邱　峰（重庆医科大学附属第一医院）

何　霞（四川省人民医院）

余　婷（四川省肿瘤医院）

汪　盛（皖南医学院弋矶山医院）

汪应红（安徽省肿瘤医院）

陈　力（四川大学华西第二医院）

陈　娅（四川省肿瘤医院）

陈　燕（四川省肿瘤医院）

陈卓佳（中山大学肿瘤防治中心）

林　茂（四川省肿瘤医院）

国梦然（四川大学华西医院）

金朝辉（四川大学华西医院）

周俊翔（四川省肿瘤医院）

胡志强（四川省肿瘤医院）

饶友义（绵阳市中心医院）

施丽红（四川省肿瘤医院）

闻海妮（上海市胸科医院）

姜　鹏（安徽省肿瘤医院）

奚　炜（宜昌市第一人民医院）

栾家杰（皖南医学院弋矶山医院）

黄红兵（中山大学肿瘤防治中心）

蒋　刚（四川省肿瘤医院）

蒋　倩（四川省肿瘤医院）

韩　丽（四川省肿瘤医院）

程　凯（四川省肿瘤医院）

廖龙飞（四川省肿瘤医院）

漆婷婷（四川省肿瘤医院）

魏　霖（四川省肿瘤医院）

前　言

　　近年来，随着药理学、分子生物学、基因组学、代谢组学、新一代分子测序技术以及精准医学的不断发展，人们对肿瘤发生、发展机制的认识以及大规模快速筛选、基因工程等先进技术的应用不断加深加强，抗肿瘤药物的研发进程不断加速，这些改变了人们对肿瘤药物临床试验和治疗策略的认识和工作模式，肿瘤药物治疗进入了分子分型指导的个性化治疗的新时代。然而，即使在敏感标志物的指导下，肿瘤药物治疗的响应率仍然有限、获得性耐药频发，包括当前炙手可热的免疫治疗，临床响应率也仅有 20%。因此，在精准医疗的大框架下，临床医生不仅需要结合患者的肿瘤基因组数据对其所患肿瘤进行更为准确的分类，还需要充分了解抗肿瘤药物特点，帮助患者选择更有针对性的药物或药物的组合及序贯治疗方案，打破简单的病理分型，实现精准治疗。

　　针对上述认识，编者团队聚焦临床治疗问题，采用循证医学，将从抗肿瘤药物的靶向位点、药效药动学特征、药物相互作用及血药浓度监测方法等内容进行梳理和编写，期望为临床医生在众多抗肿瘤药中找到合适的靶点、合适的适应证、合适的人群提供参考，实现规范、合理、有效的个体化疗效，推动抗肿瘤药物精准治疗理念的进步。

　　本书由两部分组成，共 13 章。第一部分为总论，围绕"精准医疗与抗肿瘤药物个体化治疗""治疗药物监测""药物基因多态性与基因检测"三方面，阐述了当前抗肿瘤药物精准治疗的现状和挑战；概述了抗肿瘤药物的体内药理学特点，使读者对抗肿瘤药物的体内药动学特点、肿瘤细胞动力学原理和抗肿瘤药物的相互作用有一个比较系统的了解；对现代抗肿瘤药物基于药物基因组学的给药方案设计与抗肿瘤药物个体化治疗进展作系统介绍。第二部分主要对不同靶点的抗肿瘤药物进行分类介绍。众所周知，基因组的不稳定性通常在肿瘤发生发展和演进过程中起决定作用，会造成肿瘤的高度异质性，是肿瘤治疗面临的最大挑战；与此同时，肿瘤癌基因依赖的现象也被逐步证实，为高度异质性肿瘤的治疗带来希望。本书围绕细胞毒类抗肿瘤药物、ALK 抑制剂、BCR-ABL1 抑制剂、EGFR 抑制剂、BRAF 和 MEK 抑制剂、VEGFR 通路抑制剂、EGFR/HER2 抑制剂、内分泌治疗药物、其他分子靶向药物，介绍近年不同靶点抗肿瘤药物的发展和面临的挑战，结合每个药物的药代动力学、药效动力学、药物相互作用和不良反应等最新研究内容，利用 TDM 方法和基因组学特点，指导抗肿瘤药物监测以进行个体化给药，以期在临床上有助于确定病人合适的治疗强度，分析个药、联合用药时毒性产生的原因，提高临床疗效等。

本书主要供从事肿瘤临床治疗的医务人员和肿瘤基础研究的相关人员参考使用，也可作为医学院校研究生的参考资料。由于抗肿瘤药物的精准治疗基础与临床研究日新月异，抗肿瘤药物的研发逐年更新换代，检测技术也不断推陈出新，抗肿瘤药物的精准治疗仍处于迅速发展之中。因此，读者在学习和临床实践中不应以本书的结果和数据作为诊疗依据，而应具体情况具体分析，体现以循证医学证据为指导的精准个体化治疗，遵循诊疗指南或专家共识。

由于编者的水平和时间所限，书中难免存在疏漏之处，真诚希望广大读者不吝赐教和指正。

编　者
2022 年 3 月

目　录

总　论

各　论

总　论

第一章 概 述

第一节 精准医疗与抗肿瘤药物个体化治疗

恶性肿瘤一直以来严重威胁着人类健康，近年来，其发病率和致死率逐步上升。进入 21 世纪以来，生命科学的迅猛发展带动了对肿瘤疾病机制的认识，特别是肿瘤基因依赖理念的提出，推动肿瘤药物治疗在过去二十多年取得了诸多重大突破，随着基因组和蛋白质组等技术的飞速发展，对肿瘤异质性和分子分型的认识日趋深入，肿瘤药物治疗进入了分子分型指导的个性化治疗的新时代[1]。当前，肿瘤治疗正逐渐从宏观层面的对"症"治疗，转向更微观的对"因"治疗，而"精准医疗"已经成为肿瘤治疗的一个趋势，更具个体化。

精准医疗（precision medicine）由美国医学界在 2011 年首次提出，是根据一个人的基因、生活方式和环境为其量身定制的医疗服务。精准医疗以个人基因组信息为基础，结合蛋白质组学、转录组学、代谢组学、表观遗传等内环境信息，根据患者的个人特征制定个体化治疗方案，对患者给予个体化诊断、药物、治疗及预后，以期达到治疗效果最大化，副作用最小化的定制医疗模式。精准医疗贯穿于疾病预防、诊断和治疗的各个阶段，对大样本人群与特定疾病类型进行生物标志物的分析与鉴定，验证与运用，有利于精确寻找到疾病的病因和治疗的靶点，并对一种疾病的不同状态和过程进行精确亚分类，最终实现对疾病和特定患者进行个性化精准治疗的目的，提高疾病的诊治和预防效益[2]。

在传统医学中，医师主要通过个人经验和对患者的诊断来判断选择何种药物，并通过增加或减少给药剂量来优化治疗效果以及减少不良反应。然而，每个肿瘤患者都是不同的，在不同表观基因组的患者中，具有不同表观遗传修饰的肿瘤细胞，并通过随机过程影响体细胞的基因组和 / 或表观基因组，从而使其摆脱机体对其生长的控制。因此，肿瘤和患者对所接受药物的反应通常是不同的。传统细胞毒性化疗药物是临床肿瘤治疗的主要手段之一，由于它们不具备靶向作用，所以更容易发生耐药和毒副反应，这成了该类药物临床使用中面临的最大问题，往往直接导致了患者的治疗失败，有些严重的毒副反应甚至可以导致患者死亡。将肿瘤学的研究逐渐聚焦于癌细胞基因组，进而找到最终导致癌症生长和扩散的病理性增殖的主因，遵循这一原则，肿瘤学的治疗方法逐渐从传统的细胞毒性化合物发展到更复杂的靶向治疗，即有针对性地去改变那些被发现是驱动肿瘤发生的基因。曲妥珠单抗（1998 年批准用于转移性乳腺癌）和伊马替尼（2001年批准用于慢性粒细胞白血病）的成功，表明靶向治疗是一种更有效、毒性更小的治疗癌症的方法，为个体化医疗铺平了道路。目前，越来越多的针对各个肿瘤靶标的分子靶向制剂被开发，分子靶向药物因其具有高度选择性，在杀死肿瘤细胞的同时，不杀伤或仅很少损伤正常细胞，因此，毒副作用相对较小，能有效改善患者的生活质量，提高治疗效果。

精准化药物治疗是精准医疗的重要组成部分。精准化药物治疗全面考察药物与机体的相互作用：一方面，通过组学技术研究机体受药物干预后的不同状态下的基因、代谢物、蛋白等生物标志物，用于评估药物疗效和安全性；另一方面，通过研究药物在体内的吸收、分布、代谢和排泄过程，有助于了解群体、个体对于药物的处置特点，继而就其与临床效应的相关性展开研究获得影响药物作用的关键临床特征[3]。目前，以基因检测、群体药动学、血药浓度监测为主要技术手段的精准药学服务已在各大医院常规开展并显现出巨大的发展潜力。在精准医疗大背景下，临床药师改变传统服务模式，可以利用基因检测、血药浓度监测和群体药动学等精准药学技术手段，根据临床药学实验室检查结果（血药浓度值、基因型等），审核患者用药情况，与医师共同制定患者精准用药方案[4]。

第二节　治疗药物监测

一、治疗药物监测的概念与相关方法技术

（一）概念

一直以来，常用药物剂量只能使部分患者取得预期疗效，临床医生也在不断摸索着如何解决这个问题。随着现代技术发展，人们开始逐渐理解体内药物暴露量和临床效应之间的关系，并开始深入研究药物在生物体内吸收、分布、代谢和排泄的规律。为了达到治疗药物浓度范围，最大限度的发挥疗效和减少毒副作用，临床越来越重视强调个体化药物治疗[5]。实践研究表明，大部分药物的治疗效果以及毒副反应与血药浓度相关的程度显著大于与药物剂量有关的程度[6]。因此，通过监测血药浓度对使用药物剂量进行适当调整，能够使临床治疗效果进一步提高，同时使其不良反应发生率明显降低。

治疗药物监测（therapeutic drug monitoring，TDM）是一门研究个体化药物治疗机制、技术、方法和临床标准，并将研究结果转化应用于临床治疗以达到最大化合理用药的临床药学学科[7]。TDM 是通过现代化测试方法，定量分析生物样品中的药物以及代谢产物的浓度，分析研究血药浓度的相对安全范围，同时采取各种各样的药动学措施，设计一个科学、合理的给药方案[8]。其临床意义在于能够优化药物治疗方案，提高药物疗

效，降低毒副作用，同时通过合理用药达到最大化节省药物治疗费用[1]的目标。

（二）TDM 的相关理论及方法

1. 药物代谢动力学（简称药动学） 药物代谢动力学（pharmacokinetics，PK），是研究生命机体对药物处置全过程的科学，应用动力学原理与数学模型，定量或定性的描述与概括药物通过各种途径进入机体后的吸收、分布、代谢和排泄等过程的变化与动态规律，以及药物所产生的药理学与毒理学意义[9]。通过临床药物动力学特征的研究，对确定临床用药方案、预测药物的疗效和毒性以及合理用药有着重要意义，特别是可通过血药浓度监测，根据治疗所需有效血药浓度和个体患者的动力学参数，科学地设计最适剂量、给药周期等合理用药方案，实现给药方案个体化，指导临床合理用药。

2. 药物效应动力学（简称药效学） 药物效应动力学（pharmacodynamics，PD），是研究药物在机体内的药理效应、治疗作用和毒理反应的一门科学，具体内容是研究药物的作用机制、构效关系、药理效应及其与剂量或血药浓度之间的关系[10]。

3. 定量药理学 定量药理学（pharmacometrics）是在传统药物代谢动力学的基础上形成的新型交叉学科，主要运用数学和统计学的方法来描述和量化药物、人体和疾病的关系，解释和预测药物在体内的动力学和药效学行为，量化药理、疾病进程和辅助临床实验设计，通过建模和模拟的手段，指导新药研发和精准用药[11]。

4. 循证药学 循证药学（evidence-based pharmacy）是循证医学在药学领域的重要拓展与延伸，是贯穿于整个药学实践与药学研究工作中的重要决策方法[12]。循证药学可运用于临床药学实践中的各个环节，从临床用药干预工作、药物不良反应监测、药学咨询服务及药物经济学评价等方面，优化传统的药学实践，客观科学地解决药学问题[13]。

5. 药物分析学 药物分析学（pharmaceutical analysis）是药学领域中一个重要的组成部分，是运用分析技术，研究药物的质量及其规律，发展药物分析方法，对药品进行全面质量检验和控制的一门学科。

其他学科如生物信息学、药物经济学、药物治疗学、中药学等都对 TDM 具有基础支撑作用[7]。

（三）TDM 相关技术

治疗药物监测临床研究的进步主要得益于药物分析技术的提高以及药代动力学理论与方法的发展。随着分析测试技术的不断发展，应用于 TDM 的方法也在不断推陈出新，目前应用最广的两类方法是色谱分析法和免疫分析法。

1. 色谱分析法 色谱分析法具有发展快、适用性强、设计新方法迅速、灵活性好、定量准确、选择性好、灵敏度高、精密度高等优点。但此方法也有一些不足，如仪器设备价格较高，技术掌握较难，检测时间较长，样品需要预处理[14]。色谱分析法主要包括：高效液相色谱法（high performance liquid chromatography，HPLC）、液相色谱 – 质谱联用技术（liquid chromatography–mass spectrometry，LC–MS 或 LC–MS/MS）、超高效液相色谱法（ultra–performance liquid chromatography，UPLC）、气相色谱法（gas chromatography，GC）。其中 HPLC 是目前 TDM 中应用最广泛的分析方法，该法具有选择性、精密度和准确度较高的优点，但需要在分离前进行生物样品前处理，操作费时[15]。

2. 免疫分析法　虽然色谱法因众多优势成为应用最广泛的 TDM 分析方法，但临床上更需要能短时间处理大批样品的操作简便的方法，免疫分析法因其具备快速简便的优势在临床应用中得到了较快发展。目前，免疫分析法在 TDM 中的应用仅次于 HPLC。但免疫分析法也有一定的缺点，一方面，检测试剂盒的药物种类有限，且试剂盒价格昂贵，限制了其应用范围，另一方面，可能与原药代谢产物发生交叉反应，干扰测定，需针对每一种药物研制相应的试剂盒，不适用于新药研究[16]。故在 TDM 应用方面免疫分析法难以完全取代色谱分析法。免疫分析法主要包括：放射免疫法（radioimmunoassay，RIA）、酶免疫法（enzyme immunoassay，EIA）、化学发光免疫法（chemiluminescence immunoassay，CLIA）、荧光免疫法（fluorescence immunoassay，FIA）、免疫比浊法（immunoturbidimetry，ITM）等。

3. 其他方法　色谱法和免疫法能应用于大多数药物 TDM，但有许多方法由于其特有的优势，在特定药物的 TDM、药动学研究中仍有应用，如光谱分析法、微透析法、高效毛细管电泳法等[15]。近年来，国外研究者还建立了热生物传感分析法和生物传感分析法，为 β – 内酰胺类抗生素等药物提供了新的分析方法[17]。

（四）TDM 的质量控制

TDM 结果的准确性直接影响到个体化用药方案的质量。一个准确的测定结果可为制订个体化给药方案提供可靠的依据，反之则可能导致错误的给药方案，造成不良后果。从患者服药开始，护士抽取血样，血样送检，监测报告出具，最后医师制订给药方案，每一步都需严格质量控制，才能确保正确的监测结果[18]。所以，建立并完善 TDM 的全程质量控制体系十分重要。

TDM 的程序包括申请、取样、测定、数据处理、结果解释等，各个环节均应做到准确、科学、规范[19]。TDM 分析前、分析中、分析后的主要环节均可能产生血药浓度变化的因素。分析前的影响因素包括：患者的生理因素和服药状态、标本的采集和处理、医嘱、样本的审核。分析中的影响因素包括：标准操作规程、人员管理、设施与环境、仪器、标准品与试剂、标本、测定方法的优化选择。分析后的影响因素包括：回顾性室内质控、室间质控、报告单的处理和解释[20]。

二、治疗药物监测的适用范围与临床意义

临床上遴选是否需要进行监测的药物主要遵循以下原则[15]：①治疗窗窄的药物，这类药物的治疗浓度与其毒性浓度接近，极易中毒，只有通过 TDM 调整剂量，才能保证用药安全有效；②存在影响药物体内过程的病理情况，如当患者肾功能受损时，若服用以肾清除为主的药物，会出现清除率下降和毒副反应风险增加的情况；③不同治疗目的需不同的血药浓度；④长期用药后不明原因引起药物的疗效降低或毒性增加；⑤药物代谢存在较大的个体差异，特别是因遗传因素导致药物代谢存在多态性的药物；⑥具有非线性药动学特征的药物。

抗肿瘤药物具有以下特点[21]：①抗肿瘤药物的治疗指数低，安全范围窄，用药时容易出现药量不足或过量中毒的现象；②血药浓度与药效和毒性的相关性强，药时曲线下的面积与稳态血药浓度比给药剂量更能反映药效和毒性；③药效和毒性不宜直接观察和甄别，比如化疗药物通常需要服用多个周期才能判断是否有效，铂类药物的神经毒性具有蓄积作用，且某些抗癌药物也有致癌作用等；④肿瘤属于重症疾病，其给药方案与患者的心、肝、肾等脏器的功能水平密切相关，其治疗效果将直接决定患者的生存质量甚至预期寿命；⑤抗肿瘤药物的给药方案常涉及多药联合，肿瘤患者也常合并其他基础病需要服用药物，存在药物相互作用的影响。药动学方面，某些药物能调节 P- 糖蛋白（P-glycoprotein，P-gp）和细胞色素 P450 酶（cytochrome P450，CYP450）系统，从而影响其他药物的吸收、分布、代谢和排泄。药效学方面，不同药物在作用机制上存在相加、协同或拮抗，从而影响药效或毒性；⑥肿瘤患者的其他基础病也需要服用药物。研究发现，60% 左右的肿瘤患者至少存在一种以上的基础疾病以及一次以上的药物相互作用风险[22]。由于以上特点，抗肿瘤药物需要密切监测并及时调整血药浓度，同时要结合患者自身情况制定个体化的用药方案，因此，TDM 无疑将发挥重要作用。

尽管抗肿瘤药物具有 TDM 的必要，但在实际操作中还是存在以下困难[21]：①要获得单个药物的 AUC 需要进行多次采血，这对患者来说十分不便；②抗肿瘤治疗多是联合给药，同一药物与不同种类的药物合用时可能会出现不同的量效关系；③一些肿瘤药物是前体药物，而其活性代谢物在血液中不易被检测；④实体肿瘤具有独特的血供，肿瘤组织中血管异常增生、血供特殊，体循环中监测到的血药浓度未必能真实反映肿瘤组织中的药物分布，如果需要检测实体肿瘤组织的原药或活性代谢物的浓度是非常困难的；⑤抗肿瘤药物的监测时程长，若用治愈率作为疗效评价标准，或者观察药物蓄积毒性，均需随访多年才能得到完整数据。

因此，临床上已开展 TDM 的药物以抗癫痫药物、免疫抑制药、抗菌药物和精神类药物为主，在抗肿瘤药物方面的应用较为局限[23]，根据 2018 年的一项调查，抗肿瘤药物占 TDM 监测药品总样本量的 6%[24]。但甲氨蝶呤、氟尿嘧啶类、紫杉醇、伊马替

尼等抗肿瘤药物的药动学和药效学关系已经比较明确，临床 TDM 也比较成熟，可以用于指导临床用药[21]。同时，厄洛替尼（Erlotinib）、克唑替尼（Crizotinib）、依维莫司（Everolimus）、吉非替尼（Gefitinib）、曲美替尼（Tremetinib）、维莫非尼（Vemurafenib）也被认为是很有可能开展临床 TDM 的药物[25]。抗肿瘤靶向小分子药物和单克隆抗体药物的研究深入，必将使其成为抗肿瘤药物 TDM 的研究热点，先进的 PK/PD 模型化技术必将为抗肿瘤药物有效血药浓度范围的确定提供重要技术支持[23]。

三、TDM 的发展历程、现状与展望

（一）TDM 的发展历程及现状

早在 1927 年，Wuth 医师在临床检验工作中为精神病患者检测血清中溴化物浓度，开启了 TDM 的先河[26]。20 世纪 60 年代，在临床药理学、药动学、分析化学基础上形成了治疗药物监测这一交叉学科[21]。1979 年，随着国际治疗药物监测及毒理学会官方杂志 Therapeutic Drug Monitoring 的创刊，个体化药学基础及临床领域的研究和实践统称为治疗药物监测，并逐渐被业内接受。80 年代，药物个体化治疗深入广泛的开展更确定了"治疗药物监测"的专业术语，并逐渐发展为一门多学科交融的临床药学边缘学科[27]。

我国 TDM 开始于 20 世纪 80 年代，经过 30 多年发展已取得长足进步[28]。1979 年全国范围内开展了以 TDM 为主要内容的临床药学研究工作，地高辛的治疗药物监测是国内最早开展的项目。20 世纪 80 年代，光谱分析、气相色谱、液相色谱、酶免疫和荧光偏振免疫分析等测定技术的发展，有助于研究建立了抗癫痫药物、茶碱、抗抑郁药及氨基糖苷抗生素的血药浓度检测方法及治疗窗，推动了 TDM 发展，特别是随着器官移植术后免疫抑制治疗的开展，环孢霉素 A 和他克莫司等的药物治疗监测对移植生存率至为关键，显示出 TDM 的临床重要性，国内 TDM 迅速发展兴起[27]。根据 2018 年的一项对全国 463 家医院进行的网络问卷调查[24]，全国已有 177（38%）家医院开展了 TDM 工作，药物包括抗菌药物、免疫抑制剂、茶碱、抗结核药物、抗病毒药物、抗肿瘤药物、精神障碍药物、抗癫痫药物、抗心律失常药物、抗凝药物和农药毒药共 11 类药物。其中，抗肿瘤药物中甲氨蝶呤开展 TDM 的数量占该类药物监测总量的 87%。

（二）TDM 的发展展望

治疗药物监测历经 50 多年，其基本理论、技术方法、样品种类和监测内容等方面都得到了一定发展，治疗药物监测的概念也在不断扩展。一方面，随着对药动学和药效学理论研究的深入，群体药动学的出现，可应用专用软件，对临床 TDM 获得的零散血药浓度数值进行处理，拟合成最佳群体 PK 模型，再结合个体生理和病理参数，即可获得个体最佳 PK 模型和参数，依此制订或调整个体化给药方案，还可对未来的血药浓度

进行预测[28]。另一方面，随着转化医学的兴起，一种将基础医学研究和临床治疗连接起来的全新思维方式出现，强调从实验台到病床旁的连接，治疗药物监测也从最初的临床样本采集逐渐向以患者基因分型为导向的基础研究发展[21]。药物的有效性和安全性不仅与体内药物浓度有关，同时受机体内药物作用靶点、药物转运体和药物代谢酶及其相关基因差异性影响，基于遗传药理学理论，各医院实验室也陆续开展了药物作用靶点、药物代谢酶和药物转运蛋白的相关基因监测，以此来设计或者调整给药方案[1]。展望 TDM 未来发展，从理念、技术和临床三方面都应呈现更加务实于临床实际效果评价的趋势[27]。随着临床用药需求增加，用药监测量会逐年上升，新的监测品种也会陆续出现，而随着"以患者为中心"的药学服务模式转型，TDM 在药学服务中愈发重要。

第三节　药物基因多态性与基因检测

一、药物基因多态性的相关概念

药物基因组学（pharmacogenomics，PG）是基于功能基因组学与分子药理学的新兴方向，在基因水平上探讨与研究药物在体内的处置过程和效应个体差异的遗传特征，并以药物效应和用药安全性为目标，结合患者的遗传学差异为个体化用药提供理论依据，以求达到最佳疗效和最少不良反应。简言之，药物基因组学旨在研究药物效应的个体差异与基因多态性的关系，根据药物靶点、代谢酶和转运体基因多态性评价药物体内过程、安全性和有效性的个体差异，为制定、修饰、调整药物治疗方案提供依据[29]。

长期以来，人类使用的药物从某种意义上讲是一种统计学意义上的可以治疗疾病的药物，这是因为药物的开发和认证是从统计数据来证明某种药物对某种疾病具有一定的疗效[30]。但该种模式忽略了药物处置与效应的个体差异，不能最大程度的发挥药物的疗效、规避药物的毒副作用和指导患者进行精准用药[29]。临床中常见同样病症的不同患者，即使在相同体重指数接受相同剂量的药物条件下，对同一种治疗药物常常出现不同的治疗结果，有人表现出高度敏感性，可能产生不良反应，有人却表现为耐受性，无法达到理想的疗效，这是药物反应的个体差异，也是一直困扰临床用药的大问题[30]。

从临床药理学、药物基因组学和分子生物学分析，药物遗传多态性表现为药物代谢酶、药物转运蛋白以及药物作用靶位的多态性。这些多态性的存在可能导致许多药物治疗中药效和不良反应的个体差异[31]。近年来，药物基因组学得到快速发展并且越来越多的应用于临床个体化用药方案设计与指导中。在个体化用药中，不仅可以参照药物基因组学检测选择治疗药物，还可以通过药物基因组学设计合适的用药剂量[32]。

（一）药物代谢酶的基因多态性

药物在人体内通过生化反应而产生相互影响，可发生于药物在人体内吸收、分布、代谢和排泄等过程，其中以代谢性相互作用为主，约占 40%。与代谢性药物相互作用最密切相关的是细胞色素 P450 混合功能氧化酶系统（CYP450），它们是人体内代谢药物的主要酶，可催化内源、外源物质的代谢[33]。CYP450 因其在还原状态下可与一氧化碳结合，并在 450nm 波长处有最大吸收峰，故称为细胞色素 P450[34]。药物主要是作为 CYP450 的底物、抑制剂或诱导剂。酶诱导剂可使药酶活性增强，使其本身或其他药物代谢加快，占代谢性相互作用的 23%。酶抑制剂可以使药酶活性减弱，使其本身或其他药物代谢减慢，占代谢性相互作用的 70%[34]。CYP450 是一个超家族，受基因多样性控制，根据其基因表达的氨基酸同源性大小分为 18 个家族和 42 个亚家族，各基因还存在有大量等位基因，这是 CYP450 引起药物氧化代谢个体差异及种族差异的生化基础。在 CYP450 众多的家族成员中，以 CYP1，CYP2，CYP3 家族中的 7 个亚型与药物代谢密切相关[34]。

1. CYP1A2　CYP1A2 是 CYP1 亚家族中的主要成员，主要分布在肝脏的内质网和线粒体中，约占肝脏 CYP450 酶总量的 13%，仅次于 CYP2C 及 CYP3A 亚家族，且在肠道、肺、脑等组织中也有少量分布[35]。CYP1A2 参与咖啡因、华法林、普萘洛尔、茶碱、维拉帕米、硝苯地平等 20 多种药物的代谢，也负责一些内源性激素的羟化反应，同时在一些前致癌物（黄曲霉毒素、真菌毒素、亚硝胺等）的体内活化中也有重要作用。CYP1A2 活性个体差异大，除受药酶诱导剂和抑制剂影响外，还受吸烟、食物等影响，低蛋白饮食、肝硬化、妊娠可使肝脏内 CYP1A2 合成减少，体内活性降低。CYP1A2 的表达和活性存在较大个体差异，肝脏中 CYP1A2 的酶活性及表达水平的个体间差异通常为 5 至 15 倍，最高可达 60 倍。在导致 CYP1A2 酶活性产生个体差异的因素中，基因多态性起决定性作用。迄今为止，已经发现了 CYP1A2 至少 14 个单核苷酸多态性，其中最主要的具有功能性的为 CYP1A2*1C 和 CYP1A2*1F[36]。CYP1A2 抑制剂主要有抗抑郁药氟伏沙明、喹诺酮类抗生素及非选择性的肝药酶抑制剂西咪替丁等[34]。CYP1A2 诱导剂主要有利福平、苯妥英、苯巴比妥、卡马西平等[34]。此外，吸烟能增加肝微粒体内活性 CYP1A2 酶蛋白数量，加快咖啡因、氯氮平等底物的代谢，多环芳香烃、十字花科蔬菜、烤肉等均可使肝细胞内 CYP1A2 含量增加，增强 CYP1A2 的活性[36]。

2. CYP2C9　在 CYP2 家族中，CYP2C 是最大的亚家族[37]，CYP2C9 是 CYP2C 亚家族中的主要成员，存在基因多态性，且有显著的种族和地域差异，基因突变会导致酶活力下降，代谢能力也随之降低，在中国人群中最常见的突变性基因为 CYP2C9*3，占 8%~10%，其他突变型不到 1%[38]。在相同基因型的不同个体间 CYP2C9 的活性也存在差异，这与患者的饮食、环境、长期饮酒及酶的诱导与抑制等相关。CYP2C9 的抑制剂主要有胺碘酮、西咪替丁、氟康唑、氟伐他汀、异烟肼等。CYP2C9诱导剂主要有卡马西平、利福平、巴比妥类、乙醇等。

3. CYP2C19　CYP2C19酶是细胞色素P450酶系的重要组分。CYP2C19基因多态性构成了酶活性差异的基础。根据药物代谢的能力不同，通常将临床上分为以下几种表型，即弱/慢代谢型、中间代谢型、正常代谢型、快代谢型和超快代谢型[39]。CYP2C19酶的编码基因为CYP2C19基因，位于人类第10号染色体，目前已鉴定出至少35种CYP2C19的（*1B至*28）突变体以及亚突变体[40]。CYP2C19*1代表野生型等位基因，*2是最常见的非功能性等位基因，其他不太常见的非功能性等位基因有*4，*5，*6，*7和*8，*17等位基因等，CYP2C19*17与酶活性增加有关[39]。总体来讲，与白人和黑人相比，亚洲人的弱/慢代谢型和中间代谢型表型更常见。CYP2C19基因多态性对抗血小板聚集药物、抗癫痫药物、质子泵抑制剂等药物代谢的均有影响。

4. CYP2D6　CYP2D6是人类唯一有活性的CYP2D亚族酶，占总量的4%，但其参与代谢的药物占总CYP450代谢药物的30%[34]。CYP2D6主要表达于小肠、肝脏和肺，具有100多种等位基因变异[41]。CYP2D6等位基因存在着地域和种族多样性，且不同的等位基因出现的频率也存在显著性差异。等位基因的分组一般按照以下最常见的方法：正常功能组（CYP2D6*1和*2）、低功能组（CYP2D6*9、*10、*17和*41）以及非功能组（CYP2D6*3-*6）[42]。等位基因的变异产生了不同的代谢型：超快代谢型、强代谢型、中代谢型和弱代谢型[43]。CYP2D6参与代谢的药物主要有：抗精神病药、抗抑郁药、止吐药、抗组胺药、镇痛药、抗肿瘤药、抗心律失常药等。CYP2D6酶的特点是其活性不会被化学物质诱导，但可被抑制。其抑制剂包括有氟伐他汀、氟伏沙明、奎尼丁、氟西丁等，其中奎尼丁是CYP2D6最强的抑制剂[44]。

5. CYP3A4　CYP3A4是CYP450中代谢药物最多的一个酶，占CYP450代谢药物50%，其底物覆盖面极广。一般认为，CYP3A4是参与口服药物首过效应的主要酶系，也是引起药物相互作用的重要原因[34]。CYP3A4已有39个等位基因已经确定，不同种族间CYP3A4基因表型的发生频率不同，如CYP3A4*3和*17仅在白种人中发现，CYP3A4*15只在黑种人中发现，而CYP3A4*16仅存在于日本人和墨西哥人中，CYP3A4*4，*5，*6，*18，*19在中国人中已确定，它们的发生频率分别为1.5%，0.98%，0.5%，2%和2%。CYP3A4的抑制剂主要有大环内酯类抗菌药物、咪唑类抗真菌药、蛋白酶抑制剂，诱导剂主要有利福霉素类，卡马西平、苯妥英、苯巴比妥等精神类药物[45]。

（二）药物转运蛋白的基因多态性

药物转运蛋白存在于生物体细胞膜表面，是外源性化学物质，内源性代谢产物，生理活性物质，环境毒素以及药物等跨细胞膜输送的载体[46]。在临床上，药物转运蛋白与药物的吸收，分布和消除过程密切相关，是决定人体药物动力学的重要因素之一。根据底物跨膜转运方向，转运蛋白可分为外排性转运蛋白（efflux transporter）和摄取性转运蛋白（uptake transporter）。外排性转运蛋白主要包括 ATP 结合盒式（ATP binding cassette, ABC）转运蛋白家族成员。摄取性转运蛋白主要包括：有机阴离子多肽转运体（OATP）、有机阳离子转运体（OCTs）、寡肽转运体（PEPTs）、核苷酸转运体（CNTs）和单羧化物转运体（MCTs）[47]。

1. ABC 转运蛋白　ABC 转运蛋白家族成员均含有保守的 ABC 结构域，参与 ATP 的结合和水解过程。目前发现人类共有 49 个 ABC 转运蛋白，共分为 7 个亚家族，其中最重要的药物相关 ABC 转运蛋白包括多药耐药蛋白、多药耐药相关蛋白和乳腺癌耐药蛋白[47]。

（1）多药耐药蛋白　多药耐药蛋白又称 P 糖蛋白（P glycoprotein，P-gp，ABCB1）。1970 年 Biedler 首次发现仓鼠卵巢细胞反复接触某种抗癌药物后，对其他数种抗癌药物也产生了耐药现象，并将该现象称之为多药耐药现象。随后人们发现肿瘤组织中普遍存在多药耐药现象，多药耐药现象的形成是肿瘤化疗失败的主要原因。P-gp 是典型的 ABC 类载体，由 2 个同源区段组成，每个区段含 6 个 α 螺旋构成的疏水跨膜区和 1 个 ATP 结构域[48]。在人体中，P-gp 主要表达于肠、肾、肝、脑血管、睾丸和胎盘等，成为血-脑屏障、血睾屏障和胎盘屏障的重要部分[48]。

P-gp 特异性较差，外排底物广泛，可外排分子结构差异较大的亲脂性或两亲性药物[49]。P-gp 药物转运底物包括抗肿瘤药物（阿霉素、长春新碱等），心血管药物（地高辛、奎尼丁等），HIV 蛋白酶抑制剂（印地那韦、那非那韦等），免疫抑制剂（环孢素 A、他克莫司等），抗菌药物（左氧氟沙星、红霉素），钙拮抗药物（地尔硫草、维拉帕米），抗组织胺药（非索非那定、雷尼替丁等），降脂药物（阿托伐他汀、洛伐他汀等）和 β-肾上腺素受体拮抗剂（布尼洛尔、他林洛尔等）等[47]。

许多 ABCB1 基因多态性具有较强的种族差异性，Ozawa 等[50]对不同种族 MDR1 相关 SNP 位点的研究结果进行了总结，发现 2677G > A（A893T）在日本人中出现频率较高，C1236TG2677T-C3435T 单体型在非洲人中极其少见。而 C1236T 在塞尔维亚人出现的频率较日本人和中国人明显不同，且其等位基因 A 和 T 在亚洲人群中发生率高于塞尔维亚人及高加索人[51]。

（2）乳腺癌耐药蛋白　乳腺癌耐药蛋白（breast cancer resistance protein，BCRP，ABCG2）是在 MCF-7/Adr 细胞中首次检测得到的，它有一个 ATP 结合位点和 6 个跨膜螺旋，一共可以编码 655 个氨基酸，ABCG2 蛋白全长 66kb，由 15 个内含子和 16 个外显子构成，其中外显子大小为 60~332bp 不等[52]。由于该蛋白基因首次从乳腺癌细胞中获得，所以命名为乳腺癌耐药蛋白。ABCG2 蛋白在人体的正常组织内广泛表达，并发挥着重要的生理功能，如细胞低氧状态的保护作用、维持细胞稳态作用、药动学中的作用[52]。

临床上使用的多种类型的化疗药物均是 BCRP 的底物，目前已知的 BCRP 底物已超过 200 种。BCRP 与 P-gp 和 MRP1 之间的化疗药底物有很多重叠，如阿霉素、表柔比星、米托蒽醌和依托泊苷等均是上述耐药蛋白的底物[53]。除化疗药物外，BCRP 对多个酪氨酸激酶的抑制剂具有较强的外排能力，能够导致分子靶向治疗耐药，如伊马替尼、尼洛替尼、索拉非尼、拉帕替尼[53]。雄激素和雌激素类衍生物也是 BCRP 的底物，BCRP 高表达促进前列腺癌干细胞样表型的产生，这些细胞不表达雄激素受体，从而使细胞失去对雄激素的反应，但这些雄激素非依赖的前列腺癌细胞往往成为对前列腺去势治疗抵抗的祖细胞[54]。在乳腺癌中也有类似的发现，即 BCRP 能够促进乳腺癌细胞对他莫昔芬的耐药[55]。因此，BCRP 能够促进肿瘤细胞对内分泌治疗的抵抗，而抑制 BCRP 的活性有可能成为逆转激素治疗抵抗的一种策略。

对世界 11 个主要种族人群 ABCG2 基因全部 9 个编码区 SNP 变异位点的研究发现，G34A（exon 2,V12M）和 C421A（exon5, Q141K）变异最为常见，其基因型分布频率也具有种族差异性[47]。近来 Wang 等也报道了中国人 ABCG2 和 ABCC1 基因 SNP 位点（编码区和基因表达调控区）单倍体型结构[56]。

（3）多药耐药相关蛋白　多药耐药相关蛋白（multidrug resistance-related protein, MRP）是 ABC 转运蛋白家族中的一员，目前为止发现共有 12 个亚群，其中 9 个可能参与多药耐药包括 MRP1、MRP2、MRP3、MRP4、MRP5、MRP6、MRP7、MRP8、MRP9[57]。其结构与 P-gp 类似，具有 2 个跨膜区和 2 个 ATP 结构域。MRP 家族成员根据其跨膜区结构分为 2 类，MRP1，MRP2，MRP3，MRP6 和 MRP7 除有 2 个由 5~6 个 α 螺旋构成的跨膜区外，其 -NH$_2$ 端还有 5 个跨膜螺旋。而 MRP4，MRP5，MRP8 和 MRP9 的 -NH$_2$ 端只有约 200 个氨基酸，保守性低。MRP 家族广泛分布于肺、肾、睾丸和心等脏器中，各亚型的结构、分布和转运底物都存在较大差异。MRP 介导的 MDR 机制可能为抗癌药物与谷胱甘肽结合后，从细胞核移至细胞质囊泡中，由 MRP 排出细胞[58]。

MRP1 是人体组织中广泛表达的谷胱甘肽转运泵，可通过促进谷胱甘肽结合药物从细胞内的排出而导致多药耐药，还原型谷胱甘肽的深入研究对 MRP1 高表达的肿瘤患者的耐药性将会提供合理有效的治疗途径[59]。MRP3 是一种有机阴离子转运蛋白，和葡萄糖醛酸共轭化合物的亲和力较高而和谷胱甘肽共轭化合物的亲和力较差，并可以通过肠上皮细胞囊小泡转运甲氨蝶呤[60]。Nisana 等发现在肝门胆管细胞癌时化疗药物阿霉素、吡柔比星的半抑制浓度和 MRP3 的表达相互关联，提示 MRP3 的表达可能影响某些化疗药物的耐药[61]。Weaver 等发现在非小细胞肺癌患者中 MRP5 的表达水平和外源性化疗药物顺铂相关，提示 MRP5 可能介导重金属化疗药物的耐药[62]。

MRP 基因的变异位点具有种族差异性。2002 年 Saito 等对日本人 MRP 基因家族中的 SNP 变异位点进行了筛查，共发现 MRP1 基因 SNP 变异位点 81 个、MRP2 基因 41 个、MRP3 基因 30 个、MRP4 基因 230 个、MRP5 基因 76 个、CFTR 基因 58 个、MRP8 基因 102 个和 MRP9 基因 70 个[63]。白种人 MRP1 基因中 G816A、T825C、T1684C 和 G4002A 变异位点存在多态性。目前仅发现健康白种人中 MRP3 基因变异 –211C>T（5'启动子区域）影响肝脏 MRP3 基因表达，变异型个体基因表达明显降低[64]。MRP 基因变异位点不影响外周血 CD4+ 淋巴细胞 MRP1 基因表达和十二指肠组织 MRP1 和 MRP2 基因表达[63]。

2. 有机阴离子多肽转运体（OATP）　有机阴离子多肽转运体是一类底物特异性差、主要表达于屏障上皮细胞的转运蛋白，属于溶质载体超家族，至今已发现 10 余种 OATP 亚型，分别命名为 OATP1 ~ 10 和尿酸盐阴离子转运体 1，并将其统称为 OATP 家族[65]。其内源性底物包括胆汁酸、胆红素、甲状腺激素、前列腺素、甾体类激素等。药物底物包括帕伐他汀、非索非那定、依托普利和替莫普利拉等[47]。

OATP-C 基因的功能相关性研究较多。体外转染 MDCK II 细胞模型发现，OATP-C*1b 和 OATP-C*4（P155T）造成 OATP-C 蛋白转运活性改变，L193R 造成 OATP-C 蛋白转运活性消失[44]。体外转染 Xenopus oocyfes 表达系统发现，OATP-C*15 对帕伐他汀和伊立替康的活性代谢产物 SN–38 转运活性下降。因此，OATP-C 基因多态性可能是伊立替康药物反应个体差异的重要原因[47]。

3. 有机阳离子转运体（OCT）　有机阳离子转运体是一种重要药物传递蛋白，主要分布于肝脏细胞基底膜，在肠道、胎盘和心脏也有表达，介导了大部分药物的代谢过程[66]。这一家族属于溶质转运器超家族，包括 OCT1，OCT2 和 OCT3。OCT1 主要表达于肠上皮细胞的基底外侧膜和胞质、肝细胞基底外侧膜，OCT2 主要表达于肾小管细胞基底外侧膜，OCT3 广泛分布于人体各组织，表达于肠上皮细胞的刷状缘及肝细胞基底外侧膜[67]。OCT 主要转运小分子有机阳离子，如胆碱和四乙胺 N-甲基烟酰胺等。药物底物包括四乙胺、奎尼丁、地昔帕明、普鲁卡因胺、金刚烷胺和筒箭毒碱[47]。

近年来，对白种人 OCT1 基因多态性研究发现 25 个单核苷酸多态性（SNPs）位点。Shu 等报告了不同种族的 SLC22A1，15 个蛋白改变的变异体中，4 个 SNPs（R61C、G220V、G401S 和 G465R）表现出转运功能降低，而 S14F 表现出转运功能增加[68]。在韩国和日本人群中同样发现 2 个 SNPs 表现出降低的转运活性[69]。

（三）直接作用靶位的基因多态性

多数药物与特殊靶蛋白结合而发挥药理作用，这些靶蛋白包括受体、酶或与信号转导、细胞周期控制等有关的蛋白质。分子研究揭示，许多编码的这些药物作用靶位的基因表现为基因多态性，这些基因多态性会影响药物治疗的敏感性[70]。例如：肾上腺素受体 β_2 的基因多态性与哮喘患者对 β_2 受体激动剂的不同敏感性有关[67]，血管紧张肽转换酶基因的多态性与高血压患者应用依那普利后的血压及蛋白尿的变化有关[71]，载脂蛋白 E 的多态性与慢性肾病的代谢综合征有关，糖皮质激素受体基因 G679S 多态性与激素抵抗型哮喘相关[72]。

二、抗肿瘤药物相关基因检测

恶性肿瘤是严重威胁人类健康的主要疾病，对于肿瘤的治疗以手术、放疗、化疗结合为主。化疗中会使用大量的抗肿瘤药物，如细胞毒类药物、靶向治疗药物、性激素类药物、免疫类药物，这些药物无论是疗效还是不良反应，都存在较大的个体差异。造成个体差异的原因是多因素的，如性别、年龄、身高和体重等情况，但经研究表明，造成药物反应个体差异的主要原因是基因多态性[73]。

近年来，随着人类基因组学的不断发展，越来越多的药物基因组生物标志物及其检测方法相继涌现，证实了遗传差异与药物治疗的敏感性有关，基因分析已经使多数肿瘤患者进行个体化治疗成为可能。为了预测肿瘤患者对抗肿瘤药物的敏感度和耐受性，药物基因组学以遗传多态性为基础，寻找并检测特定的生物标志物，从而知道临床个体化用药、预测药物不良反应发生风险[74]。

（一）药物代谢酶

药物代谢酶主要分为 I 相和 II 相代谢酶，I 相细胞色素 P450 酶是药物代谢的主要酶系，其中，CYP3A4、CYP2D6、CYP2C9 等与抗肿瘤药物的药代和药效密切相关。目前已经明确，CYP 代谢酶与表皮生长因子受体酪氨酸激酶抑制剂、他莫昔芬、紫杉醇等药物的疗效与不良反应相关。II 相代谢酶中，UGTs、GST 也与抗肿瘤药物的药代和药效相关，如尿苷二磷酸葡萄糖醛酸酶转移酶多态性是导致伊立替康不良反应的主要原因[74]。

（二）转运体

药物转运体主要分为两大类：第一类是具有外排作用而降低药物生物利用度的 ABC 转运蛋白家族，第二类是具有摄入作用而促进药物吸收的转运体[75]。与药物代谢及不良反应相关的研究以第一类别的研究较为广泛，其与吉非替尼、紫杉烷类、长春新碱的疗效及不良反应有一定的关系。

（三）药物作用靶点

肿瘤是环境因素和遗传因素共同作用的结果，肿瘤相关的基因突变后，其表达蛋白的量或结构发生改变，导致局部组织细胞异常增殖，从而形成肿瘤。通过对人体的肿瘤相关基因进行检测，分析其基因突变情况，对肿瘤治疗具有重要意义[76]。目前研究较多的靶点包括：EGFR、KRAS、ROS1、c-MET、ALK、HER2、BRCA、BRAF、NRAS、PD-1/PD-L1。

三、药物基因检测的发展历程、现状与展望

（一）药物基因检测的发展历程

自 2002 年人类基因组计划完成以来，药物基因组学领域得到了迅猛发展，药物基因组生物标记物及其检测方法相继涌现[77]。药物基因组学是在药物遗传学的基础上发展而来，"药物遗传学"一词由 Vogel 在 1959 年正式提出，主要研究的是机体的遗传因素对药物代谢和药物反应的影响。而药物基因组学的研究范畴更大，包括全基因组上决定药物效应的所有基因[78]。20 世纪 90 年代，随着分子生物学和分子遗传学的迅猛发展及人类基因组计划的实施，人类基因多态性不断被发现，人们逐步认识到药物在进入人体后的所有过程均与基因有关。1997 年 6 月，Abbott 和 Genenset 两大制药公司共同发起了药物基因组计划。随后，又有大批制药公司进入该领域，先后构建了个体遗传与药物反应的多样性数据库[79]。2003 年，美国食品药品管理局（FDA）颁布了药物基因组学的指导性文件《行业指南草案：药物基因组学数据报送》，要求制药企业在药物开发过程中，提供药物代谢及相互作用的药物基因组学数据，为药物使用剂量提供依据[80]。这一举动促进了药物基因组学的迅速发展。2005 年开始，全基因组关联研究提供了大量疾病易感位点，并且很多都与药物应答相关[81]。高通量测序技术的发展和生物芯片技术的完善，使得药物基因组学的研究变得更加简单快捷，全基因组分型技术应用到个体化临床诊断与治疗也成为可能[82]。2007 年，FDA 批准 CYP2C9 和 VKORCI 基因多态性检测用于预测抗凝药华法林的敏感性，开创了药物基因检测临床应用的先例，预示着遗传药理学和药物基因组学已经完成由理论或基础研究向临床应用的转化和治疗模式的改变[83]。2009 年，美国成立临床药物基因组学实施联盟（Clinical Pharmacogenetics Implementation Consortium，CPIC），制定了一系列以药物基因组学为基础的治疗指南，用于指导临床医师和药师的实践用药[84]。2015 年，美国总统奥巴马正式宣布了一个名为精准医学（precision medicine）的计划，该计划是"考虑到每个人基因、环境和生活方式等个体化差异，用于疾病的预防和治疗的新兴医疗方式"，药物基因组学则是精准医学的"基石"[85]。之后，多个国家及地区纷纷出台相关规范，以加快药物基因组学研究成果的临床转化与应用。

我国药物基因组学的研究始于 20 世纪 80 年代，周宏灏院士在世界权威杂志《新英格兰医学杂志》上首次报告了药物反应种族差异，并阐明发生机制，由此促进了世界各国药政管理、新药开发和药物个体化应用等方面的革新[86]。2013 年我国发布的《医疗机构临床检验项目目录（2013 年版）》，增加了针对用药指导的分子生物学检验项目[77]。2015 年，我国印发的《药物代谢酶和药物作用靶点基因检测技术指南（试行）》和《肿瘤个体化治疗检测技术指南（试行）》进一步推动了医院临床药物基因组学的规范化发展，为开展个体化医学分子检测的临床实验室提供了统一的方法指导[87]。

（二）药物基因检测的现状与展望

目前，国内开展的个体化用药检测包括抗心律失常药物、降压药物、治疗心肌梗死药物、降血糖药物、抗风湿类药物等几十种相关药物，各大医院及基因检测机构均

有相应服务。目前药物基因组学主要用于：根据特异性或过表达靶点选择正确的靶向制剂、预估药物效应和剂量、预测与剂量无关的毒性反应[84]。尽管目前临床药物基因组学的研究取得了重要进展，越来越多的临床药物基因组学研究成果已向临床转化，但药物基因组学应用于临床依然面临诸多困境。主要包括[88]：①临床药物基因组学研究中的种族差异。由于种族差异的存在，使得国外的临床药物基因组学应用指南并不一定适合在中国人群中应用。②临床药物基因组学研究尚缺乏前瞻性、大样本、多中心、随机对照试验，并且很多研究结果常常出现不一致，因此，难以有效的向临床应用转化。③大部分临床医师缺乏基因组与个体化治疗的相关知识，且不易开展临床应用。④药物基因检测产生的经济成本。将新技术应用于临床则不可避免地需考虑成本 - 效益比，由于基因检测指导药物治疗，还未能纳入医保系统，使得部分患者不能接受额外产生的医疗费用。⑤药物基因检测项目的技术和数据分析也尚需进一步规范，目前个体化治疗基因检测市场缺乏监管措施及行业标准。

尽管目前药物基因组学与个体化治疗的临床应用面临各种困难，但随着精准医疗的提出和推进，将会对药物基因组学发展带来新的发展机遇。为了实现药物基因组学和精准医学在临床上的合理应用，尚需从以下几方面进行完善：①卫生行政部门应出台相应的法规规范个体化治疗检测市场，正面引导促其发展。②加大对药物基因组学临床应用的宣传普及，在提高医护人员对临床药物基因组学与个体化治疗认识的同时，让患者也了解基因检测指导用药的重要性。但临床也应客观看待基因检测项目，需知即使是证据级别较高的基因检测项目也并非仅靠该检测结果就可决定用药方案，尚需结合其他临床指征及患者的病理生理状态来实现精准用药。③组建专家团队，对药物基因检测项目进行充分评估，将合理检测项目纳入医保范围，减轻患者经济压力，使临床药物基因组学研究成果让更多人受益。④将药物基因组学与医疗大数据结合，建立药物基因组学研究大型数据库，与电子健康档案的结合，为临床用药提供决策支持[89]。

参考文献

［1］丁健.肿瘤的精准治疗与挑战［J］.中国药理学与毒理学杂志，2019，33（10）:755.

［2］Collins FS, Varmus H. A new initiative on precision medicine［J］. N Engl J Med, 2015, 372（9）: 793–795.

［3］张凤，陶霞，位华，等.精准化药物治疗实现路径思考与探索［J］.中国医院药学杂志，2018，38（9）：907–911.

［4］吴小枫，林珍.精准医疗背景下临床药师新型药学服务模式探讨［J］.人民军医，2019，62（5）：481–486.

［5］柳芳，陈文倩，张相林，等.治疗药物监测的概念探析［J］.实用药物与临床，2016，19（3）：380–383.

［6］Djebli N, RousseauA, HoizeyG, et al. Sirolimus. population pharmacokinetic/pharmacogenetic analysis and bayesian modelling in kidney transplant recipients［J］. Clin Pharmacokinet, 2006, 45（11）: 1135–1148.

［7］中国药理学会治疗药物监测研究专业委员会.治疗药物监测工作规范专家共识（2019版）［J］.中

国医院用药评价与分析，2019，19（8）：897-899.

[8] McCune JS，Gibbs JP，Slattery JT. Plasma concentration monitoring of busulfan: does it improve clinical outcome？［J］. Clin Pharmacokinet，2000，39（2）：155-165.

[9] 张振清.我国药物代谢与药代动力学学科发展与展望［J］.中国药理学与毒理学杂志，2015，29（5）：752-754.

[10] 高云颂，吴振英.药物效应动力学及有关知识［J］.人民军医，1998，41（12）：735-736.

[11] 孙忠逸，贾黎瑞，李东霖，等.定量药理学的研究进展与应用［J］.沈阳药科大学学报，2018，35（5）：431-436.

[12] 张虹.循证医学理论在我院药学工作中的实践应用［J］.中国医药导报，2016，13（36）：168-170.

[13] 万君，崔洁，循证药学在医院临床药学实践中的运用［J］.中国医药导报，2018，15（32）：164-167.

[14] 王锦秋.治疗药物监测的研究进展及未来发展方向［J］.西部医学，2007，19（4）：673-676.

[15] 王菁，刘璐，郑恒，等.治疗药物监测的研究进展［J］.中国医院药学杂志，2017，37（1）：1-8.

[16] 谢吉科，姜德春.治疗药物监测的研究进展［J］.中国药物应用与监测，2011，8（6）：379-382.

[17] Carlier M，StoveV，WallisSC，et al. Assays for therapeutic drug monitioringof β-lactam antibiotics:A structured review［J］. Int J Antimicrob Agents，2015，46（4）：367-375.

[18] 程丽静，马俊，李倩，等.我院治疗药物监测全程质量控制体系初建和持续改进体会［J］.中国药房，2013，24（10）：903-905.

[19] 杨炳所，唐薇，史建琼，等.治疗药物监测的质量控制［J］.中国药房，2003，14（5）：287-289.

[20] 张弋，郑嫦云.治疗药物监测的全程化质量控制［J］.天津药学，2005，17（1）：51-54.

[21] 刘敬弢，张艳华.抗肿瘤治疗药物监测与合理应用研究进展［J］.中国新药杂志，2015，24（16）：1916-1920.

[22] 何碧珊，王风华，林子超，等.抗肿瘤药物与其他临床常用药物的相互作用［C］//2014年广东省药师周大会论文集.2014：382-389.

[23] 王晶，李雅倩，周于禄，等.抗肿瘤药物的治疗药物监测研究［J］.中国临床药理学杂志，2018，34（24）：2889-2893.

[24] 李沐，张倩，张爽，等.2018年中国医院治疗药物监测开展状况调查［J］.中国药学杂志，2019，54（24）：2087-2092.

[25] Yu H，SteeghsN，NijenhuisCM，et al.Practical guidelines for therapeutic drug monitoring of anticancer tyrosine kinase inhibitors: focus on the pharmacokinetic targets［J］. Clin Pharmacokinet，2014，53（4）：305-325.

[26] 兰静.治疗药物监测的概况及研究进展［J］.天津药学，2010，22（3）：53-55.

[27] 张相林.我国治疗药物监测发展及展望［J］.中国药理学与毒理学杂志，2015，29（5）：741-743.

[28] 程道海，陆华，刘滔滔，等.我国治疗药物监测的现状与展望［J］.广西医科大学学报，2016，33（5）：910-913.

[29] 倪伟建，方焱，张善堂，等.基于药物基因组学与血药浓度监测指导的个体化用药研究［J］.中国医院药学杂志，2018，38（17）：1863-1868.

[30] 单婷婷，董瑞华，秦小清，等.药物基因多态性与个体化用药的研究进展［J］.医药导报，2010，29（1）：64-67.

［31］许力，王升启.药物基因组学的发展及其在个体化用药中的应用［J］.国外医学药物分册，2006，33（6）：441–444.

［32］李金恒.临床个体化用药中的药物基因组学考虑［J］.中国临床药理学与治疗学，2007，12（4）：361–365.

［33］孙家钰，苗佳.抗菌药物与细胞色素P450的相关研究［J］.华西医学，2012，27（7）：982–984.

［34］魏春燕，吴逢波，徐珽.CYP450与药物相互作用［J］.中国药业，2014，23（6）：17–19.

［35］周宏灏.遗传药理学［M］.北京：人民军医出版社，2003：53–54.

［36］肖鹏，周宏灏.细胞色素氧化酶CYP1A2的研究进展［J］.中南大学学报（医学版），2008，33（5）：456–460.

［37］Holstein A，BeilW，Kovacs P. CYP2C metabolism of oral antidiabetic drugs–impact on pharmacokinetics, drug interactions and pharmacogenetic aspects［J］.Expert Opinion on Drug Metabolism ＆ Toxicology，2012，8（15）：1549–1563.

［38］Yoon Y R，Shon JH，KimMK, et al. Frequency of cytochrome P4502C9 mutant alleles in a Korean population［J］.Br J Chin Pharmacol，2001，51（3）：277–280.

［39］莫延红，牛璇，张兆辉.CYP2C19基因多态性对临床常见药物代谢的影响［J］.卒中与神经疾病，2019，26（4）：499–506.

［40］Samer CF，LorenziniKI，RollasonV，et al. Applications of CYP450 testing in the clinical setting［J］. Molecular Diagnosis＆ Therapy，2013，17（3）：165–184.

［41］Pratt VM，Zehnbauer B，Wilson JA，et al. Characterization of 107 genomic DNA reference materials for CYP2D6, CYP2C19, CYP2C9, VKORC1, and UGT1A1: a GeT–RM and Association for Molecular Pathology collaborative project［J］. J Mol Diagn，2010，12（6）：835–846.

［42］李娟，裘福荣.CYP2D6基因多态性对临床常用药物的作用［J］.中国现代药物应用，2019，13（16）：229–232.

［43］Desmeules J. The AmpliChip CYP450 test: cytochrome P450 2D6 genotype assessment and phenotype prediction［J］.Pharmacogenomics J，2009，9（1）：34–41.

［44］付良庆，吴德政.细胞色素P4502D6的研究进展［J］.中国临床药理杂志，2000，16（6）：453–457.

［45］吴华.CYP3A4酶相关的临床药物相互作用［J］.中国药物警戒，2016，13（5）：286–290.

［46］伊秀林，申秀萍，张宗鹏.影响临床药物安全性的药物转运蛋白［J］.中国药理学与毒理学杂志，2013，27（3）：471.

［47］李丹，章国良.药物相关转运蛋白基因多态性的研究进展［J］.生理科学进展，2005，36（3）：245–248.

［48］沈晓玲，杨志宏.多药耐药相关ABC转运蛋白信号转导通路研究进展［J］.中国药理学与毒理学杂志，2018，32（10）：816–826.

［49］Strazielle N，Ghersi–Egea JF. Efflux transporters in blood–brain interfaces of the developing brain［J］. Frontiers in Neuroscience，2015，9：21.

［50］Ozawa S，Soyama A，Saeki M，et al. Ethnic differences in genetic polymorphisms of CYP2D6, CYP2C19, CYP3As and MDR1/ABCB1［J］.Drug Metab Pharmacokinet，2004，19（2）：83–95.

［51］Milojkovic M，Stojnev S，Jovanovic I，et al. Frequency of the C1236T, G2677T/A and C3435T MDR1 gene polymorphisms in the Serbian population［J］.Pharmacol Rep，2011，63（3）：808–814.

［52］季恒，汪保国.乳腺癌耐药蛋白（BCRP/ABCG2）的研究进展［J］.肿瘤预防与治疗，2013，26（4）：246-250.

［53］吴娜，刘安立，余国行.乳腺癌耐药蛋白在肿瘤中的研究进展［J］.医学综述，2018，24（2）：295-300.

［54］Gangavarapu KJ，Azabdaftari G，Morrison CD，et al. Aldehyde dehydrogenase and ATP binding cassette transporter G2（ABCG2）functional assays isolate different populations of prostate stem cells where ABCG2 function selects for cells withincreased stem cell activity［J］. Stem Cell Res Ther，2013，4（5）：132.

［55］Selever J，Gu G，Lewis MT，et al. Dicer-mediated upregulation of BCRP confers tamoxifen resistance in human breast cancer cells［J］. Clin Cancer Res，2011，17（20）：6510-6521.

［56］Wanga H，Haoa B，Zhoua K，et al. Linkage disequilibrium and haplotype architecture for two ABC transporter genes（ABCC1 and ABCG2）in Chinese population: implications for pharmacogenomic association studies［J］. Annals of Human Genetics，2012，68（6）：563-573.

［57］骆康凯，杨国安，王永福.多药耐药相关蛋白基因多态性与类风湿性关节炎关系的研究进展［J］.细胞与分子免疫学杂志，2018，34（2）：175-179.

［58］Morrow，CS，Peklak-Scott，et al. Multi-drug resistance protein 1（MRP1,ABCC1）mediates resistance to mitoxantrone via glutathione-dependent drug efflux［J］. Mol Pharmacol，2006，69（4）：1499-1505.

［59］周雪玲，乔静.多药耐药相关蛋白家族生物学功能的研究现状［J］.海南医学，2010，21（20）：133-135.

［60］Li T，Ito K，Horie T. Transport of fluorescein methotrexate by multidrug resistance-associated protein 3 in IEC-6 cells［J］. Am J Physiol Gastrointest Liver Physiol，2003，285（3）：602-610.

［61］Nisana T，Liengchai C，Banchob S，et al.Drug sensitivity and drug resistance profiles of human intrahepatic cholangiocarcinoma cell lines［J］. World J Gastroenterol，2005，11（18）：2748-2753.

［62］Weaver DA，CrawfordEL，WarnerKA，et al. ABCC5，ERCC2，XPA and XRCC1 transcript abundance levels correlate with cisplatin chemoresistance in non-small cell lung cancer cell lines［J］. Mol Cancer，2005，4（1）：18.

［63］Saito S，Iida A，Sekine A，et al. Identification of 779 genetic variations in eight genes encoding members of the ATP-binding cassette, subfamily C（ABCC/MRP/CFTR）［J］. J Hum Genet.，2002，47（4）：147-171.

［64］Lang T，Hitzl M，Burk O，et al.Genetic polymorphisms in the multidrug resistance-associated protein 3（ABCC3，MRP3）gene and relationship to its mRNA and protein expression in human liver［J］. Pharmacogenetics，2004，14：155-164.

［65］李发双，李玲，高丽辉.有机阴离子转运蛋白研究进展［J］.国际药学研究杂志，2017，44（10）：931-934.

［66］马龙，刘洪臣.有机阳离子转运蛋白的药代动力学和药效学［J］.中华老年口腔医学杂志，2009，7（3）：183-187.

［67］陈敏，刘东方.二甲双胍疗效与有机阳离子转运蛋白基因多态性关系的研究进展［J］.中国当代医药，2019，26（36）：21-24.

［68］ShuY，LeabmanMK，FengB，et al. Evolutionary conservation predicts function of variants of the human organic cation transporter, Oct1［J］. Proc Natl Acad Sci USA，2003，100（10）：5902-5907.

［69］Sakata T，Anzai N，Shin HJ，et al. Novel single nucleotide polymorphisms of organic cation transporter 1 （SLC22A1）affecting transport functions ［J］. BiochemBiophys Res Commun，2004，313（3）：789–793.

［70］蔡卫民. 药物基因组学与个体化用药 ［J］. 中国药学杂志，2007，42（16）：1841–1844.

［71］Oguri M，Kato K，Yokoi K，et al.Association of a polymorphism of the apolipoprotein E gene with chronic kidney disease in Japanese individuals with metabolic syndrome ［J］. Genomics，2009，93（3）：221–226.

［72］赵峰，逯新宇，蔡累，等. 糖皮质激素受体基因 G679S 多态性与激素抵抗型哮喘的相关性［J］. 第四军医大学学报，2009，30（6）：541–544.

［73］Hertz DL，RaeJ. Pharmacogenetics of cancer drugs ［J］. Annu Rev Med，2015，66：64–81.

［74］宋媛媛，韩晓红，石远凯. 抗肿瘤药物的药物基因组学研究进展［J］. 中华医学杂志，2017，97（17）：1354–1356.

［75］Shugarts S，BenetLZ. The role of tansporters in the pharmacolietics of orally administered drugs ［J］. Pharm Res，2009，26（9）：2039–2054.

［76］郭子寒，杜琼，戴贤春，等. 基因检测在肿瘤精准药学中的意义［J］. 上海医药，39（5）：16–31.

［77］翟娅婧，贺海蓉，吕军. 药物基因组学的发展与临床应用现状［J］. 河南大学学报（医学版），2017，36（2）：145–148.

［78］Gurwitz D，Motulsky A G. Drug reactions，enzymes，and biochemical genetics:50 years later ［J］. Pharmacogenomics，2007，8（11）：1479–1484.

［79］Marshall A. Genset–Abbott deal heralds pharmacogenomicsera ［J］. Nat Biotechnol，1997，15（9）：829–830.

［80］Little S.The impact of FDA guidance on pharmacogenomics data submissions on drug development ［J］. IDrugs，2005，8（8）：648–650.

［81］Zhou K，Pearson E R.Insights from genome–wide association studies of drug response ［J］. Annu Rev Pharmacol Toxicol，2013，53：299–310.

［82］Cordero P，Ashley E A.Whole–genome sequencing in personalized therapeutics ［J］. Clin Pharmacol Ther，2012，91（6）：1001–1009.

［83］Gage B F，Lesko L J. Pharmacogenetics of warfarin: regulatory, scientific, and clinical issues ［J］. J Thromb Thrombolysis，2008，25（1）：45–51.

［84］Relling M V，Klein T E. CPIC: Clinical Pharmacogenetics Implementation Consortium of the pharmacogenomics research network ［J］. Clin Pharmacol Ther，2011，89（3）：464–467.

［85］雷小英. 从药物基因组学的兴起谈精准医学的发展［J］. 医学争鸣，2016，37（6）：25–28.

［86］Zhou H H，Koshakji R P，Silberstein D J，et al. Racial differences in drug response ［J］. N Engl J Med，1989，320（9）：565–570.

［87］陈幽攸，李华云，任小群，等. 基于 2014 — 2019 年室间质评数据的我国临床药物基因组学发展现状分析［J］. 中国药房，2020，31（16）：1938-1943.

［88］郭成贤，王晶，李金高，等. 临床药物基因组应用现状［J］. 中国临床药理学与治疗学，2016，21（4）：458–462.

［89］孙可欣，詹思延，胡永华. 医学大数据在药物基因组学领域中的应用与发展［J］. 药物流行病学杂志，2017，26（1）：68–73.

第二章 抗肿瘤药物体内药理学特点

第一节 抗肿瘤药物体内药动学特点

一、药代动力学基本概念

药代动力学（pharmacokinetics）是定量研究药物在生物体内吸收（absorption）、分布（distri bution）、代谢（metablism）和排泄（excretion）即ADME的动态变化规律，并运用数学原理和方法阐述血药浓度随时间变化的规律的一门学科。药代动力学是确定药物的给药剂量和间隔时间的依据。药物在作用部位的浓度受药物体内过程的影响而动态变化，其代谢与人的年龄、性别、个体差异和遗传因素等有关。在药物研发过程中，药物代谢动力学研究与药效学研究、毒理学研究处于同等重要的地位，已成为药物临床前研究和临床研究的重要组成部分。主要的药代动力学参数有生物利用度（F）、达峰血药浓度（C_{max}）、达峰时间（t_{max}）、药物清除半衰期（$t_{1/2}$）、清除率（CL）和表观分布容积（V_d）。

二、不同给药途径的药动学特点

抗肿瘤药物的给药途径可分为两种：①血管内给药和血管外给药。其中，血管内给药是指药物从静脉或动脉给药直接进入血液；②血管外给药包括口服、肌内、皮下给药等。与血管内给药相比，血管外给药多了一个过程，即吸收过程，药物必须经过吸收到达全身测量部位。

（一）血管内给药动力学

血管内给药可以确保所有的药物进入体循环。血管内给药包括静脉注射和静脉滴注，快速注射给药可以迅速达到较高的血药浓度，而持续滴注则可以维持稳定的血药浓度，保持药效。在静脉和动脉两种血管内给药途径中，静脉给药最为常用。动脉内给药，由于其本身存在的操作危险性，一般只用于需要将药物转运至特定靶器官或组织的情况，给药时直接将药物输入供给靶组织的动脉内。

血管内给药由于没有吸收相，只存在分布相和消除相（包括代谢和排泄）两个过程（图2-1）。分布相是血浆药物浓度早期迅速下降的过程，其主要决定因素是药物向组织的分布。分布相中血药浓度的变化主要反映的是药物在体内的转移情况而不是药物从体内的消除。随着时间的推移，药物在越来越多的组织与血浆之间达到了分布平衡。在药物分布过程中，肝和肾还可将药物从体内消除。药物在体内完全分布后，此时的血药浓度是给药剂量、药物在组织的分布程度和药物分布时所消除药量的函数。与分布相相关的重要药动学参数是表观分布容积（V_d）。分布容积是一个很有用的参数，可用来估算达到给定血药浓度所需的给药剂量，或者估算已知血药浓度时的体内总药量。在这之后，血药浓度的下降主要是由于药物从体内消除所致，所以这一相称为消除相。与消除相相关的重要药动学参数是消除半衰期（$t_{1/2}$）和清除率（CL）。消除半衰期是血药浓度以及体内药量下降一半所需的时间，在消除相中，任意一点浓度下降一半所用的时间相同。清除率可以根据公式 CL=Dose/AUC，通过计算总的血药浓度 – 时间曲线下面积得到。

分布和消除是两个相互竞争的过程，决定了药物的处置动力学。根据房室模型，一般认为，血液、肝、肾以及其他一些药物能够迅速达到分布平衡的器官被称为中央室，药物的消除和摄入在中央室完成。而药物分布比较慢的组织如肌肉、脂肪，是隔室的组

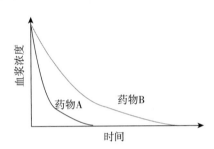

图 2-1　经血管内给药的血药浓度 – 时间曲线

成部分。如图 2-1 所示，对于药物 A，药物在两室之间的分布较慢，但从中央室的消除过程很快，在达到平衡之前，大部分药物已从体内消除，仅剩少部分药物在消除相。相反，大多数的药 – 时曲线与药物 B 类似，在达到分布平衡之前几乎不会从体内消除，而达到平衡之后，两室中的药物达到平衡，此后，曲线下降的唯一原因就是药物从体内的消除。此时，血药浓度的减少可以反映出体内药量的变化情况。

（二）血管外给药动力学

血管外给药比血管内给药更为常用。对于血管外给药来说，药物吸收的速度和程度决定药物进入体循环的量。血管外给药途径，包括口服给药、肌内及皮下给药。

1. 口服途径　当摄入药物时，机体的吸收过程可能会导致个体差异，特别是口服给药。对于口服给药来说，药物进入肠腔后，一部分药物可以通过小肠上皮细胞的吸收作用由门静脉进入肝脏，在从肝门静脉流出进入体循环。口服吸收的过程较为复杂：胃酸及肠液的存在可能导致药物在胃肠道中分解；肠道的通透性较低；消化酶（胆汁及胰液）、肠上皮代谢酶以及肠道中微生物酶可引起药物的降解；肝脏的首过消除作用也可使进入体循环的药量降低；当联合用药时，药物可能会竞争肠道或肝脏中的细胞色素 P450 酶，导致进入体循环的有效药物浓度升高或降低。另外，对于未被吸收或代谢的药物将随粪便排出体内。口服药物持续释放时间受限于通过胃肠道的时间（通常为

12 ~ 36 小时）。药物经口服吸收通常为一级动力学，且主要依赖于吸收和分布过程。单次给药开始时，全部的药量都在吸收部位，此时的吸收速率最大，消除速率为零。随着药物被逐渐吸收，吸收速率下降，消除速率上升。此时，只要吸收速率大于消除速率，药物的需要浓度就会增加。当血药浓度达到最大值时（C_{max}），吸收速率与消除速率相等。在这之后，消除速率逐渐超过吸收速率，血药浓度开始下降，直到彻底从体内清除（图 2-2）。因此，经口服给药后，药物在体内的变化过程可以分为吸收相、分布相和消除相。

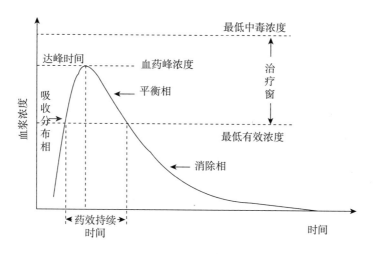

图 2-2　经口服给药的血药浓度 - 时间曲线

药物吸收动力学的改变会使血药浓度发生变化。对于大多数药物来说，在达峰时，大部分药物已被吸收，只有少部分药物被消除。因此，血药浓度 - 时间曲线的下降阶段主要取决于药物的处置过程。此时，药物处置为限速过程。药物浓度下降段的半衰期反映了消除半衰期。对于一些水难溶性或吸收较慢的药物来说，其峰浓度常常较低，此时吸收是其限速过程。由于吸收慢，达峰后仍有许多药物残留于吸收部位。若这类药物经口服给药，其生物利用度常常较低。

临床上，一些抗肿瘤药物常采用多次重复给药来达到和维持期望的治疗浓度，如吉非替尼、阿法替尼等。通过调节给药剂量（X_0）和给药时间间隔（τ）来达到药物的有效稳态浓度（图 2-3）。达到稳态水平之前，每次给药后的最大血药浓度与最小血药浓度随着给药次数增加而不断递增，直到达到稳态水平。此时，最大和最小稳态浓度保持恒定。

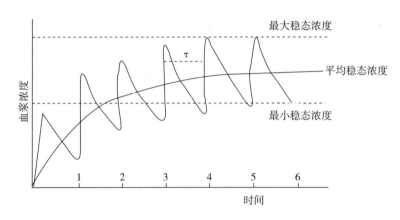

图2-3　多次重复给药的血药浓度－时间曲线

2. 肌内及皮下途径　与小肠及整个胃肠道不同，药物在肌内和皮下组织的吸收，大多数受血液灌注速率的限制。通过不同部位注射，其血药浓度的峰值可能不一样。对于一个给定剂量的药物来说，吸收越快，峰值浓度越高。从肋间肌至皮下，组织的血流量逐渐降低，导致其相应的峰浓度也逐渐降低。皮下给药后，按摩注射部位可以增加药物的吸收速度。同样，运动可加快肌内注射后药物的吸收。

三、常见病理生理状态对药动学的影响

药动学参数可以随着疾病、药物治疗，甚至是患者年龄的改变而发生改变。根据所观测对象的变化而指出大致对应的生理和病理机制的能力非常重要，比如，某种病理生理状态的改变会影响药物在体内处置的进程，进而预测药代动力学的改变。通过与血浆蛋白、组织成分可以影响药物在体内分布。以下将从肥胖、肝肾疾病、循环衰竭和低蛋白血症几个方面探讨其对药代动力学的影响[1]。

（一）肥胖

肥胖患者体内脂肪的含量明显高于正常患者。对于肥胖患者，若根据体重调整给药剂量可能是不合适的。对于极少分布到脂肪组织的药物来说，药物的表观分布溶剂仅与去脂肪体重成正比，而与总体重关系不大，且肝、肾功能并不随额外体重的增加而增加，若根据体重增加给药剂量会导致体内暴露量的增加，进而产生毒副作用。而对于一些易分布于脂肪，脂溶性较高的药物来说，其在脂肪组织及其他组织有高度亲和力，使得药物在组织的浓度远高于血药浓度。肥胖患者常常伴有肝脏脂肪浸润，病态肥胖个体可能还会出现非酒精性脂肪肝伴晚期纤维化的肝损害。另外，Young等[2]发现，患者实际体重在250 kg的个体相比50 kg的个体，其肾脏增大1.65~1.79倍，肝脏增大2.2~2.78倍。这表明肥胖患者的肝脏、肾脏清除率可能会发生变化。然而，研

究表明，在完全按照体重计算服药剂量的肥胖患者中，并没有明确证据显示血液学或者非血液学毒性会更高。因此，在临床对于肥胖患者基于何种指标给药仍需探索，同时对于治疗窗窄的药物，选择初始剂量后，应根据血药浓度监测的结果随时调整给药的方案[3]。

（二）肝肾疾病

肝脏是药物代谢的主要器官，所以当患者肝功能发生改变时，应对其用药给予特别关注。如急性病毒性肝炎可能有两种不同的结果，部分药物清除率下降、半衰期延长，有的药物则可能没有明显改变。当患有阻塞性黄疸时，经胆道排泄的药物清除减慢。药物在肝脏的消除取决于酶及胆汁活性、血液内的结合率和血流量。在肝脏疾病时，有些药物的分布容积没有改变，但有些药物的分布容积有所增加，特别是当药物的白蛋白结合率较高且患者有肝硬化时。由于肝硬化时白蛋白的合成减少，致使药物的血浆蛋白结合率下降，进而导致表观分布容积增加。由于肝药酶活性降低，首过效应减少，使许多游离药物的肝清除率下降，机体中游离药物增多，易产生毒副作用。而对于经肝药酶激活的前体药物来说，肝药酶活性的降低，会导致体循环中药物活性代谢产物减少，药效降低，如抗血小板药物氯吡格雷。此外，许多肝硬化患者合并门静脉旁路，使得门静脉血液绕过功能性肝细胞，通过食管静脉直接进入上腔静脉体循环，进而显著增加药物的生物利用度。

肾脏是药物排泄的主要器官，一些药物以原型经肾脏排泄，另一些药物通常在肝脏被代谢。通过不同途径消除的比例很重要，因为它有助于预测患者的患病器官对给定药物的消除能力，或者患者同时给予其他药，而这些药物影响这些消除途径尤其是代谢途径时，患病器官对药物的消除能力。原型药物排泄分数（fe）是分析药物从尿排泄的一个重要参数，有助于判断肾排泄在总药物消除中的所占比例。如果已知 fe，则可根据患者的肾功能减弱调整相应的给药方案。正常肾功能患者的 fe 值介于 0~1.0，当 fe < 0.3 时，高脂溶性药物主要被代谢。肾小球滤过率（GFR）是指单位时间内肾生成滤液的量，是衡量肾功能的重要指标，可以评估功能性肾单位损失的程度。GFR 是评估整体肾功能的最佳指标。由于检测方法复杂，临床上一般通过血清肌酐等内源性滤过标志物来估算 GFR（eGFR）。正常人 eGFR 为 125 ml/（min·1.73m²）左右，eGFR > 90 ml/（min·1.73m²）时，认为肾功能正常，eGFR 为 60~89 ml/（min·1.73m²）时，认为肾功能有轻度下降，eGFR 为 45~59 ml/（min·1.73m²）时，认为肾功能轻至中度下降，eGFR 为 30~44 ml/（min·1.73m²）时，认为肾功能中至重度下降，eGFR 为 15~29 ml/（min·1.73m²）时，认为肾功能重度下降，而当 eGFR 为 < 15 ml/（min·1.73m²）时，则为肾衰竭。当肾脏受损时，药物经肾小球滤过减少，导致药物的消除半衰期延长，清除率下降，使药物的暴露时间延长，导致药物在体内的蓄积。因此，对于肝肾功能损害或肝肾功能不全的患者，有必要减少

给药剂量。

（三）循环衰竭

循环障碍性疾病包括休克、恶性高血压和充血性心力衰竭，这些疾病的特点是组织灌流量减少，进而影响药物的处置过程。当药物的吸收部位，如胃肠道、肌肉灌注量减少时，药的吸收过程延长或不稳定。当发生充血性心力衰竭、心输出量下降时，可引起器官血流量的下降，导致缺氧，并可依次影响肝细胞的活性和肾小管的主动分泌作用。

（四）低蛋白血症

药物血浆蛋白结合率的变化情况对血浆药物浓度监测非常重要。药物进入血液后，会与血浆蛋白结合，因此，总的血药浓度包括游离药物浓度和血浆蛋白结合药物的浓度。药物的分布和消除以及药效反应都依赖于游离药物浓度。只有游离药物才能通过细胞膜到达储存部位、进行代谢或发挥生物活性。因此，血浆蛋白结合率影响药物在活性部位的浓度。通常在正常生理状态下，游离药物占总药物的比例不会发生变化，测定的是总的还是游离的药物浓度影响不大。然而，在低蛋白血症的情况下，药物与血浆蛋白结合减少，游离药物增多，导致游离药物在靶器官或其他器官的累积增多，进而产生毒副作用。

综上，机体的病理生理状态对药物的体内动力学影响显著，应及时调整给药剂量，防止药物不良反应的发生。

第二节　肿瘤细胞动力学原理

细胞动力学主要研究细胞群体生长、繁殖、分化、丢失和死亡等运动变化的规律。细胞增殖周期分为 G1 期、S 期、G2 期和 M 期。

1. **G1 期**　DNA 合成前期。即从上一次细胞分裂完成到 DNA 复制开始这一段时间。又分为 G1 前期和 G1 后期。在 G1 前期主要进行 DNA 和蛋白质的生物合成。处于 G1 后期的细胞由于获得了复制 DNA 所需的条件，进入并完成 1 次细胞增殖周期。有些处于 G1 前期的细胞未获得复制 DNA 所需的条件，没有进入增殖状态。它们将在 G1 期停留长短不等的时间。这种处于非增殖状态的细胞称 G0 细胞。

2. **S 期**　DNA 合成期。DNA 含量增加 1 倍，继续合成 RNA 和蛋白质。如无特殊原因，如药物、放疗等作用的干扰，则将不间断的通过细胞周期。此期细胞占细胞群的比率可代表该肿瘤的增殖情况，此值高的肿瘤一般对周期特异性药物敏感。

3. G2 期 DNA 合成后期。DNA 合成已终止。细胞内遗传物质加倍，由 G1 期的二倍体 DNA 量转变为本期的四倍体 DNA 量。并且产生有丝分裂所需的细胞器，为 M 期作准备。

4. M 期 有丝分裂期。此期将已复制的染色体平均分配到 2 个子细胞中去，即完成 1 次细胞增殖周期，细胞就进入下一周期的 G1 期机体和肿瘤组织中分 3 部分细胞：已分化而无增殖能力的细胞；增殖周期中的细胞；G0 静止期细胞，是暂不分裂的细胞，对化疗药物敏感性低，当增殖细胞经化疗被杀灭后，在适宜的刺激下，G0 期细胞即进入增殖周期并进行补充，故其为肿瘤复发的根源。

细胞动力学是合理化疗的基础，对肿瘤的治疗具有重要的指导意义。

第三节 抗肿瘤药物相互作用

癌症患者经常接受多种药物治疗，以最大限度地提高其治疗效益，治疗合并症和对抗化疗的不良反应。同时服用多种药物会增加药物相互作用的风险，进而影响治疗效果或安全性[4,5]。据估计，2% 的住院患者是由于药物 - 药物相互作用（drug-drug interactions，DDIs）引起的不良反应[6]，约 4% 的癌症患者是由于药物相互作用引起的不良反应而死亡的[7]。一项对发展中国家化疗患者的横断面研究显示，潜在药物相互作用的总患病率高达 78%，绝大多数患者都会发生 1~2 次的药物相互作用，且当服用的处方药物＞ 7 种，或抗癌药物≥ 3 种时，发生药物相互作用的概率显著增加。这些相互作用潜在的不良后果包括，治疗效果降低、QT 间期延长、肌腱断裂、骨髓抑制和神经毒性等[8]。抗肿瘤药物潜在药物相互作用的发生率与口服抗肿瘤药、性别、年龄、蛋白激酶抑制剂的使用、患者癌症类型、并发症和药品数量有关[9]，最常发生相互作用的抗肿瘤药物主要为靶向药物、细胞毒性药物和内分泌药物[10]。当患者同时或在一定时间内先后服用两种或两种以上抗肿瘤药物，或与其他合并疾病药物联用时，由于药物之间或药物与机体之间会产生相互作用，从而改变药物原有的理化性质、体内代谢过程或组织对药物的敏感性，以致出现单种药物所没有的药理效应或毒性反应。因此，了解癌症患者最常见的相互作用药物和确定潜在药物相互作用疾病的预测因子对于减少可避免的药物相关问题和提高化疗的疗效和依从性是至关重要的。抗肿瘤药物的相互作用发生的机制与药物转运体和药物代谢酶密切相关。合并用药时，其他药物可以通过影响药物转运体和代谢酶来影响抗肿瘤药物的吸收、分布、代谢和排泄过程。以下将从这四个过程中发生的药物相互作用进行介绍。

细胞色素 P450（CYP450）酶是体内存在最广泛的代谢酶类，参与催化生物转化和许多药物的代谢过程。除了在骨骼肌和成熟红细胞之外，所有的器官和组织中都有发现。另外，P糖蛋白（P-gp）是一种膜结合蛋白，可以通过消耗ATP，将物质从细胞内转运至细胞外。常见抗肿瘤药物及代谢酶见表2-1。药物对他们的抑制或诱导作用是药物间发生相互作用的关键机制之一。大部分的抗肿瘤药在肠道或肝脏都要经过CYP酶的代谢，CYP酶系被抑制或者被诱导，都会影响药物的代谢过程，发生药物相互作用。当几种药物联合用药时作为抑制剂的药物会抑制CYP酶的活性，使作为底物的药物的代谢速率降低，使得本该灭活的药物浓度增加，产生毒副作用。相反，作为诱导剂的药物则会增加产生毒性物质的底物药物的代谢，进而产生毒性反应。例如：利福平是CYP3A4的强诱导剂，当与紫杉醇联用时，会降低紫杉醇的血药浓度；胺碘酮是CYP2D6的强抑制剂，当与阿霉素联用时，会增加阿霉素的血药浓度，使阿霉素不良反应发生的风险增加。

表 2-1　抗肿瘤药物及其代谢酶

代谢酶	药物
CYP1A2	伊马替尼
CYP2A6	来曲唑
CYP2C8	紫杉醇
CYP2C9	替尼泊苷、他莫昔芬、阿那曲唑、伊马替尼
CYP2D6	阿霉素、替尼泊苷、他莫昔芬、伊马替尼
CYP3A4/5	紫杉醇、多西紫杉醇、阿霉素、表阿霉素、依托泊苷、他莫昔芬、来曲唑、依西美坦、吉非替尼、厄洛替尼、拉帕替尼、依维莫司
P-gp	紫杉醇、多西紫杉醇、阿霉素、表阿霉素、依托泊苷、替尼泊苷、吉非替尼

（一）吸收过程中的药物相互作用

对于口服化疗药物来说，影响药物吸收的主要作用机制与肠道上皮细胞表面表达的药物转运蛋白及CYP450酶相关，ABC转运蛋白超家族，如P-gp、乳腺癌耐药蛋白（breast cancer resistance protein，BCRP）、多药耐药相关蛋白（multi-drug resistance related protein，MRP）在肠上皮高度表达，它们可以通过介导药物外排，导致口服药物吸收差，并且个体间差异大。紫杉醇是P-gp的底物，P-gp基因缺陷型小鼠口服紫杉醇六次后，口服生物利用度显著高于正常小鼠[11]。环孢素可有效抑制P-gp的活性，同时服用环孢素和紫杉醇时，可以显著增加紫杉醇的暴露量。近年来，越来越多的肿瘤患者在化疗期间服用植物药作为辅助治疗手段。由于抗肿瘤药物的治疗窗通常比较窄，与植物药合用可能会增加临床上中西药发生相互作用产生不良反应的风险[12]。Liang等发现，五味子提取物可以有效抑制P-gp[13]，其相关制剂五酯胶囊可以显著提高P-gp底物厄洛替尼的体内吸收，增加其体内暴露量[14]。

CYP450酶是胃肠道中广泛存在的药物代谢酶，参与药物的吸收与代谢过程。克唑替尼是一种酪氨酸酶抑制剂（tyrosine kinase inhibitor，TKIs），主要用于间变性淋巴瘤激酶（anaplastic lymphoma kinase，ALK）阳性的局部晚期或转移性非小细胞肺癌（non-small cell lung cancer，NSCLC）患者，以及 ROS1 阳性的 NSCLC 患者的治疗。克唑替尼在体内经 P-gp 转运、CYP3A4/5 代谢，同时也是 CYP3A4/5 抑制剂。当克唑替尼与 CYP3A 强诱导剂或强抑制剂联合使用时，会导致克唑替尼血药浓度出现较大变化。有研究显示，克唑替尼与 CYP3A 强诱导剂利福平联合使用时，可引起克唑替尼生物利用度和最大血药浓度分别降低 82% 和 69%[15-17]。克唑替尼与 CYP3A 强抑制剂，如克拉霉素、茚地那韦、伊曲康唑、酮康唑、利托那韦、沙奎那韦、伏立康唑等合用时，会导致其血药浓度升高。吉非替尼为 CYP3A4 的强效诱导剂，而塞瑞替尼为 CYP3A4 的中效抑制剂，两者合用可引起吉非替尼血药浓度升高而塞瑞替尼血药浓度降低。此外，某些植物药的活性成分如黄酮类化合物、丹参提取物[18]、圣约翰草提取物贯叶金丝桃素[19]、水飞蓟素[20] 都可以通过调节肠道 CYP450 酶的活性来影响药物的吸收。葡萄柚汁中富含黄酮类化合物，可通过抑制 CYP3A4 的作用而提高药物的生物利用度。有研究表明，葡萄柚汁可使舒尼替尼的口服生物利用度增加 11%[21]，使尼洛替尼的口服生物利用度增加 29%[22]。

（二）分布过程中的药物相互作用

药物载体如脂质体，可大幅度降低药物的分布容积，如多柔比星脂质体，可明显地减低其心脏毒副作用。另外，抗肿瘤药物可与血液中的成分如白蛋白、α_1 酸性糖蛋白、红细胞、免疫球蛋白及脂蛋白类结合。游离的这部分药物可从血管中转运到靶组织从而发挥其生物学活性。理论上讲，药物从与血液成分或靶组织的置换能够增加其表观分布容积。很多抗肿瘤药物治疗时能否从血浆蛋白中置换出来还有待进一步证实。一些细胞毒类药物如紫杉醇、足叶乙苷等，其具有较高的血浆蛋白结合率，可能与一些其他血浆蛋白结合率高的药物发生潜在的药物相互作用[12]。有研究显示，约 15% 的恶性肿瘤患者出现静脉血栓栓塞症（venous thromboembolism，VTE）是非肿瘤患者的 4~7 倍，导致肿瘤患者的死亡风险增加 2~6 倍[23]。这类患者常常会服用华法林预防或治疗。当华法林与厄洛替尼联用时，由于二者的血浆蛋白结合率都很高，使得厄洛替尼竞争华法林的蛋白结合位点，导致血浆中游离的华法林浓度升高，抗凝作用增加，从而发生出血等不良反应[24]。因此，肿瘤患者在使用华法林的过程中，要密切监测患者的 INR 值，避免严重不良反应的发生。

（三）代谢过程中的药物相互作用

癌症患者忧郁症的平均发病率为 15%~29%[25]。因此，一些患者在抗肿瘤治疗过程中，会联合使用抗抑郁药物，需要注意两类药物联用时发生的药物相互作用。例如，使用他莫昔芬进行内分泌治疗的乳腺癌患者，同时服用帕罗西汀治疗他莫昔芬引起的热潮红时，因他莫昔芬的活性代谢物 4- 羟 -N- 去甲基他莫昔芬由 CYP2D6 代谢产生，而帕罗西汀是 CYP2D6 的抑制剂，可明显降低他莫昔芬活性代谢物的血药浓度。一项针对合并他莫昔芬与帕罗西汀的患者进行的回顾性研究发现，CYP2D6 基因为野生型的女性患者中他莫昔芬活性代谢产物减少了 64%，而突变型的女性患者他莫昔芬活性代谢物只减少了 24%[26]。研究结果显示，帕罗西汀与他莫昔芬的联合使用使 4- 羟 -N- 去甲基他莫昔芬血药浓度降低，导致乳腺癌死亡风险提高。PARP 抑制剂尼拉帕利对多药及毒素外排转运蛋白 1/2（MATE1/2）具有抑制作用[27]，而顺铂、奥沙利铂是 MATE1、MATE2-K 的底物，当尼拉帕利与顺铂或奥沙利铂联用时，可能会导致肾毒性的增加。而卡铂不是 MATE1 和 MATE2-K 的底物，采用尼拉帕利联合卡铂治疗上皮性卵巢癌可以降低毒副作用。

金丝桃主要用来治疗抑郁症，其在肿瘤患者中也被广泛应用。体外研究证实，金丝桃及其主要成分贯叶金丝桃素及金丝桃素等对 CYP3A4 有诱导作用。据文献报道，当肿瘤患者在给予伊立替康化疗的同时给予金丝桃时，伊立替康的活性代谢产物 SN-38 在血浆中的浓度降低了 42%。而停用金丝桃后，由于其代谢产物血药浓度的增加，其骨髓抑制程度也显著增加。因此，为了避免因伊立替康血浆浓度的显著降低而导致治疗失败，肿瘤患者在给予伊立替康化疗时应当避免合用金丝桃[12]。

（四）排泄过程中的药物相互作用

非甾体抗炎药（NSAIDs）可以降低肾病患者的肾小球滤过率。抗代谢药甲氨蝶呤（MTX）约 80% 以原型经肾脏排泄，若合用 NSAIDs，后者可减少与血浆蛋白的结合，并竞争药物经肾脏的排泄过程，使 MTX 的血药浓度升高而增加其毒性。同为抗代谢类的细胞毒药物培美曲塞与 MTX 有着类似的药理性质和代谢途径，对培美曲塞合用 NSAIDs 的药物相互作用的研究发现，培美曲塞（500 mg/m^2）化疗期间，肌酐清除率 ≥ 80 ml/min 的患者，可耐受合并使用布洛芬（400 mg，6 小时 1 次）或肌酐清除率 ≥ 60 ml/min 患者，合并使用阿司匹林（325 mg，6 小时 1 次），不影响培美曲塞的药代动力学，但是合用更大剂量的阿司匹林或布洛芬是否会影响培美曲塞的代谢过程尚待更多的临床数据证实[28]。

（五）药物相互作用导致不良反应的发生

近年来，恶性肿瘤与心血管疾病的合并发病率逐渐升高，抗肿瘤药物潜在的心血管毒性以及与心血管疾病药物联用发生的药物相互作用，逐渐成为肿瘤患者重要的健康隐患。如胺碘酮为临床常用的抗心律失常药物，其本身具有致 QT 间期延长的作用。胺碘酮与紫杉醇、多西他赛、克唑替尼、厄洛替尼、奥希替尼、塞瑞替尼等多种肺癌治疗药物联用时，会进一步增加 QT 间期延长的风险。因此，在临床应用中需重点关注患者的心电图变化，出现 QT 间期明显延长时应及时调整药物，避免引起尖端扭转型室速等致死性药物不良反应[17]。另外，两种抗肿瘤药物同时应用时，可能发生药物间不良反应的叠加，如顺铂与紫杉醇或长春瑞滨均为经典的肺癌化疗方案，但是，顺铂、紫杉醇和长春瑞滨等均具有较强的血液毒性，因此对于应用这类化疗方案的患者应进行充分的用药前评估并加强药学监护，必要时调整用药剂量或更换治疗方案。

紫杉烷类抗肿瘤药物（紫杉醇）与蒽环类抗肿瘤药（阿霉素）联用时，会增加阿霉素的心脏毒性，这是由于紫杉醇是 P-gp 的底物，可以与阿霉素竞争由 P-gp 介导的排泄。另外，市售紫杉醇注射液（泰素）含有 cremophor EL，cremophor EL 是一种聚氧乙烯醚类的表面活性剂，可以减少蒽环类药物的清除。因此，紫杉醇和阿霉素联合使用时，阿霉素的单次剂量应 < 50 mg/m^2，累积剂量应 < 360 mg/m^2，并且应先输注蒽环类，后输注紫杉醇，两种药物的输注时间应间隔 24 小时，以避免药代动力学相互作用。在联合应用抗肿瘤药物时，为了保证药物的有效血药浓度，避免毒副作用的发生，应考虑联用的药物之间是否存在相互作用，并及时调整给药剂量。表 2-2 中列举了部分癌症患者常见的药物组合及潜在不良结果。

表 2-2　癌症患者常见的药物组合及潜在不良结果

药物组合	严重程度	潜在不良结果
地塞米松 + 长春新碱	严重	长春新碱血药浓度降低
阿霉素 + 地塞米松	严重	降低阿霉素的暴露量
昂丹司琼 + 普鲁氯嗪	严重	增加 QT 间期延长的风险
环磷酰胺 + 阿霉素	严重	患心肌病的高危人群
环丙沙星 + 地塞米松	中等	增加肌腱断裂的风险
环丙沙星 + 昂丹司琼	严重	增加 QT 间期延长的风险
环丙沙星 + 普鲁氯嗪	严重	增加 QT 间期延长的风险
环磷酰胺 + 昂丹司琼	中等	减少全身性环磷酰胺暴露
别嘌呤醇 + 环磷酰胺	严重	环磷酰胺毒性（骨髓抑制、恶心、呕吐）
甲氧氯普胺 + 曲马多	严重	癫痫发作风险增加
环丙沙星 + 阿霉素	严重	增加阿霉素的暴露量
氯化钙 + 环丙沙星	中等	环丙沙星疗效降低
昂丹司琼 + 曲马多	中等	曲马多疗效降低
托烷司琼 + 曲马多	严重	增加血清素综合征的风险
氟尿嘧啶 + 亚叶酸	中等	氟尿嘧啶浓度升高和氟尿嘧啶毒性（粒细胞减少、贫血、血小板减少、口炎、呕吐）
天冬酰胺酶 + 长春新碱	严重	增加长春新碱暴露，造成神经毒性
顺铂 + 多西他赛	中等	增加神经病变的风险
甲氨蝶呤 + 奥美拉唑	严重	甲氨蝶呤及其代谢物浓度增加，甲氨蝶呤毒性风险增加
顺铂 + 阿霉素	严重	增加了继发性恶性肿瘤的风险，即继发性白血病

综上所述，肿瘤患者的用药往往有多种，肿瘤患者面临的药物相互作用已成为临床所关注的突出问题。因此，在制定肿瘤患者的给药方案时，要充分考虑到患者和药物等个体化因素，必要时进行治疗药物监测，并根据监测结果随时调整方案，降低因药物相互作用所产生的不良反应。

参考文献

［1］Malcolm Rowland，Thomas N.Tozer．临床药代动力学与药效动力学（第4版）［M］．陈东生，黄璞，译．北京：人民卫生出版社，2012：239-267.

［2］Young J F，Luecke R H，Pearce B A，et al．Human organ/tissue growth algorithms that include obese individuals and black/white population organ weight similarities from autopsy data.［J］．Journal of Toxicology & Environmental Health Part A，2009，72（8）：527-540.

［3］刘晓璐，陆军，李雪娇，等．肥胖患者体内药代动力学变化及给药方案制定［J］．实用药物与临床，2015，18（12）：1508-1512.

［4］Miranda V，Fede A，Nobuo M，et al．Adverse Drug Reactions and Drug Interactions as Causes of Hospital Admission in Oncology［J］．Journal of Pain and Symptom Management，2011，42（3）：342-353.

［5］Buajordet I，Ebbesen J，Erikssen J，et al．Fatal adverse drug events：the paradox of drug treatment［J］．Journal of Internal Medicine，2010，250（4）：327-341.

［6］Ismail M，Khan S，Khan F，et al．Prevalence and significance of potential drug-drug interactions among cancer patients receiving chemotherapy［J］．BMC Cancer，2020，20（1）：335.

［7］Song Y K，Oh J M．Nationwide prevalence of potential drug-drug interactions associated with non-anticancer agents in patients on oral anticancer agents in South Korea［J］．Supportive Care in Cancer，2020，28（8）：3711-3720.

［8］kim SH，Suh Y，Ah YM，et al．Real-world prevalence of potential drug-drug interactions involving oral antineoplastic agents：a population-based study［J］．Supportive Care in Cancer，2022，28（8）：3617-3626.

［9］Smith J A，Le T，Martin G A，et al．Identifying the need to refine the potential patient risk factors for niraparib-induced thrombocytopenia［J］．Gynecologic Oncology，2019，152（2）：265-269.

［10］Twelves C，Glynne-Jones R，Cassidy J，et al．Effect of hepatic dysfunction due to liver metastases on the pharmacokinetics of capecitabine and its metabolites.［J］．Clinical Cancer Research，1999，5（7）：1696-1702.

［11］Sparreboom A，Van Asperen J，Mayer U，et al．Limited oral bioavailability and active epithelial excretion of paclitaxel（Taxol）caused by P-glycoprotein in theintestine［J］．Proceedings of the National Academy of Sciences of the United States of America，1997，94（5）：2031-2035.

［12］王兴刚，许颖，柴艳冬，等．抗肿瘤药与植物药相互作用研究进展［J］．甘肃医药，2020，39（8）：3.

［13］Liang Y，Zhou Y，Zhang J，et al．Pharmacokinetic compatibility of ginsenosides and Schisandra Lignans in Shengmai-san：from the perspective of p-glycoprotein［J］．PLoS One，2014，9（6）：e98717.

［14］李彤.五味子及其制剂与尼洛替尼的代谢性药物相互作用研究［D］.上海中医药大学，2012.

［15］Solomon B J，Mok T，Kim D W，et al. First-line crizotinib versus chemotherapy in ALK-positive lung cancer［J］. New England Journal of Medicine，2014，371（23）：2167-2177.

［16］侯文静，胡欣，史爱欣.克里唑替尼的药理作用及临床评价［J］.中国临床药理学杂志，2012，28（6）：3.

［17］乐可佳，苏颖杰.基于药学信息数据库评价肺癌治疗药物的相互作用［J］.医药导报，2020，39（12）：4.

［18］A L Z，A S W，A Z Z，et al. Pharmacokinetic and pharmacodynamic interaction of Danshen-Gegen extract with warfarin and aspirin-ScienceDirect［J］. Journal of Ethnopharmacology，2012，143（2）：648-655.

［19］Marcus，Mannel. Drug interactions with St John's wort：mechanisms and clinical implications.［J］. Drug Safety，2004，27（11）：773-797.

［20］Chang J C，Wu Y T，Lee W C，et al. Herb-drug interaction of silymarin or silibinin on the pharmacokinetics of trazodone in rats.［J］. Chem Biol Interact，2009，182（2-3）：227-232.

［21］Marginal increase of sunitinib exposure by grapefruit juice［J］. Cancer Chemotherapy and Pharmacology，2011，67（3）：695-703.

［22］FcpD，Gallagher D N，Li D A，et al.Effect of grapefruit juice on the pharmacokinetics of nilotinib in healthy participants［J］. Journal of Clinical Pharmacology，2013，50（2）：188-194.

［23］Otten H M，Mathijssen J，Ten C H，et al. Symptomatic venous thromboembolism in cancer patients treated with chemotherapy：an underestimated phenomenon［J］. Archives of Internal Medicine，2004，164（2）：190-194.

［24］范丽萍，焦园园，王睿晴，等.我院华法林与抗肿瘤药物及辅助用药相互作用的医嘱分析［J］.中国药房，2017，28（12）：4.

［25］Irwin M R，Olmstead R E，Ganz P A，et al. Sleep disturbance，inflammation and depression risk in cancer survivors［J］. Brain Behavior & Immunity，2013，30：S58-S67.

［26］Stearns V，UllmerL，JF L 6 pez，et al. Hot flushes［J］. Lancet，2002，360（9348）：1851-1861.

［27］Gschwind，H.-P. Metabolizm and disposition of imatinib mesylate in healthy wolunteers［J］. Drug Metabolism & Disposition，2005，33（10）：1503-1512.

［28］何碧珊，王风华，林子超，等.抗肿瘤药物与其他临床常用药物的相互作用［C］//广东省药师周大会.2014.

第三章　基于 TDM 和药物基因组学的抗肿瘤给药方案设计

第一节　传统给药方案设计

抗肿瘤药物主要包括：细胞毒药物（又称传统化疗药物）、靶向药物和大分子生物制剂，是癌症治疗的重要组成部分，是肺癌、乳腺癌、结肠癌、卵巢癌、胰腺癌、膀胱癌、血液学癌症和高危宫颈癌的一线治疗方法，也是许多癌症的二线和三线治疗手段。目前，临床上常用的抗肿瘤药物包括烷化剂类、抗代谢类、抗肿瘤抗生素、抗肿瘤激素类、铂类、抗肿瘤植物药、分子靶向类等多种，如表 3-1 所示。

表 3-1　临床常用的抗肿瘤药物分类及代表药物

抗肿瘤药物分类	代表药物名称
烷化剂类	卡莫司汀、盐酸氮芥、环磷酰胺、米尔法兰
抗代谢类	氟尿嘧啶、甲氨蝶呤、阿糖胞苷
抗肿瘤抗生素	丝裂霉素、表柔比星、阿霉素、博来霉素、表柔比星
抗肿瘤激素类	他莫昔芬、屈洛昔芬、来曲唑、氨鲁米特、亮丙瑞林、戈那瑞林
铂类	顺铂、卡铂、奥沙利铂
抗肿瘤植物药	喜树碱类、长春碱类、紫杉醇、青蒿素
分子靶向药	伊马替尼、吉非替尼、埃克替尼、舒尼替尼、西妥昔单抗、曲妥珠单抗、贝伐珠单抗、依维莫司
免疫检查点抑制剂	帕博利珠单抗、卡瑞利珠单抗、纳武利尤单抗

对于周期非特异性抗肿瘤药物，如烷化剂类，宜采用大剂量冲击治疗，即在毒性耐受的情况下，采用静脉一次推注，可以迅速与细胞 DNA 结合而起作用。例如，大剂量一次给予环磷酰胺所杀死的肿瘤细胞数，远远超过该量分次用药所能杀死的肿瘤细胞数之和。另外，在肿瘤治疗中最常见的给药方案是间断用药，给药间歇通常为 2~3 周。大剂量给药会杀死增殖细胞，尤其是增殖速度很快的癌症细胞。然而，也会不可避免地杀死一些快速增殖的正常细胞，包括红细胞生成系统，如白细胞、中性粒细胞和血小板。这些细胞的恢复很慢，往往需要数周。间断给药可以允许这些正常细胞的恢复。例如，

保留在 G0 期的造血干细胞可以在间歇期得到补充，有利于骨髓和免疫功能的恢复，并减少耐药的产生。

对于周期特异性抗肿瘤药物，一定的暴露时间更为重要。因此，更宜采用小剂量的持续给药。总剂量分次给药优于一次给药，每周给药优于每月给药方案。作用于不同增殖动力学行为的肿瘤细胞，剂量频率增加，更易于与其他化疗药物配伍。例如，对于复发和难治（对紫杉醇和铂类耐药）的卵巢癌采用紫杉醇治疗，增加用药频率和暴露时间，可使更多细胞进入增殖周期，减少耐药、增加疗效，同时降低了紫杉醇的毒性。

化疗药物的治疗窗相对狭窄。如果暴露水平不在最佳范围内，就有毒性或疗效不佳的风险。为了减轻化疗引起的毒副作用，需密切监测血细胞计数以发现嗜中性粒细胞减少症，或开具止呕药物以预防或治疗患者的呕吐[1]。化疗的给药方案通常需要根据毒性反应而更改。避免化疗的毒副反应给患者生活质量带来负面影响是一个重要目标[2]。

制定化疗方案时，剂量不足常未引起足够的重视。在乳腺癌治疗的研究中，疗效不佳可与剂量不足有关[3]。此外，由于缺乏肥胖对药物清除影响的研究，剂量不足的现象普遍存在，导致了 BMI 较高的患者疗效较差[4-7]。"将药物剂量增加到患者可耐受最大剂量"的用药原则未得到充分的贯彻。既往研究报道：仅有 4% 的乳腺癌患者治疗剂量增加，约 20% 的患者减少了使用剂量[6]。

药物的暴露水平不仅依赖于剂量，且受到年龄、性别、联合用药、分布容积、营养状况、体脂水平和肾功能等因素的影响。现有研究表明：几乎所有的化疗药物都存在高变异性[8]。毒性和疗效不佳可归因于遗传因素或疾病本身，但也有因剂量选用不当所致。因此，对患者进行精确的剂量调整是提高患者临床结局的重要方法。

目前大多数化疗药物的剂量确定是根据体表面积（BSA）制定。BSA 的计算主要基于患者的身高和体重，但有数种 BSA 的计算公式，并且不同的方程可以得出不同的结果，在身高相近的成人中差异甚至可达 0.5 m^2[9]。目前，Du Bois 方程（Du Bois equation）是应用最为广泛的计算方法。

BSA 用于评价患者的体型大小，并假设药物清除率随 BSA 增大而增大，据此估算给药剂量。然而，BSA 忽略了其他因素，无法解释细胞毒性药物在个体间的药动学差异。临床治疗中，BSA 与药物疗效相关性不佳已被证实[10,11]。然而，由于其在癌症治疗中由来已久，仍在临床实践中广泛应用[12]。

对于治疗窗宽、个体间变异小的药物，设定绝大多数患者达到有效暴露水平的固定剂量相对容易。然而，对于变异大和治疗窗窄的药物，如细胞毒性化疗药物，并不能使用固定剂量。除了少数药物外，按 BSA 给药与药物暴露缺乏很好的关联[13]。

基于 BSA 的给药与药物暴露之间的关系在氟尿嘧啶（FU）、多西紫杉醇（docetaxel）和紫杉醇（paclitaxel）中有较为深入地研究。例如，在结直肠癌患者中，按 BSA 计算的相同给药剂量方案下，药－时曲线下面积（AUC）的差异可达 60 倍[14]。又如，在一项针对转移性胃肠道癌患者的随机研究中，基于 BSA 指导的给药方法，只有 15% 的患者 FU 目标暴露范围达到了预期水平[15,16]。因此，基于 BSA 的给药并不能消除或显著降低大多数化疗药物的个体间差异[14]。

综上所述，传统的给药方案设计虽在临床上广泛使用，但存在很多局限性。由于抗肿瘤药物的个体间变异大，传统的给药方案设计导致的药物暴露不佳，可能是肿瘤药物未达到预期疗效或发生毒副反应的原因之一。因此，基于治疗药物监测和药物基因组学的个体化的给药方案设计是现代医学发展的必然趋势。

第二节　基于治疗药物监测的给药方案设计

肿瘤药物的剂量通常是通过 3+3 剂量爬坡研究设计来确定的。假设在一项临床试验中，设定 i 个需要试验的剂量组，$i=1,2,3\cdots n$。一般从最低剂量组 $i=1$ 开始，先入组 3 例受试者，然后在观察期内，观察 3 例受试者中发生剂量限制毒性（dose limiting toxicity，DLT）的受试者例数。根据观察到 DLT 的受试者例数，判断是否递减到上一剂量组 $i-1$、维持目前剂量组 i 或递增到下一剂量组 $i+1$。爬坡实验设计中，最大耐受剂量（maximum tolerated dose, MTD）是指 6 名患者中至少有 1 名（至少占 17%）发生 DLT 时的剂量。患者个体间 PK 变异系数（CV）通常在 25%~70%。现假设患者间 PK 变异系数为 35%，最低有效暴露为最大耐受暴露的三分之二，那么只有 45% 的患者在治疗窗内。因此，通过临床试验而获批的抗肿瘤药物的给药方案设计中，只有 45% 的患者可达到治疗目标。大约 17% 的患者服药过量，可能发生浓度相关的不良反应；38% 的患者在治疗窗之外，由于剂量不足，可能导致治疗失败。同时，药物的 PK 变异性越大或治疗窗越窄，剂量不足患者的比例就会进一步增加。

TDM 是通过监测个体的血药浓度，调整剂量以达到所需的临床疗效。利用 TDM 可减少超治疗窗患者的剂量，从而降低毒性；或者增加低于治疗窗暴露患者的剂量，从而改善治疗结果。许多因素制约了药动学指导的 TDM[17]。首先，需了解血药浓度和生物效应之间的关系。如果已知疗效、毒性和血药浓度之间的关系，则还应考虑另外两个因素：个体间药动学变异性和治疗窗。TDM 更适用于血药浓度和清除率差异较大或者是治疗窗相对较窄的药物。

（一）传统化疗药物

常规进行临床 TDM 监测的传统化疗药物，主要包括甲氨蝶呤（MTX）、白消安和硫唑嘌呤[18]。然而，这类药物的检测并不普遍，并且缺乏公认的有效浓度目标范围，限制了 TDM 在这些化疗药物中的应用。一般而言，药物暴露和毒性之间的关系较为明确。然而，化疗药物在肿瘤患者中往往需要联合治疗，使得建立药物浓度与治疗终点之间的关系变得十分复杂。

尽管如此，氟尿嘧啶、甲氨蝶呤和白消安等药物的前瞻性研究证实了TDM在肿瘤治疗中的价值，证实了药物暴露－反应关系，并可通过优化药物体内的暴露改善了预后。目前，化疗药物的TDM研究进展见表3-2[19]。

表3-2 细胞毒性化疗治疗药物监测（TDM）

药品名称	肿瘤适应证*	目标PK参数	可用的检测类型
甲氨蝶呤	急性淋巴细胞白血病、非霍奇金淋巴瘤、鳞状细胞肺癌、小细胞肺癌、乳腺癌、妊娠期绒毛膜癌、绒毛膜腺瘤、葡萄胎、骨肉瘤、头颈癌、膀胱癌、急性早幼粒细胞白血病	骨肉瘤，峰值水平目标 700~1000μmol/L <5.0~10.0μmol/L 高剂量后24小时 <1.0μmol/L 高剂量后48小时 <0.10μmol/L 高剂量72小时	免疫分析，液质联用
白消安	慢性髓细胞性白血病	AUC 59.1~98.5（mg·h）/L	液质联用
巯嘌呤	急性淋巴细胞白血病，急性早幼粒细胞白血病	代谢物:6-TGN230~400pmol/8×10⁸RBC; 6-MMPN <5000 pmol/8×10⁸ RBC	液质联用，高效液相色谱法
氟尿嘧啶	乳腺腺癌、结肠腺癌、直肠腺癌、胃腺癌、胰腺癌、直肠癌、膀胱癌、宫颈癌、食道癌、头颈癌、肝胆癌、鼻咽癌、神经内分泌肿瘤、阴茎癌、外阴癌	AUC 20~35（mg·h）/L	免疫分析（只限欧洲）；研究：免疫分析，液质联用
紫杉醇	卵巢癌、乳腺癌、小细胞和非小细胞肺癌、艾滋病相关的卡波西肉瘤、膀胱癌、宫颈癌、食道癌、头颈癌、阴茎癌、血管肉瘤、睾丸癌、胸腺癌、子宫内膜癌、前列腺癌、黑色素瘤、甲状腺癌	成人晚期癌症：大于0.05 mmol/L，靶时间大于20小时 成人实体瘤：大于0.05 mmol/L，靶时间26~31小时	免疫分析（只限欧洲）；研究：液质联用、高效液相色谱法
多烯紫杉醇	乳腺癌、小细胞和非小细胞肺癌、前列腺癌、胃腺癌、头颈癌、膀胱癌、食道癌、尤文肉瘤、骨肉瘤、卵巢癌	成人肿瘤：目标AUC 3.7~4.9（mg·h）/L	免疫分析（只限欧洲）；研究：液质联用、高效液相色谱法
卡铂	晚期卵巢癌、膀胱癌、转移性乳腺癌、宫颈癌、肛门癌、子宫内膜癌、非肺神经内分泌肿瘤、非小细胞肺癌、小细胞肺癌、非霍奇金淋巴瘤、尤文肉瘤、骨肉瘤、间皮病、转移性黑色素瘤、默克尔细胞癌、甲状腺癌、肾母细胞瘤、视网膜母细胞瘤	成人生殖细胞肿瘤，高剂量目标 AUC 24（mg·min）/ml（标准剂量），18（mg·min）/ml（减少剂量）成人实体肿瘤目标AUC 4~6（mg·min）/ml 神经母细胞瘤和视网膜母细胞瘤的目标AUC 5.1~7.8（mg·min）/ml	研究：电感耦合等离子体质谱，液质联用，原子吸收分光光度法

* 包括FDA批准的适应证和FDA标签数据库（https://labels.fda.gov/）中列出的超标签使用和最新通用药物资料清单（https://www.uptodate.com/contents/table-of-contents/drug-information/general-drug-information）

RBC：红细胞

传统化疗药物的 TDM 在降低化疗药物的毒性方面起到了至关重要的作用。以甲氨蝶呤（MTX）为例，约 10% 的患者使用 MTX 会导致急性肾损伤，快速识别这些患者需要依赖常规的血药浓度监测，而不是仅仅依靠风险因素预测。当发现 MTX 的体内浓度超过目标浓度时，可立即采取干预措施来减轻毒副作用的发生[20]。Joerger 等的综述中指出：将 TDM 与亚叶酸钙抢救联合应用，可以降低因 MTX 毒性引起的死亡率[21]。

此外，Lee 等进行了一项回顾性研究，比较了 BSA 指导和 PK 指导的 FU 给药方案（FOLFOX6 或 mFOLFIRI），发现对于早期和晚期结直肠癌患者，PK 指导的给药方案毒性显著降低和延迟，并改善了 II / III 期疾病患者的生存率[22]。研究总结：① FU 的高个体间变异性；②通过 TDM 达到目标 AUC 的患者数量的显著增加；③ FU 浓度和疗效、毒性之间的相关性；④ PK 指引给药可提高不同类型癌症患者在各个阶段的无进展生存期。并且，FU 的 TDM 已被证明是治疗转移性结直肠癌的一种经济有效的策略[23]。

（二）靶向药物

靶向药物的给药策略通常不同于细胞毒性化疗药。在药物开发和早期临床试验期间，靶向药物通常都会逐渐增加给药剂量，按照毫克 / 千克或固定剂量方式，以确定最小中毒剂量和最大耐受剂量。然后，在该剂量或低于该剂量时进行进一步的试验。由于具靶向性，这些药物通常比常规化疗具有更大的治疗窗。有时，给药剂量明显低于最大耐受剂量，便已达到与最大耐受剂量具有同样的生物学效果[24]。

大多数靶向小分子的剂量常是固定剂量，或基于体重给药；然而，这些往往不足以降低体内暴露的个体间差异。有些学者认为 III 期临床试验中疗效相关的失败原因部分是由于药物暴露和剂量选择的不当[25, 26]。近年来，TDM 在此类药物中的应用已成为了一个研究的热点之一。

大多数靶向药物为蛋白激酶抑制剂。目前有 30 余种 FDA 批准的蛋白激酶抑制剂用于癌症治疗。尽管该类药物的治疗指数通常被认为比较宽，但由于个体间差异大，这类药物在部分患者中可能剂量不足。因此，TDM 可以通过确保足够的暴露增加获益。对于一些靶向药物，已有治疗窗用于剂量调整以获得疗效。一项对伊马替尼、厄洛替尼和舒尼替尼谷浓度的研究发现，近一半的患者药物浓度低于目标阈值[27]。然而，对于许多靶向药物，缺乏血药浓度及其与临床结局之间的关系[28]。

一项在法国开展的大型随机研究中，发现约 2/3 的慢性粒细胞白血病（chronic myelocytic leukemia, CML）患者在接受伊马替尼标准剂量治疗时体内血药浓度低于 1000 ng/ml。这些患者被随机分为继续观察组和调整组（直到血浆水平达到阈值）。阈值调整组的主要分子反应率明显高于观察组（63% ：37%），这项研究支持了 TDM 改善预后的能力[29]。

一项关于常规监测 TDM 的研究表明：TDM 的实施存在重大障碍。当监测伊马替尼浓度时，临床医生实际给予的剂量只有推荐剂量的一半。处方医生对剂量建议的依从性不高可能是由于门诊用药中复杂的剂量调整以及临床肿瘤学实践中对 TDM 工作的不熟悉造成的[30]。

除了用于慢性粒细胞白血病，伊马替尼还用于治疗胃肠道间质瘤（GIST）。已经观察到血浆伊马替尼浓度和疗效之间的联系，建议的谷浓度范围在 760~1100 ng/ml[31, 32]。最新的英国胃肠道间质瘤指南建议，当患者的胃肠道间质瘤发生转移时或当出现毒副作用时（患者的给药剂量达到 400mg 的标准剂量时），或者当患者接受具有不良反应风险的合并用药时，应该监测伊马替尼的血浆药物浓度[33]。随着疾病的进展，发现伊马替尼血浆浓度也在逐步降低[34]，表明在整个治疗过程中应定期连续监测其血浆浓度。

第二代 BCR-ABL 抑制剂的 TDM 研究表明：TDM 是有成效的。虽然并非所有关于尼洛替尼的研究都具有统计学意义，但尼洛替尼的谷浓度与反应时间呈相关性[35, 36]。达沙替尼具有不同于伊马替尼和尼洛替尼的药动学特性，半衰期短，仅为 3~6 小时。由于达沙替尼治疗导致的胸腔积液风险高，达沙替尼的研究一直专注于确定谷浓度的上限以防止毒副作用的发生。部分研究表明，检测不到谷浓度值才是合适的目标。据报告，Bosutinib 的谷浓度与毒性之间存在关系[38]；但是浓度与疗效之间的关系尚未明确。此外，虽然已经开发了有效的 Ponatinib 血浆药物浓度的测定方法，但尚未有 Ponatinib 的 TDM 临床应用报道[39]。

（三）抗体药物

大分子生物制剂的药动学不同于小分子药物，大多呈非线性药动学特征。以抗体为基础的生物制剂通过与靶点结合而被清除，该过程被称为靶点介导的药物处置（target mediated drug disposition, TMDD）。由于其高结合亲和力，抗体呈现饱和动力学，即细胞靶点完全与药物结合后血药浓度才会升高。根据这一机制，当疾病进入活跃期或肿瘤有高水平的靶蛋白时药物清除将增加[40]。当肿瘤负荷最高时，抗体清除和肿瘤负荷的相关性可能导致给药剂量并不是最佳的。抗体可以通过其他方式清除，如与游离的未结合的靶蛋白结合或通过非特异性过程。抗体发生免疫反应是目前倍受关注的问题，如产生抗药物抗体（anti-drug antibody, ADAs），因为 ADA 的产生会降低药物的疗效[41]。

虽然抗体药物等生物制剂是肿瘤学中的"热门话题"，但大多数治疗用抗体的 TDM 研究都是在炎症疾病领域内进行的。许多抗炎单克隆抗体的暴露 - 反应关系已经建立，但抗肿瘤抗体类药物的研究较少。类似于靶向小分子药物，基于抗体的生物制剂可以具有非常高的最大耐受剂量，并且在许多情况下，临床试验无法建立 MTD。因此，TDM 的主要目的是确保药物的充分暴露；对剂量相关毒性的关注通常较低。仅在药物浓度极高的患者或在降低药物浓度将大幅降低治疗成本且不消失疗效的情况下，才需在 TDM 指导下调整剂量。

如前所述，基于抗体药物的药动学不同于小分子药物的药动学，故其 TDM 具有不同的特点。由抗体类药物的免疫原性，获得性耐药的常见模式是 ADAs 的形成。因此，抗体药物浓度通常与 ADAs 一起测量。ADAs 的测定方法是一大难点，需避免药物本身的干扰。目前大多数检测方法利用免疫分析平台来测量药物浓度，如 ELISA[42, 43]。许多大型实验室提供了多种治疗用抗体及其对应的 ADAs 检测；其中，利妥昔单抗是唯一提供商业化测试方法的抗肿瘤抗体。

抗肿瘤抗体疗法通常每隔几周进行静脉注射。为确保疗效，下一次给药前的药物谷浓度应保持在最低有效浓度之上。如果谷浓度不足，可以缩短给药间隔或增加剂量。在下一周期给药前测定可便于在下一个周期进行剂量调整。

许多抗肿瘤抗体的暴露 – 反应关系已被证明。多项研究表明：CD52 单克隆抗体 alemtuzumab 的浓度与 CLL 患者的应答率和应答持续时间相关。alemtuzumab 的谷浓度在不同患者之间变化高达 100 倍，大多数应答浓度高于 6μg/ml[44-46]。

一项针对 CLL 患者的抗 CD20 抗体 – 奥妥珠单抗的研究发现：较高的药物暴露与延长无进展生存期相关，但仅适用原发瘤较大的患者中[47]。最近一项对 80 例 CLL 患者使用 1000mg 和 2000 mg 剂量的奥妥珠单抗的药动学研究发现：较高剂量的奥妥珠单抗可以改善总体缓解率，而不会增加毒性。此外，研究提示有效的奥妥珠单抗剂量随着肿瘤负荷的改变而改变，在治疗开始时可能需要更高的剂量。

高浓度利妥昔单抗与高应答率的相关性已在低级别淋巴瘤、B- 细胞淋巴瘤和套细胞淋巴瘤的临床研究中得到证实，建议获得预期的治疗效果目标浓度须达 70 mg /L[48, 49]。在 4 次注射利妥昔单抗后，观察到其半衰期从 76 小时增加到 206 小时，有应答患者的血药浓度明显高于无应答者[50]。

西妥昔单抗是一种抗 EGFR 单克隆抗体，已被批准用于头颈部鳞状细胞癌。研究表明：较高剂量的西妥昔单抗浓度与上皮恶性肿瘤和结直肠癌的反应性和无进展生存期显著增加相关[51, 52]。另一项随机的 TDM 调整剂量研究中，转移性结直肠癌患者接受固定剂量 400 mg/m^2 或 500 mg/m^2 西妥昔单抗。接受高剂量治疗的患者血药浓度较高且应答率也较高，但无显著差异[53]。

曲妥珠单抗（Trastuzumab）是一种抗 HER2 单克隆抗体，也可作为药物偶联物，曲妥珠单抗 – 美坦新。在一项对 298 例转移性胃癌患者的研究表明：曲妥珠单抗浓度最低四分位数的患者生存时间明显更短，提示 11.8 μg/ml 的阈值可能是最佳生存获益浓度[54]。

然而，TDM 在抗肿瘤抗体药物中的临床应用尚缺乏广泛的研究，针对每种药物的文献也非常有限[55]。大多数现有的研究都将血药浓度与疗效联系起来，但很少研究探索抗体药物 TDM 降低血浆药物浓度变异性或改善预后的能力。尽管有越来越多的文献支持，TDM 仍未在癌症治疗中得到广泛应用。由于只有专业实验室提供抗肿瘤药物的监测，并且，许多文献报道的检测方法尚未得到充分的临床验证，因此 TDM 的应用大大受限。此外，TDM 的实施过程中，缺乏肿瘤学家的认可和参与。只有多学科的团队合作，才能确保 TDM 结果的正确解读和成功应用，为临床提供有效地决策支持。

第三节　基于药物基因组学的给药方案设计

一、概述

遗传药理学（pharmacogenetics）和药物基因组学（pharmacogenomics）是药理学的重要分支。这两门学科都是研究遗传因素对药物体内过程和药物作用的影响，两者的研究目的和范围各有侧重，也有交叉重叠。药物基因组学研究人类全基因组中基因对药物作用的影响，即研究药物的体内代谢、转运、效应产生影响的所有基因结构、功能变化等；遗传药理学则主要研究这些基因中的变异及其表达对药物反应的影响，也就是对药物反应个体差异的影响。实际工作中，遗传药理学和药物基因组学这两种术语常可通用。

根据遗传变异对药物药理学特性的影响，可将药物基因组学对药物反应的影响分为4类。

1. 对药物 PK 的影响　例如，药物代谢酶 CYP2D6 的遗传变异会改变药物的代谢，继而影响药物血浆浓度。

2. 对 PD 的影响　MTHFR 基因突变将直接影响内源性 5 ,10–MTHF 的浓度（作用位点），从而影响叶酸抑制剂类药物的药效。

3. 对特异质反应的影响　例如别嘌醇超敏反应的发生与 HLA–B*5801 等位基因存在显著相关性，一旦确定为 HLA–B*5801 等位基因阳性，国内外指南均不推荐使用别嘌醇。

4. 影响疾病发病机制或严重程度以及对特定疗法的反应　这包括与某些恶性肿瘤发病机制相关的特定分子缺陷。

从遗传变异的类型而言，影响药物反应的遗传变异主要有三类：一是决定疾病发生的变异；二是影响药物代谢的遗传变异，三是改变药物效应的药物作用靶点的变异。因此，决定药物总效应的并不是单基因性状，而是多种基因的综合性状。这也决定了遗传药理学研究的复杂性。

遗传药理学是生命科学中迅速发展的研究领域。遗传药理学旨在发现决定药物反应个体差异中起作用的、最终可能有功能意义的候选蛋白及导致药物反应多态性的常见基因多态性。通过建立离体／在体模型和计算机模型，或对家系、患者、人群进行遗传学、分子生物学方面的流行病学研究，阐明其在药物反应个体差异和疾病发生方面的作用，最终达到根据患者特定的代谢、消除和反应等遗传药理学信息选择适合的药物和适合的剂量，甚至预防疾病发生的目的，实现真正的个体化治疗。

二、药动学相关的遗传药理学

肿瘤治疗学是药物基因组学和个体化给药最有应用前景的医学领域。美国 FDA 在药物基因组标志物有关的药物说明书中，涉及肿瘤适应证占 39%（140/362）[56]。遗传药理学主要通过影响药动学和药物作用靶点，从而影响抗肿瘤药物的治疗效果。

在过去的 20 年中，已经采用了多种方法鉴定和预测遗传生物标志物。最初进行的候选基因研究是通过先验知识来分析药物的药动学和药效学与变异基因之间的关联。但是，随着对种群遗传学，连锁不平衡（linkage disequilibrium，LD）和单倍型结构的深入理解，全基因组关联研究使我们能够更加全面地掌握与药物反应有关联的新基因。另外，目前具有相关性的大部分遗传变异是常见遗传变异。这些遗传变异通常具有较大的等位基因频率（>5%）。随着下一代测序（NGS）在研究中的广泛应用，将逐步进入临床实践，用低外显率、低频率甚至是单独个体变异来评估药物反应已成为可能。

在部分抗肿瘤药物中，基因 - 药物的相互作用已被充分证明，并且基因型检测的临床有效性也在一定程度上得到证明。因此，推荐进行常规或在部分情况下进行基因型的检测。下文将进一步阐述编码药物代谢酶基因遗传变异与疗效及安全性的关系（图 3-1，表 3-3）[57]。

（一）药物代谢酶基因多态性

大多数经胃肠道吸收的药物是非水溶性的药物。这些药物经肝脏代谢后具有水溶性，从而更容易经胆汁排泄或经肾脏滤过。外源性物质经肝脏代谢的机制主要有两种：Ⅰ相和Ⅱ相反应，代谢的产物再经胆管侧膜或肝窦膜上的转运蛋白排出。

1.Ⅰ相代谢酶　Ⅰ相反应通过氧化、还原或水解反应将亲脂性分子转化为更具极性、亲水性的分子。这些反应通常由与膜结合的细胞色素 P450 混合功能氧化酶超家族（CYP）催化。目前已经在人体内发现了约 60 个编码 CYP 蛋白的基因，其中，CYP1、CYP2 和 CYP3 家族实现大部分外源性药物和毒素的肝脏代谢。所有药物代谢中有 90% 涉及 5 种同工酶，即 CYP3A4、CYP2D6、CYP2C9、CYP2C19 和 CYP1A2。其中，参与药物代谢的最重要成员是 CYP3A4，约占肝脏所有细胞色素的 60%，常用药物中有 46% 的生物转化过程由该酶催化，另外 37% 主要通过 CYP2C9、CYP2C19 和 CYP2D6 代谢。

（1）细胞色素 P450 氧化酶 CYP3A 家族　CYP3A 亚家族主要包括 4 个成员，CYP3A4、CYP3A5、CYP3A7 和 CYP3A43，串联排列于 7q22.1 长约 231 kb 的基因内。这些亚型占肝脏内 P450 酶总量的 25% 以上，在内源性类固醇、许多前致癌物和外源性物质的氧化、过氧化、还原代谢中均发挥重要作用。

目前为止，已经发现 CYP3A4 有 40 个不同位点存在多态性，且在不同国家和民族其发生率存在明显差异。CYP3A4*3 是在中国最早发现的基因多态性，随后此基因变异在高加索人中发现。2001 年发现的 CYP3A4*18 发生率较低，在中国人中占 1.0%，在韩国人中占 1.3%，在非洲和美洲发生率＜ 1.0%。研究发现 CYP3A4*1G，是第 10 位内含子上的位点发生改变引起的，是中国汉族人群中突变频率最高的一个位点，为 18.8%~22.7%。

尽管 CYP3A4 基因多态性对不少药物的代谢产生显著影响，这一点在抗肿瘤药物中却少有体现。除了 CYP3A5*3 和 CYP3A4*22 与他克莫司有关外[59]，其他 CYP3A 位点内的多态性尚无发现有临床意义。有小样本研究发现紫杉醇的副反应与 3A5 多态性显著相关。研究发现，使用紫杉醇化疗方案的患者中，携带 CYP3A5*3/1 的中国患者有白细胞减少症和中性粒细胞减少症的风险明显高于 CYP3A5*3/3 的患者；携带 CYP3A5*3/1 的患者使用紫杉醇后白细胞和中性粒细胞的中位数最低[60]。

（2）细胞色素 P450 氧化酶 2D6　CYP2D 亚家族是第一个被发现存在药物氧化代谢遗传多态性的 P450 酶。CYP2D 酶不仅氧化代谢某些内源性类固醇激素，而且催化代谢药物 80 余种，占临床重要药物的 18.8%。目前在哺乳动物体内至少发现 21 个成员，在人类仅发现 CYP2D6 有功能表达。在中国人群中，CYP2D6 常见的功能减弱等位基因，突变型为 CYP2D6*3（约占 1%）、CYP2D6*4（约占 1%）、CYP2D6*5（约占 6%）、CYP2D6*10（约占 53%），此外，基因重复突变（gene duplication，约占 2%）能使 CYP2D6 功能增强。

他莫昔芬（TAM）是一种选择性雌激素受体调节剂（SERM）。他莫昔芬经 CYP3A4/5 代谢产生的 N- 去甲基他莫昔芬是主要的代谢产物，约占他莫昔芬初级代谢产物的 90%；经 CYP2D6 代谢产生的 4- 羟基他莫昔芬仅占初级代谢产物的 10%。N- 去甲基他莫昔芬经 CYP2D6 代谢产生 Endoxifen，此途径为他莫昔芬代谢的主要途径。Endoxifen 和 4- 羟基他莫昔芬与雌激素受体的亲和力比他莫昔芬和 N- 去甲基他莫昔芬提高 100 倍，是他莫昔芬最主要的活性代谢产物。CYP2D6 是 N- 甲基他莫昔芬代谢为 Endoxifen 的关键酶。研究表明 CYP2D6 基因呈多态性，不同基因型的 CYP2D6 对他莫昔芬的代谢不同，产生的活性代谢产物 Endoxifen 的浓度不同。

临床药物基因组学实施联盟（Clinical Pharmacogenetics Implementation Consortium，CPIC）对不同基因型患者的他莫昔芬初始剂量做了相应的推荐[58]。CYP2D6 快代谢和正常代谢患者推荐起始剂量为 20mg/d；CYP2D6 中等代谢患者推荐剂量为 40mg/d；CYP2D6 慢代谢患者推荐首选其他激素疗法。

（3）二氢嘧啶脱氢酶　二氢嘧啶脱氢酶（dihydropyrimidine dehydrogenase，DPYD）是一种主要参与人体嘧啶代谢的酶，因此，对嘧啶类药物有着相同的代谢作用。DPYD 基因定位于染色体 1p22 上，DNA 全长约 950kb，包含 23 个外显子，22 个内含子。目前 DPYD 基因上已发现 40 余种突变位点，其中有些突变并不引起 DPYD 酶活性的降低。

DPYD 酶为氟尿嘧啶类药物代谢途径中的限速酶。体内 80% 以上的 FU 是通过

DPYD 酶代谢为无活性产物。因此 DPYD 基因突变导致的酶活性降低，氟尿嘧啶类药物代谢减慢，可导致黏膜炎、粒细胞减少、神经系统副反应增加，甚至死亡。

DPYD 基因的遗传多态性已被广泛研究。最常见的可导致严重毒性反应的突变是 14 外显子 1986 位 A → G 改变（DPYD*2A 等位基因），其编码的产物为无活性的酶。酶活性严重降低，导致氟尿嘧啶在体内蓄积，引起严重黏膜炎粒细胞减少症、神经系统症状，甚至死亡。3% 的个体中存在这种变异。此外还有 Vs11+1G>T、731A>C（E244V）、1651C>A（A551T）、Gl601A（DPYD*4）、T1679G（DPD*13）、2846A>T 等突变。这些突变均可导致 DPYD 酶活性降低。

DPYD 基因分型是一种预测 FU 所致毒性反应的有效遗传分析手段，为临床医生制定药物治疗方案提供参考。目前，临床药物基因组学实施联盟（CPIC）和荷兰遗传药理学工作组（Dutch Pharmacogenetics Working Group, DPWG）制定了基于药物基因组学的氟尿嘧啶 TDM 技术指南[61,62]。

（4）亚甲基四氢叶酸还原酶 亚甲基四氢叶酸还原酶（methylenetetrahydrofolate reductase, MTHFR）是叶酸代谢过程中的关键酶，与甲氨蝶呤的代谢和疗效密切相关。叶酸抑制剂（甲氨蝶呤、培美曲塞、卡培他滨等）的抗癌活性与肿瘤细胞内 5,10-亚甲基四氢叶酸浓度呈正比；MTHFR 的活性将直接影响体内 5,10-MTHF 的浓度，从而影响叶酸抑制剂的抗癌作用。

MTHFR 有多种基因亚型，其中引起 MTHFR 酶活性降低的两种常见亚型为 677C>T 及 1298A>C。677C>T 发生频率较高，普通人群 TT 突变纯合子发生率为 25%。少数乳腺癌患者使用 CMF 方案化疗后更易产生骨髓毒性，这与 MTHFR 基因中 677 位 C>T 的点突变相关。因为具有 TT 型突变等位基因的患者，MTHFR 酶活性的下降使得细胞内亚甲基四氢叶酸积聚，增强 FU 活性代谢产物 5-FdUMP 对胸苷酸合成酶的抑制作用，导致了严重的骨髓抑制不良反应。其他叶酸抑制剂，如培美曲塞、卡培他滨等与 FU 的情况类似。另一个与 MTHFR 密切相关的抗肿瘤药物是甲氨蝶呤。甲氨蝶呤的作用靶标是 MTHFR，能阻断二氢叶酸转变为四氢叶酸，从而抑制胸腺嘧啶核苷酸合成。通常 MTHFR C667T 位点多态性使酶活性降低。MTHFR C667T 突变可使同型半胱氨酸转化为甲硫氨酸减少，使血中同型半胱氨酸水平升高致使细胞内叶酸循环紊乱，导致 MTX 的反应性和毒性均升高。与 C667C 野生型纯合子患者比较，T6T 突变型纯合子患者 MTHR 酶活性降低 70%，但 TT 型患者血浆叶酸浓度比 CC 和 CT 型患者低。TT 基因型与由 MTX 引起的口腔黏膜炎以及其他严重血液毒性反应有关。

2. Ⅱ相代谢酶 Ⅱ相反应直接发生于母体化合物或经Ⅰ相反应形成但亲水性达不到排泄要求的中间代谢产物。该反应将药物或代谢副产物结合到高极性配体上（葡萄糖醛酸、硫酸、甘氨酸、谷胱甘肽或甲基），形成易于排泄的无毒物质，但也有例外，尤其是某些化疗药物（伊立替康的活性代谢物 SN38）。Ⅱ相反应主要在肝细胞胞质内发生，由尿苷二磷酸（uridine diphosphate, UDP）– 葡萄糖醛酸转移酶（glucuronyl transferase, GT）、磺基转移酶和谷胱甘肽 S– 转移酶催化。在人体内葡萄糖醛酸化反应中最重要的酶是 UGT1 和 UGT2 家族。结合反应通常会使化合物的药理活性降低而清除率增加，某些情况下相反，例如米诺地尔的硫酸化反应是其发挥降压作用的必备条件。

（1）尿苷二磷酸葡萄糖醛酸转移酶（UDP–glucuronosyl transferase，UGT） 家族所催化的葡萄糖醛酸化反应是一种重要的 Ⅱ 相代谢反应，占所有药物 Ⅱ 相代谢的 35% 左右。UGT 家族不仅参与药物的 Ⅱ 相代谢，同时，UGT 酶能代谢许多内源性物质。这里内源性物质指正常机体内天然存在的活性化合物，包括激素、细胞介质以及代谢产物等。

伊立替康用于治疗结直肠癌和小细胞肺癌。它是一种前药，通过羧酸酯酶被 Ⅰ 相代谢为具有药理活性的 SN–38，随后被 UGT1A1 葡萄糖醛酸化为亲水性偶联物。活性 SN–38 的主要清除途径是通过肝脏 UGT1A1 的糖基化作用转变为无活性的 SN–38G，后者通过尿液、胆原排出。腹泻、中性粒细胞减少均与 SN–38 水平增高有关。目前关于伊立替康的药物遗传学方面的研究主要集中于由 UGT1A1 多态性引起的 SN38G 变化。研究发现 UGT1A1 的表达是高度可变的，由此引起不同患者间 SN–38 糖化反应的速率相差最高达 50 倍。UGT1A1 基因启动子区具有一定多态性，其不典型 TATA 盒区域中包含了 5~8 个 TA 重复序列，其中以含 6 个 TA 重复序列的基因型最为常见，并观察到随着 TA 重复序列数目的增加，UGT1A1 表达下降。UGT1A1 的变异型 ––UGT1A1*28 启动子不典型 TATA 盒区域包含 7 个 TA 重复序列，该变异型与 UGT1A1 表达下降有关，并导致 SN–38G 水平降低[63]。

在伊立替康治疗中，UGT1A1*28 等位基因的存在导致活性代谢产物 SN–38 的显著增加，从而发生腹泻 / 中性粒细胞减少的几率显著增加，提示 UGT1A1 基因型的检测可能用于临床预测与 CPT–11 相关的严重毒副作用的发生。因此，美国食品药品管理局（FDA）在 2004 年修改了伊立替康药品说明书，建议降低 *28/*28 携带者的剂量。2010 年又作了修订，建议伊立替康治疗之前对患者进行 *28 检测[64]。

（2）硫嘌呤甲基转移酶（thiopurine methyltransferase, TPMT） 是催化杂环类和芳香类化合物的巯基甲基化反应的细胞内酶，对临床常用的硫嘌呤类药物的代谢过程和疗效发挥起关键作用。TPMT 广泛分布在肝、肾、胃肠道、肺、脑、血液等各组织中，其中肝肾活性最高。TPMT 在人群中呈多态分布，并存在一定的种族差异。

TPMT 作为硫嘌呤类抗肿瘤药 6– 巯基嘌呤（MP）、咪唑硫嘌呤 6– 硫鸟嘌呤（TG）的药物代谢酶。TPMT 具有遗传多态性，其代谢活性由单个位点上的 2 个等位基因决定 TPMT 活性在患者间个体差异明显，人群中 86.6% 的 TPMT 活性较高，而 11.1% 具有中等活性，有 0.3% 活性缺失[65]。TPMT 活性高的为野生型 TPMT* 1，而突变型［TPMT* 2（G238 C），*3A（A719G）和 *3C（G460A）］占中等和低活性的 80%~95%。TPMT*3A 的患者 TPMT 活性完全丧失，TPMT*3B 和 TPMT* 3C 患者的 TPMT 催化活性分别降低 9 和

1.4 倍。TPMT* 1/*3 个体为中等代谢者，TPMT* 3B/* 3C 个体为低代谢者。研究表明，TPMT 中等活性和较低活性的患者只能接受 10%~50% 的平均巯嘌呤化疗剂量[66]。人群中约 0.3% 的 TPMT 活性缺失，11% 的人群活性中等，都面临着骨髓抑制风险增加的风险。因此，TPMT 基因的遗传变异对于急性淋巴细胞性白血病化疗反应的疗效和毒副作用具有重要意义。

为了降低巯基嘌呤导致骨髓抑制的风险，CPIC 和 DPWG 制定了根据 3 个关键的低活性变异等位基因（*2、*3A、*3C）的 TPMT 基因分型指导的剂量优化的临床指南。现有的用于 TPMT 活性的表型检测，理论上可以检测 TPMT 基因中的所有变异，目前已经广泛使用。

（二）药物转运体基因多态性

转运体通过调控药物在肠上皮细胞、肝细胞和（或）肾小管上皮细胞的进出，影响了药物在体内吸收以及消除过程。除此之外，转运体也能促进或限制药物在脑、胎盘、肿瘤、T 细胞及其他细胞的跨膜分布过程。

按转运机制和方向的不同，转运体可分为摄取型转运体和外排型转运体。摄取型转运体的主要功能是促进药物向细胞内转运，促进吸收，如有机阴离子多肽转运体（organic anion-transporting polypeptide, OATP）、有机阴离子转运体（organic anion transporter, OAT）、有机阳离子转运体（organic cation transporter, OCT）和寡肽转运体（peptide transporter, PEPT）等；而外排型转运体的主要功能则是将药物从细胞内排出，限制药物的摄取和吸收，其功能类似外排泵，如多药及毒性化合物外排蛋白（multidrug and toxic compound extrusion transporter, MATE）、多药耐药外排蛋白（multidrug efflux transporters, MDR）、多药耐药相关蛋白（multidrug resistance protein, MRP）、肺耐药蛋白（lung resistance-related protein, LRP）、胆盐输出泵（bile salt export pump, BSEP）和乳腺癌耐药蛋白（breast cancer resistance protein, BCRP）等。

药物转运体广泛分布于体内各组织脏器，如肠道、大脑、肝脏和肾脏等，且存在一定程度的底物重叠性。转运体的功能改变（药物间的竞争作用、病理环境的影响以及基因多态性等）将影响药物在组织中的暴露，并可能导致药效降低或毒性增加。药物转运体介导的药物相互作用可能是抗肿瘤药物毒性加重的原因之一。转运体的表观遗传修饰和基因多态性均导致药物吸收速率方面呈较大个体差异，也可能是抗肿瘤药物发生毒性反应的重要原因。当肿瘤及炎症相关疾病发生时，药物转运体表达及活性都受到炎症相关因素不同程度的影响。例如，甲氨蝶呤是许多摄取型转运体和外排型转运体的共同底物，而当肿瘤及胆汁淤积等炎症相关疾病发生时，这些转运体发生改变，使甲氨蝶呤产生肾脏及肝脏组织毒性。转运体基因多态性是导致抗肿瘤药物毒性个体差异的重要原因之一。

1. ABCB1 基因多态性　三磷酸腺苷（ATP）结合盒（ABC）亚家族B（MDR/TAP）成员1（ABCB1）基因编码P-糖蛋白1（P-gp），是一种广泛表达的膜相关的ATP依赖型异源外排泵，具有广泛的底物特异性。P-gp肿瘤药物的底物包括阿霉素、多西他赛、紫杉醇和长春新碱；阿霉素和长春新碱也诱导P-gp的表达。多药耐药性（multidrug resistance，MDR）是转移癌治疗失败的主要原因。癌细胞中药物诱导的P-gp过表达可能与治疗失败有关[67]，表明P-gp对药物反应的重要性。ABCB1是高度多态的，但迄今为止，研究主要集中于3个常见ABCB1基因突变：c.1236C>T、c.2677G>T/A和c.3435C>T。此外，ABCB1 c.1199G>A已显示出可增加酪氨酸激酶抑制剂达沙替尼、伊马替尼、尼洛替尼的体外外排转运，但是其与酪氨酸激酶抑制剂相关ADR（尤其是胃肠道毒性）的关系尚未得到证实。

在部分研究中[68-70]，ABCB1的遗传变异与癌症存活率及ADRs蒽环类药物心脏毒性、紫杉醇的周围神经病变和中性粒细胞减少以及长春新碱神经毒性发生率存在相关性。研究结果的不一致可归因于样本量小和种族间差异。但是，总体而言，目前证据不足以支持ABCB1基因分型指导临床给药。

2. SLCO1B1 基因多态性　溶质载体有机阴离子转运蛋白家族成员1B1（the solute carrier organic anion transporter family member 1B1，SLCO1B1），即有机阴离子转运蛋白多肽1B1（organic anion transporter polypeptide 1B1，OATP1B1），是一种跨膜肝摄取转运蛋白。最重要的基因多态性是使SLCO1B1功能降低的SNP，rs4149056（c.521T>C，p.V174A）。其他几个已发现的SLCO1B1SNP（例如rs4149081，rs11045879，rs11045821）与rs4149056处于连锁不平衡状态。此外，SLCO1B1 rs4149056次等位基因也与大多数他汀类药物的暴露增加有关，是辛伐他汀肌毒性相关的药物基因变异。

有学者在rs4149056和功能获得性rs2306283（c.388A>G，p.N130D）之间观察到甲氨蝶呤清除的SNP-SNP相互作用，定义了最常见的SLCO1B1单倍体（*1a，*1b，*5，*15）。在每个rs4149056基因型携带者中，rs2306283遗传A等位基因与更低的甲氨蝶呤清除率有关。成人血液恶性肿瘤中，rs4149056和rs2306283与甲氨蝶呤暴露无关，而与毒性有相关性。

此外，70%~90%的甲氨蝶呤从尿中清除，而OATP1B1的表达仅限于肝细胞。SLCO1B1 rs4149056和rs2306283变异会显著改变尿液中特定代谢物的含量。这些代谢物是肾有机阴离子转运体（organic anion transporters，OAT）（甲氨蝶呤）的底物，其中一半与甲氨蝶呤毒性有关。这表明由内源性底物介导的复杂转运体之间的相互作用，可能在甲氨蝶呤的清除和毒性中发挥重要作用。

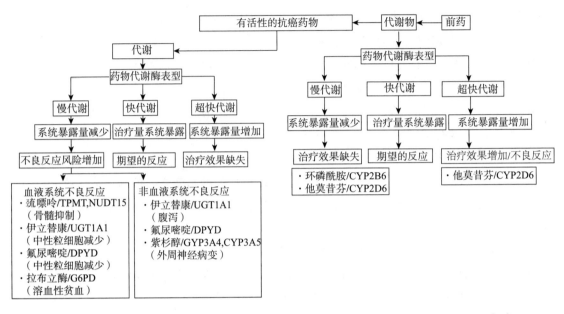

图 3-1　根据关键药物代谢酶表型确定药理活性肿瘤药物及临床结局示意图[57]

表 3-3　药物代谢酶（转运体）多态性与药效（安全性或有效性）相关性[57]

基因	药物	安全性	有效性	FDA药品说明书标识	临床指南			
					CPIC	DPWG	CPNDS	FNPGx
CYP2B6	环磷酰胺	*6与环磷酰胺和氟达拉滨治疗慢性淋巴细胞白血病时毒性风险降低相关						
CYP2D6	吉非替尼	CYP2D6代谢不良者生物利用度增加，随后ADR风险增加（包括皮疹和肝毒性）		Y		Y		
	Rucaparib	/	CYP2D6基因对个体间生物利用度无影响	Y*				
	他莫昔芬	/	CYP2D6代谢不良与Endoxifen血浆浓度显著降低和更差的无进展生存率相关	Y	Y	Y	Y	Y

基因	药物	安全性	有效性	FDA药品说明书标识	临床指南			
					CPIC	DPWG	CPNDS	FNPGx
CYP3A4	紫杉醇	*8*20 和 *22 携带者患神经病变的风险增加	/					
CYP3A5	紫杉醇	*1 等位基因携带与白细胞减少 / 中性粒细胞减少和神经毒性风险增加相关 vs*3	/					
DPYD	卡培他滨 / 氟尿嘧啶	DPD 活性低或缺乏的个体发生严重 ADR 的风险增加（包括黏膜炎、腹泻、中性粒细胞减少和神经毒性）	/	Y		Y	Y	
G6PD	达拉非尼	G6PD 缺乏者的溶血风险	/	Y				
	氟他胺	G6PD 缺乏者的溶血风险	/	Y				
	拉布立海	G6PD 缺乏者的溶血风险	/	Y		Y		
	曲美替尼	有已知 G6PD 缺乏史的患者被排除在一些临床试验之外	/	Y				
NUDT15	巯嘌呤	纯合子 NUDT15 缺乏的患者易发生骨髓抑制，需减少大量剂量（亚裔 / 西班牙裔）	/	Y				
	硫鸟嘌呤	纯合子 NUDT15 缺乏的患者易发生骨髓抑制，需减少初始剂量（亚裔 / 西班牙裔）	/	Y				

基因	药物	安全性	有效性	FDA药品说明书标识	临床指南			
					CPIC	DPWG	CPNDS	FNPGx
PNPLA3	天冬酰胺酶，环磷酰胺，柔红霉素，长春新碱	急性淋巴细胞白血病患儿 rs735409c 等位基因携带者肝毒性风险增加	/					
RARG	多柔比星/柔红霉素	rs2229774 等位基因与心脏毒性风险增加相关	/					
SLC28A3	多柔比星/柔红霉素	rs7853758a 等位基因与心脏毒性风险降低相关	/				Y	
SLCO1B1	甲氨蝶呤	rs4149056 C 等位基因与前体细胞淋巴母细胞白血病–淋巴瘤患儿的清除率降低相关，rs4149056（*5）CC 携带者与 CT+TT 携带者的肾毒性风险降低	/					
TPMT	顺铂	耳毒性风险增加	/	Y				
	巯嘌呤	纯合子 PMT 缺乏的患者易发生骨髓抑制，需减少大量剂量	/	Y		Y	Y	
	硫鸟嘌呤	纯合子 PMT 缺乏的患者易发生骨髓抑制，需减少初始剂量	/	Y		Y	Y	

续表

基因	药物	安全性	有效性	FDA药品说明书标识	临床指南			
					CPIC	DPWG	CPNDS	FNPGx
UGT1A1	Belinostat	*28/*28 个体的清除率降低会增加剂量限制性毒性的风险	/	Y				
	Bimimetinib	UGT1A1 基因型对比美替尼暴露没有临床重要影响	/	Y*				
	伊立替康	*28 等位基因携带与 3/4 级腹泻和中性粒细胞减少风险增加相关	/	Y		Y		Y
	尼洛替尼	*28 纯合子与高胆红素血症风险增加相关	/	Y				
	培唑帕尼	*28纯合子与高胆红素血症风险增加相关	/	Y				
UGT1A6	多柔比星	UGT1A6*4*rs 17863783 T 等位基因与心脏毒性风险增加相关	/				Y	

注：CPIC，Clinical Pharmacogenetics Implementation Consortiu，临床药物遗传学实施联盟临床指南；
　　DPWG，Dutch Pharmacogenetics Working Group，荷兰皇家药学促进协会遗传药理学工作组；
　　CPNDS，Canadian Pharmacogenomics Network for Drug Safety，加拿大药物安全药物基因组学网络；
　　FNPGx，French joint working group comprising the National Pharmacogenetics Network，法国联合工作组国家药物遗传学网络

三、药物靶点相关的遗传药理学

靶向药物的兴起使肿瘤的治疗从细胞毒性药物治疗时代跨越到基于药物基因组学的精准治疗新时代。肿瘤靶向药物是针对特定分子靶点研制的、具有靶点特异性的抗肿瘤药物。而这些药物靶点与肿瘤细胞的基因突变或表达异常有关。靶向药物通过作用于这些特定的靶点（或通路），抑制肿瘤细胞增殖，诱导肿瘤细胞凋亡，阻断肿瘤细胞侵袭，从而阻遏肿瘤的生长与转移。

靶向药物以细胞膜受体信号传导通路相关蛋白为分子作用靶点。肿瘤相关的细胞膜信号传导通路主要包括四类，分别为：人表皮细胞生长因子受体（epidermal growth factor receptor，EGFR）信号通路、血管表皮生长因子（vascular endothelial growth factor，VEGF）

信号通路、肝细胞因子受体（hepatocyte growth factor receptor, HGFR）信号通路以及胰岛素样生长因子受体（insulinlike growth factor receptor, IGFR）通路。由于肿瘤分子靶向药物是靶点特异性的，用药前需检测患者是否存在对应的靶点，才能发挥其疗效。

上述四类信号传导通路中，以 EGFR 信号通路研究最成熟，针对此信号通路研制的靶向药物最多。如图 3-2 所示，EGFR 受体家族属于 I 型酪氨酸激酶受体家族，也被称作 HER 家族或 erbB 家族。EGFR 家族由四个成员组成，分别为 erbBl（EGFR/HER1），erbB2（neu/HER2），erbB3（HER3），erbB4（HER4）。所有家族成员具有一个胞外受体结构域单次跨膜域和胞浆内酪氨酸激酶域。EGFR 受体家族广泛表达于内皮细胞间叶细胞和神经细胞中。

不同的肿瘤疾病往往具有相同的发生信号通路机制。然而，相同的突变类型或信号通路对于不同癌种的意义不一样，同类靶向药物对于不同癌种的有效性也无法等同。以下将围绕全球发病率最高的三大肿瘤疾病，描述相关致癌驱动基因突变以及相应的个体化药物治疗方法。

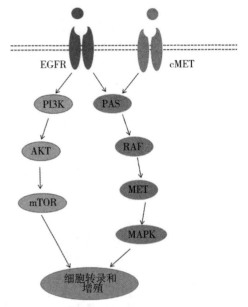

图 3-2　肺癌靶向治疗的关键信号通路

（一）肺癌

尽管肺癌的发病率逐年下降，但每年有超过 16 万人死于肺癌，仍然是癌症死亡的主要原因。肺癌传统上分为小细胞肺癌和非小细胞肺癌。非小细胞肺癌可进一步分为腺癌、鳞状细胞癌和大细胞癌。组织学上，小细胞肺癌和非小细胞肺癌有不同的疾病进程和治疗方法。2004 年前，由于所有亚型的治疗方法都是相似的，不区分不同亚型的非小细胞肺癌。

然而，肺癌的治疗和管理在过去十年中发生了巨大的变化。2004 年，部分肺腺癌被鉴定为 EGFR 基因突变导致。这些肿瘤对 EGFR 酪氨酸激酶抑制剂敏感。自此，肺癌中其他可针对性治疗的突变被相继发现。高达 69% 的晚期肺癌患者有针对性治疗的突变。其中包括 KRAS（25%）、EGFR（17%）、ALK（7%）、MET（3%）、HER-2（2%）、ROS1（2%）、BRAF（2%）、RET（2%）、NTRK1（1%）、PIK3CA（1%）和 MEK1（1%）等。因此，美国临床肿瘤学会（ASCO）或国家综合癌症网络（NCCN）指南推荐采用分子图谱或第二代测序，来确定单个患者或新诊断的小亚群肺癌患者的最佳治疗方案。尽管，目前仍有

31%的患者存在未知的致癌驱动基因突变，但是随着肿瘤的耐药和分裂机制的深入理解，将有更多的针对性治疗涌现。基于药物基因组学的精准或个体化给药，已成为肺癌治疗和研究的热点。表3-4中列出了非小细胞肺癌生物标志物的基本情况。

1. 表皮生长因子受体（EGFR） EGFR是一种跨膜信号受体，发现于21世纪初[71]。在正常情况下，一旦受到表皮生长因子的刺激，细胞表面的EGFR单体就会二聚化，从而激活细胞内的酪氨酸激酶。激活RAS、RAF、MEK、ERK通路和PI3K、AKT、mTOR通路，增加促进细胞生长和增殖的基因表达。在非小细胞肺癌（non-small cell lung carcinoma，NSCLC）中，EGFR基因突变导致EGFR酪氨酸激酶的组成性激活。这使得肿瘤的生长和增殖不受细胞外或细胞内信号的抑制。

在美国，大约15%~20%的NSCLC腺癌患者的肿瘤[72]中的EGFR酪氨酸激酶域突变。EGFR突变频率在亚洲人群中最高。EGFR突变在女性和从不吸烟的人群中也更为普遍。然而，EGFR突变并不局限于亚洲人群、女性或不吸烟人群。在亚洲进行的PIONEER研究显示：超过50%的EGFR突变患者不是女性非吸烟者[73]。这表明需要检测所有NSCLC腺癌患者的EGFR突变。

第一代EGFR TKIs包括厄洛替尼和吉非替尼。这些药物与ATP竞争可逆地结合EGFR酪氨酸激酶的胞内催化结构域，从而阻断下游信号传导，降低细胞生长速率[74]。三个大型试验对比评估了厄洛替尼与化疗的疗效。其中，OPTIMAL试验为厄洛替尼或吉西他滨联合卡铂；EURTAC试验为厄洛替尼或以铂类为基础的双重联合化疗；ENSURE试验为厄洛替尼或吉西他滨联合顺铂治疗。研究表明：厄洛替尼增加了PFS，ORR，但是未增加OS[75-77]。与化疗相比，厄洛替尼具有较好的毒性反应，最常见的副作用包括皮疹、腹泻，以及较少出现的间质性肺炎和肝毒性，最常见的3级或3级以上的不良事件是皮疹。

第二代EGFR TKIs包括阿法替尼和达可替尼等。这些药物不可逆地抑制EGFR酪氨酸激酶的催化域。LUX-Lung 3和LUX-Lung 6试验对比评估了阿法替尼与化疗的疗效。与化疗相比，阿法替尼增加了PFS、ORR，并改善了症状进展时间和生活质量[78,79]。其最常见的副作用包括腹泻（95%）、皮疹（89%）、口炎（72%）、指甲改变（57%）和皮肤干燥（29%）[80]。

2. 间变性淋巴瘤激酶 间变性淋巴瘤激酶（anaplastic lymphoma kinase, ALK）驱动突变存在于多种实体肿瘤中。ALK受体酪氨酸激酶基因位于染色体2p23上，编码一个属于胰岛素受体超家族的受体。该蛋白由胞外、跨膜和胞内结构域组成。ALK在中枢神经系统神经元的发育中起着重要作用。

ALKs激酶催化域的激活与癌症的生长和发展有关。涉及多种途径，包括磷脂酶Cγ（PLCγ）、Janus激酶（JAK）-信号转导和转录激活因子（STAT）、PI3K-AKT、mTOR、sonic hedgehog（SHH）、JUNB、CRKL-C3G-RAP1 GTPase和MAPK。ALK突变最常见的机制是染色体易位或重排。由此产生的致癌ALK融合基因导致了组成性ALK活性。

FDA 已批准通过免疫组化（IHC）和荧光原位杂交（FISH）检测 ALK 重排。此外，还可以通过逆转录聚合酶链反应识别 ALK 重排及其融合蛋白[81]。

EML4-ALK 在所有非小细胞肺癌中占 2%~7%，在非吸烟者，轻度吸烟者和腺癌中最普遍。ALK 融合型肺癌的患者比典型的 NSCLC 患者相对年轻。从组织学角度分析，几乎所有的 ALK 融合癌基因都是腺癌。ALK 融合变异一线治疗晚期 NSCLC 的最佳方法是 ALK 抑制剂。2011 年，FDA 加快审评批准了第一个 ALK 抑制剂克唑替尼，用于治疗 ALK 重排的转移性 NSCLC。

克唑替尼是第一代 ALK 抑制剂，是一种小分子酪氨酸激酶抑制剂。PROFILE 1014 研究比较了克唑替尼和培美曲塞铂类双重药物一线治疗 ALK 重排的晚期 NSCLC。与传统的细胞毒性治疗相比，克唑替尼改善了无进展生存期（PFS）和反应持续时间。不幸的是，克唑替尼的脑脊液穿透能力较差，而第二代（塞瑞替尼、阿来替尼）和第三代（劳拉替尼）ALK 抑制剂在颅内有更好的反应率[82]。

3. ROS 原癌基因 1 最初发现 ROS 原癌基因 1（ROS proto-oncogene 1, ROS-1）是鸡 c-ros 基因的细胞同源物。该基因是 UR2 肉瘤病毒转化序列 v-ros 的原癌基因。它位于染色体 6q22，编码一个受体酪氨酸激酶，属于胰岛素受体家族，与间变性淋巴瘤激酶（ALK）和白细胞受体酪氨酸激酶（LTK）密切相关[83]。ROS1 蛋白在成人中的表达在肾脏中最高，小脑、周围神经组织、胃、小肠和结肠中亦有表达，在其他几个组织中表达较低，在肺中不存在。目前尚未发现该受体的配体。

尽管 ROS1 受体酪氨酸激酶在人体正常组织的功能尚未明了，但 ROS1 异位表达以及 ROS1 激酶的变异活化见于诸多肿瘤，如多形性神经胶质母细胞瘤、非小细胞肺癌以及肝外胆管癌，显示 ROS1 激酶活化诱导细胞的异常增殖与存活[84]。在致病机制方面，尽管缺乏 ROS1 激活的合适配体或小分子激活剂，先前应用点突变和 EGFR 胞外受体部分构建的 EGFR-ROS1 嵌合蛋白表达技术已证明，ROS1 受体酪氨酸激酶参与激活多条下游信号转导通路，包括 RAS-MAPK/ERK、PI3K/AKT/mTOR、JAK/STAT3 以及 PLC γ/IP3 和 SHP2/VAV3 途径[85]。前三者与肿瘤细胞增殖与存活有关，而后两者介导细胞形态转化和参与肿瘤细胞转移和迁移。ROS1 受体酪氨酸激酶是一个重要的癌症驱动基因，所以靶向定位抑制它的激酶活性，可以提供更有效的和有选择性的治疗由它衍生出来的癌症。RTK 选择性抑制剂的研发是当今靶向治疗 NSCLC 领域的一个热点。早期研发的 staurosporine 等能高效抑制 ROS1 激酶活性（IC_{50}=0.9 nM），但其选择性较差，因而限制了其临床应用。目前针对 ROS1 酶特异抑制剂的研究尚不成功，而氨基酸序列分析发现，ALK 和 ROS1 激酶结构域间约有 49% 氨基酸序列同源性，而且 ALK 和 ROS1 激酶结构域 ATP- 结合位点区域的同源性更高达 77%。因此，ALK 激酶抑制剂可能还抑制 ROS1 激酶活性。

4. V-Raf 鼠类肉瘤病毒癌基因同源物 B1 V-Raf 鼠类肉瘤病毒癌基因同源物 B1

（v-raf murine sarcoma viral oncogene homolog B1, BRAF）原癌基因突变于2002年首次被发现，在所有癌症中发病率为8%，在肺癌中为3%。

BRAF是人类最重要的原癌基因之一，位于人染色体7q34，长约190kb，编码783个氨基酸的蛋白，相对分子质量为84436，有CR1、CR2和CR3三个保守区。BRAF是Raf家族在MARK信号转导通路中最重要的亚型，通过有丝蛋白激酶通路中的丝氨酸苏氨酸蛋白激酶来发挥作用。该酶将细胞表面的受体和RAS蛋白通过MEK和ERK与核内的转录因子相连接，参与调控细胞生长、分化和凋亡等。BRAF突变异常会导致肿瘤的发生、发展，其最常见的突变发生在15号外显子第1799核苷酸上，T>A（T1799A），导致其编码的谷氨酸由缬氨酸取代（V600E）[85]。因此基于BRAF靶点的靶向制剂研发已经成为抗肿瘤药物研发的热点。

约1%~3%的NSCLC患者中[86,87]存在BRAF突变。最常见的突变是V600E，在600位从缬氨酸替换谷氨酸。迄今为止，具有BRAF突变的NSCLC患者与性别，种族，NSCLC亚型和疾病分期均没有关系，只有吸烟史与BRAF突变相关[88,89]。

多项研究评估了NSCLC中BRAF突变患者的预后和总生存期。与其他驱动突变的NSCLC患者相比，BRAF突变患者的总生存率无统计学差异[87]。两种BRAF抑制剂，维莫非尼和达拉非尼，已经在转移性BRAF V600E突变肺癌中显示了临床有效性。

5. 转染期间激酶重排 转染期间激酶重排（rearranged during transfection, RET）是原癌基因，通过细胞遗传学重排和激活点突变发生致癌激活。RET定位于人类染色体10q11.2。RET的表达在发育过程中最高，在正常成人组织中最低。主要表达于神经嵴源性细胞和泌尿生殖细胞。RET是肠神经系统发育、肾脏形态发生和精子发生所必需的[90]。不同的染色体易位产生不同的RET融合，这种融合发生在1%~2%的NSCLC中，且与EGFR、KRAS、ALK、HER2和BRAF的突变相互排斥。RET重排的肺腺癌（LUADs）常见于从不吸烟者（82%）和较年轻的患者（≤60年；73%），分化较差（64%），实体亚型（64%），N2期疾病体积较小（≤3 cm）（54%）。

目前，少数药物已进入RET阳性肺腺癌的Ⅱ期研究。Cabozantinib是一种口服的RET多激酶抑制剂，其客观缓解率（ORR）为28%。中位无进展生存期（PFS）为5.5个月，中位总生存期（OS）为9.9个月。Vandetanib是一种口服RET、VEGFR-2和EGFR激酶抑制剂，在晚期/难治性RET重排NSCLC患者中。目前正在研究的其他多激酶抑制剂包括Lenvatinib，Alectinib（ALK的一种酪氨酸激酶抑制剂，在体外也对RET有活性）和Ponatinib。

6. 原肌球蛋白相关激酶 原肌球蛋白受体激酶（tropomyosin receptor kinase, Trk）受体家族包括3种跨膜蛋白，称为TrkA、B和C受体（TrkA、TrkB和TrkC），由NTRK1、NTRK2和NTRK3基因编码[91]。这些受体酪氨酸激酶在人神经元组织中表达，激活神经营养因子（neurotrophic factors, NTs），并在神经系统中发挥作用。涉及NTRK基因的基因融合导致嵌合Trk蛋白的转录，从而提高激酶功能，导致致癌潜力。

目前在研的 TRK 阳性肺腺癌药物多为多激酶抑制剂。Entrectinib 是一种口服生物有效的酪氨酸激酶 TrkA、TrkB、TrkC 以及 c-ros 致癌基因 1（ROS1）和间变性淋巴瘤激酶（ALK）抑制剂。Entrectinib 可以穿过血 - 脑屏障，因此，通过激活 NTRK、ROS1 或 ALK 的基因融合，可能潜在地有效治疗肺癌伴脑转移和多形性胶质母细胞瘤。在 NTRK 重排癌亚组中，不同肿瘤组织学和融合类型的患者（n = 5）100% 对 Entrectinib 治疗有反应，并具有良好的颅内有效性[92]。Altiratinib（DCC-2701）和 Sitravatinib（MGCD516）是一种多激酶抑制剂，据报道对 TrkA 和 TrkB 有体外抑制活性。其他正在 Ⅰ / Ⅱ 期试验中研究的 Trk 抑制剂包括 TSR-011、PLX7486、DS-6051b、F17752 和 Cabozantinib（XL184）。

7. 原癌基因　原癌基因（mesenchymal epithelial transition factor, MET）位于染色体 7q31 上，于 20 世纪 80 年代初被发现。其蛋白产物是一种跨膜酪氨酸激酶，它与配体分散因子 / 肝细胞生长因子（HGF）结合。下游信号通路激活丝裂原活化蛋白激酶（MAPK）、磷酸肌醇 -3- 激酶（PI3K）/ AKT、信号转导和转录蛋白激活因子（STATs）以及核因子 κB（NF-κB）通路，从而促进细胞增殖，逃避细胞凋亡，增加细胞活力[93, 94]。

MET 通路异常在肺癌中较为常见。其机制包括蛋白磷酸化（p-MET）、过表达、扩增、重排和突变[95]。引起 MET 外显子 14 跳变的剪接位点突变是研究最多的 MET 异常，约 3%~4% 的肺腺癌和 2% 的鳞状细胞癌都有 MET 异常[96-98]。MET 的外显子 14 编码蛋白的近膜结构域，是 E3 泛素连接酶降解蛋白的结合位点；因此，第 14 外显子的跳变导致 MET 通路信号转导时间延长，导致细胞增殖和迁移，进而促进肿瘤发生、肿瘤侵袭和转移。

针对 MET 通路的癌症研究已经开展了几十年。治疗药物包括小分子酪氨酸激酶抑制剂，如选择性抑制剂 Tivantinib（MET 靶点），Capmatinib（MET 靶点），沃利替尼（MET 靶点），Tepotinib（MET 靶点），SAR125844（MET 靶点），Sitravatinib（MET 靶点），AMG 337（MET 靶点），无选择性抑制剂克唑替尼（ALK/ROS/MET 靶点），Cabozantinib（MET/RET/ 其他靶点），Glesatinib（MET/AXL/ 其他靶点），Merestinib（MET/ROS1/AXL/FLTs/ 其他靶点），S49076（MET/AXL/FGFR1-3 靶点），以及单克隆抗体包括 Emibetuzumab（抗 MET）、Onartuzumab（抗 MET）、Rilotumumab（抗 HGF）和 Ficlatuzumab（抗 HGF）。

非选择性 MET 抑制剂克唑替尼和 Cabozantinib 在伴有 MET 异常的肺腺癌治疗中亦有报道；然而选择性 MET 抑制剂的临床试验结果并不令人满意，部分原因可能是缺乏有效的预测患者选择的生物标志物。

8. 免疫检查点　免疫检查点已经对肿瘤治疗产生了巨大的影响，包括黑色素瘤、肾细胞癌和非小细胞肺癌。近年来，免疫检查点治疗已被作为单一药物或与化疗联合应用于一线或二线的肺癌治疗。人体自身免疫系统由适应性免疫和先天免疫组成，是防御肿瘤细胞的机制之一。具体而言，当 T 细胞受体识别并结合抗原呈递细胞（antigen-presenting cell, APC）或肿瘤细胞表面上的主要组织相容性复合物时，就会启动免疫反应，从而导致细胞因子与刺激信号之间的相互作用，使 T 淋巴细胞激活，增殖和分化。

　　然而，T细胞的活化和增殖受到抑制性免疫检查点分子的影响，如细胞毒性T淋巴细胞相关蛋白4（cytotoxic T-lymphocyte antigen 4, CTLA-4）、程序性细胞死亡1（programmed cell death protein 1, PD1）和程序性死亡配体1和2（programmed death-ligand 1 and 2, PD-L1, PD-L2）。例如，T细胞上的CD28与APCs上的B7相互作用是T细胞激活的关键步骤；然而，CTLA-4与CD28竞争与B7结合，并传递抑制T细胞激活的抑制信号。PD-L1/2在包括肿瘤细胞在内的多种细胞类型表面表达，有助于逃避抗肿瘤免疫应答。PD-L1与T细胞上的APC和PD1相互作用可抑制肿瘤细胞凋亡，促进外周T效应细胞衰竭和T效应细胞向Treg细胞转化[99, 100]。其他检查点作为T细胞或NK细胞表达的抑制受体，如T细胞Ig和T细胞免疫球蛋白黏蛋白域3（TIM3）、淋巴细胞激活基因3（LAG3）和杀伤细胞免疫球蛋白样受体（KIR）也被发现[98, 99]。因此，抑制这些检查点蛋白的靶向治疗可以恢复和增强细胞毒性T细胞反应，从而导致潜在的适应性应答，延长总体生存期。

　　截至2021年6月，PD-1药物已在肺癌领域中广泛使用：纳武利尤单抗、帕博利珠单抗、卡瑞利珠单抗均已上市并获批NSCLC的适应证。肿瘤免疫检查点抑制剂的上市是肿瘤治疗的里程碑事件，以PD-（L）1为代表的肿瘤免疫检查点抑制剂在多种肿瘤治疗中显示了较好的疗效，为特定人群提供了比以往更优的治疗方案，但此类药物也存在整体有效率不高，单药客观反应率多在20%~30%；单药用于一线治疗还有待研究等问题。基于这些局限性，联合疗法成为探索的热点，通过与其他疗法的联合使用提高疗效，同时改变一线治疗格局。

表3-4　非小细胞肺癌的主要生物标志物基本情况

靶点	突变位置	发生率（NSCLC）	抑制剂	疗效
EGFR	EGFR del19 EGFR L858R	15%~20%	吉非替尼，厄洛替尼，阿法替尼	9~13个月无进展生存期；吉非替尼的有效率为73.7%
ALK	G1202R、L1196M、I1171N	2%~7%	克唑替尼，塞瑞替尼，阿来替尼	55%~65%的反应率
ROS1	CD47、SLC34A2、EZR、TMP3	1%~2%	克唑替尼	72%客观有效率
BRAF	V600E突变	1%~3%	维莫非尼 达拉非尼	总缓解率为64%（95% CI 46-79），PFS为10.9个月（95% CI 7.0~16.6）。中位缓解期为10.4个月
MET	外显子14跳变	3%~4%	Tivantinib Capmatinib	总缓解率为28%
RET	与KIF5B（最常见）、CCDC6、NCOA、TRIMM33、CUX1、KIAA1468KIAA1217和FRMD4A融合	1%~2%	Cabozantinib Vandetanib	客观缓解率（ORR）为28%。中位无进展生存期（PFS）为5.5个月

（二）乳腺癌

乳腺癌是影响妇女的最常见的恶性肿瘤，仅在美国每年就有超过 230000 个新诊断病例。大约每 8 个妇女中就有一个被诊断为乳腺癌。在过去的 20 年里，乳腺癌的治疗效果得到了改善，死亡率大幅下降。这归功于乳腺癌领域治疗模式发生了明显的转变：从完全基于肿瘤解剖病理到结合关键的基因和分子分型来指导治疗。乳腺癌治疗领域引领了癌症精准医疗的许多进展。

乳腺肿瘤组织的综合测序确定了常见突变的基因。如图 3-3 所示，五项大型的乳腺癌全基因组的测序研究显示：最常见的突变基因是 TP53（35%），其次是 PIK3CA（34%）、GATA3（9%）、MAP3K1（8%）、MLL3（6%）和 CDH1（6%）。不同的研究对于以上突变的结论是非常一致的。这些研究包括了近 900 个基本未接受治疗的原发性乳腺癌，包括所有乳腺癌亚型。

乳腺癌的经典分型主要基于雌激素受体（ER）、孕激素受体（PR）的表达和人类表皮生长因子受体 2（HER2）的过度表达或扩增。不同的分子亚型如下。

（1）ER 阳性：①管腔 A 型：PR 高表达，HER2 阴性；②管腔 B 型：PR 低表达，HER2 阴性。

（2）HER2 阳性（进展型）。

（3）基底样型：通常被称为三阴性乳腺癌（triple negative breast cancer, TNBC）。ER 阴性，PR 阴性，HER2 阴性。

这些乳腺癌的分子亚型显示出不同的基因突变模式，可以进一步说明不同类型的乳腺癌的基因突变特点[101]（表 3-5）。同时，对不同分子亚型的基因突变描述可以预测不同亚型乳腺癌患者的预后，并评估这些分子亚型中的特定的治疗靶点。

表 3-5　乳腺癌分子亚型和基因突变特征

分子亚型	常见突变（>5%）	IHC approx	上调/扩增/拷贝数/甲基化	表达下调（减少表达）	潜在的治疗药物	患病率（%）
管腔 A 型	PIK3CA 45%, MAP3K1 13%, GATA3 14%, TP53 12%, CDH1 9%, MAP2K4 7%, MLL3 8%, CDH1 9%, RUNX1 5%, NCOR1 5%	ER+, PR+, HER2-	Luminal 表达特征：ESR1, GATA3, FOXA1, XBP1, MYB1；RB1 特征：保留 RB 表达；Cyclin D1 amp（29%）；CDK4 gain（14%）；大部分二倍体；无明显的高甲基化	增殖 / 细胞周期基因（MKI67 和 AURKA）	激素阻断剂 CDK4/6 抑制剂 PI3K/mTOR 抑制剂	64.3

续表

分子亚型	常见突变（>5%）	IHC approx	上调/扩增/拷贝数/甲基化	表达下调（减少表达）	潜在的治疗药物	患病率（%）
管腔B型	TP53 29%，PIK3CA 29%，MAP3K1 5%，GATA3 15%，MLL3 6%，CDH1 5	ER+，PR+，HER2+	高增殖/细胞周期基因（MKI67和AURKA）；Cyclin-D1 amp（58%）；CDK4 gain（25%）；大多是非整倍体；高甲基化	ER簇	激素阻断剂 抗HER2 CDK4/6抑制剂 PI3K/mTOR抑制剂	64.3
HER2阳性	TP53 75%，PIK3CA 42%，MLL3 7%，CDH1 5%，AFF2 5%，PTPN22 5	ER，PR，HER2+	HER2扩增子；增殖；FGFR4，EGFR；Cyclin D1 amp（38%）；CDK4 gain（24%）；MDM2 gain（30%）；大多是非整倍体	Luminal簇	抗HER2 PI3K/mTOR抑制剂 FGFR抑制剂 CDK4/6抑制剂	11.2
基底样	TP53 84%，PIK3CA 7%，PTEN突变/缺失（39%）MLL3 5%，RB1突变/缺失（20%），BRCA突变/缺失20%	ER，PR，HER2-	增殖相关基因；（MKI67），基础特征；（角蛋白5/6,17），WNT通路；（CDKN2A）；Cycle E1 amp（9%）；MYC amp；HIF1∞-ARNT通路；大多是非整倍体；低甲基化	Luminal相关基因RB特征	铂类和其他DNA损伤药物 DNA损伤修复抑制剂 PARP抑制剂、ATR抑制剂 血管生成抑制剂 PI3K/mTOR抑制剂	12.3

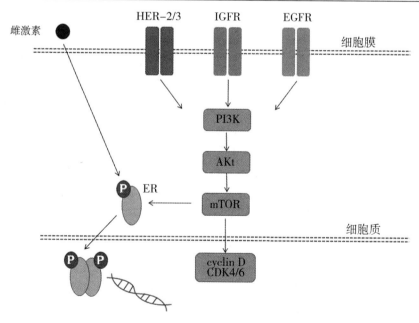

图3-3　乳腺癌靶向治疗的关键信号通路

1. 雌激素受体 超过三分之二的乳腺癌患者雌激素受体（estrogen receptor, ER）高表达。通过卵巢切除术减少乳腺癌的雌激素刺激是最早的精准医学治疗乳腺癌的手段。乳腺癌中的 ER 表达非常普遍，以至于晚期乳腺癌中选择性 ER 调节剂（selective estrogen receptor modulators, SERM）他莫昔芬的批准上市时，其Ⅱ期临床试验的入选标准并不包括 ER 表达阳性[102]。后期研究表明：仅在 ER 和 / 或 PR 阳性（统称为激素受体阳性）肿瘤患者中采用他莫昔芬或其他 SERMs 治疗才可获益。

目前，建议几乎所有 ER 阳性乳腺癌患者均接受 5~10 年辅助内分泌治疗，旨在预防肿瘤转移、局部区域复发和对侧乳腺癌。内分泌治疗对管腔 A 和管腔 B 亚型的乳腺癌有效。不论患者的绝经情况如何，他莫昔芬治疗 5 年均为标准治疗，它可将远处和局部 - 区域复发率降低 10%~30%（ER 中度表达时）或 40% ~ 50%（ER 高表达时），并且药效可持续 ≥ 15 年。

2. 酪氨酸受体激酶 20 世纪 90 年代末的研究表明：15%~20% 乳腺癌患者过表达酪氨酸受体激酶（human epidermal growth factor receptor 2, HER2）蛋白。HER2 是一种重要的细胞增殖调节因子。靶向 HER2 信号通路是抑制 HER2 阳性乳腺癌细胞增殖和存活的有效途径。因为 HER2 二聚和磷酸化其下游靶点，酪氨酸受体激酶的表达增加和激活导致乳腺癌细胞增殖增加。

作为 HER2 阳性转移性乳腺癌一线用药治疗，曲妥珠单抗显示了显著疗效。通过 8 项比较化疗 + 曲妥珠单抗与单纯化疗的试验（近 12000 例患者）的荟萃分析表明：无论采用何种治疗时长和给药方案（与化疗同步使用或在化疗后使用），曲妥珠单抗均能提高 DFS（复发的 HR 0.60，95%CI 0.50~0.71），并提高总生存率。

继曲妥珠单抗之后，又研发了 3 种治疗 HER2 过表达乳腺癌的 HER2 靶向药物，包括：拉帕替尼，针对 EGFR 和 HER2 的小分子双酪氨酸激酶抑制剂；曲妥珠单抗 DM1 偶联物（也称 T-DM1），一种由曲妥珠单抗、硫醚连接体和抗有丝分裂药物的衍生物构成的抗体 - 药物偶联物；帕妥珠单抗，是一种单克隆抗体，结合 HER2 细胞外结构域的亚结构域Ⅱ，从而阻止 HER2 与其他 HER 家族受体进行同源或异源二聚化[103]。

3. 细胞周期依赖激酶 4/6 在治疗激素受体阳性的转移性乳腺癌方面最大的进展是在一线及以上治疗中结合使用细胞周期依赖激酶 4/6（cyclin-dependent kinase 4 and 6, CDK4/6）抑制剂和内分泌药物。CDK4 和 CDK6 激酶与 D 型细胞周期蛋白形成复合物，并通过使视网膜母细胞瘤（retinoblastoma, RB）蛋白过度磷酸化，导致细胞周期检查点和 G1-S 细胞周期进展失活，从而促进细胞增殖。CDK4/6 抑制剂阻断 RB 检查点的失活，恢复对内分泌抵抗细胞的细胞周期控制。

目前有三种 CDK4/6 抑制剂被批准用于激素受体阳性转移性乳腺癌的治疗。在一线治疗中，Palbociclib、Abemaciclib 和 Ribociclib 联合 AI 相比单独 AI 在绝经后女性患者中提高了大约 10 个月的 PFS，三种药物在整个试验中观察到的疗效非常相似（HR:

0.54~0.58）[104]。在二线研究中，CDK4/6抑制剂联合氟维司群可使卵巢受到抑制的绝经后或绝经前妇女的PFS提高约5~7个月。Abemaciclib是唯一被FDA批准的用于绝经后妇女的单一CDK4/6抑制剂[105-108]。

4. 磷脂酰肌醇-3 激酶/丝氨酸苏氨酸蛋白激酶/哺乳动物雷帕霉素靶蛋白信号通路（PIK3/Akt/mTOR）作为细胞内重要信号转导通路之一，通过影响下游众多效应分子的活化状态，控制着肿瘤发生发展中至关重要的细胞生物学过程，包括细胞凋亡、转录、翻译、代谢、血管新生以及细胞周期的调控。通过PIK3/Akt/mTOR通路的异常信号传导是乳腺癌细胞对内分泌和HER2靶向治疗产生耐药性的常见机制[109]。HER2过表达乳腺癌患者的肿瘤综合分析显示：PIK3CA激活突变和抑癌基因PTEN表达缺失与曲妥珠单抗治疗的应答率呈负相关[110]。理解这些耐药机制可为提高曲妥珠单抗和其他HER2抑制剂的疗效提供依据。

BOLERO-2 Ⅲ期试验评估了在标准内分泌疗法中加入mTOR抑制剂依维莫司来克服二线或更晚期的转移性乳腺癌患者的耐药性。依维莫司联合依西美坦组的PFS时间比单独依西美坦组增加了一倍多[111]。BOLERO-3试验也显示，对于之前治疗过的曲妥珠单抗耐药的HER2阳性转移性乳腺癌患者，在化疗中加入依维莫司和曲妥珠单抗联用可增加获益。然而，在一线HER2阳性转移性乳腺癌（BOLERO-1试验）中，依维莫司、曲妥珠单抗联合紫杉醇（按周给药）的总体人群PFS在统计学上并不优于对照组。

在mTOR抑制加抗HER2治疗的一线治疗和后期治疗中观察到的不同疗效表明：与初级耐药相比，PIK3/mTOR信号通路在获得性耐药起了重要作用。除了mTOR抑制剂外，各种PIK3CA亚型的抑制剂（泛抑制剂或α亚型特异性）也在研究中用于治疗内分泌耐药激素受体阳性mBC。BELLE-2试验中，Buparisib（一种泛PIK3CA抑制剂）与氟维司群联合应用于既往内分泌治疗进展的患者，Buparisib组发生严重不良事件的患者占23%，安慰剂组为16%。联合用药略优于单药氟维司群，但因较大的毒副反应限制了其临床的应用[112]。

5. PARP 抑制剂 聚腺苷二磷酸核糖多聚酶（poly ADP-ribose polymeras, PARP）是一种脱氧核糖核酸（DNA）修复蛋白。其功能是检测和标记DNA单链损伤，并连接到DNA损伤位点，合成腺苷二磷酸（adenosine diphosphate, ADP）核糖链，募集大量的脚架蛋白和DNA修复酶去修复单链的损伤。当PARP功能受损时，发生持续的单链DNA损伤，单链DNA损伤不断累积而发生双链DNA断裂，双链DNA断裂通过同源重组进行修复，如果此时同源重组受损，断裂的双链DNA将不能进行同源重组修复。乳腺癌易感基因（breast cancer susceptibility gene, BRCA）1/2是参与同源重组修复的重要基因，BRCA1/2突变的肿瘤，如果同时存在PARP功能受损就会发生协同致死作用。抑制PARP的药物使癌细胞，特别是双链断裂修复蛋白BRCA缺陷的乳腺癌细胞，更容易受到DNA损伤药物或辐射的细胞毒性作用。

在乳腺癌治疗中，奥拉帕利是 2014 年获批用于治疗三线及以上化疗后生殖系 BRCA 突变致转移性卵巢癌的首个 PARP 抑制剂。卢卡帕尼作为单药治疗于 2016 年获批，用于治疗体细胞或生殖系 BRCA 突变引起的晚期卵巢癌患者。2017 年，基于无进展生存期观察结果改善，批准奥拉帕利、尼拉帕利和卢卡帕尼作为既往接受过铂类药物化疗的复发性上皮性卵巢癌、输卵管癌或原发性腹膜癌成人患者的维持治疗。上述批准涵盖了 BRCA 突变的阳性和阴性患者，或不考虑 BRCA 状态，极大促进了 PARP 抑制剂在更广泛患者中的使用。

6. 免疫检查点　程序性死亡配体 1（PDL-1）和 T 细胞上相应的受体（PD-1）允许肿瘤逃避免疫监视。通过抑制检查点途径，T 细胞介导的免疫增强[113]。免疫检查点抑制剂在治疗转移性黑色素瘤、非小细胞肺癌、膀胱癌、结直肠癌等方面取得了巨大的进展，现也正作为单一药物或多种治疗乳腺癌的药物组合进行研究。

（三）结直肠癌

结直肠癌（colonrectal cancer, CRC）是西方国家癌症相关死亡的主要原因之一，在男性和女性最常见的恶性肿瘤中排名第三[114]。由于精准治疗和手术治疗策略的引入，转移性 CRC（metastatic colonrectal cancer, mCRC）患者的中位总生存期在过去 20 年中显著增加，在最近的三期临床试验中达到了 30 个月左右[115, 116]。

从早期研究探索个体易感性的遗传基础，到 mCRC 患者中化疗药物产生的严重毒性，靶向药物如抗表皮生长因子受体（EGFR）药物的引入，促使了预测分子生物标志物（即 RAS 突变状态）的发现，目前已作为常规临床实践的一部分进行检测[116]。大肠癌靶向治疗的关键通路如图 3-4 所示，其主要生物标志物情况列于表 3-6 和表 3-7 中。

1. EGFR 及其相关信号通路的靶向治疗　结直肠癌领域的治疗进展与 EGFR 相关信号通路的深入研究息息相关。目前公认的大肠癌相关 EGFR 信号通路中的治疗靶点包括 EGFR、KRAS、BRAF。

已有研究表明，60%~80% 的晚期 CRC 组织 EGFR 高表达，且其表达程度与肿瘤分期及预后密切相关[117]。国际上已将 KRAS 基因突变检测作为是否选择抗 EGFR 治疗的必查项目。目前，作用于 EGFR 胞外配体结构域的单克隆抗体西妥昔单抗（Cetuximab）、帕尼单抗（Panitumumab）和受体胞内三磷酸腺苷结构域的小分子酪氨酸激酶抑制剂吉非替尼（Gefitinib）、厄洛替尼（Erlotinib）已被批准用于 EGFR 表达阳性的晚期 CRC 靶向治疗，通过与 EGFR 竞争性结合，间接或直接抑制下游信号通路，减少肿瘤新生血管形成，达到治疗肿瘤的目的。

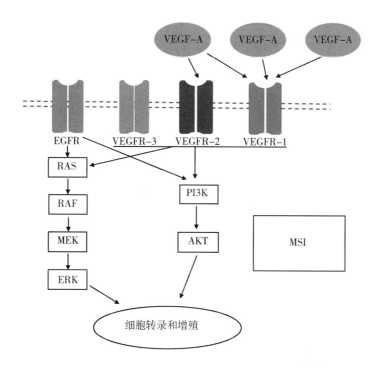

图3-4 大肠癌靶向治疗的关键信号通路[118]

丝氨酸/苏氨酸蛋白激酶BRAF是EGFR介导的信号通路中的另一个参与者，也是CRC的致癌驱动基因之一。在大约8%~10%的CRCs中可以发现BRAF突变，其中大多数（约80%）涉及蛋白激酶结构域（V600E）中残基600处谷氨酸取代缬氨酸[118]。BRAF V600E突变型结直肠癌是一种独特的结直肠癌分子亚型，具有特殊的分子和临床病理特征，恶性程度高且缺乏有效的治疗手段，患者预后极差。

BRAF基因突变意味着患者出现EGFR药物抵抗[119]。EGFR靶向抑制剂帕尼单抗和西妥昔单抗对于BRAF V600E突变型结直肠癌患者治疗效果差，且预后不良，中位生存期仅为6~9个月。越来越多的证据表明，BRAF突变可作为抗EGFR药物活性的阴性预测指标。BRAF V600E结直肠癌对单药BRAF抑制缺乏应答，被推测至少部分原因是EGFR的反馈激活导致MAPK信号通路重新激活。

在过去的几年里，为mCRC患者开发有效的抗BRAF策略备受关注。使用BRAF抑制剂（维莫非尼和达拉非尼）作为单一药物，在BRAF突变的mCRC中没有显示出显著的有效性[120]。BRAF和其他途径的双重阻断，如MEK和EGFR，在临床试验中也得到了研究，但没有令人信服的结果[121-123]。相反，联合BRAF-抑制剂、MEK-抑制剂和EGFR-抑制剂的三重抑制策略带来了令人振奋的结果，有望成为BRAF突变患者的靶向治疗选择。

2. 微卫星不稳定性 在DNA复制过程中，由于错配修复功能钝化，简单的DNA

重复序列发生错配，表现为高频突变的状态，此现象即为微卫星不稳定性（microsatellite instability, MSI）。失去错配修复功能常常导致含有微卫星核酸序列的基因发生重复序列的插入和 / 或缺失。在结直肠癌中，MSI 检测分为微卫星高度不稳定性（MSI-H）、微卫星低度不稳定性（MSI-L）和微卫星稳定性（MSS）。MSI 约占所有结直肠癌肿瘤的8%~20%，Ⅱ期（20%）比Ⅲ期（12%）和Ⅳ期（4%）更常见[124]。

大量研究表明：MSI 状态可成为结肠癌患者诊断和预后的潜在标志物。MSI 在结直肠癌中的发生频率为 15%~20%[125]。Sinicrope 等研究发现 MSI 结直肠癌比 MSS 结直肠癌具有更好的预后和更少的转移。其他研究也表明，与 MSS/MSI-L 结直肠癌患者相比，Ⅱ期病理肿瘤的 MSI-H 结直肠癌患者预后更好，复发风险更低[126]。

氟尿嘧啶以抗代谢作用抑制肿瘤细胞生长，目前用于结直肠癌患者术后辅助化疗。有研究者通过分析病例结果发现，MSI 结直肠癌患者进行氟尿嘧啶辅助化疗的效果较好；但是，有些病例调查和体外实验结果亦发现，相比于 MSS 患者，MSI 结直肠癌患者并不能在氟尿嘧啶辅助化疗中获得更多的益处。因此，无法确定 MSI 结直肠癌患者对氟尿嘧啶化疗是否更具敏感性。对此，Dudley 等认为，可能由于氟尿嘧啶的细胞毒性机制复杂，MSI 无法以单一标志物的形式进行化疗效果预测[127]。

最近，MSI 评估在转移性肿瘤中发挥了重要作用，因为 MMR-D mCRC 的检查点抑制剂免疫治疗取得了突破性的成功，开启了 MSI-H 肿瘤治疗的新时代。在 KEYNOTE 016 Ⅱ期试验中，Pembrolizumab 在 28 例难治性 MSI-H mCRC 疾病患者中表现有效性，与 MSS 患者相比，Pembrolizumab 显著提高了缓解率（RR）、疾病控制率（DCR）、中位 PFS 和 OS。

3. 免疫检查点抑制剂　现有研究表明，仅有一小部分结直肠癌患者（<5%）对免疫检查点抑制剂治疗有效，通常为 MSI-H 或 dMMR 的转移性结直肠癌患者。有研究表明 Atezolizumab 联合 FOLFOX 和贝伐单抗治疗 mCRC 患者中有 11 例（48%）达 PR，初步研究数据显示，化疗联合免疫检查点抑制剂能促进机体处于免疫激活状态从而增强疗效，但与单独接受化疗的结果是否存在差异仍需更多临床数据分析[128]。MSS 型 mCRC 患者能从 Atezolizumab 联合 Cobimetinib 治疗中获益；另一项多中心、Ⅲ阶段临床试验纳入的 363 例 mCRC 患者中，91.7% 的患者为 MSS 或 MSI-L 状态，接受 Atezolizumab 与 Cobimetinib 联合治疗的 mCRC 患者中位总生存期为 8.87 月，较 Atezolizumab 单药治疗的 7.10 月或瑞戈非尼单药治疗的 8.51 月有所提高，且联合用药的安全性与单个药物的安全性一致。在放射治疗联合免疫检查点抑制剂研究方面，与 PD-1 结合的 PD-L2 Fc 融合蛋白 AMP-224 作为 PD-1 抑制剂与立体定向放射联合治疗的 mCRC 患者，有 1 例获得疗效，更多的研究证据还需进一步探索[129]。

表 3-6　结直肠癌主要生物标志物基本情况

生物标志物	突变类型	CRC中发生率	临床应用	预测价值
KRAS	外显子 2（密码子 12 和 13）外显子 3（密码子 59 和 61）和外显子 4（密码子 117 和 146）突变	40%~50% mCRC	Y	抗 EGFR 耐药
NRAS	外显子 2（密码子 12 和 13）外显子 3（密码子 59 和 61）和外显子 4（密码子 117 和 146）突变	3%~5% mCRC	Y	抗 EGFR 耐药
BRAF	V600E 突变	8%~10%	Y（预后价值，MSI-H 中 Lynch Sdr 筛查）	抗 EGFR 耐药（越来越多的证据）
MSI	MMR-D（MSI-H）	20% Ⅰ~Ⅱ期，12% Ⅲ期，4%~5% Ⅳ期	Y（Lynch Sdr 筛查，早期 CRC 的预后价值）	免疫检查点抑制剂（mCRC）反应；Ⅱ期 FU 辅助治疗缺乏疗效（证据不足）
HER2	HER2 扩增	5% RAS WT mCRC	N	抗 EGFR 耐药 抗 HER2 治疗有反应
PI3K	外显子 9 和 20 突变热点	10%~18%	N	抗 EGFR 耐药
CIMP	CpG 岛的异常 DNA 高甲基化	10%~15%	N	FU 辅助治疗有效 抗 EGFR 潜在耐药 对去甲基化剂的潜在敏感性
MGMT	MGMT 启动子甲基化	40% Mcrc	N	对烷化剂的反应

Y：是的；N：没有；CRC：结直肠癌；mCRC：转移性 CRC；EGFR：表皮生长因子受体；FU：氟尿嘧啶；MSI-H：微卫星高度不稳定

表 3-7　有前景的药物基因组学生物标志物

生物标志物	描述	潜在的预测价值
CMS1	微卫星不稳定性免疫（14%） – 高 TML – MSI – CIMP + – BRAF 突变 – 强免疫激活 – 右侧	抗 VEGF 反应
CMS2	Canonical（37%） – 上皮特征 –WNT-β-连环蛋白和 MYC 激活 –CIN – 左侧	抗 EGFR 反应 抗 HER2 反应 化疗敏感性
CMS3	Metabolic（13%） – 代谢失调	–

生物标志物	描述	潜在的预测价值
CMS4	Mesenchymal（23%） –TGF–β 激活 – 基质侵袭 – 血管生成	抗 EGFR 耐药性 FU 和奥沙利铂缺乏益处
液体活检	循环肿瘤 DNA 的突变分析	在基线识别预测突变，进行靶向治疗 动态监测 早期发现获得性耐药性
MiRNA	Micro RNA: 非编码单链 RNA 分子， 小于 200 个核苷酸，具有转录后调控 功能	对化疗和靶向药物的反应 / 耐药性

TML：肿瘤突变负荷；EGFR：表皮生长因子受体；FU：氟尿嘧啶；MSI：微卫星不稳定性；TGF：转化生长因子；VEGF：血管内皮生长因子

参考文献

［1］Pherwani N，Ghayad JM，Holle LM，et al. Outpatient management of febrile neutropenia associated with cancer chemotherapy：risk stratification and treatment review ［J］. Am J Health Syst Pharm，2015，72：619–631.

［2］Howard SC，McCormick J，Pui C–H，et al. Preventing and managing toxicities of high–dose methotrexate ［J］. Oncologist，2016，21：1471–1482.

［3］Go dziewicz B，Strugaa M，Talarska D，et al. Functioning of people with colorectal cancer during chemotherapy. Demographic and clinical determinants of quality of life of patients with colorectal cancer receiving chemotherapy. Pilot study ［J］. Eur J Cancer Care（Engl），2016，26：e12616.

［4］Budman D，Berry D，Cirrincione C，et al. Dose and dose intensity as determinants of outcome in the adjuvant treatment of breast cancer ［J］. J Natl Cancer Inst，1998，90：1205–1211.

［5］Griggs JJ，Mangu PB，Temin S，et al. Appropriate chemotherapy dosing for obese adult patients with cancer: American Society of Clinical Oncology Clinical Practice Guideline ［J］. J Clin Oncol，2012，30：1553–1561.

［6］Renehan AG，Harvie M，Cutress RI，et al. How to manage the obese patient with cancer ［J］. J Clin Oncol，2017，34：4284–4294.

［7］Griggs JJ，Sorbero ME，Lyman GH. Undertreatment of obese women receiving breast cancer chemotherapy ［J］. Arch Intern Med，2005，165：1267–1273.

［8］https://www.healio.com/news/hematology-oncology/20120325/maximum-tolerated-exposure-a-more-rational-approach-to-drug-dosing.

［9］Undevia SD，Gomez–Abuin G，Ratain MJ. Pharmacokinetic variability of anticancer agents ［J］. Nat Rev Cancer，2005，5（6）：447–458.

［10］Redlarski G，Palkowski A，Krawczuk M. Body surface area formulae：an alarming ambiguity ［J］. Sci Rep，2016，6：27966.

［11］Gurney H，Ackland S，Gebski V，et al. Factors affecting epirubicin pharmacokinetics and toxicity：Evidence against using body-surface area for dose calculation［J］. J Clin Oncol，1998，16：2299-2304.

［12］Ratain MJ. Body-surface area as a basis for dosing of anticancer agents：Science, myth, or habit［J］.Clin Oncol，1998，16：2297-2298.

［13］Gurney H. How to calculate the dose of chemotherapy［J］. Br J Cancer，2002，86：1297-1302.

［14］Felici A，Verweij J，Sparreboom A，et al. Dosing strategies for anticancer drugs：the good，the bad and body-surface area［J］. Eur J Cancer，2002，38：1677-1684.

［15］Baker SD，Verweij J，Rowinsky EK，et al. Role of body surface area in dosing of investigational anticancer agents in adults，1991-2001［J］. Natl Cancer Inst，2002，94：1883-1888.

［16］Felici A，Verweij J，Sparreboom A，et al. Dosing strategies for anticancer drugs: the good, the bad and body-surface area［J］. Eur J Cancer，2002，38：1677-1684.

［17］Zhang G，Nebert DW. Personalized medicine：Genetic risk prediction of drug response［J］. Pharmacol Ther，2017，175：75-90.

［18］Snozek CLH，McMillin GA，Moyer TP. Therapeutic Drugs and Their Management［M］. 5th ed.（Burtis C，Ashwood E，Bruns D，eds.）：Elsevier Inc，2012.

［19］Knezevic CE，Clarke W. Cancer Chemotherapy：The Case for Therapeutic Drug Monitoring［J］. Ther Drug Monit，2020，42（1）：6-19.

［20］Joerger M，Huitema ADR，Illerhaus G，et al. Rational administration schedule for high-dose methotrexate in patients with primary central nervous system lymphoma［J］. Leuk Lymphoma，2012，53：1867-1875.

［21］Joerger M，Huitema ADR，Krähenbühl S，et al. Methotrexate area under the curve is an important outcome predictor in patients with primary CNS lymphoma：A pharmacokinetic-pharmacodynamic analysis from the IELSG no. 20 trial［J］. Br J Cancer，2010，102：673-677.

［22］Lee JJ，Beumer JH，Chu E. Therapeutic drug monitoring of 5-fluorouracil［J］. Cancer Chemother Pharmacol，2016，78：447-464.

［23］Goldstein DA，Chen Q，Ayer T，et al. Cost effectiveness analysis of pharmacokinetically-guided 5-fluorouracil in folfox chemotherapy for metastatic colorectal cancer［J］. Clin Colorectal Cancer，2014，13：219-225.

［24］Yu H，Steeghs N，Nijenhuis CM，et al. Practical guidelines for therapeutic drug monitoring of anticancer tyrosine kinase inhibitors：Focus on the pharmacokinetic targets［J］. Clin Pharmacokinet，2014，53：305-325.

［25］Calvo E，Walko C，Dees EC. Pharmacogenomics，pharmacokinetics，and pharmacodynamics in the era of targeted therapies［J］. ASCO Educ B，2016，35：e175-184.

［26］Grignolo A，Pretorius S. Phase III trial failures：Costly，but preventable［J］. Appl Clin Trials，2016，25（8/9）：36.

［27］Lankheet NAG，Knapen LM，Schellens JHM，et al. Plasma concentrations of tyrosine kinase inhibitors imatinib，erlotinib，and sunitinib in routine clinical outpatient cancer care［J］. Ther Drug Monit，

2014, 36: 326–334.

[28] Gao B, Yeap S, Clements A, et al. Evidence for therapeutic drug monitoring of targetedanticancer therapies [J]. J Clin Oncol, 2012, 30: 4017–4025.

[29] Rousselot P, Johnson–Ansah H, Huguet F, et al. Personalized daily doses of imatinib by therapeutic drug monitoring increase the rates of molecular responses in patients with chronic myeloid leukemia. Final results of the randomized OPTIM imatinib study [J]. Blood, 2015, 126: 133.

[30] Gotta V, Bouchet S, Widmer N, et al. Large–scale imatinib dose–concentration–effect study in CML patients under routine care conditions [J]. Leuk Res, 2014, 38: 764–772.

[31] Demetri GD, Wang Y, Wehrle E, et al. Imatinib plasma levels are correlated with clinical benefit in patients with unresectable/metastatic gastrointestinal stromal tumors [J]. J Clin Oncol, 2017, 27: 3141–3147.

[32] Bouchet S, Poulette S, Titier K, et al. Relationship between imatinib trough concentration and outcomes in the treatment of advanced gastrointestinal stromal tumours in a real–life setting [J]. Eur J Cancer, 2016, 57: 31–38.

[33] Judson I, Bulusu R, Seddon B, et al. UK clinical practice guidelines for the management of gastrointestinal stromal tumours (GIST) [J]. Clin Sarcoma Res, 2017, 7: 6.

[34] Eechoute K, Fransson MN, Reyners AK, et al. A long–term prospective population pharmacokinetic study on imatinib plasma concentrations in GIST patients [J]. Clin Cancer Res, 2012, 18: 5780–5787.

[35] Giles FJ, Yin OQP, Sallas WM, et al. Nilotinib population pharmacokinetics and exposure–response analysis in patients with imatinib–resistant or –intolerant chronic myeloid leukemia [J]. Eur J Clin Pharmacol, 2013, 69: 813–823.

[36] Tsukamoto N, Sawada K, Kato Y, et al. Multicenter phase II clinical trial of nilotinib for patients with imatinib–resistant or –intolerant chronic myeloid leukemia from the East Japan CML study group evaluation of molecular response and the efficacy and safety of nilotinib [J]. Biomark Res, 2014, 2: 1–9.

[37] Mitsuma A, Inada–Inoue M, Shimokata T, et al. Association between severe toxicity of nilotinib and UGT1A1 polymorphisms in Japanese patients with chronic myelogenous leukemia [J]. Int J Clin Oncol, 2013, 19: 391–396.

[38] Mita A, Abumiya M, Miura M, et al. Correlation of plasma concentration and adverse effects of bosutinib: Standard dose or dose–escalation regimens of bosutinib treatment for patients with chronic myeloid leukemia [J]. Exp Hematol Oncol, 2018, 7: 1–8.

[39] Abumiya M, Miura M, Takahashi N. Therapeutic drug monitoring of ponatinib using a simple high–performance liquid chromatography method in Japanese patients [J]. Leuk Res, 2018, 64: 42–45.

[40] Glassman PM, Balthasar JP. Mechanistic considerations for the use of monoclonal antibodies for cancer therapy [J]. Cancer Biol Med, 2014, 11: 20–33.

[41] Munnink OT, Henstra MJ, Segerink LI, et al. Therapeutic drug monitoring of monoclonal antibodies in inflammatory and malignant disease: Translating TNF–alpha experience to oncology [J]. Clin Pharmacol Ther, 2016, 99: 419–431.

［42］Darrouzain F, Bian S, Desvignes C, et al. Immunoassays for measuring serum concentrations of monoclonal antibodies and anti-biopharmaceutical antibodies in patients［J］. Ther Drug Monit, 2017, 39: 316-321.

［43］Bloem K, Hernández-Breijo B, Martínez-Feito A, et al. Immunogenicity of therapeutic antibodies: monitoring anti-drug antibodies in a clinical context［J］. Ther Drug Monit, 2017, 39: 327-332.

［44］Mould DR, Baumann A, Kuhlmann J, et al. Population pharmacokinetics-pharmacodynamics of alemtuzumab (Campath) in patients with chronic lymphocytic leukaemia and its link to treatment response ［J］. Br J Clin Pharmacol, 2007, 64: 278-291.

［45］Elter T, Kilp J, Borchmann P, et al. Pharmacokinetics of alemtuzumab in combination with fludarabine in patients with relapsed or refractory B-cell chronic lymphocytic leukemia［J］. Haematologica, 2009, 94:150-152.

［46］Hale G, Rebello P, Brettman L. Blood concentrations of alemtuzumab and antiglobulin responses in patients with chronic lymphocytic leukemia following intravenous or subcutaneous routes of administration ［J］. Blood, 2004, 104: 948-955.

［47］Gibiansky E, Gibiansky L, Carlile DJ, et al. Population pharmacokinetics of obinutuzumab (GA101) in chronic lymphocytic leukemia (CLL) and non-Hodgkin's lymphoma and exposure-response in CLL［J］. CPT Pharmacometrics Syst Pharmacol, 2014, 3: e144.

［48］Igarashi T, Kobayashi Y, Ogura M, et al. Factors affecting toxicity, response and progression-free survival in relapsed patients with indolent B-cell lymphoma and mantle cell lymphoma treated with rituximab: a Japanese phase II study［J］.Ann Oncol, 2002, 13: 928-943.

［49］Tobinai K, Igarashi T, Itoh K, et al. Japanese multicenter phase II and pharmacokinetic study of rituximab in relapsed or refractory patients with aggressive B-cell lymphoma［J］. Ann Oncol, 2004, 15: 821-830.

［50］Berinstein NL, White CA, Maloney D, et al. Association of serum rituximab (IDEC-C2B8) concentration and anti-tumor response in the treatment of recurrent low-grade or follicular non-Hodgkin's lymphoma［J］. Ann Oncol, 1998, 9: 995-1001.

［51］Azzopardi N, Lecomte T, Ternant D, et al. Cetuximab pharmacokinetics influences progression-free survival of metastatic colorectal cancer patients［J］. Clin Cancer Res, 2011, 17: 6329-6337.

［52］Fracasso PM, Burris H, Arquette MA, et al. A phase 1 escalating single-dose and weekly fixed-dose study of cetuximab: Pharmacokinetic and pharmacodynamic rationale for dosing［J］. Clin Cancer Res, 2007, 13: 986-993.

［53］Van Cutsem E, Tejpar S, Vanbeckevoort D, et al. Intrapatient cetuximab dose escalation in metastatic colorectal cancer according to the grade of early skin reactions: the randomized EVEREST study［J］. Clin Oncol, 2012, 30: 2861-2868.

［54］Yang J, Zhao H, Garnett C, et al. The combination of exposure-response and case-control analyses in regulatory decision making［J］.Clin Pharmacol, 2013, 53: 160-166.

［55］Xu XS, Yan X, Puchalski T, et al. Clinical implications of complex pharmacokinetics for daratumumab dose regimen in patients with relapsed/refractory multiple myeloma［J］. Clin Pharmacol Ther, 2017,

101: 721–724.

[56] https://www.fda.gov/drugs/science-and-research-drugs/table-pharmacogenomic-biomarkers-drug-labeling.

[57] Carr, D. F., Turner, R. M., &Pirmohamed, M. Pharmacogenomics of anticancer drugs: Personalising the choice and dose to manage drug response [J]. British journal of clinical pharmacology, 2021, 87 (2), 237–255.

[58] Chan CWH, Law BMH, So WKW, et al. Pharmacogenomics of breast cancer: highlighting CYP2D6 and tamoxifen [J].Cancer Res Clin Oncol, 2020, 146 (6): 1395–1404.

[59] Birdwell KA, Decker B, Barbarino JM, et al. Clinical Pharmacogenetics implementation Consortium (CPIC) guidelines for CYP3A5 genotype and tacrolimus dosing [J]. Clin Pharmacol Ther, 2015, 98: 19–24.

[60] Klein K, Zanger UM. Pharmacogenomics of cytochrome P450 3A4: recent Progress toward the "missing heritability" problem [J]. Front Genet, 2013, 4: 12.

[61] Amstutz U, Henricks LM, Offer SM, et al. Clinical Pharmacogenetics Implementation Consortium (CPIC) Guideline for dihydropyrimidine dehydrogenase genotype and fluoropyrimidine dosing: 2017 update [J]. Clin Pharmacol Ther, 2018, 103: 210–216.

[62] Lunenburg CATC, van der Wouden, Nijenhuis M, et al. Dutch Pharmacogenetics working group (DPWG) guideline for the gene–drug interaction of DPYD and fluoropyrimidines [J]. Eur J Hum Genet, 2020, 28 (4): 508–517.

[63] Schaeffeler E, Fischer C, Brockmeier D, et al. Comprehensive analysis of thiopurine S–methyltransferase phenotype–genotype correlation in a large population of German–Caucasians and identification of novel TPMT variants [J].Pharmacogenetics, 2004, 14: 407–417.

[64] Hikino K, Ozeki T, Koido M, et al. Comparison of effects of UGT1A1*6 and UGT1A1*28 on irinotecan-induced adverse reactions in the Japanese population: analysis of the biobank Japan project [J]. J Hum Genet, 2019, 64: 1195–1202.

[65] Schaeffeler E, Fischer C, Brockmeier D, et al. Comprehensive analysis of thiopurine S–methyltransferase phenotype–genotype correlation in a large population of German–Caucasians and identification of novel TPMT variants [J]. Pharmacogenetics, 2004, 14: 407–417.

[66] Cheung ST, Allan RN. Mistaken identity: misclassification of TPMT phenotype following blood transfusion [J]. Eur J Gastroenterol Hepatol, 2003, 15: 1245–1247.

[67] Waghray D, Zhang Q. Inhibit or evade multidrug resistance Pglycoprotein in cancer treatment [J]. J Med Chem, 2018, 61: 5108–5121.

[68] Dessilly G, Elens L, Panin N, et al. ABCB1 1199G>a polymorphism (rs2229109) affects the transport of imatinib, nilotinib and dasatinib [J]. Pharmacogenomics, 2016, 17: 883–890.

[69] Tulsyan S, Mittal RD, Mittal B. The effect of ABCB1 polymorphisms on the outcome of breast cancer treatment [J]. Pharmacogenomics and Personalized Medicine, 2016, 9: 47–58.

[70] Guilhaumou R, Solas C, Bourgarel–Rey V, et al. Impact of plasma and intracellular exposure and CYP3A4, CYP3A5, and ABCB1 genetic polymorphisms on vincristine–induced neurotoxicity [J]. Cancer Chemother Pharmacol, 2011, 68: 1633–1638.

［71］Yarden Y, Sliwkowski MX. Untangling the ErbB signalling network［J］. Nat Rev MolCell Biol，2001，2（2）：127-137.

［72］Rosell R，et al.Screening for epidermal growth factor receptor mutations in lungcancer［J］. N Engl J Med, 2009, 361（10）：958-967.

［73］Shi Y，et al. A prospective, molecular epidemiology study of EGFR mutations inAsian patients with advanced non-small-cell lung cancer of adenocarcinoma histology（PIONEER）［J］. J Thorac Oncol，2014，9（2）：154-162.

［74］Soria JC et al. Osimertinib in untreated EGFR-mutated advanced non-small-cell lungcancer［J］. N Engl J Med，2018，378（2）：113-125.

［75］Zhou C，et al. Erlotinib versus chemotherapy as first-line treatment for patients withadvanced EGFR mutation-positive non-small-cell lung cancer（OPTIMAL，CTONG-0802）：a multicentre, open-label, randomised，phase 3 study［J］. Lancet Oncol，2011，12（8）：735-742.

［76］Rosell R，et al. Erlotinib versus standard chemotherapy as first-line treatment forEuropean patients with advanced EGFR mutation-positive non-small-cell lung cancer（EURTAC）：a multicentre, open-label，randomised phase 3 trial［J］. Lancet Oncol，2012，13（3）：239-246.

［77］Wu YL，et al. First-line erlotinib versus gemcitabine/cisplatin in patients withadvanced EGFR mutation-positive non-small-cell lung cancer: analyses from the phase III，randomized，open-label，ENSURE study［J］. Ann Oncol，2015，26（9）：1883-1889.

［78］Sequist LV，et al. Phase III study of afatinib or cisplatin plus pemetrexed in patientswith metastatic lung adenocarcinoma with EGFR mutations［J］. J Clin Oncol，2013，31（27）：3327-3334.

［79］Yang J，Zhao H，Garnett C，et al. The combination of exposure-response and case-control analyses in regulatory decision making［J］. J Clin Pharmacol，2013，53：160-166.

［80］Kwak EL，et al. Anaplastic lymphoma kinase inhibition in non-small-cell lung cancer［J］.N Engl J Med，2010，363（18）：1693-1703.

［81］Solomon BJ，et al. First-line crizotinib versus chemotherapy in ALK-positive lungcancer［J］. N Engl J Med，2014,371（23）：2167-2177.

［82］Awad MM，Shaw AT. ALK inhibitors in non-small cell lung cancer: crizotinib andbeyond［J］. Clin Adv Hematol Oncol，2014，12（7）：429-439.

［83］Rossi G，et al. Detection of ROS1 rearrangement in non-small cell lung cancer: currentand future perspectives［J］. Lung Cancer（AUCkl），2017，8：45-55.

［84］Ogura H，et al. TKI-addicted ROS1-rearranged cells are destined to survival or deathby the intensity of ROS1 kinase activity［J］. Sci Rep，2017，7（1）：5519

［85］Ascierto PA，et al. The role of BRAF V600 mutation in melanoma［J］. J Transl Med，2012，10：85.

［86］Kinno T，et al. Clinicopathological features of nonsmall cell lung carcinomas withBRAF mutations［J］. Ann Oncol，2014，25（1）：138-142.

［87］Paik PK，et al. Clinical characteristics of patients with lung adenocarcinomas harboring BRAF mutations［J］. J Clin Oncol，2011，29（15）：2046-2051.

［88］Villaruz LC，et al. Clinicopathologic features and outcomes of patients with lung adenocarcinomas harboring BRAF mutations in the Lung Cancer Mutation Consortium [J]. Cancer, 2015, 121 (3): 448–456.

[89] Litvak AM et al. Clinical characteristics and course of 63 patients with BRAF mutant lung cancers [J]. Thorac Oncol, 2014, 9 (11): 1669–1674.

[90] Bagheri–Yarmand R, et al.A novel dual kinase function of the RET proto–oncogene negatively regulates activating transcription factor 4–mediated apoptosis [J].Biol Chem, 2015, 290 (18): 11749–11761.

[91] Amatu A, Sartore–Bianchi A, Siena S.NTRK gene fusions as novel targets of cancer therapy across multiple tumour types [J]. ESMO Open, 2016, 1 (2): e000023.

[92] https://www.targetedonc.com/view/entrectinib–granted–breakthrough–designation–by–fda–for–ntrk–solid–tumors.

[93] Hyman DM, et al. The efficacy of larotrectinib (LOXO–101), a selective tropomyosin receptor kinase (TRK) inhibitor, in adult and pediatric TRK fusion cancers [J].Clin Oncol, 2017, 35 (18_suppl): LBA2501.

[94] Giordano S, et al. Tyrosine kinase receptor indistinguishable from the c–met protein [J]. Nature, 1989, 339 (6220): 155–156.

[95] Bottaro DP, et al. Identification of the hepatocyte growth factor receptor as the c–met proto–oncogene product [J].Science, 1991, 251 (4995): 802–804.

[96] Sadiq AA, Salgia R. MET as a possible target for non–small–cell lung cancer [J].Clin Oncol, 2013, 31 (8): 1089–1096.

[97] Ma PC, et al. Expression and mutational analysis of MET in human solid cancers [J]. Genes Chromosomes Cancer, 2008, 47 (12): 1025–1037.

[98] Sattler M, Salgia R. MET in the driver's seat: exon 14 skipping mutations as actionable targets in lung cancer [J].Thorac Oncol, 2016, 11 (9): 1381–1383.

[99] Francisco LM, et al. PD–L1 regulates the development, maintenance, and function of induced regulatory T cells [J]. Exp Med, 2009, 206 (13): 3015–3029.

[100] Amarnath S, et al. The PD–L1, PD1 axis converts human T H1 cells into regulatory T cells [J]. Sci Transl Med, 2011, 3 (111).

[101] Curtis C, et al. The genomic and transcriptomic architecture of 2000 breast tumours reveals novel subgroups [J]. Nature, 2012, 486 (7403): 346–352.

[102] Lerner HJ. et al. Phase Ⅱ study of tamoxifen: report of 74 patients with stage Ⅳ breast cancer [J]. Cancer Treat Rep, 1976, 60 (10): 1431–1435.

[103] Wiggans RG, et al. Phase Ⅱ trial of tamoxifen in advanced breast cancer [J]. Cancer Chemother Pharmacol, 1979, 3 (1): 45–48.

[104] Finn RS, et al. Palbociclib and letrozole in advanced breast cancer [J]. N Engl J Med, 2016, 375 (20): 1925–1936.

[105] Goetz MP, et al. MONARCH 3: abemaciclib as initial therapy for advanced breast cancer [J]. J Clin Oncol, 2017, 35 (32): 3638–3646.

[106] Hortobagyi GN, et al. Ribociclib as first–line therapy for HR–positive, advanced breast cancer [J]. N

Engl J Med，2016，375（18）：1738-1748.

［107］Cristofanilli M，et al. Fulvestrant plus palbociclib versus fulvestrant plus placebo for treatment of hormone-receptor-positive，HER2-negative metastatic breast cancer that progressed on previous endocrine therapy（PALOMA-3）：final analysis of the multicentre，double-blind，phase 3 randomised controlled trial［J］. Lancet Oncol，2016，17（4）：425-439.

［108］Dickler MN，et al. MONARCH 1，a phase 2 study of abemaciclib，a CDK4 and CDK6 inhibitor，as a single agent，in patients with refractory HR+/HER2 metastatic breast cancer［J］. Clin Cancer Res，2017，23（17）：5218-5224.

［109］Beeram M，et al. Akt-induced endocrine therapy resistance is reversed by inhibition of mTOR signaling［J］. Ann Oncol，2007，18（8）：1323-1328.

［110］Sueta A，et al. An integrative analysis of PIK3CA mutation，PTEN，and INPP4B expression in terms of trastuzumab efficacy in HER2-positive breast cancer［J］. PLoS ONE.，2014，9（12）：e116054.

［111］BaselgaJ，et al. Everolimus in postmenopausal hormone-receptor-positive advanced breast cancer［J］. N Engl J Med，2012，366（6）：520-529.

［112］Baselga J，et al. Buparlisib plus fulvestrant versus placebo plus fulvestrant in postmenopausal，hormone receptor-positive，HER2-negative，advanced breast cancer（BELLE-2）：a randomised，double-blind，placebo-controlled，phase 3 trial［J］. Lancet Oncol，2017，18（7）：904-916.

［113］Alsaab HO，et al. PD-1 and PD-L1 checkpoint signaling inhibition for cancer immunotherapy：mechanism，combinations，and clinical outcome［J］. Front Pharmacol，2017，8：561.

［114］Siegel RL，Miller KD，Jemal A. Cancer statistics［J］. CA Cancer J Clin，2018，68：7-30.

［115］Cremolini C，Loupakis F，Antoniotti C，et al. FOLFOXIRI plus bevacizumab versus FOLFIRI plus bevacizumab as first-line treatment of patients with metastatic colorectal cancer：updated overall survival and molecular subgroup analyses of the open-label，phase 3 TRIBE study［J］. Lancet Oncol，2015，16：1306-1315.

［116］Stintzing S，Modest DP，Rossius L，et al. FOLFIRI plus cetuximab versus FOLFIRI plus bevacizumab for metastatic colorectal cancer（FIRE-3）：a post-hoc analysis of tumour dynamics in the final RAS wild-type subgroup of this randomised open-label phase 3 trial［J］. Lancet Oncol，2016，17：1426-1434.

［117］Sepulveda AR，Hamilton SR，Allegra CJ，et al. Molecular biomarkers for the evaluation of colorectal cancer：Guideline from the American Society for Clinical Pathology，College of American Pathologists，Association for Molecular Pathology，and American Society of Clinical Oncology［J］. J Mol Diagn，2017，19：187-225.

［118］Cutsem E，Cervantes A，Adam R，et al. ESMO consensus guidelines for the management of patients with metastatic colorectal cancer［J］. Ann Oncol，2016，27：1386-1422.

［119］Richman SD，Seymour MT，Chambers P，et al. KRAS and BRAF mutations in advanced colorectal cancer are associated with poor prognosis but do not preclude benefit from oxaliplatin or irinotecan：results from the MRC FOCUS trial［J］.Clin Oncol，2009，27：5931-5937.

［120］Nicolantonio F，Martini M，Molinari F，et al. Wild-type BRAF is required for response to panitumumab or cetuximab in metastatic colorectal cancer ［J］.Clin Oncol, 2008, 26: 5705-5712.

［121］Kopetz S, Desai J, Chan E, et al. Phase Ⅱ pilot study of vemurafenib in patients with metastatic BRAF-mutated colorectal cancer ［J］. Clin Oncol, 2015, 33: 4032-4038.

［122］Corcoran RB, Atreya CE, Falchook GS, et al. Combined BRAF and MEK inhibition with dabrafenib and trametinib in BRAF V600-mutant colorectal cancer ［J］. Clin Oncol, 2015, 33: 4023-4031.

［123］Tabernero J, Guren TK, Yaeger RD, et al. Phase 2 results: encorafenib（ENCO）and cetuximab（CETUX）with or without alpelisib（ALP）in patients with advanced BRAF-mutant colorectal cancer（BRAFm CRC）［J］. Clin Oncol, 2016, 34: abstr 3544.

［124］Boland CR, Goel A. Microsatellite instability in colorectal cancer ［J］. Gastroenterology, 2010, 138: 2073-2087.

［125］Lynch HT, dela Chapelle A. Hereditary colorectal cancer ［J］. N Engl J Med, 2003, 348: 919-932.

［126］Dienstmann R, Mason MJ, Sinicrope FA, et al. Prediction of overall survival in stage II and III colon cancer beyond TNM system: a retrospective, pooled biomarker study ［J］. Ann Oncol, 2017, 28: 1023-1031.

［127］Sargent DJ, Marsoni S, Monges G, et al. Defective mismatch repair as a predictive marker for lack of efficacy of fluorouracil-based adjuvant therapy in colon cancer ［J］.Clin Oncol, 2010, 28: 3219-3226.

［128］Jin Z, Sanhueza CT, Johnson B, et al. Outcome of mismatch repair deficient metastatic colorectal cancer（CRC）: The Mayo Clinic Experience ［J］.Clin Oncol, 2017, 35: abstr15030.

［129］Le DT, Uram JN, Wang H, et al. PD-1 blockade in tumors with mismatch-repair deficiency ［J］. N Engl J Med, 2015, 372: 2509-2520.

第四章　抗肿瘤药物个体化治疗
新理论、新技术与进展

第一节　抗肿瘤药物个体化治疗新理论

随着人口老龄化进程的加快，肿瘤发病率逐年升高，恶性肿瘤已成为全球主要的死亡原因。研究发现，许多分子水平的病变都可能成为诱发恶性肿瘤的因素。每种肿瘤都有自己的基因印记、肿瘤标记物以及不同的变异类型。虽然肿瘤的发生主要是由基因损伤累积所导致的，但可遗传性基因变异也会增加人们患病的风险。这种对致癌机制的新认识影响了对抗癌药物和抗体的设计、癌症风险、分类诊断以及治疗策略的评估。随着新技术的发展以及研究模式的创新，肿瘤免疫的研究迎来了飞速发展，肿瘤免疫治疗也取得了令人瞩目的临床疗效，共同推动了肿瘤免疫学从机制研究到临床转化、从单一学科到多学科融合的整体提升。分子生物学和肿瘤生物学的进步揭示了肿瘤免疫逃逸的机制，进而衍生出细胞因子免疫疗法、单克隆抗体免疫疗法、PD-1/PD-L1 疗法、CAR-T疗法、肿瘤疫苗、溶瘤病毒等新型免疫疗法。

一、肿瘤免疫与肿瘤逃逸机制

肿瘤由机体自身细胞突变发展而形成。一般情况下，突变的细胞会产生新的抗原，机体的免疫系统可以识别这些新抗原，并将携带这些抗原的细胞清除。但是肿瘤细胞也会产生相应的变化来应对机体免疫系统的识别和杀伤，进而发展成肿瘤[1]。

肿瘤抗原是指细胞在癌变过程中新出现或高表达的蛋白或多肽分子的总称，肿瘤相关抗原可以诱导机体免疫系统产生特异性肿瘤免疫应答[2]。肿瘤抗原按其特异性分为肿瘤特异性抗原（tumor specific antigen，TSA）和肿瘤相关抗原（tumor-associated antigen，TAA）。肿瘤特异性抗原是肿瘤细胞特有的，在正常组织细胞中不存在，通常在由化学、物理或病毒诱发的肿瘤细胞中产生，也可能在一些无明确诱因的肿瘤细胞中产生。肿瘤相关抗原是指在肿瘤细胞和正常细胞均表达，但其含量在细胞癌变时显著增加的一类抗原。临床上一般将此类抗原作为肿瘤早期诊断、抗肿瘤治疗疗效评估和预后判断的辅助指标，如甲胎蛋白（AFP）和癌胚抗原（CEA）等。

机体产生抗肿瘤免疫效应主要取决于肿瘤细胞抗原性的强弱和机体免疫功能的强弱。正常情况下，当肿瘤细胞侵袭机体时，免疫系统可以根据它们表面所表达的 TAAs 来识别和清除它们[3]。然而，肿瘤细胞能通过多种机制来抑制宿主免疫系统从而来逃避机体免疫系统的攻击，肿瘤免疫逃逸机制主要有 4 种：①下调其表面抗原的表达来降低其免疫原性，使其不能有效激活机体的免疫系统；②上调其细胞表面免疫检查点的表达（PD-L1）来抑制 T 淋巴细胞的活性，从而逃避机体免疫系统；③通过募集免疫抑制性细胞，如髓系来源抑制细胞（myeloid-drived suppressor cells，MDSC）和调节性 T 细胞（Treg）到肿瘤免疫微环境中，并分泌细胞因子，抑制机体对肿瘤细胞的免疫应答；④通过释放酸性和毒性代谢产物来抑制肿瘤微环境中免疫细胞的活性，从而发生免疫逃逸[4]。机体免疫系统能够检测并清除体内的肿瘤细胞，肿瘤免疫治疗主要通过重新激活机体抗肿瘤免疫响应来杀死肿瘤细胞。早期的肿瘤免疫疗法主要利用免疫细胞所产生的细胞因子来直接攻击肿瘤细胞，例如 IL-2 和 IFN；随后，一些新的免疫疗法，如免疫检查点抑制剂、细胞免疫疗法、溶瘤病毒、肿瘤疫苗等，逐渐发展成为了肿瘤免疫疗法的主力军。

二、肿瘤免疫治疗策略

（一）细胞因子免疫疗法

细胞因子是由多种免疫细胞（淋巴细胞、单核细胞和巨噬细胞）分泌产生的天然免疫调节剂，具有调节机体免疫应答的作用。肿瘤组织招募的免疫抑制性细胞（MDSC 和 Treg）能够分泌抑制性细胞因子，通过抑制机体免疫系统实现免疫逃逸；而刺激性细胞因子能够激活机体免疫系统，杀伤肿瘤细胞；因此将刺激性细胞因子递送到肿瘤部位能实现对肿瘤的治疗[5]。

（二）免疫检查点抑制剂

免疫检查点可以调节机体的免疫系统，其中刺激性免疫检查点分子（stimulatory checkpoint molecules）能够促进 T 细胞的活化，激活机体的免疫应答；而抑制性免疫检查点分子（inhibitory checkpoint molecules）则用于抑制机体的免疫应答和防止自身免疫的发生。肿瘤细胞为了逃避机体免疫系统，通过表达与 T 细胞相互作用的抑制性免疫检查点分子来抑制机体的免疫应答，使其避免被机体免疫系统清除。因此，可以针对常见的抑制性免疫检查点，设计相应的抗体药物，通过封闭抑制性免疫检查点从而增强机体免疫系统，最终实现对肿瘤的清除。

目前已发现的免疫检查点已达十多种，其中研究最广泛的免疫检查点为程序性死亡受体 -1/ 程序性死亡分子配体 -1（PD-1/PD-L1）。PD-1/PD-L1 是介导肿瘤发生发展的信号通路之一。PD-1 是在凋亡的 T 细胞杂交瘤中获得的，属于一种重要的免疫抑制分子，可与肿瘤细胞中高度表达的 PD-L1 结合，使 PD-1 信号通路被持续激活，进而诱导 T 细胞凋亡并抑制 T 细胞的增殖和活化，导致免疫功能无法攻击肿瘤细胞。PD-1/PD-L1 抑制剂可以促使 T 细胞恢复活性，对多种肿瘤疗效显著[6]。首个 PD-1 抑制剂帕博利珠单抗（Pembrolizumab），于 2014 年被 FDA 批准用于治疗黑色素瘤与肺癌[7]；之后在 2016 年，第一个 PD-L1 抑制剂阿替利珠单抗（Atezolizumab）被批准用于治疗膀胱癌[8]。免疫检查点疗法作用对象是免疫细胞，通过增强 T 细胞的活性来增强机体免疫系统，从而杀死肿瘤细胞，因而不易导致肿瘤的突变和耐药现象的产生。

（三）过继性细胞免疫疗法

过继性细胞免疫疗法（adoptive cellular immunotherapy，ACI）因其在不损害免疫系统及其功能的情况下杀死肿瘤细胞，避免肿瘤免疫逃逸，而成为国内外研究的热点。ACI 通过将体外培养、活化和基因修饰的自体或异体细胞回输至患者体内，让这类细胞在体内识别并黏附肿瘤细胞，同时诱导自体产生免疫应答进而杀伤肿瘤细胞[9]。经基因修饰改造的 T 淋巴细胞可分为嵌合抗原受体 T 细胞（CAR-T）及 T 细胞受体改造的 T 细胞（TCR-T）。

1. CAR-T 免疫疗法　CAR-T 疗法识别的靶抗原为细胞表面蛋白，目前，以 CD19 为导向的 CAR-T 疗法可有效治疗 B 淋巴细胞恶性肿瘤，通过将编码肿瘤特异性受体的转基因引入 T 淋巴细胞，特异性识别靶抗原从而杀伤靶细胞[10]。CAR-T 疗法是基于 Ig 的单链可变片段（scFv）与天然完整表面抗原的结合，不依赖 MHC 分子识别，可避免因 MHC 分子表达的减少而出现的肿瘤细胞免疫逃逸。CAR-T 在白血病和淋巴瘤中表现出强大的抗肿瘤作用。CAR-T 疗法最常作用的靶点是 CD19，后续大量的研究显示治疗血液恶性肿瘤最有效的靶点包括用于血浆恶性肿瘤的 CD22、CD20、ROR1、Ig 的 Kappa 链、B 细胞成熟抗原（BCMA）、CD138 以及用于骨髓恶性肿瘤的 CD33、CD123 和 Lewis Y 抗原（LeY）等[11]。

2. TCR-T 免疫疗法　TCR-T 疗法能识别组织相容性复合体（MHC）分子呈现的细胞内抗原片段，因此 TCR-T 疗法具有更广泛的靶点。然而，TCR-T 疗法受 MHC 限制，需要 MHC 才能识别靶标，激活 T 淋巴细胞功能。TCR-T 是由 TCRα 和 TCRβ 2 个结构域组成的异源二聚体蛋白，通过特异性 MHC 分子明确识别肿瘤细胞中蛋白的组装、修饰和加工，从而激活细胞毒作用并释放细胞因子特异性地杀伤肿瘤细胞。无论是细胞内、细胞表面还是肿瘤细胞突变后产生的新抗原，任何 MHC 分子提呈的抗原均能被 TCR-T 识别。

3. 自然杀伤（natural killer，NK）细胞疗法　NK 细胞来源于 CD34+ 造血干细胞，是天然免疫系统的重要组成部分，因其可以在没有抗原预敏的条件下以主要组织相容性复合体（major histocompatibility complex，MHC）非限制性方式快速杀伤靶细胞而成为免疫治疗的研究热点。与 T 细胞、B 细胞不同的是，NK 细胞可以在没有抗原特异性预敏刺激的情况下，以 MHC 不受限制的方式，通过活化受体和抑制受体与其相应配体的结合，快速、直接地发挥抗病毒及抗肿瘤的作用。当肿瘤靶细胞上 MHC-I 表达降低或活化性配体表达增高时，会导致干扰素和细胞因子等趋化介质的分泌增加，促使 NK 细胞以多种方式靶向杀伤肿瘤细胞，其中穿孔素 / 颗粒酶介导的细胞毒作用是最有效的途径。穿孔素能够破坏肿瘤细胞膜，导致丝氨酸蛋白酶进入肿瘤细胞，引起细胞内物质外流，从而引起靶细胞的溶解[12]；此外，活化的 NK 细胞还可能具有抗原提呈和刺激 T 细胞免疫反应的能力，如分泌的干扰素 γ 可以诱导 CD4+T 细胞分化为 Th1 型细胞，诱导 CD8+T 细胞分化为细胞毒性 T 淋巴细胞，增强对肿瘤细胞的炎症反应和吞噬作用[13]。

（四）肿瘤疫苗免疫疗法

肿瘤疫苗可以激活机体免疫系统进而来杀伤肿瘤细胞，主要包括树突状细胞（dendritic cells，DCs）疫苗、基因疫苗和多肽疫苗 3 大类。其中，DC 疫苗作为一种外源性抗原提呈细胞，能获取肿瘤抗原的特征信息并呈递给淋巴细胞，从而激活机体的免疫应答来杀伤肿瘤细胞。Provenge 是首个经 FDA 批准的 DC 疫苗，主要用于转移性去势耐受型前列腺癌（castrate-resistant prostate cancer，CRPC）治疗[14]。基因疫苗利用基因工程技术，将编码肿瘤特异性抗原的基因导入病毒载体或者质粒中，这些重组基因导入人体后通过表达肿瘤相关性抗原来诱导机体对肿瘤细胞产生免疫应答，能够较为持久地维持机体免疫反应。目前用于肿瘤治疗的基因疫苗均处于临床研究阶段，尚未有产品上市[15]。多肽疫苗是肿瘤疫苗中研究和应用最广泛的一种，该疫苗中的肿瘤相关性抗原肽可被 T 细胞特异性识别，从而引起宿主免疫系统的主动免疫反应来破坏肿瘤组织，具有安全性高、特异性强等特点，目前已上市的多种肿瘤疫苗（HPV 和 M-Vmax）均属于多肽疫苗[16]。

（五）溶瘤病毒免疫疗法

溶瘤病毒（oncolytic virus，OVs）是一种新型肿瘤免疫疗法，通过不同的调控机制在肿瘤细胞内复制、裂解肿瘤细胞，而不影响正常细胞生长。目前，OVs 可分为腺病毒（adenovirus，AD）、痘病毒、疱疹病毒、呼肠孤病毒和柯萨奇病毒等；给药方法有瘤内注射、静脉输送、胸腹腔和膀胱内注射、细胞载体四种[17]。

OVs 感染肿瘤细胞后，突破细胞防御机制，复制、繁殖、裂解肿瘤细胞，释放大量子代病毒攻击邻近肿瘤细胞，再次复制、裂解细胞。若肿瘤细胞全部裂解，病毒因自身缺陷无法复制，被免疫系统清除。OVs 破坏肿瘤细胞的机制：①直接裂解肿瘤细胞。OV 在肿瘤细胞内增殖，抑制肿瘤细胞。释放的子代病毒感染邻近的肿瘤细胞；②病毒蛋白的直接细胞毒性作用，如 ADE3 区编码的 ADP；③抗肿瘤免疫反应。在非特异免疫方面，病毒增强肿瘤细胞对多种细胞因子的敏感性。在特异性免疫方面，病毒感染肿瘤细胞后诱发的免疫，可防止肿瘤复发；④增强肿瘤细胞对放疗和化疗的敏感性；⑤转基因表达。将外源性基因插入到病毒基因组中，将重组病毒感染肿瘤细胞并表达所插入的治疗基因，发挥抗肿瘤作用。另外，将某些药物前体转化酶基因插入到 AD 基因组以杀伤肿瘤细胞。

抗肿瘤疗法中，目前最常用的 2 种 OVs 是重组人 5 型腺病毒（安柯瑞，H101）与T-VEC（talimogenelaherparepvec）。H101 是一种经基因改造的溶瘤腺病毒，于 2005 年被中国用于联合化疗治疗鼻咽癌，是世界上最早的一款 OV。T-VEC 是第二代单纯疱疹病毒 I 型，于 2015 年被美国食品药品管理局（FDA）批准用于治疗不能手术的黑色素瘤，随后于 2016 年在欧洲获得批准。OVs 疗法的肿瘤特异性通常依赖于在癌细胞中有缺陷的 IFN 反应；而过度刺激 IFN，可使 OVs 被免疫系统更快地清除，限制了直接的溶瘤[18]。

综上，肿瘤免疫疗法通过激活机体的免疫系统来杀伤肿瘤细胞，为多种实体瘤及恶性肿瘤提供了有效的治疗方案。目前，肿瘤免疫疗法日新月异，出现了免疫检查点抑制剂疗法、CAR-T 疗法、肿瘤疫苗、溶瘤病毒疗法等免疫疗法百花齐放的盛况，可以预见未来肿瘤免疫治疗具有广阔的市场前景。

第二节 抗肿瘤药物个体化治疗新技术

精准检测技术推动了精准医疗时代个体化肿瘤诊断的发展，同时，临床精准诊疗的需求进一步驱动精准检测技术的改良与应用。近年来，精准医疗检测实现了从基因低通量测序到高通量测序、组织活检到液体活检及多细胞混杂检测到单细胞精准检测的变革，推动了肿瘤精准医疗时代新技术、新靶点、新药物的产生与发展。未来，多维度联合检测有助于提高精准医疗的精准度，循环肿瘤细胞 DNA（circulating tumor DNA，ctDNA）甲基化检测分析则有助于拓宽精准医疗研究领域，临床实验设计的变革也有助于推动精准医疗深入发展。

一、高通量测序技术

肿瘤通常是多基因疾病，同一基因可能会因不同的个体突变或表观遗传变化而受损，进而导致基因的多样性，因此，精准高效的基因检测技术亟待开发。第一代低通量基因测序法（Sanger 法）受单个扩增子的限制，耗时长、费用昂贵，已经不能满足多位点同时检测的需求，下一代基因测序（next generation gene sequencing，NGS）技术应运而生。NGS 技术主要用于检测 DNA 序列中的单碱基变异、插入缺失、结构变异和拷贝数变化等[19]，通过结合聚合酶链式反应（polymerase chain reaction，PCR）扩增和荧光标记成像技术获取基因全部遗传信息[20]。NGS 方法各不相同，主要涉及肿瘤 DNA 和 RNA 测序。DNA 测序包括全基因组测序（whole genome sequencing，WGS）、全外显子组测序（whole exome sequencing，WES）和靶向深度测序。WGS 可以对整个基因组进行测序，需要大量的 DNA 样本。为了准确地检测临床突变，通常采用 30~60 倍的测序覆盖率。WES 通常约占基因组的 2.5%，主要用于检测基因组的编码区，以发现与疾病和表型相关的罕见或常见变异。与 WGS 相比，WES 依靠寡核苷酸探针杂交来获得靶向 DNA 片段，进而丰富外显子序列，更加节约成本和时间。目前，许多基于 NGS 的肿瘤基因组合（gene panel）已应用于临床。目前，FDA 已批准了可检测 324 种基因突变的 Foundation One CDx 技术体系和可检测 468 基因突变的 MSK-IMPACT 癌症基因检测分析平台[21]。与第一代相比，第二代测序技术极大地降低了测序成本，节约了测序时间；但由于其在建库过程中需扩增和分段环节，使得读取和序列组装时可能会引入大量偏差和错误，且读长较短，可能造成基因组高复杂度的区域组装错误、测序间隙区增多及低丰度难以检出等分析缺点（肿瘤精准医疗时代下精准检测技术的发展现状与临床应用）。RNA 测序（RNA sequencing）有助于检测选择性基因剪接转录物、转录后修饰、基因融合、突变 /单核苷酸多态性和基因表达的变化。提取的 RNA 首先被富基并反转录成互补 DNA，然后进行处理。

靶向深度测序技术，如标记扩增子深度测序（TAmSeq）和癌症个体化深度测序（CAPP-Seq）结合 NGS 和 PCR，克服了上述两代技术固有的局限性，同时实现了高灵敏度和靶向特异性。TAmSeq 使用带有引物的目标富集阵列来制备 NGS 的扩增子库。它甚至可以检测频率为 2% 的等位基因，且灵敏度和特异性都很高（>97%）。研究表明，用 TAmSeq 检测 46 例进展性卵巢癌患者 ctDNA 中抑癌基因 TP53 的突变，在血浆循环 DNA 中仅发现 2% 的突变，其敏感性和特异性均大于 97%。CAPP-Seq 能准确检测肺癌患者的分子微小残留病变，并使其在疾病负担最低的早期开始个性化辅助治疗。这项研究调查了不同类型肺癌的驱动基因的非同步突变。受试者的操作特性 AUC 为 0.97，敏感性和特异性分别为 93% 和 96%。另外，靶向纠错测序（TEC-Seq）是一种基于 NGS 的方法，可以检测结直肠癌、乳腺癌、肺癌或卵巢癌中的 58 个肿瘤相关基因。虽然 NGS 被广泛用于研究，但由于其方法较新，其在临床实践中的应用还没有完全正规化。目前各项检测方法虽仍有技术上的瓶颈，但仍预示着未来测序的发展方向。

二、液体活检技术

自 1869 年发现循环肿瘤细胞以来，生物标志物的采集和分析技术的进步为癌症类型的特征描述提供了新的机会。活检技术包括组织活检和液体活检。组织活检是一种有创、有条件的方法（手术取决于患者的健康状况），对患者的长期监测并不理想。与组织活检相比，液体活检是一种便捷、非侵入型的检测方法，可多次取材，提供实时监测疾病进展和治疗反应的信息，在肿瘤的诊断和监测中是一种很有前途的替代方法。液体活检样本的类型包括血液、尿液和唾液。根据检测的肿瘤相关遗传物质的不同，目前的液体活检检测对象包括了循环肿瘤细胞（circulating tumor cells，CTC）、ctDNA、循环肿瘤 RNA（circulating tumor RNA，ctRNA）和细胞外囊泡（extracellular vesicle，EV）等。

（一）循环肿瘤 DNA

许多生理和病理条件诱导细胞和组织重塑，进而导致基质和组织微环境的重新排列。这些过程通常由于持续的坏死和凋亡过程，导致组织解体，释放肿瘤 DNA。对 ctDNA 水平进行评估，可以有效地实时监测手术或治疗后肿瘤的细微变化，识别恶性抗肿瘤早期发生的微转移，以及检测导致耐药性的克隆进化和突变。与标准标记物或成像技术相比，ctDNA 分析可以更早地识别分子残留疾病，可以以更高的灵敏度评估肿瘤动态。在癌症早期，ctDNA 的比例可能 <0.01%。随着不同肿瘤类型的癌症分期增加，ctDNA 浓度呈上升趋势，肿瘤完全切除后 ctDNA 迅速清除。ctDNA 水平也被证明与肿瘤的大小相关。一项针对不同类型癌症的大规模 ctDNA 测序研究发现 ctDNA 水平与突变肿瘤负荷之间存在关联。许多研究表明，治疗后 ctDNA 水平立即升高，然后急剧降低预示着患者预后良好。另一方面，ctDNA 水平的最初下降随后急剧增加可能意味着耐药性的产生，导致最终治疗失败。在乳腺癌患者中，术后 ctDNA 水平可预测预后不良以及复发的风险。

肿瘤液体活检的最大挑战是 ctDNA 的浓度，其浓度可低至整个循环 DNA 的 0.01%，以及罕见的突变等位基因。最近的技术进步使得在一次实验中检测野生型序列背景下的罕见突变和筛选多个基因组区域成为可能。液体活检分析所需的高灵敏度技术大致可分为基于微滴式数字聚合酶链反应（ddPCR）的方法和基于下一代测序（NGS）的方法。用 ddPCR 检测血浆和匹配肿瘤标本中 KRAS 突变等位基因组分（MAF）可以区分胰腺的良恶性。相对较大的 MAF 与较高的分期和转移相关。多重液滴数字聚合酶链反应（multiplex droplet digital PCR）的临床应用，已被证明在使用具有足够敏感性的 ctDNA 筛查结直肠患者的 7 种不同 KRAS 突变中具有实用价值。

在临床实践中引入 ctDNA 分析可以指示何时向医生执行影像诊断程序，减少患者的辐射暴露，并预测无效的治疗。然而，时至今日，ctDNA 分析仍不能完全取代上述成像技术。很明显，ctDNA 水平与肿瘤大小（肿瘤负荷）密切相关，并且在切除后急剧下降。因此，液体活检是检测残留肿瘤、转移、治疗期间肿瘤进展或消退以及疾病预后的一种有前途的工具。然而，除了这些优点外，液体活检还可能存在一些局限性，主要与测定外周血循环中少量 ctDNA 表达水平所需的特异性和高灵敏度仪器有关。

（二）循环肿瘤细胞

循环肿瘤细胞（circulating tumor cells，CTCs），是由实体瘤或转移灶释放进入外周血循环的肿瘤细胞。当肿瘤细胞发生浸润和转移时，部分肿瘤细胞出现上皮 – 间质转化，这时肿瘤细胞的运动能力增强，极易侵入结缔组织间隙，从而进入血液循环系统，或者随着肿瘤扩张生长、毛细血管破裂，直接进入血液系统，形成 CTCs。由此可见，CTCs 是一种具备侵袭性和转移能力的细胞。CTCs 检测是一种新兴的微创液体活检技术。与循环核酸、外泌体或其他血液生物标志物不同，CTCs 可以检测出分子遗传学、表观遗传学、转录组学和蛋白质谱，进而精准的研究肿瘤的细胞表型特征及肿瘤的异质性。目前，临床上已将 CTCs 检测应用于肺癌中 EGFR 突变的检测[22]。

（三）细胞外囊泡

细胞外囊泡（extracellular vesicle，EV）是由细胞分泌产生的直径为 30~100 nm 的脂质双层小囊泡，可分为外泌体、微囊泡和凋亡小体三个亚群。在这个小囊泡内含有丰富的 DNA、microRNA、circRNA、mRNA、蛋白质及脂质等物质，是揭示疾病发生机制和应用于临床"液体活检"的一种新型标志物。外泌体广泛存在于血液、尿液、唾液、脑脊液和乳汁中，丰度远远高于 CTC。由于其内容物被双层磷脂膜保护，所以稳定性较好，克服了体液样本中 ctDNA 易降解的弊端。与传统血清游离核酸和蛋白标志物检测相比，EV 检测具有靶向性显著、信息量丰富，检测干扰小的优势。目前，诊断前列腺癌的外泌体液体活检技术 ExoDx Prostate IntelliScore（EPI）已获美国 FDA 突破性医疗器械认定，可用于前列腺癌的相关检测及预后评估。

EV 分离富集的回收率、纯度及其活性直接关系着后续鉴定与内容物的检测。目前 EV 分离富集公认的方法是超速离心法。用该法富集的 EV 纯度较高，易于检测。为了保证 EV 的准确检测，国际细胞外囊泡协会（International Society for Extracellular Vesicles，ISEV）发布了关于研究 EV 的最低要求国际研究指南，指南规定要对 EV 进行形态学特征、浓度、粒径等非特异性鉴定和特定蛋白质分子的特异性鉴定，同时，可累加 EV 内组分的拓扑鉴定[23]。由于 EV 的样本采集和保存过程较为复杂，目前，EV 检测技术尚缺乏统一的操作指南，临床统一的参考区间仍是空白，这些问题均限制了 EV 的临床应用。

三、单细胞测序技术

传统的基因检测多采用混杂的细胞 DNA 样本，检测结果多为组织内多数细胞的特征或整体样本的平均值，无法体现细胞间的差异。单细胞测序（single cell sequencing，

SCS）技术可以对分散的单个细胞的基因组、转录组、表观遗传组或多组学分别进行测序，进而实现从较少的肿瘤细胞中获取更多的信息。SCS 技术更有利于分析肿瘤内异质性，了解肿瘤动态变化机制。目前，单细胞测序技术已逐步应用于临床研究，Zhang 等对结直肠癌患者的免疫和基质细胞群进行了 SCS 分析，确定特异性巨噬细胞和常规树突状细胞亚群是肿瘤微环境中细胞串扰的关键介质。在小鼠肿瘤中定义可比较的髓样细胞群能够描述它们对髓样细胞靶向免疫治疗的反应，解释了结肠癌骨髓靶向治疗的机制。由此可见，单细胞测序可以为临床决策提供有价值的信息[24]。

四、精准检测技术的未来趋势

（一）多维度联合检测提高精准度

基因组学联合转录组学、蛋白组学检测可扩展精准医学的应用，提供最佳和尽可能多的肿瘤治疗方案，在细胞异质性、代谢特异性等分析方面有重要意义。目前，已有多个平台可以通过细胞质与细胞核分离、基因组与转录组分离的方法，同时进行单细胞基因组、转录组和甲基化组测序[25]。WINTHER 试验通过整合 DNA 和 RNA 基因表达谱数据，为难治性肿瘤推荐精准治疗方案，转录组学显著提高了患者接受匹配治疗的比例，且 22.4% 的患者接受推荐治疗与先前治疗的 PFS 比值 >1.5[26]，显示出多维度联合检测的优势。

（二）ctDNA 甲基化检测分析拓宽研究领域

肿瘤患者血清中的 ctDNA 含量与蛋白酶的活性呈正相关，即增加蛋白酶的活性，可以导致细胞外基质的降解，促进肿瘤细胞的入侵和转移。一般来说，ctDNA 主要来源于凋亡或死亡的肿瘤细胞、循环肿瘤细胞和肿瘤细胞的外泌体。DNA 甲基化发生在基因的 CpG 岛位点，CpG 岛主要分布于基因的启动区域，其甲基化可导致相关基因沉默。在疾病进展中，DNA 甲基化过程具有良好的重复性，且化学性质稳定，不受样本采集和运输条件的影响。因此 ctDNA 检测癌症特异性甲基化基因有利于更早发现肿瘤的重要指标。此外，在肿瘤的预后和预测复发方面，ctDNA 甲基化检测同样具有潜力。在卵巢癌中抑癌基因 RASSF1A 启动子的甲基化较为常见，通过检测 RASSF1A 的甲基化水平可以预测卵巢癌的发展进程。

（三）临床试验设计变革推动深入发展

基于基因组学的临床研究的最佳试验设计对于推动精准医疗至关重要。目前，针对意料的临床试验方案主要包括三种类型：伞式（umbrella）、篮式（basket）和平台试验（platform trails）。伞式试验是在单一疾病背景下研究多靶向治疗，篮式试验是在多种疾病或疾病亚型背景下研究单一靶向治疗，而平台试验则是以不间断的方式在单一疾病背景下研究多种靶向治疗，并根据决策算法允许治疗药物进入或离开平台。这些方法称为主方案研究，其灵活的设计模式可以应对不断更新的临床前沿知识，并以最快的速度为患者寻求最有益的疗法。

综上，精准医疗依赖于对肿瘤的深度认识，精准检验技术的迅猛发展推动了精准医疗时代个体化肿瘤治疗的飞速前进。新技术的开发使得研究者能够准确识别关键致癌驱动因素，确定肿瘤分型，并为每一位患者设计合理的个体化诊疗方案，以提高临床疗效，降低毒副作用。同时，监测疾病的发展，优化疾病预后，最终实现精准医疗时代的要求。

参考文献

［1］肖宽诚.肿瘤免疫与肿瘤免疫逃逸概述［J］.生物学教学，2020，45（9）：73-75.

［2］Khodadoust M S，Alizadeh A A . Tumor antigen discovery through translation of the cancer genome［J］. Immunologic Research，2014，58（2-3）：292-299.

［3］Pham，Roth S，Kong J，et al. An Update on Immunotherapy for Solid Tumors: A Review［J］. Annals of Surgical Oncology，2018，25（1）：3404-3412.

［4］Chang CH，Qiu J，Q'Suuivan D，et al. Metabolic Competition in the Tumor Microenvironment Is a Driver of Cancer Progression［J］.Ceu，2015,162（6）：1229-1241.

［5］邢续扬，王孝春，何伟.肿瘤免疫治疗及其药物研发进展［J］.中国药科大学学报，2021，52（1）：10-19.

［6］许嘉，许健，PD-1/PD-L1抑制剂在肿瘤免疫治疗中的临床应用进展［J］.现代医学与健康研究（电子版），2021，5（5）：28-30.

［7］Sul J，Blumenthal GM，Jiang X，et al. FDA Approval Summary: Pembrolizumab for the Treatment of Patients With Metastatic Non-Small Cell Lung Cancer Whose Tumors Express Programmed Death-Ligand 1［J］. Oncologist，2016，21（5）：643-650.

［8］Ning Y M，Suzman D，Maher V E，et al. FDA approval summary: atezolizumab for the treatment of patients with progressive advanced urothelial carcinoma after platinum- containing chemotherapy［J］. 2017，22（16）：743-749.

［9］张青青，许莲蓉.肿瘤过继性细胞免疫治疗中CAR-T及TCR-T疗法研究进展［J］.新医学，2021，52（3）：165-169.

［10］Morrissey MA，Williamson AP，Steinbach AM，Roberts EW，Kern N，et al. Chimeric antigen receptors that trigger phagocytosis［J］. Elife，2018，6（4）：7: e36688.

［11］Song M K，Park B B，Uhm J E . Resistance Mechanisms to CAR T-Cell Therapy and Overcoming Strategy in B-Cell Hematologic Malignancies［J］. International Journal of Molecular Sciences，2019，20（20）：5010.

［12］Voskoboinik I，Whisstock J C，Trapani J A . Perforin and granzymes：function，dysfunction and human pathology［J］. Nature Reviews Immunology，2015，15（6）：388.

［13］Cariad C，Katherine F，Kohrt H E . Natural Killer Cell Immunomodulation: Targeting Activating, Inhibitory，and Co-stimulatory Receptor Signaling for Cancer Immunotherapy［J］. Frontiers in Immunology，2015，6：601.

［14］Song Q，Zhang C D，Wu X H . Therapeutic cancer vaccines：From initial findings to prospects［J］. Immunology Letters，2018，196：11-21.

［15］Bowen W S，Svrivastava A K，Batra L，et al. Current challenges for cancer vaccine adjuvant development［J］. Expert Review of Vaccines，2018，17（3）：207-215.

［16］Burg S H V D，Arens R，Ossendorp F，et al. Vaccines for established cancer: overcoming the challenges posed by immune evasion［J］. Nature Reviews Cancer, 2016，16（4）：219-233.

［17］王磊，霍彬，霍小东 . 溶瘤病毒抗肿瘤治疗的临床应用进展［J］. 中国肿瘤临床,2021，48（11）：581-586.

［18］Geoffroy K，Bourgeois-Daigneault M C . The pros and cons of interferons for oncolytic virotherapy［J］. Cytokine & Growth Factor Reviews，2020，12（56）：49-58.

［19］Paolillo C，Londin E，Fortina P . Next generation sequencing in cancer: opportunities and challenges for precision cancer medicine［J］. Scand J Clin Lab Invest Suppl，2016，76（sup245）：S84-S91.

［20］白日兰，郭寒菲，崔久嵬 . 肿瘤精准医学时代下精准检测技术的发展现状与临床应用［J］. 中国肿瘤生物治疗杂志，2020，27（02）：103-108.

［21］何雨笑，鲁继斌 . 循环肿瘤细胞在非小细胞肺癌诊疗中的应用［J］. 现代肿瘤医学，2021，29（03）：535-539.

［22］刘春辰，林慧娴，郑磊 . 细胞外囊泡检测技术及其临床应用进展［J］. 检验医学，2020，35（12）：1207-1212.

［23］Minimal information for studies of extracellular vesicles 2018（MISEV2018）：a position statement of the International Society for Extracellular Vesicles and update of the MISEV2014 guidelines［J］. Journal of Extracellular Vesicles，2018，7（1）：1535750.

［24］Zhang L，Li Z，Skrzypczynska K M，et al. Single-Cell Analyses Inform Mechanisms of Myeloid-Targeted Therapies in Colon Cancer［J］. Cell，2020，181（2）：442-459. e29.

［25］Han L，Zi X，Garmire L X，et al. Co-detection and sequencing of genes and transcripts from the same single cells facilitated by a microfluidics platform［J］. Rep，2014，4：6485.

［26］Rodon J，Soria J C，Berger R，et al. Genomic and transcriptomic profiling expands precision cancer medicine：the WINTHER trial［J］. Nature medicine，2019，25（5）：751-758.

各　论

第五章　细胞毒类抗肿瘤药物的 TDM 与基因检测

第一节　氟尿嘧啶

一、药物简介

氟尿嘧啶（Fluorouracil，FU）是一类临床运用最广的抗代谢类抗肿瘤药物，可通过多种途径、多种代谢产物干扰肿瘤细胞的核酸代谢，抑制细胞增殖和肿瘤形成。临床上主要用于消化系统恶性肿瘤（食管癌、胃癌、肠癌）、乳腺癌和卵巢癌、绒毛膜上皮癌、恶性葡萄胎、头颈部鳞癌、皮肤癌和膀胱癌等其他实体瘤的治疗，其疗效和不良反应都存在着较大的个体差异。

（一）药代动力学特征[1,2]

1. 吸收　FU 口服吸收不规则，首过效应明显。一般经血管给药，剂量在 15mg/kg 时血药浓度可达（10^{-4}~10^{-3}）mol/L。FU 静脉注射后在体内药代动力学过程属于一级二房开放模型，可透过血-脑屏障，进入中枢神经系统，并代谢为具有神经毒性的产物氟枸橼酸盐。

2. 分布　FU 静脉注射约 30 分钟后到达脑脊液中，易进入细胞并分布于全身各组织，在血流丰富的组织中分布较多。在肿瘤组织中浓度较高，肝脏中分布最多，脾、肺、肾和心脏中依次降低，脑和肌肉中分布很低，$t_{1/2\alpha}$ 为 10~20 分钟，$t_{1/2\beta}$ 为 20 小时，3 小时后药物浓度下降至 10^{-8} mol/L。

3. 代谢　FU 进入机体后，约 80% 以上经肝脏和外周血单核细胞（peripheral blood mononuclear cells, PBMCs）中的 DPD 代谢为氟二氢氟尿嘧啶，进而在其他酶的作用下代谢生成 α-氟-β-丙氨酸、尿素、氨和 CO_2 等终产物。

4. 排泄　约 10%~30% 的 FU 在给药后 1 小时内经肾以原型药物排出体外，60%~80% 分解为 CO_2 经呼吸道排出体外，仅 1%~5% 进入肿瘤细胞内在磷酸激酶的催化下进一步转化为活性代谢物。

（二）药效动力学特征

1. 作用机制 FU 为抗代谢类抗肿瘤药，为细胞周期特异性药，对增殖细胞有明显杀灭作用，对 S 期细胞特别明显，对其他期细胞也有杀灭作用。同时又可延缓 G1 期细胞向 S 期移行，因而出现自限现象。FU 可通过多种途径、多种代谢产物来干扰肿瘤细胞的核酸代谢。在肿瘤细胞内 FU 可被磷酸激酶催化生成活性代谢物氟尿嘧啶脱氧核苷（fluorodeoxyuridine monophosphate, FdUMP）、三磷酸氟脱氧尿苷（fluorodeoxyuridine triphosphate, FdUTP）和三磷酸氟尿嘧啶（fluorouridine triphosphate, FUTP）。FdUMP 与甲氧基四氢叶酸（CH_2FH_4）及胸腺嘧啶核苷酸合成酶（thymidylate synthase, TS）活性中心共价结合形成三联复合物，抑制 TS 活性，阻断脱氧尿嘧啶核苷（dUMP）与胸腺嘧啶磷酸化酶（thymidine phosphorylase, TP）结合后转化为脱氧胸腺嘧啶核苷（dTMP），从而使 DNA 生物合成受阻。此外，FdUTP 和 FUTP 可通过伪代谢物形式掺入 DNA 和 RNA 链中，破坏其结构和功能的完整性，从而抑制 RNA 的合成[1]。

2. 体内代谢酶 研究表明，二氢嘧啶脱氢酶（DPD）为 FU 的代谢限速酶，胸腺嘧啶磷酸化酶（TP）是 FU 的活化酶，胸腺嘧啶核苷酸合成酶（TS）则是 FU 的靶酶。这三种酶类的表达水平、活性高低与 FU 化疗敏感性和不良反应直接相关[2]。

（三）药物相互作用

在临床使用中，多种药物可在生物化学上影响 FU 的抗癌作用或毒副反应。FU 与很多药物在联合应用时可发生具有临床意义的相互作用[3]。

1. FU 与钙拮抗剂 维拉帕米、地尔硫草、硝苯地平、非洛地平等钙拮抗剂可增强其抗肿瘤疗效。

2. FU 与甲氨蝶呤 FU 在体内的活性代谢物与胸腺嘧啶核苷酸合成酶（TS）结合抑制了后者的活性，两者合用时应先给予甲氨蝶呤 4~6 小时，再给予 FU，否则会减效。

3. FU 与 5-乙炔尿嘧啶 两者合用时可调节 FU 的治疗活性，提高口服 FU 的生物利用度，疗效和治疗指数增加可高达 6 倍。

4. FU 与别嘌醇 合用可提高 FU 的抗肿瘤疗效，降低骨髓抑制的毒性作用。

5. FU 与双嘧达莫 合用可提高 FU 的抗肿瘤疗效。

6. FU 与胸苷 合用时应先用胸苷，否则会因二者竞争嘧啶降解酶而使 FU 毒性增强，疗效则不增。

7. FU 与华法林 合用时可能会导致国际标准化比值升高和出血症状，但相互作用机制尚不明确。同时服用华法林时，建议密切监测凝血酶原时间的变化。

（四）药物不良反应[4]

（1）局部治疗时常见的不良反应包括皮肤红斑、水肿、色素沉着、色素减少、溃疡、坏死、瘢痕形成、剧烈疼痛、皮肤瘙痒、双边瘢痕性睑外翻、光化角化病。

（2）全身治疗时常见不良反应有恶心、食欲减退或呕吐，一般剂量多不严重。静脉滴注处药物外溢可引起局部疼痛、坏死或蜂窝组织炎。

（3）外周血白细胞减少常见，大多在疗程开始后 2~3 周内达最低点，约 3~4 周后恢复正常，血小板减少罕见。脱发或注入药物的静脉上升性色素沉着多见。

（4）偶见口腔黏膜炎、腹部不适、腹泻或用药后心肌缺血，可出现心绞痛和心电图变化。如经证实心血管不良反应（心律失常，心绞痛，ST 段改变）则要停药。极少见咳嗽、气急或小脑共济失调等。

（5）长期应用可导致神经系统毒性，长期动脉插管可引起动脉栓塞或血栓形成、局部感染、脓肿形成或栓塞性静脉炎等。这些事件的严重程度均为轻度至中度。

（五）血药浓度与药理学效应

1. FU 药代动力学差异　临床上主要根据体表面积（BSA）计算所需 FU 类药物的标准剂量，但 FU 治疗剂量与中毒剂量接近，药物代谢和药代动力学参数在个体之间有很大的差异，血药浓度可相差 3~10 倍，甚至更多。由于 FU 在体内代谢具有非线性和饱和性的特征，按常规剂量给药，部分患者不能达到有效的血药浓度，而部分患者则可能发生蓄积中毒或不良反应（严重的骨髓抑制、消化道黏膜损伤、共济失调等）。现已证实，FU 血药浓度与临床疗效及不良反应之间有密切的关系。

2. FU 血药浓度监测　研究显示[5]，根据 BSA 计算标准剂量的 FU 给药后，AUC 个体间差异显著（>30 倍），是导致 FU 类药物抗肿瘤疗效和毒副反应差异的重要原因。FU 的 AUC 和治疗效果、生存时间有明确关系[6]。Yoshida 等[7]研究发现，晚期结直肠癌患者连续输注（28 天或更长）FU 时，可以用稳态血药浓度（C_{ss}）来判断不良反应的发生情况。Santini 等[8]分析了 77 例头颈部癌患者连续 5 天注射顺铂加 FU 的 177 个治疗周期，结果显示 FU 的 AUC 可以预测不良反应的发生。因此，在临床使用中建议对 FU 的血药浓度进行监测以指导个体化给药，提高疗效，延长患者整体生存期，显著改善 3/4 级不良反应。目前，FU 的 TDM 主要包括血药浓度测定和肿瘤细胞内活性代谢物浓度的测定两项内容。

（六）药物相关基因与药理学效应

FU 相关的酶 DPD、TS 和亚甲基四氢叶酸还原酶（methylenetetrahydrofolate reductase, MTHFR）分别由基因 DPYD、TYMS 和 MTHFR 编码。DPYD 表达 DPD 的过程受到

MIR27A 在转录水平的调控。DPYD、MTHFR 和 MIR27A 等基因多态性可能导致 FU 抗肿瘤作用和 / 或不良反应的个体差异。这三种酶类的表达水平与活性高低和 FU 化疗敏感性、不良反应直接相关。检测这些基因可以用于预测 FU 的疗效和毒副作用，还可用于 FU 初始剂量的设定。

1. DPD　DPD 在人体大部分组织中广泛分布，在肝脏中活性最高，在肿瘤组织中也存在，在外周血单核细胞中呈正态分布，与肝脏中的活性正相关。DPYD 编码 DPD，位于人类染色体 1p22，包括 23 个基因（长 950kb）。DPYD 的多态性可导致 DPD 结构及活性的变化，并影响 FU 在体内的代谢。研究表明[9,10]肿瘤细胞内 DPYD 基因表达与 FU 的抗肿瘤敏感性有关，DPYD mRNA 的高表达和活性水平增高可能会导致肿瘤细胞 FU 耐药。多种人类肿瘤细胞系研究显示 DPYD mRNA 表达、DPD 活性与 FU 治疗反应率呈负相关，并与较差的无病生存期（disease- free survival, DFS）及总生存期密切相关[11,12]。DPD 缺陷或表达不足可导致 FU 治疗后出现严重甚至是致命性的不良反应，主要表现为胃肠道反应及骨髓抑制[13]。DPYD 基因多态性与 DPD 活性的研究越来越受到关注，目前已有超过 120 个突变位点被报道和研究。比较明确的与 DPD 缺陷相关的突变有 DPYD*2A（IVS14+1G > A, c.1905+1G > A, rs3918290），c.2846A > T（D949V, rs67376798），DPYD*13（c.1679T > G, 1560S, rs55886062）和 haplotype B3（c.1236G > A; c.1129–5923C > G）。目前公认最有临床意义的 DPYD 突变位点为 DPYD*2A（rs3918290），多项临床试验证明该突变位点携带者易发生严重的 FU 类药物相关不良反应。表明细胞内 DPD 的水平可作为 FU 治疗效果的重要预测因子。此外，Meulendijks 等[14]报道 MIR27A 编码的 miR–27a 可通过转录调控影响 DPD 的表达，DPYD 基因型与 MIR27A rs895819 基因型的联合分析可提高对 FU 致严重毒副作用的预测效果。

2. TS　TYMS 编码 TS，定位于第 18 号染色体 p11.32，长 16kb。TYMS 的非编码区中存在重复序列多态性，常见的基因型为 3R/3R、2R/3R 和 2R/2R。TYMS 的多态性可以影响 TS 的表达，进而影响 FU 的抗肿瘤效应[15,16]。TYMS 重复序列多态性可以预测 FU 的疗效。

3. MTHFR　THFR 由 MTHFR 基因编码，是亚甲基四氢叶酸代谢的关键酶。MTHFR 基因有两种常见的非同义变体即 C677T（Ala222Val）和 A1298C（Glu429Ala），MTHFR 的突变与酶活性降低和细胞内叶酸分布的改变密切相关。Loganayagam 等[17]研究发现，MTHFR 的 C677T 多态性能改变 MTHFR 的活性，进而干扰亚甲基四氢叶酸的代谢而影响 FU 的毒性。荟萃分析结果表明[18]，携带 MTHFR C677T 突变纯合子与转移性结直肠癌患者的 FU 的疗效密切相关（OR=1.47, 95% CI:1.05~2.04，P=0.024）。

二、血药浓度监测

（一）适应人群

FU 稳态血药浓度与患者的预后和不良反应具有较强的相关性，推荐定期监测患者血药浓度，并结合患者情况分析个体显著差异原因。

（二）方法与流程

FU 的血药浓度监测采用 C_{ss} 或 AUC。国内外应用比较广泛的 FU 的 TDM 监测方法有 HPLC、LC-MS/MS 和免疫分析法，三种方法各有优缺点[1]。HPLC 是最经典的 FU 浓度分析方法；LC-MS/MS 法则是目前最为公认的测定方法；免疫分析法具有快捷、方便的特点，在国内外均已经投入临床应用。基于 BSA 的给药剂量由于个体间的 PK 差异较大，仅 20%~30% 的患者 FU 血药浓度能够达到靶标值，40%~60% 的患者血药浓度低于有效值，治疗效果差甚至治疗失败；10%~20% 的患者血药浓度高于靶标值，容易发生不良反应。因此，所有接受 FU 治疗的患者均应定期监测 FU 的浓度。

1. 血样的选择　FU 广泛分布于所有血液组分，全血是检测 FU 浓度的最理想样本。

2. 血样采集时间　临床上采血时间大多在开始持续静脉泵入 12 小时后。接受 8 小时持续静脉滴注 FU 治疗方案的患者，一般在 FU 静脉滴注开始后 3 小时和 7 小时采血。当长时间静脉滴注 FU 给药时，采血时间为滴注开始后（24 ± 6）小时，同时应准确记录静脉滴注开始、结束及采血的时间。

3. 血样处理及仪器检测　采血后迅速、平稳地转运至实验室，切勿剧烈晃动，防止血细胞破裂造成标本污染，并在 1 小时内分离血浆，确保血浆中无血细胞混入，且无溶血现象发生，如无法及时转运样本，可防至 4℃保温箱内保存。

4. 血药浓度影响因素　FU 的血药浓度存在时辰变化，在凌晨 4 时浓度最高，下午 1 时浓度最低，这可能与不同时间点药物代谢关键酶的活性不同有关。因此，采样时间需安排在固定的时刻，以避免时辰变化导致的稳态血药浓度的误差。

（三）目标值与结果解读

目前针对 FU 监测结果的权威指南规范较少。Gamelin 等[19] 于 1998 年发现 FU 的 AUC 与抗肿瘤疗效和不良反应密切相关，且目标 AUC 在 20~25（mg·h）/L 或 20~30（mg·h）/L 时，不良反应相对较少且抗肿瘤疗效最佳。FU 治疗窗的下限为 20（mg·h）/L，上限选择 24（mg·h）/L 是基于不良反应较大的化疗方案得出，但并不适用于不良反应相对较小的最新治疗方案[20,21]。VOKES 等[22] 发现 AUC 水平达到 30（mg·h）/L 以上时相关风险才会增加，并支持 30（mg·h）/L 作为治疗窗上限，保证靶向范围有 10（mg·h）/L

的变动值，以容纳 FU 在个体间的 PK 差异，避免不必要的剂量调节。因此，目前公认的 FU 的 AUC 最佳范围是 20~30（mg·h）/L。根据 C_{ss} 或 AUC 调节剂量的方法日趋成熟，临床上也逐渐适用，但是以上基于 PK 调节 FU 剂量均是源于欧美人群的研究结果。国内相关的研究仍处于探索阶段，尚无确切的研究结果，且国内研究多用 C_{ss}，换算成 AUC 后与国外研究结果相差较大。因此，国外报道的最佳有效范围和剂量调整方案是否适用于亚洲人群需进一步验证。

三、药物基因组学

（一）药物相关基因检测

现有研究发现，DPYD、TYMS、MTHFR 基因多态性和调控 DPD 活性的 MIR27A 的多态性对 FU 抗肿瘤作用和不良反应产生一定的影响。目前研究比较明确的是 DPYD 基因多态性与 FU 疗效和不良反应的相关性。TYMS、MTHFR 和 MIR27A 的多态性对 FU 影响的临床意义仍待进一步的研究。本部分主要介绍 DPYD 基因分型和临床意义。

（二）方法与流程

DPD 的活性在 PBMCs 中呈正态分布，并与肝脏中的活性呈正相关。关于 DPD 活性的判定方法主要有 DPYD 基因型测定、DPD 表型测定和 DPD 编码 mRNA 的测定等。其中，DPD 表型的判定除考虑 DPYD 基因多态性外，还应综合考虑患者的性别、年龄和疾病状态等多种可能影响 DPD 活性的因素。DPD 的表型判定可用于预测 FU 的疗效和不良反应，指导初始剂量的制定。

1. DPYD 基因型测定　采用氟尿嘧啶代谢相关基因的单核苷酸（SNP）多态性检测方法。传统的方法如 DNA 双脱氧测序、DNA 焦磷酸测序、单链构象多态性（SSCP）、限制性酶切片段长度多态性（RFLP）、变性梯度凝胶电泳（DGGE）、实时荧光定量 PCR 技术和全基因组测序等。新的高通量测定 SNP 的方法则有芯片技术、变性高效液相色谱（DHPLC）、动态等位基因特异的杂交等。

2. DPD 表型测定　主要有 PBMCs 中 FU 降解速率法和内源性尿嘧啶与二氢尿嘧啶浓度比值法（UH2/U）等。FU 降解速率法通过直接测定 DPD 活性，可准确识别 DPD 缺陷患者，检测结果对临床的指导作用也最为可靠，是评价 DPD 表型的金标准。另外，UH2/U 比值法作为一种间接反应 DPD 活性的检测方法，目前尚未形成公认的分界值标准，因此该方法的临床应用有待进一步评估。

（三）结果解读

2017 年美国临床药物基因组学实施联盟（CPIC）在 2013 版基础上更新了《FU 药

物基因多态性精准用药的指导意见》[23]，见表 5-1。2020 年 3 月，欧洲药品管理局
在 2017 年美国 CPIC 更新的指导意见基础上，结合荷兰药物遗传学工作组指南、法国
GPCO-Unicancer 和 RNPGx 建议，发布了《接受氟尿嘧啶、卡培他滨和替加氟治疗前的
二氢嘧啶脱氢酶检测》的专家共识文件。该专家共识建议在使用氟尿嘧啶类药物进行系
统治疗前，患者应该检测 4 种最常见的 DPYD 基因突变型：DPYD*2A（c.1905+1G > A;
IVS14+1G > A; rs3918290）、DPYD*13（c.1679T > G; rs55886062）、c.2846A > T（rs67376798）
和 haplotype B3（c.1236G > A; c.1129-5923C > G）。共识中建议按照 DPYD 的 2 个等位基
因突变类型进行 DPD 的活性评分（表 5-2），根据 DPD 的活性评分制定肿瘤患者氟尿嘧
啶类药物的治疗方案，见图 5-1。

（1）建议在开始注射或滴注氟尿嘧啶和使用卡培他滨、替加氟之前，检测患者是否
缺乏 DPD。可以测量血液中的尿嘧啶（DPD 的底物）水平，也可检查患者是否具有 DPD
基因突变。

（2）对于部分缺乏 DPD 活性的患者，应考虑减少上述药物的起始剂量。鉴于减量
方案的有效性尚未确定，若没有发生严重不良反应，可以考虑加大后续剂量。对于需要
持续输注氟尿嘧啶的患者，应定期监测氟尿嘧啶的血药浓度。

（3）完全缺乏 DPD 的患者，不得注射或滴注氟尿嘧啶，也不得使用卡培他滨和
替加氟。由于完全缺乏 DPD，这类患者发生严重且危及生命的不良反应的风险较高。

表 5-1　基于二氢嘧啶脱氢酶（DPD）基因型和表型的 FU 精准用药推荐

基因型/表型	基因型说明	基因型	对酶活性影响	剂量推荐	推荐级别
纯合野生型 / 正常或高活性	携带 2 个或更多功能等位基因（*1，*4，*5，*6，*9A）	*1/*1，*4/*4，*5/*5，*6/*6，*9A/*9A	DPD 活性正常，或 FU 类药物常规毒性风险	按常规剂量用药	中度
杂合型 / 中度活性	携带 1 个功能等位基因（*1，*4，*5，*6，*9A）和 1 个非功能等位基因（*2A，*13 或 rs67376798）	*1/*2A，*1/*13，*4/*2A，*4/*13，*1/rs67376798，*4/* rs67376798，等。	DPD 活性降为正常人的 30% ~ 70%，FU 类药物严重或致命性风险增加	初始剂量低于常规剂量的 50%，后续根据毒性或血药浓度调整	中度
纯合突变型 / 活性缺失	携带 2 个非功能等位基因（*2A，*13 或 rs67376798）	*2A/*2A，13*/13 或 rs67376798/ rs67376798	DPD 活性完全缺失，使用 FU 类药物有致命毒性	选择替代药物	强烈
纯合型或杂合型 / 未知活性	携带 1 个或 2 个未知功能等位基因（*3，*7，*8，*9B，*10，*11，*12）	*1/*3，*2A/*3，等	不确定	不确定	不确定

表 5-2　根据 2 个代表活性最弱的 DPYD 等位基因预测 DPD 的表型

基因型	活性评分
不携带功能降低 / 无功能等位基因（*1/*1）	2.0
携带一个功能降低等位基因的 DPYD 杂合子（*1/c.1236G>A 或 *1/c.2846A>T）	1.5
携带一个无功能等位基因的 DPYD 杂合子（*1/*2A 或 *1/*13）	1
携带 2 个功能降低等位基因的 DPYD 突变体（例如，*1/c.1236G>A 和 *1/c.2846A>T），或者 1 个功能降低和一个无功能的等位基因 DPYD 突变组合（c.1236G>A 或 *1/c.2846A>T 与 *2A 或 *13 的组合，例如 c.2846A>T）	0.5
携带无功能等位基因 DPYD 突变体纯合子（*2A/*2A；*13/*13）或携带 2 个无功能等位基因 DPYD 突变体的杂合子（*2A/*13）	0

* 活性评分 0.5 并不总是可靠的，需要额外的表型分析。

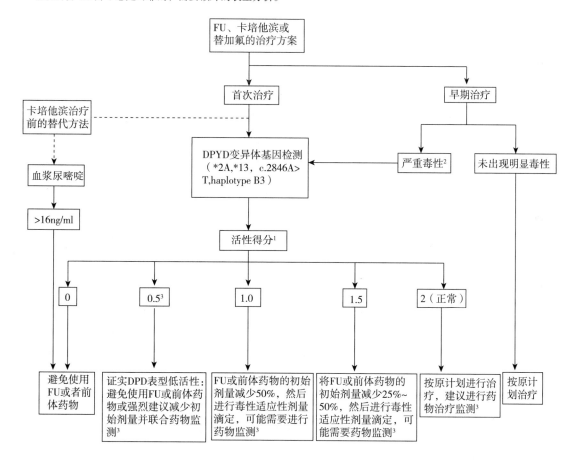

图 5-1　氟尿嘧啶治疗前的诊断和治疗建议

1.关于替加氟评分给药的建议是通过类比氟尿嘧啶和卡培他滨提出的，没有相关的内部证据。2.若最后一次使用剂量后毒性仍然存在，则考虑减量或开始全量治疗。3.药物治疗监测仅适用于氟尿嘧啶。

四、基于 TDM 或基因检测的临床合理用药

氟尿嘧啶类药物是包括 FU、前药卡培他滨和替加氟等在内的一类重要的抗肿瘤药物，是胃肠道肿瘤、乳腺癌和头颈部肿瘤等的基础用药。目前临床上根据体表面积（BSA）计算 FU 的标准剂量后，FU 的非线性 PK 特性和不同个体间药物清除的广泛差异是导致抗肿瘤疗效和毒副反应差异的重要原因。根据 BSA 计算 FU 的药物剂量未将遗传因素、性别、年龄、生理病理特征、器官功能和药物相互作用等诸多药动学因素综合考虑在内。近年，随着 TDM 和药物基因组学等技术的不断发展，为发展基于患者间的个体特征，制订精准化给药方案的个体化用药提供了新的理论依据和手段。目前，FU 类药物的个体化用药主要借助 FU 的 TDM、相关基因检测和二氢嘧啶脱氢酶表型检测三种技术手段，实现该类药物用药指征确定、初始用药剂量推荐以及用药剂量调整，以期提高临床疗效的同时降低药物毒性。

（一）FU 的治疗药物监测

目前推荐的 FU 的 AUC 目标范围为 20~30（mg·h）/L。Santini 等[8] 测定了 170 例头颈部鳞癌患者接受顺铂加 FU 持续滴注 5 天后 FU 的 AUC，并实时分析其中 81 例患者治疗前 3 天的 AUC 并据此调节后半周期 FU 的剂量。结果显示，与 AUC 未测定组相比，AUC 实时监测组 40% 的患者减少了后半疗程的剂量，总应答率（ORRs）显著提高（47% vs. 31%；$P < 0.05$），2 级以上毒性反应发生率明显降低（12.4% vs.20%；$P < 0.05$）。一项多中心随机研究中[24]，106 例头颈部癌患者接受顺铂 100mg/（m^2·d）加 FU 1000mg/（m^2·d）的化疗方案。106 例患者被随机分为 FU 标准剂量组（BSA 组）或 FU 剂量调整组（PK 组），按 FU AUC_{0-48h} 进行剂量调整。研究结果显示，与 BSA 组（$n=57$）相比，PK 组（$n=49$）在第 2~3 周期 FU 剂量和 AUC 值均显著降低（$P< 0.001$）。PK 组患者 3/4 级中性粒细胞减少和血小板减少的发生率明显低于 BSA 组（7.6% vs.17.5%；$P = 0.013$），但 ORRs 在两个治疗组中无差异（81.7% vs. 77.2%；$P> 0.05$）。Gamelin 等[21] 对接受每周 8 小时输注 1500mg/m^2 FU 的转移性结直肠癌（mCRC）患者进行了一项前瞻性、多中心的 III 期随机临床试验。患者被随机分成 BSA 组（$n=104$）和 PK 组（$n=104$），PK 组每周调整 FU 的剂量并测定 C_{ss}，直到血浆 C_{ss} 达到 2500~3000μg/L，相当于 AUC 20~24（mg·h）/L。研究观察到 C_{ss} 与肿瘤反应（ORR）显著相关（$P=0.004$）。与 BSA 组相比，PK 组的 ORR 明显高于 BSA 组（33.6% vs.18.3%；$P<0.0004$），且 BSA 组更易出现严重毒性反应（$P=0.003$）。C_{ss} 在 2500~3000μg/L 之间与 1/2 级腹泻和 1 级手足综合征的发生相关，$C_{ss}>3000μg/L$ 与 3 级腹泻和手足综合征的发生显著相关（$P=0.02$）。

（二）FU 药物基因组学

FU 为基础的化疗是结直肠癌的一线化疗方案，根据 BSA 计算的 FU 标准剂量给药后有 10%~30% 的患者发生了严重的治疗相关毒性，其中 0.5%~1% 为致死性毒性反应，老年患者的治疗相关死亡率更高达 5%。大量研究表明引起 FU 不耐受最重要的原因是 DPD 的缺乏，DPD 缺乏可以导致约 0.5% 接受 FU 治疗的患者发生危及生命的早期毒性事件。迄今为止，研究证实与 FU 毒性反应相关的 DPYD 变异有 DPYD*2A（rs3918290 G > A，rs67376798 A > T）和 DPYD*13（rs55886062 T > G）。

Henricks 等[25]建立了一套 DPD 活性评分系统，利用 PCR 方法对 DPYD*2A(rs3918290 G > A)，rs67376798 A > T，DPYD*13（rs55886062）和 c.1236 G > A/HapB3 各位点分型，并对每一种基因型赋予不同的权重，最后根据 DPD 总得分来决定 FU 的给药剂量。一项前瞻性的队列研究首先对 2038 名结直肠癌患者进行 DPYD*2A 基因分型，其中 22 名为杂合子携带者[26]。90% 的患者接受口服氟尿嘧啶联合卡培他滨治疗，其余 10% 的患者接受静脉 FU 治疗，所有 DPYD*2A 杂合子携带者的初始剂量减少 50%，随后根据患者耐受性进行剂量滴定。结果表明基因型指导的 FU 剂量调整方案可以显著减少 3 级以上毒性反应的发生风险，与历史对照相比由 73% 降低至 28%。此外，基因型指导的剂量调整患者的毒性持续时间相对较短。因此，在临床实践中预先对患者的 DPYD*2A 基因分型以指导 FU 的个体化治疗是可行的。鉴于 DPD 基因突变与毒性的关系，美国临床药理学实施联盟在 2017 年发布了《基于 DPD 基因型的 FU 剂量推荐指导》（表 5-1）和欧洲药品管理局 2020 年发布的《接受氟尿嘧啶、卡培他滨和替加氟治疗前的二氢嘧啶脱氢酶检测》专家共识(图 5-1)，建议非功能等位基因 DPD 纯合子携带者采用替代药物治疗，携带一个功能降低或一个无功能等位基因的 DPD 杂合子携带者起始剂量减少 25%~50%，然后根据不良反应及药动学调整剂量。目前，临床实践已证实此策略可降低严重毒性反应的风险，临床效用价值高。

（三）FU 血药浓度监测与 DPD 的联合检测

FU 的抗肿瘤疗效、不良反应不仅与体内血药浓度有关，还与药物的作用靶点、代谢酶的基因多态性密切相关，且已有研究表明同时检测 DPD 的活性和 FU 的 C_{ss} 可准确预测不良反应的发生情况。周志伟等[27]测定 30 例接受 FU 化疗的 mCRC 患者血 DPD 活性，评价其与 FU 血药浓度及治疗毒性之间的关系，结果显示患者 DPD 的活性与 FU 血药浓度呈负相关，并与 FU 致恶心、呕吐、骨髓抑制等不良反应呈负相关。一项基于胃癌患者研究显示[28]，当 FU 血药浓度维持在一定水平时，DPD 活性是治疗相关不良反应发生的决定因素。联合监测 FU 血药浓度和作用靶点、代谢酶的多态性能更好的预测 FU 的疗效和不良反应。

对于拟接受 FU 治疗的患者，应考虑预先检测 DPD、TS 活性、mRNA 表达或者基因多态性，并根据测定结果确定初始给药剂量。在治疗过程中应进行血药浓度监测，并根据血药浓度进行剂量调整，从而更好地实现 FU 的个体化给药。

第二节　顺　铂

一、药物简介

顺铂（Cisplatin）为目前常用的金属铂类化合物，具有抗瘤谱广、对乏氧细胞有效的特点，但对肾、神经系统及胰腺有毒性[29]。顺铂是金属铂类药物中疗效最为显著的一线抗癌药物，能广泛治疗包括睾丸癌、卵巢癌、乳腺癌、膀胱癌、肺癌、颈癌和非小细胞肺癌等在内的一系列癌症[30]。

（一）药代动力学特征

静脉注射时在肝、肾、膀胱中分布最多。在血浆中迅速消失，呈双相型，快相 $t_{1/2}$ 为 41~49 分钟，慢相 $t_{1/2}$ 为 57~73 小时。静脉注射后 1 小时血浆含量为 10% 左右，90% 中与血浆蛋白结合。排出较慢，1 天内尿中排出 19%~34%，4 天内尿中仅排出 25%~44%[29]。

（二）药效动力学特征

能与 DNA 结合形成交叉键，从而破坏 DNA 的功能不能再复制。高浓度时也抑制 RNA 及蛋白质的合成，为一种周期非特异性药物。该药作用的另一特点是对乏氧细胞也有作用。进入人体后可扩散通过带电的细胞膜。在 Cl^- 离子浓度高的条件下较稳定，进入细胞后由于细胞内 Cl^- 浓度低，药物水解为阳离子水合物，具有类似烷化剂的双功能基团的作用，主要与 DNA 链上的碱基作用[29]。

（三）药物相互作用

该药可减少博来霉素的肾排泄而增加其肺毒性。与氨基糖苷类抗生素合用可发生致命性肾衰，并可能加重耳毒性。与呋塞米或依他尼酸合用可增加对耳的损害，抗组胺类、吩噻嗪类药等可能会掩盖该药的耳毒性[29]。

（1）与秋水仙碱、丙磺舒或磺吡酮合用时，由于该药可能提高血液中尿酸的水平，必须调节其剂量，以控制高尿酸血症与痛风。

（2）抗组胺药，吩噻嗪类药或噻吨类药与该药合用，可能掩盖耳毒性的症状，如耳鸣、眩晕等。

（3）该药诱发的肾功能损害可导致博来霉素（甚至小剂量）的毒性反应：由于此两

药常合并应用，尤应注意。

（4）与各种骨髓抑制剂或放射治疗同用，可增加毒性作用，用量应减少[31]。

（四）药物不良反应

主要为消化道反应、肾脏毒性、骨髓抑制及听神经毒性，与所用剂量的大小及总量有关。少数患者并有胰腺毒性可诱发血糖增高。因此在用该药前，尤其是高剂量时，应先检查肾脏功能及听力，并注意多饮水或输液强迫利尿[29]。

（1）肾毒性　单次中、大剂量用药后，偶见轻微、可逆的肾功能障碍。可出现微量血尿。多次高剂量和短期内重复用药，会出现不可逆的肾功能障碍，严重时肾小管坏死，导致无尿和尿毒症。

（2）消化道反应　恶心、呕吐、食欲减低和腹泻等，反应常在给药后 1~6 小时内发生，最长不超过 24~48 小时。偶见肝功能障碍、血清转氨酶增加，停药后可恢复。

（3）骨髓抑制　白细胞和（或）血小板的减少，一般与用药剂量有关，骨髓抑制一般在 3 周左右达高峰，4~6 周恢复。偶有继发性非淋巴细胞性白血病。

（4）耳毒性　可出现耳鸣和高频听力减低，多为可逆性，不需特殊处理。

（5）神经毒性　多见于总量超过 $300mg/m^2$ 的患者，周围神经损伤多见，表现为运动失调、肌痛、上下肢感觉异常等。少数患者可能出现大脑功能障碍，亦可出现癫痫、球后视神经炎等。

（6）过敏反应　如心率加快、血压降低、呼吸困难、面部水肿、变态性发热反应等。

（7）循环系统　少见心律失常、心电图改变、心动过缓或过速、心功能不全、脑缺血，冠状动脉缺血，外周血管障碍类似 Ravnaud 综合征等。可见低镁血症、低钙血症、肌肉痉挛。常见因高尿酸血症而致腿肿胀和关节痛。

（8）其他　可出现免疫抑制反应，牙龈会有铂金属沉积；患者接受动脉或静脉注射的肢体可能出现局部肿胀。疼痛、红斑及皮肤溃疡、局部静脉炎等少见。偶有脱发，精子、卵子形成障碍和男子乳房女性化等现象[32]。

（五）血药浓度与药理学效应

顺铂为常用的广谱抗肿瘤药物。用大剂量顺铂化疗后，容易在患者的体内蓄积，产生不良反应，其常见的严重不良反应有肾毒性和神经毒性。因此，应通过实时监测患者的血药浓度来调整用药剂量，使顺铂的血药浓度维持在有效范围内，以达到最佳治疗效果和最小不良反应[33]。顺铂的疗效和毒性与其药动学特点密切相关，并且其在肿瘤患者体内的药动学参数差异较大。顺铂静脉滴注后其血药浓度的分布呈现两相特征，第一时相的半衰期仅持续数分钟，第二时相的半衰期则延长为数天。药动学参数结果显示，顺铂在非小细胞肺癌患者中有较大的个体间差异，表现在其 AUC 及 CL 值分布广泛，且最高与最低值之间相差数倍[34]。试验测得顺铂的 $t_{1/2\alpha}$、$t_{1/2\beta}$ 与文献报道的 $t_{1/2\alpha}$ 为（0.54±0.18）小时、$t_{1/2\beta}$ 为（58.91±21.39）小时的结果接近[34,35]。

（六）药物相关基因与药理学效应

顺铂常见的严重不良反应有肾毒性和神经毒性。顺铂肾毒性的机制主要包括：肾细胞内顺铂的蓄积增多、细胞生物转化能力和 DNA 修复能力的减弱。顺铂肾毒性存在的个体性差异主要与上述 3 种过程中的药物代谢基因遗传变异有关。顺铂在肾脏内的药物浓度远高于血浆中的药物浓度，这表明顺铂在肾细胞内蓄积能力的增加。早期的研究认为，顺铂作为一种重金属，是通过被动扩散而进入肾细胞内。然而，随着近年来研究的不断深入，已经表明顺铂是通过 2 种不同的膜转运蛋白——铜离子转运蛋白 CTR1 和有机阳离子转运蛋白 OCT2 的介导而进入肾细胞中。然而，目前还没有相关的临床研究就 CTR1 的遗传多态性对顺铂肾毒性的影响进行评价分析，故 CTR1 基因多态性的体内影响还有待进一步证实[35]。

二、血药浓度监测

1. 适应人群 目前铂类药物 TDM 还处于基础研究阶段，国内尚无医疗机构正式开展该项检测[8]。

2. 方法与流程 截至 2021 年 8 月，目前尚无可供参考的文献数据。

3. 目标值与结果解读 截至 2021 年 8 月，目前尚无可供参考的文献数据。

三、药物基因组学

（一）药物相关基因检测

1. 主要相关作用靶点基因 基因组 DNA 已被公认为顺铂最关键的药理作用靶点，但多个学科的研究结果表明，其他靶点和分子间的相互作用可能与顺铂的抗癌作用方式、药物毒性和癌细胞对这种显著的抗癌药物的耐药性有关。目前已有的证据表明，顺铂抗肿瘤作用的机制可能包括通过其与 rRNAs、mRNAs 和 tRNAs 的相互作用抑制蛋白质合成，以及通过其与 mRNAs 的相互作用抑制 RNA 剪接。越来越多的证据也表明，顺铂与其他非翻译功能性 RNA（包括 mRNAs）的相互作用可能在其药理活性中发挥作用。有证据表明，顺铂的抗癌作用机制可能还包括 L- 蛋氨酸的耗竭、DNA 聚合酶 α 的抑制、泛素 - 蛋白酶体系统和 HSP90 的抑制，以及随后的内质网应激，以及抑制 PARP-1 和 BRCA 功能，然后累积导致 DNA 双链断裂[36]。

2. 药动学相关基因 参与顺铂处置的药物转运蛋白包括铜转运蛋白 1（CTR1）、有机阳离子转运蛋白 2（OCT2）、多药和毒素挤压蛋白 1（MATE1）和 ATP 结合转运蛋白

（ABCC2、ABCC3 和 ABCG2），与铂反应和毒性相关。

（二）方法与流程

截至 2021 年 8 月，目前尚无可供参考的文献数据。

（三）结果解读

截至 2021 年 8 月，目前尚无可供参考的文献数据。

四、相关 TDM 的研究进展

顺铂的药动学尤其是临床药动学的研究，近年来文献报道不是很多。原因可能有两点：①需要在肿瘤患者身上短时间内连续多次抽取血样测得血药浓度，患者的依从性很难保证，使得临床药动学研究难度很大；②因为临床水化的应用加之按时间药理学理论在下午给患者注射等措施，使顺铂的不良反应（尤其肾毒性）大大减轻，对药物监测的必要性也随之减少[37]。

五、相关基因检测的研究进展

迄今为止，药物基因组学预测顺铂诱发耳毒性的研究主要集中在儿童实体瘤人群中。甲基转移酶基因，TPMT 和 COMT，被假设通过嘌呤依赖的 DNA 交联调节耳毒性。然而，关于 TPMT、COMT 和耳毒性之间的关系，可能是由于研究设计，以及包括同时使用耳毒性或耳毒性药物、辐射和随访时间在内的混杂变量，有报道称存在相互矛盾的结果。在一些儿科研究中，COMT 等位基因携带者患顺铂性耳聋的风险增加，而另一些研究则未能观察到效果。在 Wendy A 等的队列中，发现 COMT 等位基因携带者有明显更高的耳毒性风险（HR 1.72，95%CI：1.17~2.52）。最近一项针对原发性睾丸癌患者的研究还发现，COMT 与耳毒性之间存在显著的关联[38]。综合这些数据，COMT 可能在不同的疾病背景下是重要的，并且是一个独立的预测听力损失的指标。

Wendy A 等[39] 研究结果表明，癌症预后相对较好、听力损失风险较高的患者可能更适合每周服用顺铂。评估 COMT/MATE1 基因分型和每周使用顺铂治疗的去强化等策略可以减少与治疗相关的永久性副作用，这在 HPV 相关癌患者中变得越来越重要。然而，在提出支持顺铂暴露前基因检测的建议之前，这些结果应在一项旨在研究药物遗传学和给药方案对 HNSCC 耳毒性和生存结局的影响的前瞻性试验中得到验证。

第三节　甲氨蝶呤

一、药物简介

甲氨蝶呤（Methotrexate，MTX）为抗叶酸类抗肿瘤药，通过抑制二氢叶酸还原酶（DHFR）而使二氢叶酸不能还原为具有生理活性的四氢叶酸，从而使嘌呤核苷酸和嘧啶核苷酸的生物合成过程中一碳基团的转移作用受阻，导致 DNA 的生物合成明显受到抑制。MTX 属细胞周期特异性药，主要作用于细胞周期的 S 期，对 G1 期和 G1/S 转换期也有一定作用，对处于对数增殖期的细胞作用最强。适用于各类急性白血病（对儿童患者疗效尤佳）及绒毛膜上皮癌、恶性葡萄胎、肺癌、乳腺癌、恶性淋巴瘤、软组织肉瘤等[40]。

（一）药代动力学特征

MTX 口服易吸收，胃肠外给药 0.25~2 小时内可观察到血浆峰浓度。与血浆蛋白结合率约为 50%，不易通过血–脑屏障，广泛分布于体内各组织，也可分布如腹腔或胸腔积液之类的第三间隙积蓄的体液中。在某些组织中可滞留较长时间，如在肾脏可滞留数周，在肝脏中可滞留数月。主要是通过肾脏排泄，大约 41% 在第一个 6 小时内以原型通过尿液排出，24 小时内排出 90%。少部分可能经由胆道，最后由粪便排出。少量甲氨蝶呤及其代谢产物可以结合型形式贮存于肾脏和肝脏等组织中长达数月。肾功能损伤时MTX 的排泄会减少，血清和组织细胞中的药物迅速增多。在有胸腔或腹腔积液情况下，清除速度明显减缓。清除率个体差别极大，老年患者更甚[41]。

（二）药效动力学特征

甲氨蝶呤经还原性叶酸载体（RFC）途径进入细胞后，可在多聚谷氨酸合成酶（FPGS）的作用下转变为甲氨蝶呤多聚谷氨酸盐（MTXPGs），并滞留细胞内。MTX 药理作用的发挥主要依赖于其在细胞内的浓度及停留时间。MTXPGs 作为 MTX 在细胞内的活性代谢物，可以直接抑制叶酸循环中酶的活性，从而抑制 DNA 的从头合成途径，导致细胞死亡[42,43]。通常大剂量甲氨蝶呤（HD–MTX）治疗急性淋巴细胞白血病能够取得较好的疗效，大剂量结合四氢叶酸钙（CF）解救方案对于提高急性淋巴细胞白血病患者的生存率及防止复发均起到非常重要的作用。临床建议 HD–MTX 通过中心静脉给药，需密切监测患者的各项临床指征，加强水化、碱化维持尿液 pH 值在 7.0~8.0，并根据 MTX的稳态浓度及排泄浓度进行 CF 解救。

（三）药物相互作用

MTX 为多种转运体的底物，当其他药物与 MTX 合用时，可作用于核受体诱导或下调转运体的 mRNA，调节转运体的表达，或对相同的转运体产生竞争性抑制作用，进而发生基于转运体的药物间相互作用。质子泵抑制剂（奥美拉唑、兰索拉唑、泮托拉唑以及雷贝拉唑等）、抗菌药物（呋喃妥因、磺胺嘧啶、甲硝唑、青霉素 G 等）、非甾体抗炎药（水杨酸盐、苯丁氮酮等）、免疫抑制剂（阿糖胞苷、长春碱、氢化可的松、米托蒽醌、来氟米特等）、左乙拉西坦、利福平、替米沙坦以及某些中药（土茯苓、白藜芦醇、大黄、黄芩、葛根素等），可作用于与 MTX 转运相关的转运体，如 P 糖蛋白（P-glycoprotein，P-gp）、多药耐药相关蛋白（multidrug resistance- associated proteins，MRPs）、乳腺癌耐药蛋白（breast cancer resistance protein，BCRP）、有机阴离子转运体（organic anion transporters，OATs）和有机阴离子多肽转运体（organic anion transporting polypeptides，OATPs），从而影响 MTX 在体内的摄取、吸收、分布和排泄[44]。因此，当 MTX 与其他药物合用时，要充分了解转运体及其在药物处置中的作用，尽量避免作用于相同转运体的药物合用。若不可避免，尽量延长给药间隔以避免发生药物间的竞争性抑制作用。若合用药物对转运体可产生抑制或诱导效应，可适当减小或增加 MTX 给药量，并注意监测 MTX 的血药浓度，灵活调整剂量，使甲氨蝶呤浓度控制在药物治疗窗内，同时要定期监测肝肾功能，避免因药物相互作用造成肝肾功能损害。

（四）药物不良反应

由于 MTX 特异性差，除对肿瘤细胞产生毒性外，对所有快速分裂的正常细胞如肠道上皮细胞和骨髓细胞也有严重的毒性。大剂量应用 MTX 的常见不良反应有不同程度的黏膜炎、肝肾功能损害、轻度的骨髓抑制、皮疹和发热，多为一过性；神经系统病变、骨病和特异过敏等较少见[45]。

（五）血药浓度与药理学效应

血药峰浓度即 MTX 静脉滴注即将结束时的浓度，被认为与治疗效果有关。在成人急性淋巴细胞白血病的治疗中，研究认为血药峰浓度 >48 μmol/L 才能发挥最佳的抗肿瘤效果，而在骨肉瘤治疗中 MTX 峰浓度 >700 μmol/L 的患者拥有更好的组织学反应和更高的 5 年生存率。但药物峰值浓度若达到 1500 μmol/L 以上，会导致严重的血液毒性和肝、肾毒性，不仅明显提高了用药风险，也使得后续治疗的依从性下降，从而对预后产生不良影响[40]。

（六）药物相关基因与药理学效应

近几年来，单核苷酸多态性（single nucleotide polymorphism，SNP）被认为可能是导致药物疗效差异及药物不良反应个体差异的关键因素之一，为预测药物不良反应提供了新的方向，可在减少药物不良反应发生的同时达到预期的临床疗效，从而更好地指导治疗。

目前认为，SNP 在影响个体对 MTX 敏感性和耐受性方面起重要作用。其中与 MTX 转运相关的基因有三磷酸腺苷结合盒转运体（ABC）、溶质载体 19A1（SLC19A1）、有机阴离子转运体 1B1（OATP1B1），与 MTX 代谢相关的基因有亚甲基四氢叶酸还原酶（MTHFR）、叶酰多聚谷氨酸合成酶（FPGS）与 γ- 谷氨酰水解酶（GGH），与 MTX 作用靶标相关的基因有二氢叶酸还原酶（DHFR）、胸苷酸合成酶（TYMS）[46]。

二、血药浓度监测

（一）适应人群

推荐使用 MTX 治疗的肿瘤患者进行血药浓度监测。

（二）方法与流程

目前 HD-MTX 化疗后血药浓度检测方法主要有免疫学方法、高效液相色谱法（HPLC）和高效液相色谱 - 串联质谱法（HPLC-MS/MS），免疫学方法多用荧光偏振免疫法（fluorescence polarization immunoassay，FPIA）和酶增强免疫法（enzyme-multiplied immunoassay technique，EMIT）。

1. 免疫学方法 FPIA 是 20 世纪 70 年代根据荧光偏振原理建立的一种定量免疫分析方法，EMIT 是一种均相酶免疫分析技术，二者均是利用免疫学原理进行特异性分析。FPIA 和 EMIT 测定的自动化程度高，所需样本量较少，操作较简便，但专属性不强，不能区分 MTX 与其代谢物，易发生交叉反应，且仪器配套试剂盒成本较高、线性范围窄、有效期短。

2. HPLC 法 HPLC 法是一种色谱分析法，采用合适的固定相和流动相可将药物和体内代谢物进行良好的分离，是目前检测 HD-MTX 血药浓度最常用的方法，具有专一性强、灵敏度高、适用性强等优点。但 HPLC 法血浆前处理过程较繁琐，测定时间和出检测报告时间较免疫分析法长，样本用量较免疫分析法大，并且 HPLC 法的方法学种类多样，要求操作人员必须掌握熟练的分析技术。

3. HPLC-MS/MS 法 HPLC-MS/MS 法特异性高、灵敏度高、分析时间短，且不受代谢物或其他药物干扰，可同时检测 MTX 及其代谢物，可作为 HPLC 法和免疫学方法的一个重要补充。但其费用较高，国内医院采用该方法测定 MTX 血药浓度的报道还较少。

样本处理流程：直接肘静脉穿刺采血 3ml 于采血管中，颠倒混匀；获取血液后，迅速、平稳地转运至实验室，切勿剧烈晃动，防止血细胞破裂造成标本污染。若无法及时转运样本，可放至 4℃保温箱保存；处理血样及仪器检测。

（三）目标值与结果解读

MTX 血药浓度的监测时间点可以根据需要有所不同，建议每日至少必须监测 1 次，直至 MTX 血药浓度达到安全范围。接受 HD-MTX 的患者监测 MTX 血药浓度有 2 种模式：① MTX 滴注开始后、24 小时、48 小时、72 小时各监测 1 次，对于 24 小时持续静滴方案的患者，首次 MTX 血药浓度可以开始于 36 小时；② MTX 滴注结束后监测第 1 次，以后 12 小时、24 小时、48 小时、72 小时各监测 1 次，这种模式多用于骨肉瘤化疗。MTX 静脉滴注结束 24 小时、48 小时、72 小时后的血药浓度主要与安全性相关，可以指导相应的支持治疗和 CF 解救方案。

目前国内主要采用的 HD-MTX 化疗监测时间点和浓度标准为：每一疗程以 MTX 滴注完毕为零时，在 24 小时、48 小时和 72 小时分别采血，检测 MTX 血药浓度。若 MTX 24 小时的血药浓度 >10μmol/L，48 小时的血药浓度 >1.0μmol/L，72 小时血药浓度 >0.1μmol/L，则预示代谢延迟，此时应增加 CF 解救（增加给药次数或剂量），加强水化、碱化尿液治疗和预防性保护肝脏、心脏功能，并继续监测 MTX 浓度，直至血药浓度 <0.1μmol/L[40]。

三、药物基因组学

药物基因组学的发展使得我们对 MTX 的体内生物转化过程中涉及的多种酶和功能蛋白及其对药动学、药效学个体差异的影响有了更深刻的认识，为预测和控制 MTX 毒性提供了新的个体化治疗思路。

亚甲基四氢叶酸还原酶（methylene tetrahydrofolate reductase，MTHFR）是叶酸代谢过程中的关键酶，其 SNP 突变率在 C677T 和 A1298C 两个位点较高。MTHFR C677T 基因多态性主要与 MTX 引起皮肤黏膜损害，肝脏毒性和骨髓抑制有关；而 MTHFR C1298A 突变可导致 MTHFR 活性降低，MTHFR 1298AC/CC 基因型 44~48 小时的血清药物浓度高于野生型 AA，发生肝脏毒性和骨髓抑制的风险更大，并且皮肤黏膜损伤的可能性比 AA 型更高。三磷酸腺苷结合盒转运蛋白 B1（adenosine triphosphate-binding cassette, subfamily B，member 1 gene，ABCB1）基因，又称多药耐药基因（multidrug resistance-1，MDR1），编码具有跨膜渗透泵功能的 P-gp，P-gp 可以结合疏水性抗肿瘤药物，通过 ATP 水解提供能量，并以主动转运模式将药物泵出细胞，介导内源性物质和药物的向外释放。ABCB1 C3435T 基因位点的多态性与急性淋巴细胞白血病患儿 HD-MTX 化疗后的 MTX 排泄延迟、皮肤黏膜损害及肝脏毒性的发生率相关。此外，SLCO1B1 基因、FPGS、GGH、TYMS 的基因多态性与 MTX 在急性淋巴细胞白血病中的疗效和不良反应也具有相关性[46]。

但是，由于不同研究间结果的差异较大，目前尚无法利用这些基因多态性研究准确指导 MTX 的个体化治疗，血药浓度的监测仍是 MTX 监测的主要方法。虽然 MTX 的药物基因组学研究对提高疗效、降低毒副作用具有一定的借鉴意义，但还需要针对 MTX 相关转运蛋白多态性或疾病药理机制开展多中心、大规模的研究，并寻找新型的 MTX 毒性预测标志物。

四、基于 TDM 或基因检测的临床合理用药

HD-MTX 的基本原理为利用长时间连续滴注高浓度的 MTX，使血液中 MTX 峰浓度达到 100~1000μmol/L 以上。血液中高浓度的 MTX 进入肿瘤组织后，顺浓度梯度被动扩散穿透肿瘤细胞膜进入细胞内，使细胞内 MTX 浓度提高数倍或数十倍，从而克服肿瘤细胞对 MTX 的耐药性，达到治疗的目的。但同时该疗法毒性更大，且毒性大小与高浓度药物在血中持续时间长短呈正相关，即时间愈长，毒性愈大。此外，MTX 治疗疗效指数低，个体化差异大。因此，必须有严格的水化、碱化、CF 解救、MTX 血药浓度监测及不良反应处理等一系列措施，其中 MTX 血药浓度监测指导下的 CF 解救是安全应用 HD-MTX 治疗的最主要措施。MTX 静脉滴注结束 24 小时、48 小时、72 小时后的血药浓度主要与安全性和不良反应相关，可以指导相应的支持治疗和 CF 解救方案。

清除能力下降可导致 MTX 排出减少，血药浓度下降缓慢，完全清除时间可延迟至 2~3 周。MTX 导致肾毒性和清除延迟的危险因素包括：尿液 pH<7.0、每日水化液体量 <3 L/m²、高体重指数（BMI）、合并使用可能导致肾毒性的药物或可能延长 MTX 代谢的药物、同时存在肝肾功能不全，以及存在胸腔、腹腔积液等。对于出现 MTX 延迟排泄或超高 MTX 血药浓度的情况下，可以根据 MTX 血药浓度监测结果对 CF 解救用量和频次进行个体化处理。建议使用静脉滴注或者肌内注射的给药方式，避免口服。解救终点为血浆 MTX 浓度到达临床安全浓度值以下，即 <0.1μmol/L。80% 以上 MTX 原型及其代谢产物由肾脏排泄。

MTX 可在肾脏中存留数周，产生蓄积毒性。在应用 MTX 同时或序贯滴注顺铂等肾毒性药物时可能加重肾脏损伤风险。一旦出现肾功能衰竭需要立即加大 CF 解救剂量并缩短 CF 解救时间。MTX 浓度 ≥ 10μmol/L 时可以用 ≥ 1000μmol/L 血浆浓度的 CF 解救，而 MTX 浓度 ≥ 100μmol/L 则需要更高浓度的 CF 解救。

目前，降低 MTX 血药浓度最有效的方法为高通血液透析，可以在 4 小时内降低 76% MTX 血药浓度。因此，要求对于高 MTX 血药浓度者尽可能早采取高通血透，并随时监测 MTX 浓度，必要时反复多次直至达到安全范围。

五、相关 TDM 的研究进展

目前，MTX 的血药浓度监测仍是指导 MTX 个体化治疗的关键方法。准确地监测

MTX 的浓度对于正确评估 MTX 排泄情况和降低中毒反应的发生率极为重要。许多药物分子在体内可以不同程度地与血浆蛋白结合，而只有未结合的药物才能到达作用部位发挥药理作用并导致毒性反应。由于游离 MTX 浓度无法从高 MTX 水平下的总 MTX 浓度准确估计，因此，测定样本中的游离药物浓度而非总浓度，对血药浓度监测更为重要。最新研究通过中空纤维离心超滤（HFCF-UF）技术测定了血浆中游离 MTX 的浓度，并成功应用于临床。该方法不干扰药物 – 蛋白质结合平衡，结果准确。

MTX 血药浓度监测常采用免疫法、HPLC 法、LC-MS/MS 法。免疫法操作简便，但特异性差，且需要特殊的试剂盒，分析成本较高。HPLC 法特异性高，准确度好。在其前处理技术中，蛋白沉淀法操作简便，但对样本进行稀释，分析灵敏降低；固相萃取能提高灵敏度，但操作繁琐。LC-MS/MS 法操作简便，结果准确，且灵敏度高，但易受基质效应的影响。有最新研究建立了超高效液相色谱法（UPLC）测定人血浆中 MTX 浓度。与 HPLC 相比，该方法的灵敏度提高，能满足 MTX 血药浓度监测要求；监测简便快速，分析时间缩短至 5 分钟，适用于临床大量样本分析，并成功应用于临床 MTX 血药浓度监测[40]。

六、相关基因检测的研究进展

一些影响 MTX 代谢、转运和作用靶标基因的多态性，如 MTHFR C677T 和 A1298C 基因、GGH C401T 和 C16T、SLC19A1 G80A 等基因的多态性，不仅与 MTX 疗效相关，也与其毒副作用密切相关。但是，由于有限的研究规模、不同病种之间 MTX 的治疗方案差异，MTX 的合并用药导致差异、各研究之间标准的差异以及开始 MTX 治疗之前未考虑患者的叶酸水平等原因，关于基因多态性对 MTX 代谢及其毒性的影响一直存有争议，研究结果暂未显示出一致性。例如，MTHFR C677T 和 A1298C 的多态性是否可以作为 ALL 患者中 MTX 相关毒性的良好标志物仍未有定论。美国 FDA、欧盟、日本和我国的 MTX 说明书中均未推荐使用基因多态性检测数据，MTX 相关临床指南及共识中也鲜见推荐基因多态性检测。因此，MTX 相关基因多态性的临床应用仍缺乏足够充分的证据支持[47]。

第四节　环磷酰胺

一、药物简介

环磷酰胺（Cyclophosphamide，CTX）是一种进入人体内可被肝脏或肿瘤内存在的过量磷酰胺酶或磷酸酶水解，转变为活化作用型的磷酰胺氮芥而起作用的氮芥类衍生物。该药在体外无活性，主要通过肝脏 CYP450 酶水解成醛磷酰胺再运转到组织中形成磷酰胺氮芥而发挥作用。环磷酰胺可由脱氢酶转变为羧磷酰胺而失活，或以丙烯醛形式排出，导致泌尿道毒性。环磷酰胺属于周期非特异性药，作用机制与氮芥相同。临床上作为抗肿瘤药主要用于治疗实体瘤、急性白血病和慢性淋巴细胞白血病等；作为免疫抑制剂，主要用于治疗各种自身免疫性疾病，如严重类风湿性关节炎、全身性红斑狼疮、儿童肾病综合征、多发性肉芽肿、天疱疮以及溃疡性结肠炎、特发性血小板减少性紫癜等，也用于器官移植时抗排斥反应[48]。

（一）药代动力学特征

1. 吸收 环磷酰胺口服易吸收，迅速分布全身，约 1 小时后达血浆峰浓度，少量可通过血 - 脑屏障。

2. 分布 环磷酰胺本身不与白蛋白结合，其代谢物磷酰胺氮芥约 50% 与蛋白结合。

3. 代谢 在肝脏经 CYP450 酶系（CYP2B6、CYP3A4、CYP3A5、CYP2C9、CYP2C19）代谢活化后释放出磷酰胺氮芥。静注后血浆半衰期 4~6 小时，48 小时内经肾脏排出50%~70%，其中 68% 为代谢产物，32% 为原型。

4. 排泄 环磷酰胺以代谢物和一些原型经尿排泄。环磷酰胺可通过胎盘并存在于母乳中。

（二）药效动力学特征

环磷酰胺口服给药后在胃肠道中吸收良好，生物利用度大于 75%。药物广泛分布在各组织中，可通过血 - 脑屏障。在肝脏中主要被 CYP2B6 活化。初始代谢物为 4- 羟基环磷酰胺及其非环状异构体醛磷酰胺，两者进一步代谢，醛磷酰胺可能经非酶转化为活性的磷酰胺氮芥。此过程同样产生丙烯醛，而丙烯醛可能引发膀胱毒性。

（三）药物相互作用

（1）由于环磷酰胺必须经肝脏代谢后活化，对混合功能氧化酶有抑制或诱导作用的药物都可能与环磷酰胺产生药物相互作用。同时使用环磷酰胺和多柔比星或其他有心脏毒性的药物，患者心脏毒性风险增大。

（2）对环磷酰胺及其代谢产物药代动力学特征有负面影响的药物会使环磷酰胺活化作用下降，可能会降低环磷酰胺治疗的有效性。会使环磷酰胺活化作用下降，从而降低环磷酰胺治疗有效性的药物包括：阿瑞匹坦、安非他酮、白消安（除环磷酰胺活化作用降低外，已报告在接受高剂量白消安后不足 24 小时内接受高剂量环磷酰胺给药的患者中，环磷酰胺清除率降低且半衰期延长）、氯霉素、环丙沙星（除环磷酰胺用于在骨髓移植前进行调理治疗活化作用降低外，已报告当在环磷酰胺治疗前使用环丙沙星时，患者基础疾病复发）、氟康唑、伊曲康唑、普拉格雷、磺胺类药、塞替派（已报告当给予环磷酰胺前 1 小时给予塞替派时，高剂量化疗方案中塞替派产生了显著的环磷酰胺生物活化抑制作用）。

（3）在与以下药物合用时，可能会引起细胞毒性代谢产物浓度升高，进一步导致副作用的发生频率和严重程度增加：别嘌呤醇 – 水合氯醛、西咪替丁、双硫仑、甘油醛。

（4）人肝脏和肝外微粒体酶（CYP450）诱导剂可能会增加细胞毒性代谢产物的浓度：在使用已知会诱导此类酶活性增加的物质（利福平、苯巴比妥、卡马西平、苯妥英、圣约翰草和皮质类固醇）的既往治疗或合用治疗中，务必要考虑肝和肝外微粒体酶诱导潜力。

（5）与蛋白酶抑制剂合用可能会增加细胞毒性代谢产物的浓度。已发现，在接受环磷酰胺、多柔比星和依托泊苷治疗的患者中，与使用基于非竞争性的非核苷类逆转录酶抑制剂（NNRTI）的治疗方案相比，使用基于蛋白酶抑制剂的治疗方案时感染和中性粒细胞减少的发生率更高。

（6）昂丹司琼与高剂量环磷酰胺间的药代动力学相互作用会导致环磷酰胺 AUC 降低。

（7）如果环磷酰胺与以下药物合用，可能导致血液毒性和 / 或免疫抑制增加：ACE 抑制剂（可能导致白细胞减少）、那他珠单抗、紫杉醇（已报告当紫杉醇输注后给予环磷酰胺时血液毒性会增加）、噻嗪利尿剂、齐多夫定。

（8）如果环磷酰胺与以下药物合用，可能导致心脏毒性增加：蒽环类药物、阿糖胞苷、喷司他丁、曲妥珠单抗。

（9）如果环磷酰胺与以下药物合用，可能导致肺毒性增加：胺碘酮、粒细胞集落刺激因子（G-CSF）、粒细胞巨噬细胞集落刺激因子（GM-CSF）。

（10）如果环磷酰胺与以下药物合用，可能导致肾毒性增加：两性霉素 B、吲哚美辛。

（11）其他毒性增加。硫唑嘌呤（肝毒性风险增加）、白消安（肝静脉闭塞症和黏膜炎发病率增加）、别嘌呤醇和氢氯噻嗪（骨髓抑制效用增强）。

（12）影响药代动力学和 / 或其他药物的相互作用。安非他酮（环磷酰胺代谢可能抑制经 CYP2B6 的安非他酮代谢，安非他酮活化作用可能有所降低，从而降低效用）、香豆素类药物（在接受华法林和环磷酰胺治疗的患者中华法林效用增加，出血风险增加，同时抗凝作用降低）、环孢素（在接受环磷酰胺和环孢素合并治疗的患者中环孢素的血清浓度低于仅接受环孢素治疗的患者，此相互作用可能导致移植物抗宿主发生率升高）。

（13）此外，由于葡萄柚内含有能与环磷酰胺相互作用的化合物而降低其效用，患者在用药期间应避免进食葡萄柚或含有葡萄柚的饮料。

（四）药物不良反应

（1）在环磷酰胺的临床应用中，骨髓抑制为最常见的毒性，白细胞往往在给药后 10~14 天最低，多在第 21 天恢复正常，血小板减少比其他烷化剂少见。常见的副反应还有恶心、呕吐，严重程度与剂量有关。环磷酰胺的代谢产物可产生严重的出血性膀胱炎，大量补充液体可避免。该药也可致膀胱纤维化。当大剂量环磷酰胺（按体重 50mg/kg）与大量液体同时给予时，可产生水中毒，可同时给予呋塞米预防。

（2）环磷酰胺可引起生殖系统毒性，如停经或精子缺乏，妊娠初期给药可致胎儿畸形。长期给予环磷酰胺可产生继发性肿瘤。用于白血病或淋巴瘤治疗时，易发生高尿酸血症及尿酸性肾病。少见的副作用有发热、过敏、皮肤及指甲色素沉着、黏膜溃疡、丙氨酸氨基转移酶、荨麻疹、口咽部感觉异常或视物模糊。

（五）血药浓度与药理学效应

环磷酰胺在体外无活性，进入体内可经肝药酶氧化成 4- 羟基环磷酰胺和醛磷酰胺，二者平衡存在。醛磷酰胺再分解为磷酰胺氮芥和丙烯醛。磷酰胺氮芥被认为是环磷酰胺发挥抗癌、免疫抑制的活性物质。大剂量环磷酰胺在肝脏的活性代谢可能会达到饱和，灭活代谢会加强，产生氯乙醛等毒性很强的代谢产物，故环磷酰胺达到一定剂量后，增大用量将不会提高疗效而只能产生更大的毒性反应。环磷酰胺是一种肝药酶诱导剂，相同剂量不同个体体内代谢有所不同，易发生严重不良反应。因此，对环磷酰胺进行血药浓度监测非常有必要。Lombardi 等研究发现，当使用药代动力学达到目标 AUC800~1400（$\mu mol \cdot min$）/L 时，血液系统恶性肿瘤的治疗相关毒性发生率较低[49]。环磷酰胺的血药浓度检测能够准确地判断血液中的环磷酰胺浓度，便于及时地调整给药剂量，使该药能够很好地发挥治疗作用，可为临床安全、合理用药提供一定的参考依据。同时，对不同患者施以不同的、精准的给药剂量，实现个体化治疗，达到最优疗效。

（六）药物相关基因与药理学效应

（1）环磷酰胺的治疗窗较窄，其不良反应包括心脏毒性、肝毒性、神经毒性、膀胱毒性、骨髓抑制等，且其疗效和不良反应的个体差异大。药物基因组学的研究进展提示，与环磷酰胺体内过程有关的代谢酶和转运体等的基因多态性，可能与环磷酰胺疗效及不良反应的个体差异密切相关。约 70%~80% 的药物经 CYP2B6、CYP3A4、CYP3A5、CYP2C9、CYP2C19 代谢生成 4- 羟基环磷酰胺（4-OHCPA），进一步代谢后从尿液等排泄物中排出体外[50]。

（2）CYP2B6 是将环磷酰胺转化成 4-OHCPA 的主要代谢酶之一，现已发现多个编码区有义突变可改变酶活性，从而影响环磷酰胺疗效及不良反应。CYP2B6*2（64C>T）和 CYP2B6*4（785A>G）突变可增强酶活性，从而使携带该等位基因突变的患者出现不良反应（分别为出血性膀胱炎和口腔黏膜炎）的风险显著提高；而 CYP2B6*5（1459C>T）突变则导致酶活性降低，使疗效降低的风险显著增加。CYP2B6 Q172H 突变型的患者无复发生存率显著增加。CYP2C19 将约 12% 的环磷酰胺转化成 4-OHCPA，其遗传变异可改变酶活性，从而影响环磷酰胺的活化水平及毒性反应。其中，主要突变 CYP2C19*2 可使该酶功能缺失，导致环磷酰胺活化水平下降，出现不良反应（卵巢毒性）的风险降低[50-55]。

（3）ALDH 在环磷酰胺代谢产物（醛磷酰胺和丙烯醛等）的氧化解毒过程中发挥重要作用，其遗传变异可能通过降低 ALDH 的酶活性，从而影响环磷酰胺的毒性敏感性。一项在荷兰人群中的研究显示，携带 ALDH1A1*2 突变杂合子的患者发生肝毒性的风险高于野生型患者；携带 ALDH3A1*2 突变杂合子的患者出现出血性膀胱炎的风险也显著提高[56]。

（4）谷胱甘肽 S- 转移酶（GST）是一种 II 相代谢酶，通过与谷胱甘肽结合从而对环磷酰胺及其代谢产物进行解毒。参与该过程的 GSTs 包括 GSTM1、GSTT1 以及 GSTA1。目前研究表明，GST 的基因多态性可影响该酶的表达及活性，从而影响环磷酰胺及其产物的暴露量，导致药物的疗效及不良反应发生改变。一项在意大利人群中的研究显示，位于 GSTA1 启动子区的 SNP rs3957357 C>T 突变可降低 GSTA1 的表达水平，使 rs3957357 T 等位基因携带者的疗效显著高于野生型（CC）患者。另一项在美国人群的研究显示，常见的 GSTT1 和 GSTM1 的基因缺失可导致酶功能缺失，导致药物暴露量增加，使其疗效提高，疾病复发的风险降低[57-59]。

（5）MRP4 由 ABCC4 基因编码，P-gp 由 ABCB1/MDR1 基因编码，均在环磷酰胺及其代谢产物的转运方面发挥重要作用，其中 ABCC4 rs9561778 G>T 突变可能致 MRP4 低表达，从而使环磷酰胺的转运减少，导致环磷酰胺诱导胃肠道毒性和白细胞减少症发生率显著提高[60]。

二、血药浓度监测

（一）适应人群

推荐使用环磷酰胺治疗的所有肿瘤患者进行 TDM，尤其是环磷酰胺治疗不良反应严重或效果不佳的肿瘤患者。

（二）方法与流程

环磷酰胺血药浓度监测使用 AUC，其检测的方法主要有高效液相色谱法（HPLC）、高效液相色谱 – 紫外法（HPLC-UV）等，其中高效液相色谱法（室温条件下，使用乙腈：水 =25：75 作为流动相，流速 1.0ml/min，检测波长 200nm）较为成熟，常作为首选方法。

1. 采集血样　在环磷酰胺给药后 1.5~2 小时内直接肘静脉静脉穿刺采血 3ml 于采血管中，颠倒混匀。

2. 转移血样　获取血液后，迅速、平稳地转运至实验室，切勿剧烈晃动，防止血细胞破裂造成标本污染。若无法及时转运样本，可放至 4℃保温箱保存。

3. 处理血样及仪器检测　分离血细胞和血浆，取合适体积血浆进行血药浓度检测。

（三）目标值与结果解读

目前针对环磷酰胺 TDM 的权威指南规范较少。一项在美国人群中的研究显示，当使用药代动力学达到目标 AUC 800~1400（μmol·min）/L 时，肿瘤的治疗相关毒性发生率较低。综上，对环磷酰胺的血药浓度监测提出了具体的指导建议，见表 5-3。

表 5-3　环磷酰胺血药浓度监测指导建议

初始剂量（mg/m²）	AUC〔（μmol·min）/L〕	评价	指导建议
500~600	<800	↓	无疗效且无Ⅱ级及以上不良反应发生时，建议剂量调整为 600~1000mg/m²，并定期监测血药浓度，严密监测不良反应发生情况
	800~1400	正常	有疗效且无Ⅱ级及以上不良反应发生时，建议维持初始剂量，定期监测血药浓度
	>1400	↑	有疗效或Ⅱ级及以上不良反应发生时，建议剂量调整为 300~400mg/m²，并定期监测血药浓度，严密监测不良反应发生情况

三、药物基因组学

（一）药物相关基因检测

现有研究发现，CYP2B6、CYP2C19、ALDH、GSTs 以及 MRP4 等相关基因存在多态性，并对环磷酰胺的治疗效果、不良反应及耐药等情况产生一定的影响。

（二）方法与流程

环磷酰胺药物相关基因检测通常使用数字荧光分子杂交检测技术，具有操作简便，灵敏度高，特异性强，结果可靠等优点。

1. 采集血样　静脉穿刺采血 3ml 于采血管中，颠倒混匀。

2. 转移血样　获取血液后，迅速、平稳地转运至实验室，切勿剧烈晃动，防止血细胞破裂造成标本污染。如果无法及时转运样本，可放至 4℃保温箱保存。

3. 处理血样及仪器检测　分离血细胞和血浆，取合适体积血浆进行检测。

（三）结果解读

CYP2B6*2（64C>T）和 CYP2B6*4（785A>G）突变可使携带该等位基因突变的患者发生出血性膀胱炎和口腔黏膜炎的风险显著提高；而 CYP2B6*5（1459C>T）突变使疗效降低的风险显著增加。CYP2B6 Q172H 突变的患者无复发生存率显著增加。CYP2C19*2突变可导致环磷酰胺活化水平下降，出现卵巢毒性的风险降低。携带 ALDH1A1*2 突变杂合子的患者发生肝毒性的风险高于野生型患者；携带 ALDH3A1*2 突变杂合子的患者出现出血性膀胱炎的风险也显著提高。位于 GSTA1 启动子区的 SNP rs3957357 C>T 突变可降低 GSTA1 的表达水平，使 rs3957357 T 等位基因携带者的疗效显著高于野生型（CC）患者。在人群中常见的 GSTT1 和 GSTM1 的基因缺失可导致酶功能缺失，使其疗效提高，疾病复发的风险降低。转运体 MRP4 由 ABCC4 基因编码，其中 ABCC4 rs9561778 G>T 突变可能致 MRP4 低表达，从而使环磷酰胺的转运减少，导致环磷酰胺诱导的胃肠道毒性和白细胞减少症发生率显著提高。

四、基于 TDM 或基因检测的临床合理用药

在一项纳入 100 例乳腺癌患者使用环磷酰胺的研究中，显示携带 CYP2B6 Q172H GT 和 TT 基因型的患者无复发生存率显著高于携带 GG 基因型的患者（$P<0.05$）；携带 K262R AG 和 GG 基因型的患者无复发生存率显著高于携带 AA 基因型的患者。多因素分析结果显示，Q172H 多态是影响患者复发的独立危险因素（$P<0.05$），其 Q172H GT 和 TT 基因多态性与接受环磷酰胺药物辅助化疗的乳腺癌患者的预后有关。该基因型为乳腺癌使用环磷酰胺辅助化疗预后提供了参考。

五、相关 TDM 的研究进展

目前针对环磷酰胺 TDM 的相关研究和权威指南规范比较少，对其血药浓度范围与疗效及相关不良反应间还没有统一的定论，有待于进一步的完善和统一环磷酰胺相关 TDM 的标准制定，进而达到患者给药剂量的个体化。

六、相关基因检测的研究进展

环磷酰胺在治疗肿瘤、免疫性疾病以及器官移植中都发挥着重要作用，但其疗效及不良反应个体差异大，导致其在临床应用时给药剂量难以把握。药物基因组学的迅速发展使人们期望能够根据患者的遗传结构进行环磷酰胺个体化给药。如前所述，目前的研究显示，环磷酰胺体内过程中参与的重要代谢酶及转运体等基因多态性与环磷酰胺的药动学和药效学有一定的相关性。同时，网络药理学的研究进展提示，相关代谢酶 / 转运体的上游调控因子（PXR、CAR、RXR、FXR 等）的基因多态性也可能对环磷酰胺疗效 / 毒性产生影响；此外，机体病理状态下，免疫反应及炎症反应通路的多种因子如 TNF、NF-kB、TLR 等的遗传多态性也可能会对环磷酰胺的药物反应造成影响。因此，进一步

的环磷酰胺药物基因组学研究，需要在全基因组关联研究及系统的功能研究的基础上，明确有临床意义的遗传变异，并通过系统的设计合理的前瞻性研究确证，使研究结果可以很好地指导环磷酰胺临床应用，真正实现基于"基因处方"的个体化用药。

第五节　伊立替康

一、药物简介

盐酸伊立替康（Irinotecan Hydrochloride，CPT-11）为喜树碱类半合成衍生物，该药及其活性代谢产物 7- 乙基 -10- 羟基喜树碱（SN38）为 DNA 拓扑异构酶 I 抑制剂，其与拓扑异构酶 I 及 DNA 的复合物能引起 DNA 单链断裂，从而阻断 DNA 复制及 RNA 合成，产生细胞毒作用。该药为作用于 S 期的细胞周期特异性药物，临床上主要用于晚期大肠癌患者的治疗，对肺癌、乳腺癌、胰腺癌、卵巢癌等也有一定疗效。

（一）药代动力学特征

CPT-11 以静脉滴注给药，通常在 90 分钟输液结束时观察到该药的 C_{max}。其活性代谢产物 SN-38 的 C_{max} 在 CPT-11 输注结束后 1 小时内被观察到，约为伊立替康 C_{max} 的 25%。说明书示：在对不同类型肿瘤患者静脉滴注盐酸伊立替康后，其血浆浓度以多指数的形式下降，平均终末清除半衰期为 6 ~ 12 小时，SN-38 的平均终末清除半衰期为 10 ~ 20 小时。在 50~350mg/m² 剂量范围内，CPT-11 的 AUC 与剂量呈线性递增关系；SN-38 的 AUC 增加要小于剂量的增加。尽管不同患者之间有差异，但两者 AUC 均随给药剂量成比例增加。据文献报道，活性代谢产物 SN-38 血浆水平比 CPT-11 血药浓度低约 100 倍。

CPT-11 在人体内的全部分布情况目前还不十分明确。体外试验显示，与 CPT-11 和 SN-38 结合的血浆蛋白主要是白蛋白，其中 CPT-11 和 SN-38 的血浆蛋白结合率分别为 30% ~ 68% 和 95% 左右。

CPT-11 的代谢转化主要发生在肝脏，其代谢产物由各种酶系统介导的大量代谢转化生成，包括酯酶代谢生成的活性代谢产物 SN-38 和 UGT1A1 介导的 SN-38 糖酯化而生成的非活性代谢产物 SN-38 葡萄糖醛酸（SN-38G）。此外，CPT-11 还可被 CYP3A4 和 CYP3A5 氧化，生成两种相对无活性的代谢产物，APC{7- 乙基 10-［4-N-（5- 氨基戊炔酸）-1- 哌啶基］- 羧基氧伊立替康 } 和量较小的代谢产物 NPC{7- 乙基 10-［4- 氨基 -1- 哌啶基］- 羧基氧伊立替康 }。

盐酸伊立替康主要经胆道随粪便排泄，少量经尿排泄。文献资料显示，静脉输注盐酸伊立替康（125mg/m²）后，粪便排泄占 63.7%，而尿排泄占给药剂量的 32.1%[61]。其中，CPT-11 是尿液、粪便和胆汁中的主要消除产物。APC 和 SN-38G 是尿液和胆汁中最重要的代谢产物，而 SN-38 和 APC 是粪便中最重要的代谢产物。与胆汁相比，粪便中 SN-38 的含量相对较高，可能是由于细菌 β-葡糖醛酸糖苷酶将 SN-38G 水解为 SN-38 所致。

（二）药效动力学特征

伊立替康的抗癌活性是基于对拓扑异构酶 I 的抑制[62]。后者催化 DNA 拓扑学异构体的相互转变，参与 DNA 的全部转变过程（包括 DNA 复制、转录、重组和 DNA 链修复），对 DNA 转录、复制、染色体分离及基因表达等过程中的 DNA 拓扑结构起着重要的调控作用。在细胞分裂过程中，DNA 双螺旋被打开成两条单链作为模板。拓扑异构酶 I 负责催化被放松的超螺旋 DNA，减轻 DNA 螺旋约束，以恢复 DNA 双螺旋的完整性[63,64]。然而拓扑异构酶 I 的作用可能会导致 DNA 损伤、突变和细胞死亡。研究显示，淋巴瘤、白血病和结肠癌等肿瘤细胞中拓扑异构酶 I 水平较对照组明显升高[63]。

伊立替康及其活性代谢物 SN-38 均可诱导细胞毒性并引起细胞凋亡。两者均可通过与 DNA-拓扑异构酶 I 复合物结合并阻断 DNA 双螺旋的再连接而抑制拓扑异构酶 I 的作用，从而发挥抗肿瘤作用[65,66]。这一过程包括伊立替康和 SN-38 与 DNA 拓扑异构酶 I 复合物的非共价结合。有研究显示 CPT-11 的 E 环是伊立替康结构中最活跃的部分，其内酯羰基与拓扑异构酶 I 精氨酸位点（Arg364）的 2 个羟基相互作用，同时其 C-20 位点的羟基又与拓扑异构酶 I 多肽链上天门冬氨酸（Asp533）形成氢键结合；而 C-7 位被乙基取代增强了其亲脂性，促进了与 DNA 的反应，使 CPT-11 的细胞毒性更强，人体血浆化学稳定性更高[65]。另一方面，伊立替康可导致高氧化应激，而后者与药物毒性和正常细胞功能障碍有关。

伊立替康的毒性与它的抗癌活性相关，可能是严重的，可能导致身体不适和治疗延迟，罕见的可能会导致死亡。伊立替康应用过程中观察到的主要副作用是严重的腹泻（肠道毒性）和中性粒细胞减少（骨髓抑制），其他观察到的不良反应是疲劳和呕吐[67,68]。

（三）药物相互作用

1. 药动学相互作用　伊立替康和其活性代谢物 SN-38 通过人细胞色素 P450 3A4 同工酶（CYP3A4）和 UGT1A1 进行代谢。当药物与 CYP3A4 和 / 或 UGT1A 抑制剂（酮康唑、阿扎那韦）或与 CYP3A4 诱导剂（抗惊厥剂：卡马西平、苯巴比妥或苯妥英，贯叶连翘）联合用药可能导致增加或者降低伊立替康和活性代谢物 SN-38 的全身暴露量。当联合用药时，应基于药物相互作用适当地调整剂量或停止使用相关药物或换用非酶诱导剂或抑制剂。

2. 药效学相互作用　因为盐酸伊立替康有胆碱酯酶抑制剂的活性，有胆碱酯酶抑制活性的药物可以延长氯琥珀胆碱的神经肌肉阻滞作用，并且可以对抗非去极化药物的神经肌肉阻滞作用。因此，盐酸伊立替康和神经肌肉阻断剂之间的相互作用不能被排除。

（四）药物不良反应

患者接受盐酸伊立替康治疗后临床最显著的不良事件是胃肠道毒性和骨髓抑制，其他不良反应包括急性胆碱综合征、肝脏毒性、低血压、心律失常、呼吸困难、肾功能不全、乏力、眩晕、脱发等。

1. 消化道毒性　主要为恶心、呕吐和腹泻。延迟性腹泻的中位发生时间为第五天，为剂量限制性毒性，可给予洛派丁胺或奥曲肽进行止泻治疗。

2. 骨髓抑制　接受盐酸伊立替康治疗后 20% 的患者会出现中性粒细胞减少，最低点 7~10 天，第 21~28 天恢复，亦为剂量限制性毒性。

3. 急性胆碱综合征　发生率为 9%，多发生在用药后 24 小时，可以采用皮下注射 0.25~1mg 的阿托品对症治疗。

4. 肝脏毒性　转氨酶和胆红素短暂升高。

5. 其他　罕见低血压、心律失常、呼吸困难、肾功能不全、乏力、眩晕、脱发等。

（五）血药浓度与药理效应及毒性反应

伊立替康为无活性前体药物，在体内主要经羧酸酯酶代谢成活性代谢产物 SN-38 发挥抗肿瘤作用，后者随后在肝脏通过 UGT1A1 转化为无活性的 SN-38G 经胆道和肾脏排出体外。此外，SN-38 是该药剂量限制性毒性包括中性粒细胞减少和腹泻的主要因素[69,70]。SN-38 经胆汁排泄引起的肠腔中 SN-38 富集与腹泻密切相关，经肠腔内细菌葡糖醛酸糖苷酶将 SN-38G 水解生成的 SN-38 又可导致 CPT-11 肠道毒性进一步加重。

（六）药物相关基因与药理学效应

研究表明以伊立替康为基础的化疗方案可明显提高肿瘤患者的化疗有效率、无进展生存时间及总生存时间，然而该药在临床上的使用具有极大的个体差异，部分患者在治疗过程中可能会因发生重度腹泻或粒细胞缺乏等严重毒性反应而不得不终止使用该药继续治疗。现有资料表明，伊立替康抗肿瘤效应以及毒性反应与其主要代谢酶 UGT1A1 编码基因的遗传多态性密切相关，后者可改变患者对 SN-38 的解毒能力，从而显著影响 CPT-11 的不良反应，致使患者耐受性及化疗疗效差异显著。因此，通过 UGT1A1 基因检测预测药物疗效及不良反应可能是伊替康个体化治疗成功的关键。

研究发现 UGT1A1*28 基因突变纯合子患者（7/7）较野生型（6/6）和突变杂合子（6/7）发生腹泻和中性粒细胞减少等毒性反应的几率显著增加[71]。美国 FDA 因此于 2005 年修订伊立替康说明书时，要求其包装上须注明 UGT1A1*28 基因突变纯合子患者应用伊立替康进行化疗时易发生中性粒细胞减少，并推荐检测该基因型。鉴于此，目前临床多是通过检测 UGT1A1*28 的基因型来确定患者 CPT-11 的初始用药剂量。然而近期越来越多的研究表明，检测 UGT1A1*6 基因型可能对亚洲人群更为有益。然而，由于 CPT-11 体内代谢过程复杂，UGT1A1 基因检测存在一定的局限性，其能够推测不同患者 CPT-11 的初始给药剂量，但确无法准确预测其疗效及不良反应。有研究发现，实体瘤患儿接受低剂量伊立替康化疗是安全的，但同时发现，患者接受低剂量 CPT-11（150mg/m² 以下）时不良反应的发生与 UGT1A1*28 的各种基因型均没有明显相关性。提示应用伊立替康的患者，不是所有 UGT1A1*28 突变的基因型都会发生严重不良反应，也不是野生型就一定不会出现不良反应。国内伊立替康常用剂量相对较低，通常为 125mg/m² 或 120mg/m²，而美国 FDA 批准 UGT1A1*28 用于预测伊立替康的不良反应，可能更适合国外大剂量使用伊立替康的患者，而并不能作为预测伊立替康发生严重不良反应的唯一有效证据。因此，伊立替康及其代谢产物血药浓度的监测在对其不良反应的预测方面相对来说就显得更加重要。

二、血药浓度监测

（一）适应人群

鉴于伊立替康活性产物 SN-38 和 SN-38G 的稳态血药浓度与患者的预后和不良反应具有明显的相关性，推荐应用伊立替康患者定期监测患者血药浓度，并结合自身情况深入分析不同个体差异显著的原因。

（二）方法与流程

采用高效液相荧光检测法检测 CPT-11、SN-38 及 SN-38G 的血浆药物浓度。具体流程如下：①血浆样品的准备：采集给药后 2.5 小时和 49.5 小时患者血浆适量，取血浆样品 200μl 于 1.5ml EP 管中，分别加入 10μl 内标溶液，10μl 空白流动相，涡旋混合 30 秒，加入 200μl 乙腈沉淀蛋白，涡旋混合 30 秒，于 16000r/min 离心 10 分钟，取上清液 300μl，加入 20μl 25% 高氯酸酸化，涡旋混均，10μl 进样；②高效液相荧光检测血浆样品中 CPT-11 以及 SN-38 的药物浓度。

（三）目标值与结果解读

CPT-11、SN-38 及 SN-38G 目标值及结果解读，见表 5-4[61]。

表 5-4　CPT-11、SN-38 及 SN-38G 的平均药动学参数[61]

病例数	化疗方案	剂量（mg/m²）	CPT-11输注时间（min）	CPT-11				SN-38		SN-38G	
				$t_{1/2}$(h)	AUC[(mg·h)/L]	V_{dss}(L/m²)	CL[L/(h·m²)]	$t_{1/2}$(h)	AUC[(mg·h)/L]	$t_{1/2}$(h)	AUC[(mg·h)/L]
107	CPT-11	33~750	30	10.8	–	150	14.3	10.6	–	–	–
47	CPT-11	350	30	–	24.8	–	15.2	–	0.50	–	–
26	FOLFIRI	100	90	6.0	–	153	16.6	12.7	–	–	–
10	CPT-11/顺铂	200	90	13.5	–	138	14.0	23.8		–	–
34	FOLFIRI	240~340	90	12.4	21.5	123	13.0	21.1	0.72	18.3	2.28
45	CPT-11/顺铂	175-300	90	12.1	–	151	17.5	22.5		–	–
8	FOLFIRI	125ᵃ	90	14.6	8.8	297	12.4	28.5	0.40	35.5	1.74
56	CPT-11	125~325	90	7.2ᵇ	15.1	146	14.0	13.4ᵇ	0.43	12.7ᵇ	1.77
78	CPT-11	100-340	90	14	–	152	14.6	24.3	–	–	–
3	CPT-11	180	90	10.1	11.9	–	15.6	25.3	0.30	22.2	1.49
74	FOLFIRI	180~225	90	11.5	14.9ᶜ	230	14.5	32.2	0.42ᶜ	–	–
6	IRIS	125	120	6.6	9.8	86	12.5	13.7	0.15	13.2	1.03
12	FOLFIRI	150	90	6.2	11.0	84	13.3	11.0	0.27	10.9	0.98

ᵃ 剂量（¹⁴C），mg/m²；ᵇ 调和平均半衰期；ᶜ 标准化为 330mg 给药剂量；
AUC：曲线下面积；CL：清除率；FOLFIRI：伊立替康 + 氟尿嘧啶（持续滴注）+ 亚叶酸；
CPT-11：伊立替康；IRIS：伊立替康加 S-1；$t_{1/2}$：平均半衰期；V_{dss}：稳态下的分布体积。

三、药物基因组学

伊立替康治疗常伴有严重毒性（中性粒细胞减少和腹泻），可导致治疗中断或停止，从而危及患者的预后和生活质量。药动学研究显示，该药进入肝脏后主要经羧酸酯酶（CES，包括 CES1、CES2）转化生成活性代谢物 SN-38，后者随后通过肝脏内 UGT1A1 的糖基化作用灭活成 SN-38G 排出体外；该药另一条代谢途径则是经 CYP3A4 和 CYP3A5 代谢成非活性氧化产物排出体外。在此过程中，特异性分布于肝细胞基底膜外侧的有机阴离子转运蛋白 1B1（OATP1B）负责将 CPT-11、SN-38、SN-38G 由血液转入肝内；ATP 结合盒子（ABC）转运体（包括 ABCB1、ABCC1、ABCC2 和 ABCG2）则负责将该药所有代谢物外排到胆汁和尿液中，并最终排出体外。现有研究发现，遗传因素可能在伊立替康的代谢、分布及毒性中起着重要作用，而上述这些酶/泵的基因多态性可能导致全身 SN-38 水平升高，并与 CPT-11 化疗相关毒性和疗效密切相关。

根据文献资料显示，CPT-11 药代动力学的个体差异主要归因于 UGT1A1 基因的遗传变异，该基因负责编码 CPT-11 代谢的关键酶尿苷二磷酸 - 葡萄糖醛酸糖基转移酶。迄今为止，已经鉴定出大约 100 个 UGT1A1 基因的多态性，而该基因的高度多态性造成了不同个体间代谢活性的差异。研究表明，UGT1A1 基因启动子及其 5 个外显子区的变异会降低酶的活性，并可能诱发吉尔伯特综合征。其中，野生型等位基因 UGT1A1*1 启动子区（TATA 框）含有 6 个胸腺嘧啶 – 腺嘌呤（TA）重复序列，研究显示更多的 TA 重复序列与低转录率和较低的酶水平相关，而这将导致 SN-38 过度蓄积以及 CPT-11 不良反应发生的几率增加。UGT1A1*28 变异等位基因含有 7 个 TA 重复序列，这导致其功能性酶的活性仅为野生型 UGT1A1 的 30%。由此可以推测，与含有至少 1 个野生型等位基因（UGT1A1*1/*28 或 *1/*1）的患者相比，携带 UGT1A1*28/*28 基因型的患者解毒灭活 CPT-11 活性代谢物 SN-38 的效率可能会较低。

研究显示，UGT1A1*28 等位基因在白种人和非裔美国人中出现的频率较高，分别为 30% ~39% 和 35% ~45%，而在亚洲人中相对较低（日本人和韩国人中为 6.8% ~13%）。相比之下，UGT1A1*6 等位基因在亚洲人中相对多见（日本人和韩国人中为 1.3% ~ 24%），但在白种人中出现频率异常低（<1.0%）。

多项研究显示，UGT1A1*28 等位基因携带者 CPT-11 代谢产物 SN-38 的葡萄糖醛酸化率较低，由此导致 SN-38 全身暴露量增高，提示 UGT 代谢受损的患者应用 CPT-11 后发生毒副反应的风险增加。尽管一些研究部分矛盾，但大多数研究发现 UGT1A1*28 多态性与严重的中性粒细胞减少和 / 或腹泻之间存在显著的相关性。对亚洲人群突变频率较高的 UGT1A1*6 的研究发现了相似的结果。日本的一项研究表明，UGT1A1*6 等位基因与葡萄糖醛酸化率降低及重度中性粒细胞减少具有显著相关性。另一项韩国的研究显示，纯合子变异基因型是 SN-38 血浆暴露增高和发生Ⅳ级白细胞减少症的独立预测因子。而国内的一项研究则显示，UGT1A1*6 基因型相比野生型显著增加了Ⅲ / Ⅳ级腹泻发生的风险，但与重度中性粒细胞减少的发生相关性不大。

此外，有荟萃分析亦发现 UGT1A1*28 和 *6 多态性与 CPT-11 所致腹泻和中性粒细胞减少发生率增加相关，且不论 CPT-11 剂量如何，UGT1A1*28 和 *6 多态性与中性粒细胞减少的发生均具有显著相关性；但接受低剂量 CPT-11 的患者，该多态性与腹泻之间的相关性并不明显。相反，对 CPT-11 化疗疗效的临床研究发现，UGT1A1*28 和 *6 多态性与临床反应率、进展时间和无进展生存期或总生存期均无明显相关性。有对该基因编码区其他多态性如 UGT1A1*27，*60 和 *93 与 UGT 酶活性以及 CPT-11 化疗疗效之间的相关性进行了研究，但未发现其外显子编码变异体与 CPT-11 毒性相关的证据。

研究显示 UGT1A7 和 UGT1A9 酶在一定程度上介导了 SN-38 的失活，因此有人提出 UGT1A7 和 UGT1A9 基因多态性也可能与 CPT-11 的毒性有关。此外，最近有研究表明，UGT1A1，UGT1A7 和 UGT1A9 单倍型的组合特征可以提供有关更精确的 CPT-11 药物遗传学信息，而不只是单个单核苷酸多态性（single nucleotide polymorphism，SNP）的信息。

由于 UGT1A 基因型仅解释了伊立替康治疗差异（包括疗效和毒性）的部分原因，因此人们将注意力转向了与该药体内过程相关的其他基因多态性的研究。如前所述，肝脏 CYP3A4 和 CYP3A5 参与介导了 CPT-11 非活性代谢物 APC 和 NPC 的生成，hCE1（CES1 基因家族）和 hiCE（CES2 基因家族）则负责将 CPT-11 转化为该药活性代谢物 SN-38。目前关于 CYP3A 和 CES 基因多态性对 CPT-11 治疗影响的药物遗传学相关研究很少，且结论也多不一致。日本的一项研究显示，功能性 CES1 基因数量对 CPT-11 所致严重中性粒细胞减少发生风险没有显著的影响。对北美人 CES2 和 CYP3A4/5 变异基因型及韩国人 CYP3A5 变异基因型对 CPT-11 毒性反应影响的相关性研究获得了同样的结果。然而，加拿大的一项研究显示，CES1 中常见的 SNP（rs2244613）与 CPT-11 腹泻风险降低有关，而表达 CYP3A5 的患者发生口腔黏膜炎的风险显著增加。此外，对由 ABCB1 基因编码的 P 糖蛋白转运体的研究也揭示了相互矛盾的结果。Han 等的研究显示，ABCB1 野生型（2677GG）与 CPT-11 严重的中性粒细胞减少有关，而其变异型（3435TT）则与 CPT-11 相关腹泻（韩国人）、恶心 / 呕吐（加拿大）以及早期毒性（斯堪的纳维亚人）发生风险增加显著相关。此外，Gimelius 等研究发现，ABCB1 1236T-2677T-3435T 变异单倍型患者对 CPT-11 化疗的反应率较低，且生存时间较短。然而，De Mattia 等的研究却发现意大利人 ABCB1 不同基因型患者 CPT-11 的药代动力学、毒性以及临床反应均未见明显差异。其他相关研究显示，转运蛋白基因包括 ABCC1、ABCC2、ABCG2 和 SLCO1B1 等基因的多态性虽在一定程度上与 SN-38 暴露量、毒性和 / 或临床结局有关，但对 CPT-11 疗效的影响却不清楚。

综上所述，CYP3A4/5、CES、ABC 转运体以及 SLCO1B1 转运蛋白的遗传多态性在阐明 CPT-11 药代动力学和治疗效果个体差异方面的作用似乎是有限的。尽管如此，由于目前更多的证据表明：接受 CPT-11 治疗的患者中，UGT1A1*28 等位基因携带者发生中性粒细胞减少的几率显著增加，这使得 UGT1A1*28 基因成为 CPT-11 常规预处理基因筛选中的一个重要的候选基因。鉴于此，FDA 于 2005 年修订伊立替康药品说明书时，要求 CPT-11 药品说明书上应注明该药易使 UGT1A1*2 基因突变纯合子患者发生中性粒细胞减少，并推荐检测该基因型；同时建议 *28/*28 等位基因纯合子的患者 CPT-11 的起始剂量至少降低一个水平（联用或者单用时）。然而，该患者群体确切的剂量减少尚不清楚，随后的剂量调整应根据患者对治疗的耐受性来考虑。根据 FDA 的建议，荷兰皇家药剂学发展协会指出，对于 UGT1A1*28 等位基因纯合子患者，如果给药剂量 >250mg/m² ，初始剂量可减少 30%，随后据中性粒细胞计数可考虑增加给药剂量。该协会指出：不推荐杂合基因型（UGT1A1*1/*28）患者减少 CPT-11 的给药剂量，因为这可能会导致治疗不足。

此外，由临床肿瘤药理学组（GPCO-Unicancer）和国家药物遗传学网络（RNPGx）组成的法国联合工作组最近发表的一篇综述提出了根据 CPT-11 初始计划剂量决定是否进行 UGT1A1 基因分型预处理的建议。该工作组建议对所有计划接受 CPT-11 剂量 ≥ 180mg/m² 的患者进行 UGT1A1 基因分型（*28、*36、*37）的检测，其中，对于计划剂量在 180~230mg/m² 之间的 *28/*28 纯合子患者，建议在第一个周期减少 25% ~30% 的剂量，而剂量 ≥ 240mg/m² 则是该基因型的禁忌，仅 *1/*1 和 *1/*28 基因型的患者在没有其他危险因素及严格医学观察情况下，才可以施用此种强化剂量。

除上述建议外，在进行药物遗传学研究时应考虑到患者种族差异对检测结果的影响，这一点相当重要。根据当前研究显示，与东亚人相比，UGT1A1*28 在西方人群中具有更高的等位基因频率，而在亚洲人群中，UGT1A1*6 基因型则相对多见。鉴于 CPT-11 诱导的毒性发生频率高，且已证实与 UGT1A1*6 和 *28 基因多态性具有显著相关性，因此联合评估 UGT1A1*6 和 *28 变异基因型，将对接受 CPT-11 化疗的亚洲人群患者更有益。

第六节　多柔比星

一、药物简介

多柔比星（Doxorubicin），又称阿霉素（Adriamycin，ADM），是链霉菌属所产生的一种蒽环类糖苷类抗生素，为抗肿瘤抗生素。该药对各期细胞均有作用，但对 S 期的早期最为敏感，M 期次之，而对 G1、S 期、G2 期有延缓作用，该药能直接作用于 DNA，插入 DNA 的双链进而破坏 DNA 模板结构，干扰转录过程，阻止 mRNA 的形成，从而发挥抗肿瘤作用。该药既能抑制 DNA 的合成，又能抑制 RNA 的合成，对各期细胞具有作用，为细胞周期非特异性药物，抗癌谱广，临床上主要是单药或与其他药物联合用于治疗急性白血病、淋巴瘤、软组织和骨肉瘤、儿童恶性肿瘤及成人实体瘤，尤其用于乳腺癌和肺癌等。

该药虽然广泛用于治疗多种癌症，且疗效较好，但该药毒性较大，长期使用可发生剂量依赖性不可逆心肌病变，引起严重的心脏毒性，这使其在临床的应用受到一定限制。

（一）药代动力学特征[71]

1. 吸收　多柔比星不能通过胃肠道吸收。由于对组织具有强烈刺激性，故药物必须通过血管给药（静脉内或动脉内）。已证明膀胱内给药也是可行的，这一给药途径下药物很少进入体循环。

2. 分布　多柔比星迅速而广泛地分布入周边室，初始血浆半衰期很短（5~10 分钟），稳态分布容积超过 20~30L/kg，但多柔比星不通过血 – 脑屏障。血浆蛋白结合率约为 75%，并且血药浓度低于 2μM 时药物血浆蛋白结合率与血药浓度无关。

3. 代谢　主要由肝脏代谢。主要代谢产物是由醛酮还原酶作用产生的 13- 羟 – 多柔比星酮，该代谢物也有一定抗肿瘤活性。尿液和胆汁中多柔比星和 13- 羟 – 多柔比星酮占被排泄药物的大多数。血浆中可检测到的其他代谢产物还有多柔比星糖苷配基和 13-羟 - 多柔比星酮糖苷配基。

4.排泄 静脉给药后，多柔比星血浆浓度呈多相衰减，终末相半衰期为 20~48 小时。代谢物 13- 羟 - 多柔比星酮的终末相半衰期与原型药物相似。血浆清除率为 8~20ml/（min·kg），主要由于代谢和胆汁分泌。在肝功能受损患者，这一较慢的血浆消除可能更慢。多柔比星的消除很大程度是药物代谢转化为一系列无活性或活性较低的产物。胆汁和粪便中 7 天内可排出用药量的 40%~50%。肾脏分泌较少，5 天内只有 5%~10%的用药量从尿中排出。

（二）药效动力学特征[72]

多柔比星抗肿瘤活性主要基于其细胞毒和抗增殖作用，这与其作用于拓扑异构酶 I 和 II 等细胞内多种分子靶标有关。研究显示，多柔比星抑制拓扑异构酶 II 活性后，可导致 DNA 损伤，G1 和 G2 期细胞生长停滞，甚至凋亡，而这与肿瘤治疗反应及患者预后密切相关。多柔比星在细胞水平上的其他药效学作用包括插入 DNA 链中导致大分子合成抑制和自由基产生引起 DNA 损伤或脂质过氧化；与 DNA 结合引起烷基化和 DNA 交联；干扰 DNA 展开或 DNA 链分离；抑制 DNA 聚合酶活性以及直接细胞膜效应。由于其作用机制和毒性，临床或生化药效终点而非分子改变经常被用作监测多柔比星化学疗效的替代指标。

（三）药物相互作用

（1）多柔比星通常与其他细胞毒药物联合治疗，所以可能出现毒性作用特别是骨髓、血液学和胃肠道毒性作用的叠加。另外，如多柔比星与其他已报道有潜在心脏毒性作用的抗肿瘤药物伴随使用（FU、环磷酰胺、顺铂等）或与其他具有心脏活性作用的药物伴随使用（钙通道阻滞剂），需在整个治疗期间密切监测患者的心脏功能。

（2）多柔比星主要在肝脏代谢，其他的伴随治疗所引起的肝功能改变可影响多柔比星的代谢、药代动力学、疗效和 / 或毒性。

（3）该药应避免与碱性溶液长期接触。

（4）因会产生沉淀，速溶型多柔比星不可与肝素混用，亦不建议速溶型多柔比星与其他药物混合。

（5）在多柔比星前使用紫杉醇会增加多柔比星和 / 或其代谢物的血浆浓度。有证据表明在紫杉醇前使用多柔比星上述效应将减少。

（6）在不同的临床研究中，多柔比星与索拉非尼（400mg，每日 2 次）联合治疗时，既观察到多柔比星 AUC 增加（21%~47%），也观察到多柔比星的 AUC 未发生变化。这些发现的临床意义尚未得到证实。

（7）由于有报道多柔比星与氟尿嘧啶在一定程度上不相溶，混合后可能产生沉淀，因此多柔比星不可与氟尿嘧啶混合使用（使用同一个静脉输注袋，或分别自静脉输注管 Y 型头两端输注）。患者如需同时使用多柔比星和氟尿嘧啶，建议在给药之间充分冲洗静脉输注管。

（8）多柔比星是细胞色素 P450 CYP3A4 和 CYP2D6 以及 P-gp 酶底物。已有报道 CYP3A4、CYP2D6 和 / 或 P-gp 抑制剂（维拉帕米）可增加多柔比星的血药浓度及临床作用，并具有临床意义。CYP3A4 诱导剂（苯巴比妥、苯妥英、圣约翰草）及 P-gp 诱导剂可降低多柔比星的血药浓度。

（9）在多柔比星中加入环孢霉素可同时增加多柔比星和多柔比星醇的 AUC，这可能是由于降低了原药的清除及多柔比星醇的代谢。文献报道提示在多柔比星中加入环孢霉素比单独使用多柔比星会加重并延长血液学毒性反应。也有同时使用多柔比星和环孢霉素的患者出现昏迷和癫痫的报道。

（四）药物不良反应

骨髓抑制和心脏毒性是多柔比星最主要的两种不良反应。

1. 心血管系统　该药对心脏毒害严重，可引起心肌炎、充血性心衰、心律失常、室上性心动过速，用药累积量近于 $550mg/m^2$ 时，可出现不可逆的心脏损害，特别是与放射治疗联用时。

2. 血液系统　骨髓抑制，发生率为 60% ~ 85%，白细胞可降至 $1 \times 10^9/L$ 左右，还可发生血小板减少和贫血。

3. 胃肠道反应　口炎、食道炎及溃疡、恶心、呕吐、腹泻。

4. 过敏反应　该药刺激与毒性都强，注射处发红、红斑，出现荨麻疹、发热、面部发红。

5. 皮肤　色素沉着、脱发。

6. 其他　流泪、嗜睡、血尿、高尿酸尿。

（五）血药浓度与药理效应及毒性反应[72]

多柔比星治疗后所引起的生化和临床药效差异的因素可能归因于肿瘤异质性、患者既往身体状况及该药不同给药方案以及与之相关的药代动力学、遗传因素、年龄、先前化疗或放疗、一般状态差、合并症以及联合用药等。除上述外，在解释阿霉素药效学时，与阿霉素所致受体密度或受体偶联信号转导通路活性变化相关的药效学耐受现象也很重要，需要加以考虑。有研究确立了多柔比星药代动力学与该药细胞毒性和临床治疗结果之间的关系。研究显示，多柔比星 C_{max} 增加与该药心脏毒性发生率增加相关；而该药输注后 C_{ss} 与其所致白细胞计数下降最低值有关。

（六）药物相关基因与药理学效应

除了肿瘤水平的变异外，影响多柔比星处置过程的因素及肿瘤化疗疗效的机制还受到多种负责多柔比星跨膜转运的转运体以及负责多柔比星生物转化的药物代谢酶的影响。最新的体内体外研究表明，这些蛋白质在影响多柔比星细胞内水平方面具有重要作用。遗传因素被认为可以解释目前已观察到的不同患者治疗疗效和药物毒性个体差异20%~95%的原因。现已知一些关键的药物转运体和代谢酶受到体内调控基因（孤儿核受体编码基因）的转录调控，其中影响多柔比星药代动力学和药效学的药物遗传学因素包括编码外排转运体（ABCB1、ABCB5、ABCB8、ABCC5、ABCG2、RLIP76）、内流转运体（SLC22A16）、药物代谢酶（CBR1和CBR3）以及孤核受体PXR等多个基因。研究显示，这些基因具有多态性，了解它们在多柔比星代谢或转运过程中多基因间的相互作用对于阐明多柔比星药代动力学和药效学不同患者间个体差异的原因具有重要的作用。此外，药物遗传因素在多柔比星代谢或转运过程中的地位尚不明确，因此了解它们在体内处置过程中所起的作用对于更好地了解不同患者间及不同种族间差异的机制也将具有重要的意义。

二、血药浓度监测

（一）适应人群

该药有效血药浓度的范围为0.1~300ng/ml[73]，为保证多柔比星的疗效，所有应用多柔比星的患者均建议监测血药浓度。

（二）方法与流程

1. 采样时间　静脉滴注后即刻采血，测定C_x。

2. 测定方法

（1）荧光法　取血清0.5ml，加酸性乙醇4.5ml，混匀，低温高速离心20分钟，取上清液，于$\lambda_{ex}505/\lambda_{em}550nm$处，夹缝10测定荧光强度。标准曲线上读出浓度，计算含量，线性范围为0.01~0.5μg/ml。检测极限为5ng/ml。

（2）高效液相色谱法

①色谱条件：色谱柱，ODS C_{18}（4.6mm×250mm，5μm）；流动相，0.01mol/L KH_2PO_4：甲醇（40：60，V/V）；流速，1ml/min；检测器，Flu-$\lambda_{ex}475/\lambda_{em}545nm$。

②样品测定：取血浆1ml，加内标DNR（20ng），加1ml 0.2mol/L硼酸缓冲液（pH9.0），加6ml三氯甲烷：异丙醇（9：1）提取，取有机相35℃吹干，50μl甲醇溶液，20μl进样。

（三）影响血药浓度的因素

1. 疾病　由于多柔比星主要在肝脏代谢，肝肾功能不良者，该药血药浓度升高，应慎用，并进行血药浓度监测。其次，多柔比星 50% 由胆汁排泄，对阻塞性黄疸患者，由于排泄障碍也会使血药浓度升高，易引起中毒，故禁用。

2. 药物相互作用　与巴比妥类药物同用，可增加该药在肝脏内的代谢，血药浓度降低而影响疗效。链脲霉素可延长该药 $t_{1/2}$，同用时应减量。

三、药物基因组学

多柔比星外排转运体（ABCB1、ABCB5、ABCB8、ABCC5、ABCG2、RLIP76）、内流转运体（SLC22A16）、药物代谢酶（CBR1 和 CBR3）以及孤核受体 PXR 等基因的遗传多态性可能影响多柔比星体内过程，进而导致不同患者血浆药物浓度不同，使得不同患者应用多柔比星后治疗效果和毒副反应不同[72]。了解上述基因遗传多态性在多柔比星体内处置过程中所起的作用对于更好地了解不同患者应用该药后疗效或不良反应差异的机制将具有重要的意义。

1. 外排转运蛋白在影响多柔比星体内处置过程中的作用

（1）ABCB1　多药外排转运体 ABCB1（MDR1）是 ATP 结合盒（ATP-binding cassette，ABC）B 亚家族成员之一，负责编码 P-gp，是自 1976 年分离以来最具特征的 ABC 转运体。ABCB1 基因位于染色体 7q21-31 上，编码由 1280 个氨基酸组成的相对分子量为 170kDa 的多肽，后者位于细胞质膜、极性细胞顶端 / 管腔膜、肠细胞刷状缘膜、肝细胞胆管膜、肾近端小管上皮细胞管腔膜以及血 - 脑屏障内皮细胞等体内多个部位。

ABCB1 为介导多柔比星耐药的主要转运蛋白之一。体外研究显示，ABCB1 siRNA 处理后的耐药肿瘤细胞株胞浆内多柔比星浓度增高，且对多柔比星敏感性增加；与不表达 ABCB1 的 Hs578T 细胞比较，过表达 ABCB1 的 Hs578T-Dox 乳腺癌细胞株多柔比星敏感性下降近 200 倍；ABCB1 抑制剂（卡维地洛和维拉帕米）处理后的 Hs578T-Dox 细胞多柔比星 LD_{50} 降低，而仅轻微影响其对 Hs578T 细胞的细胞毒性。

迄今为止，至少有 105 个 ABCB1 单核苷酸多态性（SNP）被报告，这些 SNP 大多位于非编码区或内含子区。然而，大多数关于 ABCB1 基因型相关功能的研究对其外显子 12、21 和 26 处三种高频变异体与其药物底物的关系进行了探索。研究发现 ABCB1 基因第 12、21 和 26 外显子多态性的强连锁不平衡，并鉴定出揭示种族特定模式的单倍体。研究显示，三个位点变异形式的纯合性与 ABCB1 活性降低和 ABCB1 底物暴露水平增高有关。多项研究发现，外显子 12、21 和 26 处三个紧密相连的 ABCB1 多态性可能影响了其转运功能。然而，多柔比星体内过程是否受其他 ABCB1 多态性（已被证明是不同人群中重要单倍体结构的一部分）影响仍有待研究。

（2）ABCB5　ABCB5 是一种新型人 ABC 转运体，该基因位于 7p15 染色体上，编码由 812 个氨基酸组成的相对分子量为 92kDa 的多肽。据推测，ABCB5 与 ABCB1 相似，在人癌细胞中作为一种耐药介质发挥作用。有研究评估了人 G3361 黑色素瘤细胞中 ABCB5 在药物转运和多柔比星化疗耐药中的作用，结果显示，发现 80% 表达 ABCB5 的肿瘤细胞表现为多柔比星高耐药表型；与不表达 ABCB5 的黑色素瘤细胞相比，在所有测试的暴露时间中，表达 ABCB5 的细胞内多柔比星蓄积量少的多（24 小时蓄积量减少高达 52%）；而应用 siRNA 降低 ABCB5 mRNA 表达后发现黑色素瘤细胞对多柔比星的敏感性增加。然而迄今为止，尚无关于 ABCB5 药物遗传学的报道。有文献报道，对亚洲健康受试者 ABCB5 基因编码区直接测序初筛结果发现 ABCB5 的三种多态性（未正式发表），然而这些多态性的临床影响尚未知。

（3）ABCB8　人类 ABCB8 基因位于 7q36 染色体上，其表达产物位于线粒体内膜中，作为与抗原加工相关的多药耐药转运体（multidrug resistance transporter，MDR/TAP）亚家族的成员，ABCB8 被认为泵出癌细胞中化疗药物并显示多药耐药现象方面起着重要作用。最近的一项微阵列分析显示，与多柔比星敏感细胞株相比，包括 ABCB8 在内的多种 ABC 转运蛋白在多柔比星耐药的人类 T 淋巴细胞白血病细胞中高表达，提示 ABCB8 可能在多柔比星耐药中起作用。此外，Elliot 等人还指出，用 shRNA 剔除 ABCB8 可降低黑色素瘤细胞系对多柔比星的耐药性，且与其他化疗药物相比，这种作用是阿霉素特有的。有研究对日本人群中 ABCB8 基因筛选发现了 21 种遗传多态性，但未报告频率数据；另有研究对中国、马来西亚、印度和日本受试者进行初筛共发现 61 个单核苷酸多态性（21 个因等位基因频率 <1% 而被剔除），然而到目前为止，这些基因多态性对阿霉素等候选药物底物药代动力学的影响尚不清楚，尚需要进一步的研究。

（4）ABCC5　人 ABCC5 基因位于第 3q27 染色体上，编码由 1437 氨基酸组成的多肽（190kDa），属于 ABC 转运体中最大的亚家族 ABCC 亚家族成员之一。有研究显示，ABCC5 转染体对多柔比星表现耐药。另有研究对高加索心肌病患者中 ABCC5 基因进行筛选发现 20 个多态性，然而未观察到 ABCC5 多态性与基因表达的显著相关性。这些多态性对阿霉素等候选药物药代动力学的影响亦尚不清楚。

（5）RLIP76　人类 RLIP76 是一种 ATP 依赖性非 ABC 多特异性转运体蛋白，最初被认为与膜可塑性、运动和内吞作用有关，该基因位于染色体 18p11.3 上，编码由 655 个氨基酸的组成的多肽（76 kDa）。研究显示，RLIP76 介导的转运机制在保护正常组织或恶性肿瘤细胞免受多柔比星毒性方面可能具有重要的作用。然而很少有研究调查 RLIP76 基因的多态性。在一篇关于 RLIP76 与癫痫易感性的报告中，研究者对全部 RLIP76 基因的 19 个多态性和 6 个标记的多态性进行分析后发现无论是个体 RLIP76 多态性还是它们的单倍型都没有显示出与临床结果有任何显著关联。需要进一步研究以探索不同群体中 RLIP76 的功能性多态性和作用。

2. 流入转运蛋白 转运蛋白的溶质载体家族（SLC）可以转运特定的底物，如氨基酸、寡肽、糖、一元羧酸、有机阳离子、阴离子、磷酸盐、核苷、金属和水溶性维生素等，在调节药物和内源性代谢物的摄取吸收方面起着重要作用。有机阳离子转运蛋白 SLC22A16 也被称为有机阳离子转运蛋白 6（hOCT6）、肉碱转运蛋白 2（hCT2）、小型转运蛋白 2（hFLIPT2）或有机阳离子结合蛋白 1（OKB1），该基因位于 6q21 染色体上，编码由 577 个氨基酸组成的多肽（65 kDa）。关于 SLC22A16 基因的遗传多态性对癌症患者抗癌药影响的报道有限。有研究报告在健康亚洲受试者中发现了 SLC22A16 基因的四种多态性［c.146A>G（外显子 2）；c.312T>C，c.755T>C（外显子 4）和 c.1226T>C（外显子 5）］，并发现不同种族间 c.146A>G 和 c.1226T>C 基因型频率差异显著。另有研究对亚洲乳腺癌患者的基因型 – 表型的相关性分析，结果显示与携带一个或两个参考等位基因的患者相比，携带 146GG 基因型的患者多柔比星暴露水平明显更高，提示 SLC22A16 基因的多态性可能与不同种族间或不同个体间多柔比星药代动力学差异有关。然而这种多态性对多柔比星药动动力学的影响尚不明确，需要在更大的样本量中进一步研究。

3. 药物代谢酶 羰基还原酶（carbonyl reductases，CBRs）是普遍表达的单体 NADPH 依赖性胞浆酶，参与催化多种化学性质不同的底物如醛类、酮类、醌类等的还原。除参与类固醇等内源性化合物的代谢及在药物解毒中发挥作用外，CBRs 还在细胞凋亡、突变、致癌、耐药和信号转导等中发挥着重要作用，其最初被推定属于醛酮还原酶家族。然而，现在被认为四种羰基还原酶（CBR1、CBR2、CBR3 和 CBR4）归属于短链脱氢酶家族（SDR），后者是迄今为止发现的最大的蛋白质家族之一。羰基还原酶 2（CBR2）在人体组织中不存在，其基因在人类基因组中也没有发现。CBR4 基因位于人类 4 号染色体（4q32.3）上，编码一种由 237 个氨基酸组成的蛋白质，但其酶学性质和组织分布尚不清楚。

（1）CBR1 人类 CBR1 基因位于 21 号染色体上，编码由 277 个氨基酸组成的多肽（30 kDa）。目前已鉴定出的人类 CBR1 底物包括前列腺素和类固醇等内源性化合物以及洛索洛芬、甲吡酮、氟哌啶醇、溴哌啶醇、替米普酮和多柔比星等多种药物。体外研究表明，CBR1 基因的遗传变异可能会产生明显的功能上的影响。研究显示，用中性或酸性残基取代 CBR1 N 端高度保守的碱性残基（Lys–15、Ala–37 和 Arg–38）后发现 CBR1 酶动力学参数按几个数量级的顺序下降，显示上述碱基在辅酶结合和催化中的重要作用。CBR1 的多态性变异体已经被不同的研究组报道过。然而，CBR1 的多态性对酶活性和组织表达的影响尚不清楚，关于 CBR1 基因遗传多态性对癌症患者多柔比星药代动力学影响的研究也很有限。Lal 等报告了亚洲人群 CBR1 的 5 种多态性（–48G> A，c.219G> C，c.627C> T，c.693G> A 和 + 967G> A），双倍型表型分析显示，携带 CBR1 D1 双倍型（特征是在 c.627C>T 和 +967G>A 位点存在参考等位基因）的患者与携带 CBR1

D2 双倍型体质的患者（特征是存在 c.627C>T 和 +967G>A 位点变异等位基因）相比，阿霉素的清除率和暴露水平显著提高。

（2）CBR3　CBR3 基因与 CBR1 具有 72% 的序列相似性，位于 CBR1 基因的 62 kb 端粒上。在大多数组织中，CBR3 相对表达远低于 CBR1。Lakhman 等研究确定了 CBR3 V244M 多态性位于与 NADP（H）辅因子相互作用至关重要的区域，与白种人（$q = 0.31$）相比，非洲人（$q = 0.51$）的发生频率更高。用经典的羰基还原酶 – 奎宁底物甲萘醌对重组 CBR3 蛋白变体进行动力学实验表明，尽管两者的 K_m 值相似，但 CBR3 M244 亚型的 V_{max} 显著高于 V244 亚型。在亚洲乳腺癌患者中没有发现这种多态性的表型结果，也没有发现 CBR3 单倍型和双倍型结构对多柔比星体内处置过程任何显著相关的影响。尚需进一步研究以确定 CBR3 多态性对其他人群中多柔比星药代动力学的影响。

综上所述，上述基因遗传多态性对多柔比星药代动力学的影响均不是很清楚，尚需进一步研究以确定。

第七节　巯嘌呤

一、药物简介

巯嘌呤（Mercaptopurine，MP）属于抑制嘌呤合成途径的细胞周期特异性药物，化学结构与次黄嘌呤相似，因而能竞争性地抑制次黄嘌呤的转变过程。巯嘌呤的分子式为 $C_5H_4N_4S \cdot H_2O$，分子量为 170.19。

（一）药代动力学特征

巯嘌呤口服胃肠道吸收不完全，约 50%，广泛分布于体液内。血浆蛋白结合率约为 20%。巯嘌呤吸收后的活化分解代谢过程主要在肝脏内进行，在肝内经黄嘌呤氧化酶等氧化及甲基化作用后分解为硫尿酸等而失去活性。静脉注射后的半衰期约为 90 分钟，约半量经代谢后在 24 小时即迅速从肾脏排泄，其中 7%~39% 以原型排出。巯嘌呤类药物的体内代谢过程十分复杂，硫嘌呤 S– 甲基转移酶（thiopurine S–methyltransferase，TPMT）是巯嘌呤类药物在体内分解代谢的关键酶之一，个体的 TPMT 基因型对药物不良反应的发生有着重要影响。巯嘌呤类药物在体内有合成和分解两条主要代谢途径，其代谢酶大多存在于肝脏，因此肝脏功能与该类药物的代谢密切相关。合成代谢是巯嘌呤类药物产生治疗作用的主要途径，其中巯嘌呤会依次发生经次黄嘌呤 – 鸟嘌呤磷酸核糖基转移酶、次黄嘌呤核苷酸脱氢酶和鸟嘌呤单磷酸合成酶介导的一系列酶促反应，最终生成具有生物活性的 6– 硫鸟嘌呤单磷酸（6–thioguanine monophosphate，6–TGMP）、6– 硫鸟嘌呤二磷酸（6-thioguanine diphosphate, 6-TGDP）和 6- 硫鸟嘌呤三磷酸（6-thioguanosine triphosphate, 6-TGTP）[74]。这 3 种合成代谢物统称为 6- 硫鸟嘌呤核苷酸（6-thioguanine nucleotides, 6-TGN），其中 6-TGDP 和 6-TGTP 是巯嘌呤体内药理活性的主要来源。分解代谢途径是巯嘌呤类药物被排出体外的主要代谢途径，主要由 TPMT 和黄嘌呤氧化酶催化。其中，TPMT 的活性通常较为稳定且不受个体的年龄、性别、种族和罹患疾病的影响[75]，其可将巯嘌呤、硫鸟嘌呤以及中间代谢物 6- 硫代次黄嘌呤核苷酸和 6-TGMP 转化为甲基代谢物；黄嘌呤氧化酶则能催化巯嘌呤和 6- 硫黄嘌呤转化为 6- 硫尿酸而排出体外。黄嘌呤氧化酶缺乏的个体很少见（约 1/70000），其活性高低在各类人群中的差异亦不明显，故对巯嘌呤类药物的药效及不良反应的影响不大[76]。

（二）药效动力学特征

巯嘌呤进入体内，在细胞内必须由磷酸核苷糖转移酶转变为 6- 巯嘌呤核糖核苷酸后，方具有活性。其主要的作用环节有二：①通过负反馈作用抑制酰胺转移酶，因而阻止 1- 焦磷酸 -5- 磷酸核糖（PRPP）转为 1- 氨基 -5- 磷酸核糖（PRA）的过程，干扰了嘌呤核苷酸合成的起始阶段。②抑制复杂的嘌呤间的相互转变，即能抑制次黄嘌呤核苷酸转为腺嘌呤核苷酸及次黄嘌呤核苷酸转为黄嘌呤核苷酸、鸟嘌呤核苷酸的过程，同时该药还抑制辅酶 I（NAD⁺）的合成，并减少了生物合成 DNA 所必需的脱氧三磷酸腺苷（dATP）及脱氧三磷酸鸟苷（dGTP），因而肿瘤细胞不能增殖，该药对处于 S 增殖周期的细胞较敏感，除能抑制细胞 DNA 的合成外，对细胞 RNA 的合成亦有轻度的抑制作用。用巯嘌呤治疗白血病常产生耐药现象，其原因可能是体内出现了突变的白血病细胞株，因而失去了将巯嘌呤变为巯嘌呤核糖核苷酸的能力。巯嘌呤适用于绒毛膜上皮癌，恶性葡萄胎，急性淋巴细胞白血病及急性非淋巴细胞白血病，慢性粒细胞白血病的急变期。

（三）药物相互作用

与别嘌呤同时服用时，由于后者抑制了巯嘌呤的代谢，明显地增加巯嘌呤的效能与毒性；与对肝细胞有毒性的药物同时服用时，有增加对肝细胞毒性的危险；与其他对骨髓有抑制的抗肿瘤药物或放射治疗合并应用时，会增强巯嘌呤效应，因而必须考虑调节该药的剂量与疗程。

（四）药物不良反应

①骨髓抑制：可有白细胞及血小板减少；②肝脏损害：可致胆汁淤积出现黄疸；③消化系统：恶心、呕吐、食欲减退、口腔炎、腹泻，但较少发生，可见于服药量过大的

患者；④高尿酸血症：多见于白血病治疗初期，严重的可发生尿酸性肾病；⑤间质性肺炎及肺纤维化少见。

（五）血药浓度与药理学效应

巯嘌呤类药物的体内代谢过程十分复杂，他们的疗效和毒性均存在个体差异，尽管很多影响因素如性别、年龄、肝和肾功能等都可能影响该类药物的治疗结果，但个体的基因型才是导致该类药物治疗结果差异的主要原因[77]。

二、血药浓度监测

（一）适应人群

临床使用巯嘌呤时，由于基因多态性等多种原因，其疗效和安全性个体差异较大，不同患者对相同剂量的巯嘌呤应答率不同，且同等剂量的巯嘌呤的药物耐受性、副作用发生率也具有明显差异，有必要进行药物浓度监测，从而对巯嘌呤进行合理的剂量调整。

（二）方法与流程

目前，已报道的测定血浆中巯嘌呤的方法，包括高效液相色谱法（HPLC）、反相高效液相色谱法（RP-HPLC）、高效液相色谱－串联质谱联用法（LC-MS/MS）以及超高效液相色谱－串联质谱法（UPLC-MS/MS）[78-81]。

（三）目标值与结果解读

对于 TPMT 酶活性下降或缺失者，标准剂量的巯嘌呤就可以蓄积大量的 6-TGNs，进而产生毒副作用，因此部分国家建议使用嘌呤类药物前进行 TPMT 基因型监测，并发布了根据 TPMT 基因型调整药物用量的指南。美国临床药物基因组学实施联盟（CPIC）建议，纯合突变致酶功能缺失（携带 2 个如下等位基因：TMPT*2、TPMT*3、TPMT*4）的个体嘌呤类药物初始剂量应当减少 90% 或降低频次；杂合子（有一个正常的等位基因 TPMT*1，并同时携带上述任意一个无功能等位基因）个体则建议以正常剂量的 30%~70% 起始，并根据骨髓抑制情况进行调整（表 5-5）；荷兰药物基因组学工作组（DPWG）发表的指南则建议杂合子、纯合子个体换用其他药物或者分别减少 50%、90% 的剂量[82]。见表 5-6。

表 5-5　CPIC 指南中根据 TPMT 基因型调整巯嘌呤用药剂量的推荐

基因型/表型	巯嘌呤代谢物变化	推荐的巯嘌呤用药剂量	推荐级别
TPMT 基因野生型（有 2 个有功能的等位基因 TPMT*1），TPMT 活性正常	6-TGN 浓度低、甲基硫代次黄嘌呤核苷酸浓度高，是"正常"型	使用正常的起始用药剂量，如 75mg/（m²·d）或 1.5mg/（m²·d）；每次剂量调整后约 2 周达到稳态	强
杂合子缺失（有 1 个有功能的等位基因 TPMT*1，同时有如下另一个无功能的等位基因如 TPMT*2、TPMT*3A、TPMT*3B、TPMT*3C、TPMT*4），TPMT 活性中等	6-TGN 浓度中到高、甲基硫代次黄嘌呤核苷酸浓度低	起始用药剂量为正常值的 30%~70%，如 50 mg/（m²·d）或 0.75 mg/（m²·d）；需根据骨髓抑制情况调整剂量，每次剂量调整后 2~4 周达到稳态。对那些基于骨髓抑制情况减少用药剂量的患者，中位剂量为 44 mg/（m²·d），较野生型患者所用剂量 75 mg/（m²·d）低 40% 多	强
纯合子缺失（有如下 2 个无功能的等位基因 TPMT*2、TPMT*3A、TPMT*3B、TPMT*3C、TPMT*4），TPMT 活性低或没有活性	6-TGN 浓度极高，致使不减少用药剂量就可发生致命的不良反应；无甲基硫代次黄嘌呤核苷酸代谢物	起始用药剂量应缩减 10 倍或降低用药频率（自 1 次/天减为 3 次/周），如每周 3 次、每次 10mg/（m²·d）；需根据骨髓抑制情况调整剂量，每次剂量调整后 4~6 周达到稳态	强

表 5-6　DPWG 指南中根据 TPMT 代谢型调整巯嘌呤用药剂量的推荐

TPMT代谢型	临床结果	治疗剂量调整建议
中间代谢型（有如下 1 个非活性等位基因 TPMT*2、TPMT*3、TPMT*4、TPMT*18）	治疗失败，如非预期的骨髓抑制；乳腺癌复发预防失败；心律失常；中性粒细胞减少（< 0.5 × 10⁹/L）、白细胞减少（< 1.0 × 10⁹/L）、血小板减少（< 25 × 10⁹/L）；腹泻引发的有生命危险的并发症	减少 50% 剂量或改用替代药物。增加剂量时要监测血液学指标和疗效
慢代谢型（有如下 2 个非活性等位基因 TPMT*2、TPMT*3、TPMT*4、TPMT*18）	死亡；心律失常；非预期的骨髓抑制	减少 90% 剂量或改用替代药物。增加剂量时要监测血液学指标和疗效

三、药物基因组学

（一）药物相关基因检测

1. 主要相关作用靶点基因　TPMT 位于 6 号染色体，有多个多态性位点，最为常见的单核苷酸多态性为 TPMT*2（c.238G>C）、*3A（c.460G>A、c.719A>G）、*3C（c.719A>G），这些多态性位点与 90% 的酶活性降低相关，亚裔人群以 TPMT*3C 多见[83-85]。人群中约 5%~10% 为 TPMT 杂合子，有不同程度的酶活性下降，而纯合突变致功能缺失者仅占

$1/300^{[86]}$。

2. 药动学相关基因 体外实验证实上述几种突变不影响蛋白的转录及翻译，TPMT 野生型的蛋白正常折叠、蛋白酶体降解、聚合体形成是维持正常酶功能的三个必要途径。通过酵母细胞表达及不同基因型表达蛋白的稳定性研究发现，TPMT*3A、*2 等变异型蛋白稳定性下降、半衰期明显缩短、稳态水平降低；TPMT*3A 等变异型的蛋白由于空间结构变化，更容易发生错误折叠或形成蛋白聚合体，而被蛋白酶水解。

（二）巯嘌呤基因检测研究进展

巯嘌呤类药物相关代谢酶基因多态性与其代谢和治疗有关，目前国内外关注较多的是 TPMT 基因多态性及与其临床应用的相关性，其相关检测已经开始指导临床用药，但对其他几个酶在该药物中的作用影响知之甚少。研究药物代谢酶基因及转运体基因多态性的关键在于希望使用遗传药理学的知识指导临床治疗，而就目前掌握的研究数据来看，巯嘌呤类药物个体化治疗的实现还需要更多的探索。

参考文献

[1] 何光照，刘茜，李小倩，等.氟尿嘧啶类药物个体化用药研究进展［J］.中国医院药学杂志，2018，38（6）：679-683.

[2] 吴丽敏，王鸿梅，李军.氟尿嘧啶药理学及其相关代谢酶的遗传药理学进展［J］.浙江临床医学，2014，16（3）：481-483.

[3] 王新华.氟尿嘧啶与其他药物的相互作用［C］//湖北省药学会.湖北省药学会第十一届会员代表大会暨 2007 年学术年会论文汇编.湖北省科学技术协会，2007：225.

[4] 张华金，刘宁.氟尿嘧啶疗效及不良反应预测方法及标志物的研究［J］.中国医药，2013，8（10）：1517-1518.

[5] Lee JJ, Beumer JH, Chu E. Therapeutic drug monitoring of 5-fluorouracil［J］. Cancer Chemoth Pharm, 2016, 78（3）: 447-464.

[6] Milano G, Etienne MC, Renée N, et al. Relationship between fluorouracil systemic exposure and tumor response and patient survival［J］.Clin Oncol, 1994,12（6）: 1291-1295.

[7] Yoshida T, Araki E, Iigo M, et al. Clinical significance of monitoring serum levels of 5-fluorouracil by continuous infusion in patients with advanced colonic cancer［J］. Cancer Chemoth Pharm, 1990, 26（5）: 352-354.

[8] Santini, J, Milano G, Thyss A, et al. FU therapeutic monitoring with dose adjustment leads to an improved therapeutic index in head and neck cancer［J］. Brit J Cancer, 1989, 59（2）:287-290.

[9] Kirihara, Y, Yamamoto W, Toge T, et al. Dihydropyrimidine dehydrogenase, multidrug resistance-associated protein, and thymidylate synthase gene expression levels can predict 5-fluorouracil resistance in

human gastrointestinal cancer cells［J］. Int J Surg Oncol, 1999, 14（3）: 551.

［10］Ishikawa, Y, Kubota T, Otani Y, et al. Dihydropyrimidine dehydrogenase activity and messenger RNA level may be related to the antitumor effect of 5-fluorouracil on human tumor xenografts in nude mice［J］. Clin Cancer Res, 1999, 5（4）: 883-889.

［11］Beck A, Etienne MC, Chéradame S, et al. A role for dihydropyrimidine dehydrogenase and thymidylate synthase in tumour sensitivity to fluorouracil［J］. Eur J Cancer, 1994, 30（10）: 1517-1522.

［12］Scherf U, Ross D T, Waltham M, et al. A gene expression database for the molecular pharmacology of cancer［J］. Nat Genet, 2000, 24（3）: 236-244.

［13］Tuchman, M. Familial pyrimidinemia and pyrimidinuria associated with severe fluorouracil toxicity［J］. N Engl J Med, 1985, 313（4）: 245-249.

［14］Meulendijks D, Henricks L M, Amstutz U, et al. Rs895819 in MIR27A improves the predictive value of DPYD variants to identify patients at risk of severe fluoropyrimidine-associated toxicity［J］. Int Cancer Conf J, 2016, 138（11）: 2752-2761.

［15］Cho H J, Park Y S, Kang W K, et al. Thymidylate synthase（TYMS）and dihydropyrimidine dehydrogenase（DPYD）polymorphisms in the Korean population for prediction of 5-fluorouracil-associated toxicity［J］. Ther Drug Monit, 2007, 29（2）: 190-196.

［16］Joerger M, Huitema A D R, Boot H, et al. Germline TYMS genotype is highly predictive in patients with metastatic gastrointestinal malignancies receiving capecitabine-based chemotherapy［J］. Cancer Chemoth Pharm, 2015, 75（4）: 763-772.

［17］Loganayagam A, Arenas H M, Corrigan A, et al. Pharmacogenetic variants in the DPYD, TYMS, CDA and MTHFR genes are clinically significant predictors of fluoropyrimidine toxicity［J］. Brit J Cancer, 2018, 108（12）: 2505-2515.

［18］吴沛鸿, 徐玲. DPD, MTHFR 和 TS 表达水平与氟尿嘧啶类药物治疗消化道肿瘤疗效及预后关系的研究进展［J］. 现代肿瘤医学, 2019, 27（12）: 2192-2195.

［19］Gamelin E, Boisdron-Celle M, Delva R, et al. Long-term weekly treatment of colorectal metastatic cancer with fluorouracil and leucovorin: results of a multicentric prospective trial of fluorouracil dosage optimization by pharmacokinetic monitoring in 152 patients［J］. J Clin Oncol, 1998, 16（4）: 1470-1478.

［20］Kaldate R R, Haregewoin A, Grier C E, et al. Modeling the 5-Fluorouracil Area Under the Curve Versus Dose Relationship to Develop a Pharmacokinetic Dosing Algorithm for Colorectal Cancer Patients Receiving FOLFOX6［J］. Oncologist, 2012, 17（3）: 296-302.

［21］Gamelin E, Delva R, Jacob J, et al.Individual fluorouracil dose adjustment based on pharmacokinetic follow-up compared with conventional dosage: results of a multicenter randomized trial of patients with metastatic colorectal cancer［J］. J Clin Oncol, 2008, 26（13）: 2099-2105.

［22］Vokes E E, Mick R, Kies M S, et al. Pharmacodynamics of fluorouracil-based induction chemotherapy in advanced head and neck cancer［J］. J Clin Oncol, 1996, 14（5）: 1663-1671.

［23］Fety R, F Rolland, Barberiheyob M, et al. Clinical Pharmacogenetics Implementation Consortium（CPIC）Guideline for Dihydropyrimidine Dehydrogenase Genotype and Fluoropyrimidine Dosing: 2017 Update［J］.

Clin Pharmacol Ther, 2018, 103: 210-216.

［24］Fety R, F Rolland, Barberiheyob M, et al. Clinical impact of pharmacokinetically-guided dose adaptation of 5-fluorouracil: results from a multicentric randomized trial in patients with locally advanced head and neck carcinomas［J］. Clin Cancer Res, 1998, 4（9）: 2039-2045.

［25］Henricks L M, Lunenburg C A, Meulendijks D, et al. Translating DPYD genotype into DPD phenotype: using the DPYD gene activity score［J］. Pharmacogenomics, 2015, 16（11）: 1277-1286.

［26］Deenen M J, Cats A, Sechterberger M K, et al. Safety, pharmacokinetics（PK）, and cost-effectiveness of upfront genotyping of DPYD in fluoropyrimidine therapy［J］. J Clin Oncol, 2011, 29（15_suppl）: 3606-3606.

［27］周志伟, 王国强, 万德森, 等. 二氢嘧啶脱氢酶活性与结直肠癌患者FU辅助化疗毒性关系的研究［J］. 癌症, 2004,（S1）: 1512-1516.

［28］彭柔君, 董秋美, 史艳侠, 等. 胃癌患者外周血DPD活性、FU血药浓度与毒性反应的相关性分析［J］. 癌症: 英文版, 2006, 25（8）: 1039-1043.

［29］陈新谦, 等主编. 新编药物学［M］. 北京: 人民卫生出版社, 2010.

［30］王瑞娟, 熊晔蓉, 涂家生. 顺铂在大鼠体内血药浓度测定方法学研究. 药学研究, 2018, 37（6）: 314-317.

［31］国家药典委员会. 中华人民共和国药典临床用药须知: 化学药和生物制品卷: 2010年版［M］. 北京: 中国医药科技出版社, 2013.

［32］国家基本药物处方集编委会. 国家基本药物处方集: 化学药品和生物制品［M］. 北京: 人民卫生出版社, 2018.

［33］韩静, 柳惠斌. UPLC法测定人血清中的顺铂［J］. 华西药学杂志, 2015, 30（3）: 373-375.

［34］薛晖, 陈荣, 李洁. HPLC法测定人血浆中顺铂的浓度及其药动学研究［J］. 中国药房, 2012, 23（38）: 3593-3595.

［35］邓健浩, 薛增贵, 史道华. 顺铂肾毒性的药物基因组学研究进展［J］. 中国医院药学杂志, 2012, 32（19）: 1569-1571.

［36］Mezencev, R. Interactions of Cisplatin with non-DNA Targets and their Influence on Anticancer Activity and Drug Toxicity: The Complex World of the Platinum Complex［J］. Curr Cancer Drug Targets, 2015, 14（9）: 794-816.

［37］代毅. 顺铂药代动力学与早期肾损伤的临床研究［D］. 西南医科大学, 2013.

［38］Talach T, Rottenberg J, Gal B, et al. Genetic risk factors of cisplatin induced ototoxicity in adult patients［J］. Neoplasma, 2016, 63（2）: 263-268.

［39］Teft W A, Winquist E, Nichols A C, et al. Predictors of cisplatin-induced ototoxicity and survival in chemoradiation treated head and neck cancer patients［J］. Oral Oncol, 2019, 89: 72-78.

［40］中国临床肿瘤学会（CSCO）, 中国临床肿瘤学会抗白血病联盟, 中国临床肿瘤学会抗淋巴瘤联盟. 大剂量甲氨蝶呤亚叶酸钙解救疗法治疗恶性肿瘤专家共识［J］. 中国肿瘤临床, 2019, 15（46）: 761-767.

［41］Yang Y, Wang X, Tian J, et al. Renal Function and Plasma Methotrexate Concentrations Predict Toxicities in Adults Receiving High-Dose Methotrexate［J］. Med Sci Monitor, 2018, 24: 7719.

［42］Fotoohi，AK，F Albertioni. Mechanisms of antifolate resistance and methotrexate efficacy in leukemia cells ［J］. Leukemia & Lymphoma，2008，49（3）：410–426.

［43］Masson E，Relling M V，Synold T W，et al. Accumulation of methotrexate polyglutamates in lymphoblasts is a determinant of antileukemic effects in vivo. A rationale for high–dose methotrexate［J］. Clin Invest，1996，97（1）：73–80.

［44］付冉，王小楠，李亚静，等. 转运体介导的甲氨蝶呤药物相互作用研究进展［J］. 中国现代应用药学，2020，37（21）：2684–2688.

［45］孟桂平，刘卫静. 大剂量甲氨蝶呤不良反应分析及防治［J］. 中国药业，2014，23（006）：45–46.

［46］何霞，杜素雅，黄鑫，等. 药物基因组学在甲氨蝶呤治疗儿童急性淋巴细胞白血病中的应用进展［J］. 中国新药与临床杂志，2017，036（011）：634–639.

［47］张相林. 甲氨蝶呤毒性相关基因多态性研究刍议［J］. 药物不良反应杂志，2019，021（003）：162–165.

［48］Broto M，Mccabe R，Galve R，et al. A high–specificity immunoassay for the therapeutic drug monitoring of cyclophosphamide［J］. The Analyst，2019，144（17）：5172–5178.

［49］Lombardi L R，Kanakry C G，Zahurak M，et al. Therapeutic drug monitoring for either oral or intravenous busulfan when combined with pre– and post–transplantation cyclophosphamide［J］. Leuk Lymphoma，2016，57（3）：666–675.

［50］陈玲燕，王雪丁，黄民. 环磷酰胺的药物基因组学研究进展［J］. 药学学报，2014，49（7）：971–976.

［51］Vacis，Tatarunas，Laima，et al. The role of clinical parameters and of CYP2C19 G681 and CYP4F2 G1347A polymorphisms on platelet reactivity during dual antiplatelet therapy［J］. Blood Coagul Fibrin，2014，25（4）：369–374.

［52］Johnson JA，LH. Cavallari. Pharmacogenetics and cardiovascular disease––implications for personalized medicine［J］. Pharmacol Rev，2013，65（3）：987–1009.

［53］Singh G，Saxena N，Aggarwal A，et al. Cytochrome P450 polymorphism as a predictor of ovarian toxicity to pulse cyclophosphamide in systemic lupus erythematosus［J］. Journal of Rheumatol，2007，1（4）：137–137.

［54］Rocha V，Porcher R，Fernandes J F，et al. Association of drug metabolism gene polymorphisms with toxicities, graft–versus–host disease and survival after HLA–identical sibling hematopoietic stem cell transplantation for patients with leukemia［J］. Leukemia，2009，23（3）：545–556.

［55］Uppugunduri C，Rezgui M A，Diaz P H，et al. The association of cytochrome P450 genetic polymorphisms with sulfolane formation and the efficacy of a busulfan–based conditioning regimen in pediatric patients undergoing hematopoietic stem cell transplantation［J］. Pharmacogenomics J，2014，14（3）：263–271.

［56］Ekhart C，Rodenhuis S，Smits P，et al. Relations between polymorphisms in drug–metabolising enzymes and toxicity of chemotherapy with cyclophosphamide, thiotepa and carboplatin［J］. Pharmacogenet Genom，2008，18（11）：1009–1015.

［57］Choi J Y，Nowell S A，Blanco J G，et al. The role of genetic variability in drug metabolism pathways in breast cancer prognosis［J］. Pharmacogenomics，2006，7（4）：613–624.

［58］Barahmani N，Carpentieri S，Li X N，et al. Glutathione S–transferase M1 and T1 polymorphisms may predict adverse effects after therapy in children with medulloblastoma［J］. Neuro–Oncology，2008，11（3）：292–300.

［59］Rossi D，Rasi S，Franceschetti S，et al. Analysis of the host pharmacogenetic background for prediction of outcome and toxicity in diffuse large B–cell lymphoma treated with R–CHOP21［J］. Leukemia，2009，23（6）：1118–1126.

［60］Low S K，Kiyotani K，Mushiroda T，et al. Association study of genetic polymorphism in ABCC4 with cyclophosphamide–induced adverse drug reactions in breast cancer patients［J］. Hum Genet，2009，54（10）：564–571.

［61］Hahn R Z，Antunes M V，Verza S G，et al. Pharmacokinetic and Pharmacogenetic Markers of Irinotecan Toxicity［J］. Curr Med Chem，2019，26（12）：2085–2107.

［62］Xu Y，Villalona–Calero M A. Irinotecan: mechanisms of tumor resistance and novel strategies for modulating its activity［J］. Ann Oncol，2002，13（12）：1841–1851.

［63］Morham S G，Kluckman K D，Voulomanos N，et al. Targeted disruption of the mouse topoisomerase I gene by camptothecin selection［J］. Mol Cell Biol，1996，16（12）：6804–6809.

［64］Martino E，Volpe S D，Terribile E，et al. The long story of camptothecin: From traditional medicine to drugs［J］. Bioorg Med Chem Lett，2016，27（4）：701–707.

［65］Staker，B L，Staker K，Hjerrild M，et al. Nonlinear partial differential equations and applications: The mechanism of topoisomerase I poisoning by a camptothecin analog［J］. P Natl Acad Sci，2002，99（24）：15387–15392.

［66］Ai–Jun L U，Zhang Z S，Zheng M Y，et al. 3D–QSAR study of 20（S）–camptothecin analogs［J］. Acta Pharmacol Sin，2007，28（002）：307–314.

［67］Zhang X，Yin J F，Zhang J，et al. UGT1A1*6 polymorphisms are correlated with irinotecan–induced neutropenia: a systematic review and meta–analysis［J］. Cancer Chemoth Pharmacol，2017，80（1）：135–149.

［68］Huisman S A，de Bruijn P. Fasting protects against the side effects of irinotecan treatment but does not affect anti–tumour activity in mice［J］. Brit J Pharmacol，2016，173（5）：804–814.

［69］Canal P，Gay C，Dezeuze A，et al. Pharmacokinetics and pharmacodynamics of irinotecan during a phase II clinical trial in colorectal cancer. Pharmacology and Molecular Mechanisms Group of the European Organization for Research and Treatment of Cancer［J］. J Clin Oncol，1996，14（10）：2688–2695.

［70］Innocenti F，Schilsky R L，Ram í rez J，et al. Dose–finding and pharmacokinetic study to optimize the dosing of irinotecan according to the UGT1A1 genotype of patients with cancer［J］. J Clin Oncol，2014，32（22）：2328–2334.

［71］多柔比星说明书（辉瑞、浙江海正）.

［72］Lal S，Mahajan A，Ning Chen W，et al. Pharmacogenetics of Target Genes Across Doxorubicin Disposition Pathway: A Review［J］. Curr Drug Metab，2010，11（1）：115–128.

［73］邵志高，主编. 治疗药物监测与给药方案设计［M］. 南京：东南大学出版社，2010.

［74］Katsanos K H，Papadakis K A. Pharmacogenetics of inflammatory bowel disease［J］. Pharmacogenomics，2014，15（16）：2049–2062.

［75］Loit E，Tricco A C，Tsouros S，et al. Pre-analytic and analytic sources of variations in thiopurine methyltransferase activity measurement in patients prescribed thiopurine-based drugs：A systematic review［J］. Clin Biochem，2011，44（10–11）：751–757.

［76］谢偲，岳丽杰. 基因多态性对巯嘌呤类药物作用影响的研究进展［J］. 中国临床药理学与治疗学，2014，19（7）：818–824.

［77］Levinsen M，Rosth j S，Nygaard U，et al. Myelotoxicity after high-dose methotrexate in childhood acute leukemia is influenced by 6-mercaptopurine dosing but not by intermediate thiopurine methyltransferase activity［J］. Cancer Chemoth Pharm，2015，75（1）：59–66.

［78］苗强，邹远高，白杨娟，等. 超高效液相色谱–串联质谱法测定 6- 巯基嘌呤血浆药物浓度方法的建立与评价［J］. 成都医学院学报，2018，13（2）：119–123.

［79］朱妍妍，柏智能，唐丽琴. 反相高效液相色谱法测定硫唑嘌呤代谢产物 6- 巯基嘌呤血浆药物浓度［J］. 安徽医药，2016，20（6）：1081–1083.

［80］Cangemi G，Barabino A，Barco S，et al. A validated HPLC method for the monitoring of thiopurine metabolites in whole blood in paediatric patients with inflammatory bowel disease［J］. Int J Immunopathol Pharmacol，2012，25（2）：435–444.

［81］Al-Ghobashy M A，Hassan S A，Abdelaziz D H，et al. Development and validation of LC‑MS/MS assay for the simultaneous determination of methotrexate，6-mercaptopurine and its active metabolite 6-thioguanine in plasma of children with acute lymphoblastic leukemia：Correlation with genetic polymorphism［J］. Chromatogr B Analyt Technol Biomed Life，2016，1038：88–94.

［82］Relling M V，Gardner E E，Sandborn W J，et al. Clinical Pharmacogenetics Implementation Consortium guidelines for thiopurine methyltransferase genotype and thiopurine dosing［J］. Clinical Pharmacol Ther，2013，93（4）：324–325.

［83］Fotoohi A K，Coulthard S A，Albertioni F. Thiopurines：Factors influencing toxicity and response［J］. Biochem Pharmacol，2010，79（9）：1211–1220.

［84］Schmiegelow K，Nielsen S N，Frandsen T L，et al. Mercaptopurine/Methotrexate Maintenance Therapy of Childhood Acute Lymphoblastic Leukemia：Clinical Facts and Fiction［J］. Pediat Hematol Onc，2014，36（7）：503–517.

［85］Relling M V，Gardner E E，Sandborn W J，et al. Clinical Pharmacogenetics Implementation Consortium Guidelines for Thiopurine Methyltransferase Genotype and Thiopurine Dosing［J］. Clin Pharmacol Ther，2011，89（3）：324–325.

［86］李志玲，王鹤尧，孙华君. 巯嘌呤类药物用于儿童急性淋巴细胞性白血病患者个体化治疗的研究进展［J］. 上海医药，2015，36（19）：12–15.

第六章　ALK 抑制剂的 TDM 与基因检测

第一节　克唑替尼

一、药物简介

克唑替尼（Crizotinib）是一种以间变性淋巴瘤激酶（anaplastic lymphoma kinase，ALK）、C-ROS 原癌基因 1- 酪氨酸激酶（ROS1）和肝细胞生长因子受体（c-MET）为靶点的口服小分子抑制剂，通过减少激酶磷酸化，阻止下游信号通路异常活化，进而抑制肿瘤细胞的增殖。临床上克唑替尼主要用于治疗 ALK 阳性的局部晚期或转移性 NSCLC 以及 ROS1 阳性的晚期 NSCLC 患者。

（一）药代动力学特征

一项在健康受试者进行的研究表明，单次口服克唑替尼 250 mg，2 ~ 6 小时左右克唑替尼可到达 C_{max}，约 109 ng/ml，半衰期为 94 小时[1]。在肺癌患者中进行的研究表明，单次口服克唑替尼 250 mg，中位达峰时间为 4~6 小时，表观终末半衰期为 42 小时，平均绝对生物利用度为 43%；连续每天 2 次口服克唑替尼 250 mg，15 天内血药浓度可达到并保持稳态，平均累积率为 4.8[2-4]。年龄、性别及体重对克唑替尼的药动学没有显著影响[4]。种族对克唑替尼的药动学有显著影响，亚洲患者 AUC 和稳态 C_{max} 显著高于非亚洲患者（分别是 1.57 倍和 1.5 倍）。此外，高脂膳食可能导致克唑替尼 AUC 及 C_{max} 下降约 14%，目前说明书推荐克唑替尼胶囊与食物同服或不同服均可[5]。

克唑替尼的血浆蛋白结合率是 91%。静脉注射 50 mg 克唑替尼后药物的几何平均分布容积（V_{ss}）为 1772L，说明克唑替尼自血浆广泛分布至组织内。

克唑替尼主要经肝细胞色素 P450 代谢酶（CYP3A4/5）代谢，中至重度肝损害可能会造成克唑替尼的血药浓度升高。有研究评估晚期肿瘤患者肝功不全对克唑替尼药动学及安全性的影响[6]，结果表明，轻度肝功不全患者无需调整克唑替尼用药剂量，而中度肝功不全患者则需调整剂量至 200mg，每日 2 次，重度肝功不全患者调整至不超过 250mg，每日 1 次，以最大程度保障患者的用药安全。

克唑替尼在人体的主要代谢途径是哌啶环氧化得到克唑替尼酰胺和 O- 脱羟产物，并在随后的第二步中 O- 脱羟产物形成共轭。健康志愿者在服用单剂量 250 mg 放射物标记的克唑替尼后，在其粪便和尿液中分别发现给药剂量 63% 和 22% 的放射物标记的克唑替尼。粪便与尿液中克唑替尼原型药物分别约占给药剂量 53% 和 2.3%[1]。克唑替尼 250 mg 每日两次给药后在稳态时的平均表观清除率（CL/F）（60 L/h）低于单剂量 250mg 口服给药后的（100 L/h），呈非线性药动学特征，这可能是由于克唑替尼多次给药后 CYP3A 自身受到抑制所致[3,7]。有研究评估肺癌患者肾功不全对克唑替尼药动学的影响[8]，结果表明，轻至中度肾功不全患者无需调整克唑替尼用药剂量，无需透析治疗的重度肾功不全患者克唑替尼剂量需调整至不超过 250mg，每日 1 次。

（二）药效动力学特征

克唑替尼是一种小分子、多靶点抑制剂，在肿瘤细胞株中对 ALK、ROS1 和 c-Met 在细胞水平检测的磷酸化具有浓度依赖性抑制作用[9]，对表达棘皮动物微管相关类蛋白 4（EML4）或核仁磷酸蛋白（NPM）-ALK 融合蛋白或 c-Met 的异种移植荷瘤小鼠具有抗肿瘤活性[10]。

克唑替尼可发生两种类型的耐药：初始耐药（从开始治疗即无效）：在整个克唑替尼的暴露进程中均显示无效；继发耐药：在疾病治疗的进程中，出现：① ALK 继发性耐药突变：分为 ALK 激酶区突变和 ALK 基因拷贝数扩增。ALK 激酶区突变是最早明确的耐药机制，包括 L1196M、C1156Y、G1269A、F1174、1151Tins、L1152R、S1206Y、I1171T、G1202R 和 D1203N 等[11-15]；②驱动基因转换：当使用克唑替尼阻断 ALK 及其下游信号通路来控制肿瘤细胞的生长和迁移时，肿瘤细胞可通过另外一些机制（转换驱动基因）激活其他信号通路，取代肿瘤细胞对 ALK 及其下游信号的依赖，导致克唑替尼不能有效地抑制肿瘤细胞的生长。这些转换驱动基因中最为常见的是 EGFR 突变或磷酸化、KRAS 突变和 c-KIT 扩增[14,15]。导致继发耐药的机制还包括肿瘤异质性、上皮 - 间质转化等[16]。

（三）药物相互作用

克唑替尼主要通过 CYP3A4/5 代谢，又是 CYP3A4 中等抑制剂[7]。因此与许多药物存在相互作用，可改变自身或其他药物的血浆浓度，从而产生相应的临床效应。有数据显示[17]，同时服用单剂酮康唑（CYP3A4 抑制剂）后，克唑替尼的药物暴露量显著增加（AUC 增加 3.2 倍），而与利福平（CYP3A4 诱导剂）合用时，克唑替尼的清除明显增加，AUC 降低 82%。但也有研究多剂地塞米松（CYP3A4 诱导剂）对克唑替尼药动学的影响，发现地塞米松对克唑替尼稳态谷浓度没有显著影响[18]。因此，克唑替尼与 CYP3A4 抑制剂或诱导剂联合使用时，应密切监测克唑替尼稳态血浆谷浓度，避免盲目调整克唑替尼的使用剂量。

克唑替尼作为 CYP3A4 酶抑制剂，可增加经 CYP3A4 代谢的药物的血浆浓度，如辛伐他汀、苯二氮䓬类、钙通道拮抗剂等，因此，当同时服用本药和治疗窗窄的 CYP3A4

底物（环孢素、芬太尼、西罗莫司、他克莫司和匹莫齐特等）时应谨慎。

另外，克唑替尼作为 P-gp 抑制剂[19]，可能增加 P-gp 底物的血浆浓度，如地高辛、秋水仙碱和普伐他汀等，因此，当同时服用本药和治疗窗窄的 P-gp 底物时应谨慎。

由于克唑替尼的溶解度随着 pH 值升高而降低，因此，联合使用提高胃部 pH 值的药物也可能会造成克唑替尼的生物利用度下降。

（四）药物不良反应

在克唑替尼的临床应用中，大多数患者在治疗的某一时间点可能发生不良反应，最常见的不良反应（≥ 25%）为：视觉异常、恶心、腹泻、呕吐、水肿、便秘、转氨酶升高、疲乏、食欲减退、上呼吸道感染、头晕和神经病变。此外，与导致中断给药有关的最常见的不良反应为：中性粒细胞减少症、转氨酶升高、呕吐和恶心；与导致减少剂量有关的最常见的不良反应为：转氨酶升高和中性粒细胞减少症；与永久中断给药有关的最常见不良反应为：间质性肺部疾病和转氨酶升高。

（五）血药浓度与药理学效应

克唑替尼自上市以来发现，其 $C_{ss, min}$ 存在较大的个体间差异，且克唑替尼的血药浓度与患者的临床获益及药物不良反应密切相关。有研究（A8081001，NCT00585195）发现，克唑替尼血药浓度较低组（112~235 ng/ml）治疗有效率显著低于血药浓度较高组（>235 ng/ml）。该结果与另一研究（A8081005）结果一致，血药浓度较低组（≤ 200 ng/ml）有效率为 47%，而血药浓度较高组（> 200 ng/ml）有效率达 60%。此前动物实验结果也提示，克唑替尼的半数有效浓度（median effect concentration，EC_{50}）为 233 ng/ml[20]。因此，目前推荐在临床使用中开展克唑替尼 TDM，其有效 $C_{ss, min}$ 阈值为 235 ng/ml[21]。

此外，已有研究发现克唑替尼 $C_{ss, min}$ 与药物不良反应的累计发生数目密切相关，$C_{ss, min}$ 较高组（≥ 508.5 ng/ml）发生不良反应事件累计总数为 $C_{ss, min}$ 较低组（< 508.5 ng/ml）的 3 倍，且发生 3 级以上药物不良反应患者均为 $C_{ss, min}$ 较高组[22]。

因此，克唑替尼在临床使用中建议开展 TDM，为临床科学个体化用药提供参考，减少不良反应的发生，提高药物治疗的安全性及有效性。

（六）药物相关基因与药理学效应

棘皮动物微管结合蛋白 4（echinoderm microtubule associated protein-like 4，EML4）与 ALK 形成的融合基因，被认为是 NSCLC 新的分子靶点。EML4-ALK 融合基因的发生率为 3%~11%，该融合基因在年轻、腺癌、不吸烟或轻度吸烟的 NSCLC 患者中发生率较高，表达阳性者可以受益于克唑替尼的治疗。在 PROFILE 1007 研究中[23]，针对 157 例一线化疗后进展的亚洲 ALK 阳性患者按 1：1 比例随机分配接受克唑替尼或二线化疗方案，结果显示，克唑替尼组可显著延长 PFS（8.1 个月比 2.8 个月）且克唑替尼组总有效率（overall response rate，ORR）显著高于化疗组（75% vs. 22%）。在随后的 PROFILE 1014 研究中[24]，157 例 ALK 阳性患者以 1：1 比例随机接受克唑替尼和化疗（培美曲塞联合顺铂），结果显示克唑替尼可显著延长 PFS（亚洲人群：13.6 个月 vs. 7.0 个月；非亚洲人群：9.6 个月 vs. 7.2 个月）及 ORR（70% vs. 54%）。由此可见，针对 ALK 阳性 NSCLC 患者，克唑替尼无论作为一线方案还是二线方案，疗效均显著优于化疗方案，决定了克唑替尼为该类患者首选治疗方法。

ROS1 是 NSCLC 靶向治疗研究中继 EGFR、ALK 后的又一重要靶点，多见于不吸烟、高分化腺癌的年轻女性。在 NSCLC 患者中 ROS1 基因融合阳性率为 1% ~ 2%[25]，其中最常见的融合基因是 CD74-ROS1。克唑替尼是第一个被美国食品药品管理局批准用于治疗 ROS1 阳性晚期 NSCLC 的靶向药物，基于 PROFILE 1001 研究[26]，ROS1 阳性晚期 NSCLC 患者接受克唑替尼 ORR 达到 72%，PFS 达 19.2 个月，表现出良好的有效性及安全性。后续更新的研究[27]结果显示，克唑替尼组患者平均 OS 达 51.4 个月，分析还发现，携带不同 ROS1 融合基因伴侣 CD74、EZR、SDC4、SLC34A2、LIMA1、MSN 和 TPM3 的患者 OS 没有明显的差异。

c-MET 原癌基因的蛋白产物是 c-MET 酪氨酸激酶受体，c-MET 的配体是肝细胞生长因子（HGF）。HGF/c-MET 信号通路是调节细胞增殖、分化和运动的重要因素，其信号通路的异常已被证实与 NSCLC 的发生和发展有关[28]。在 NSCLC 中，c-MET 蛋白的异常激活可通过多种机制实现，包括：① c-MET 蛋白的过表达，这可由 c-MET 基因扩增或在缺失基因扩增的情况下转录上调所导致；② c-MET 的基因突变，主要是 N375S 和 T10101 的序列变异；③ HGF 的过表达。克唑替尼研发的初衷是抑制 c-MET 酪氨酸激酶与 ATP 的结合及结合之后的自身磷酸化而发挥作用，但克唑替尼在 c-MET 阳性的晚期 NSCLC 中的作用仍处于探索阶段。有临床研究[29]纳入 5606 例接受克唑替尼 250mg，每日 2 次治疗的晚期 NSCLC 患者，肿瘤组织检测发现：252 例患者携带 c-MET ≥ 6 个拷贝数、74 例患者携带 c-MET 基因突变及 78 例携带 ROS-1 融合基因，最终，纳入 25 例携带 c-MET ≥ 6 个拷贝数、28 例携带 c-MET 基因突变及 37 例携带 ROS-1 融合基因的患者开展 Ⅱ 期临床试验，发现携带 c-MET ≥ 6 个拷贝数患者 ORR 为 16%、携带 c-MET 基因突变患者 ORR 为 10.7%，而携带 ROS-1 融合基因的患者 ORR 达 47.2%。该研究提示克唑替尼用于 c-MET 阳性患者的疗效欠佳，尚需更多研究以优化克唑替尼的使用。

二、血药浓度监测

（一）适用人群

推荐使用克唑替尼治疗的所有肿瘤患者进行 TDM，尤其是克唑替尼治疗失败或效果欠佳的肿瘤患者。

（二）方法与流程

克唑替尼血药浓度监测使用稳态时血浆 C_{min}，其检测的方法主要有高效液相色谱法（HPLC）、质谱法（MS）、液相色谱－串联质谱法（LC–MS/MS）等，其中 LC–MS/MS 准确度较高[30]，常作为首选方法。克唑替尼在肺癌患者中的研究显示服药后 15 天内血药浓度可达到并保持稳态，但其存在较大的个体间差异，因此，服用克唑替尼后，定期监测血药浓度以期达到稳定的 C_{min} 目标值是非常必要的。根据目前已有研究进展，推荐克唑替尼首次监测的时间点为服药后第 15 天，随后 3 个月内每月监测 1 次，1 年内每 3 个月监测 1 次，1 年后每 6 个月监测 1 次。克唑替尼 TDM 监测方法如下。

1. 采集血样 晨起服药前取外周静脉血 2 ml，EDTA 抗凝，颠倒混匀。

2. 转移血样 获取血液后，迅速、平稳地转运至实验室，切勿剧烈晃动，避免血细胞破裂造成标本污染。若无法及时转运样本，可放至 4℃冰箱短暂保存。

3. 处理血样及仪器检测 分离血细胞和血浆，取合适体积血浆进行克唑替尼血药浓度检测。

（三）目标值与结果解读

目前针对克唑替尼 TDM 的权威指南规范较少。荷兰癌症研究所药理学专家组总结现有多项研究数据，在 2017 年发布的《肿瘤治疗中激酶抑制剂治疗药物监测的实践建议》中推荐克唑替尼治疗肺癌 $C_{ss, min}$ 有效阈值为 235 ng/ml[21]。另有研究推荐克唑替尼 $C_{ss, min} \geq 508.5$ ng/ml 时，患者发生药物不良反应的累计发生数目较高[22]。综合以上研究结果，推荐克唑替尼 TDM 监测指标为 $C_{ss, min}$，目标范围为 235~508.5 ng/ml。

三、药物基因组学

（一）药物相关基因检测

1. 药效学相关基因 多项研究已证实 ALK 阳性的局部晚期或转移性 NSCLC 患者可受益于克唑替尼的治疗。目前至少发现了 20 多种 EML4–ALK 融合变体亚型，其中，最常见的类型为变体 1、变体 2 和变体 3a/b，其发生率分别为 43%、6% 和 40%[31, 32]。临床需检测晚期 NSCLC 患者 ALK 基因，以了解患者基因突变类型与性质，为制定科学个体化治疗方案提供参考。此外，目前已发现 ALK 基因突变导致克唑替尼继发耐药的情况，主要是 ALK 激酶区突变，包括 L1196M、C1156Y、G1269A、F1174、1151Tins、L1152R、S1206Y、I1171T、G1202R 和 D1203N 等[11-15]。

多项研究已证实 ROS1 阳性的晚期 NSCLC 患者可受益于克唑替尼的治疗。在 NSCLC

患者中 ROS1 基因融合阳性率为 1% ~ 2%[25]，其中最常见的融合基因是 CD74-ROS1。有研究[27]分析发现，携带不同 ROS1 融合基因伴侣 CD74、EZR、SDC4、SLC34A2、LIMA1、MSN 和 TPM3 的患者接受克唑替尼治疗后 OS 没有明显的差异。

2. 药动学相关基因　克唑替尼主要通过 CYP3A4 代谢，目前暂无研究探索 CYP3A4 基因多态性与克唑替尼的临床疗效、不良反应及耐药性相关性。此外，克唑替尼是 P-gp 糖蛋白的底物。P-gp 糖蛋白是一种药物外向转运蛋白，具有能量依赖性"药泵"功能，属于 ABC 家族成员，由 ABCB1 基因编码。ABCB1 基因常见的单核苷酸多态性类型有 1236C>T（rs1128503, p.G412G）、2677G>T/A（rs2032582, p.A893S/T）和 3435C>T（rs1045642, p.I1145I）[33]，以上位点突变可能影响 P-gp 底物的分布进而影响药物的疗效和不良反应。目前仅有一项研究[34]探索 ABCB1 相关基因突变与克唑替尼的药动学参数和不良反应相关性的报道。该研究纳入 8 例接受克唑替尼 250mg，一日 2 次治疗的 ALK 阳性晚期 NSCLC 患者，基因检测发现其中 1 例患者携带 ABCB1 1236TT-2677TT-3435TT 基因突变，该患者 AUC 及血药峰浓度在第 15 天时达到平均数的 2.84 倍及 2.61 倍。提示 ABCB1 基因多态性可能影响克唑替尼的疗效和不良反应。

（二）方法与流程

克唑替尼 ALK 基因检测适用于所有经病理学诊断为肺浸润性腺癌（包括含腺癌成分）患者，同时推荐晚期非腺癌 NSCLC 患者进行 ALK 检测。目前，我国国家药品监督管理局（NMPA）批准了 4 个技术平台的 ALK 基因检测伴随诊断试剂，包括免疫组化（Ventana-D5F3 IHC）、荧光原位杂交技术（FISH）、逆转录 - 聚合酶链反应（RT-PCR）、二代测序（NGS）等检测平台。这 4 个技术平台检测试剂均具有较高的灵敏度及特异度。目前优先推荐 Ventana-D5F3 IHC 进行 ALK 检测。ALK Ventana-D5F3 IHC 快速、经济、操作简单，且具有较高的灵敏度（100%）及特异度（98%）[35]。克唑替尼 ALK 基因检测标本优先使用肿瘤组织标本，当肿瘤组织标本不满足要求时，推荐使用细胞学标本。对于少数客观条件上不能获得组织或细胞学标本的晚期肺癌患者，可尝试血液 / 脑脊液检测。

第二节　阿来替尼

一、药物简介

阿来替尼（Alectinib）是一种以间变性淋巴瘤激酶为靶点的口服小分子酪氨酸激酶抑制剂，通过抑制 ALK 酪氨酸激酶活性，阻断下游信号通路异常活化，进而诱导肿瘤细胞凋亡，具有高亲和力、高选择性且更容易穿透血 - 脑屏障等特点。临床上阿来替尼主要用于治疗 ALK 阳性的局部晚期或转移性非小细胞肺癌患者。

（一）药代动力学特征

阿来替尼主要经肝细胞色素 P450 代谢酶（CYP3A4）代谢并生成具有相似体外效力和活性的代谢产物 M4[36]。一项在健康受试者进行的研究表明，单次口服阿来替尼 600 mg，空腹组阿来替尼 2 ~ 8 小时达血药浓度峰值（C_{max}），约 103ng/ml，半衰期为 23.4 小时，AUC 为 1900（ng·h）/ml；而高脂饮食组单次口服阿来替尼 600mg 后，阿来替尼血药浓度达峰时间推迟至 6~12 小时左右，C_{max} 和 AUC 分别为 270ng/ml 和 5480（ng·h）/ml，均显著高于空腹组，半衰期为 17.7 小时；高脂饮食组 M4 C_{max} 和 AUC 分别为 126ng/ml 和 3480（ng·h）/ml，均显著高于空腹组 37.5ng/ml 和 1140（ng·h）/ml[37]。以上研究表明，食物对阿来替尼及其活性代谢产物 M4 的药动学产生显著影响。目前说明书推荐阿来替尼胶囊随餐服用以提高其生物利用度。另一项在健康志愿者中进行的研究表明，单次放射性标记静脉微量剂量 50μg 阿来替尼联合口服 600 mg 阿来替尼，其绝对生物利用度为 36.9%，几何平均清除率为 34.5L/h，分布容积为 475L，表明阿来替尼广泛分布于组织中，但阿来替尼的肝提取率较低，约 0.14[38]。

由于阿来替尼主要经肝 CYP3A4 代谢，中至重度肝功不全可能会造成阿来替尼的血药浓度升高。有研究利用 PKPB 模型评估肝功不全对阿来替尼药动学和安全性的影响[39]，结果表明，相对较健康志愿者，中度肝功不全患者游离型阿来替尼和 M4 暴露量中等程度升高，但没有显著的临床意义，而重度肝功不全患者阿来替尼和 M4 暴露量显著升高，临床需及时调整阿来替尼的治疗方案，以最大程度保障患者的用药安全。

健康志愿者在服用单剂量 600 mg 放射物标记的阿来替尼后，在其粪便中发现代谢产物 M1 和 M4 分别占阿来替尼给药剂量的 7.2% 和 5.8%[38]；尿液中 M1 为主要代谢产物，占阿来替尼给药剂量的 0.5%[40]。

（二）药效动力学特征

阿来替尼是一种小分子强效 ALK 抑制剂，体外细胞试验表明阿来替尼对非小细胞肺癌细胞株的抗瘤活性具有选择性，阿来替尼能强效抑制 EML4-ALK 融合基因突变的非小细胞肺癌细胞株 NCI-H2228，而对 EGFR 19 号外显子缺失突变的 HCC827 细胞株、KRAS 阳性突变的 A549 细胞株和 EGFR、KRAS、ALK 均为野生型的 NCIH522 细胞株没有抑瘤活性[41]。此外，还发现阿来替尼能强效抑制 ALK 的 L1196M 突变，而克唑替尼则显示出无效[41]。另有研究阿来替尼对造成克唑替尼耐药的 ALK 突变位点 L1196M、C1156Y、G1269A、F1174、1151Tins、L1152R 的抑瘤效果，发现阿来替尼对具有以上突变位点的非小细胞肺癌细胞株具有较强的抑瘤效果，而对 G1202R 突变的非小细胞肺癌细胞株的抑瘤效果较差[42]。

目前已发现阿来替尼耐药的情况，其机制主要有：初始耐药（从开始治疗即无效）：在整个阿来替尼的暴露进程中均显示无效；继发耐药：在疾病治疗的进程中，出现：① ALK 继发性耐药突变：主要是 ALK 激酶区突变，包括 G1202R[43]、I1171N[44] 和 V1180L[45] 等；②驱动基因转换：当使用阿来替尼阻断 ALK 及其下游信号通路来控制肿瘤细胞的生长和迁移时，肿瘤细胞可通过另外一些机制激活其他信号通路，取代肿瘤细胞对 ALK 及其下游信号的依赖，导致阿来替尼不能有效地抑制肿瘤细胞的生长[46, 47]，如 TGFα 过表达激活 EGFR 旁路信号造成阿来替尼耐药等。导致继发耐药的机制还包括外排转运蛋白表达增加[48]、肿瘤异质性[49]、上皮 – 间质转化等。

（三）药物相互作用

阿来替尼主要通过 CYP3A4 代谢并生成具有相似体外效力和活性的代谢产物 M4，M4 也通过 CYP3A 酶代谢[36]。体外研究表明，阿来替尼与 M4 具有较弱的时间依赖性 CYP3A4 酶活性抑制作用和对 CYP1A2、CYP2B6 和 CYP3A4 基因 mRNA 表达的弱诱导作用[50]。因此阿来替尼与许多药物存在潜在的相互作用，可能改变自身或其他药物的血浆浓度，从而产生相应的临床效应。一项在健康志愿者的研究 NP28990 显示，第 1 天和第 15 天口服阿来替尼 300mg，同时第 8~21 天每天两次口服泊沙康唑（CYP3A4 抑制剂）400mg，阿来替尼的药物暴露量显著增加（C_{max} 增加 118% 和 AUC 增加 175%），$t_{1/2}$ 则由 17.9 小时延长至 24.2 小时，而 M4 的 C_{max} 下降至原来的 28.7% 和 AUC 下降 75.1%，M4 的 $t_{1/2}$ 则由原来的 25 小时延长至 66.6 小时。而与多剂量利福平（CYP3A4 诱导剂）合用时，阿来替尼的清除明显增加，C_{max} 下降至原来的 48.6% 且 AUC 降低至原来的 26.8%，$t_{1/2}$ 则由 18.7 小时缩短至 10 小时，而 M4 的 C_{max} 增加至原来的 220% 和 AUC 增加至原来的 179%，M4 的 $t_{1/2}$ 无明显变化[51]。尽管有体外研究表明阿来替尼是 CYP2C8 的抑制剂，但生理药代动力学（PBPK）模型表明临床浓度的阿来替尼对 CYP2C8 底物的浓度影响较小[52]。综合多项研究，目前说明书推荐阿来替尼与 CYP3A 底物、CYP2C8 底物、CYP3A 诱导剂和 CYP3A 抑制剂联用时，无需盲目调整阿来替尼的用药剂量。

另外，阿来替尼和 M4 作为 P-gp 抑制剂[53]，可能增加 P-gp 底物的血浆浓度，如地高辛、秋水仙碱和普伐他汀等，因此，当同时服用本药和治疗窗窄的 P-gp 底物时应谨慎。

尽管阿来替尼的溶解度具有 pH 值依赖性，但一项健康志愿者的研究表明[37]，每日一次 40mg 艾司奥美拉唑镁对阿来替尼和 M4 的总暴露量没有临床意义的影响，因此，目前说明书推荐阿来替尼与质子泵抑制剂或其他能增加胃部 pH 值的药物合并使用时，无需调整阿来替尼的用药剂量。

（四）药物不良反应

在阿来替尼的临床应用中，大多数患者在治疗的某一时间点可能发生不良反应，最常见的不良反应（≥ 20%）为：便秘、水肿（包括外周水肿、全身水肿、眼睑水肿、眶周水肿）、肌痛（包括肌痛和肌肉骨骼疼痛）、恶心、胆红素升高、贫血（包括贫血和血红蛋白降低）和皮疹（包括皮疹、斑丘疹、痤疮样皮炎、红斑、全身皮疹、丘疹样皮疹、瘙痒性皮疹和斑状皮疹）。

（五）血药浓度与药理学效应

一项针对 225 例患者的研究发现[54]，阿来替尼及活性代谢产物 M4 的稳态血浆药物谷浓度（$C_{ss,\ min}$）与患者的总生存时间和严重不良反应（包括 3 级及 3 级以上不良反应）之间没有相关性。但在另一项针对 52 例患者的研究中发现[55]，阿来替尼的血药浓度较低组（< 435 ng/ml）患者的中位无进展生存时间为 12.6 个月，显著低于血药浓度较高组（≥ 435 ng/ml）。因此，目前推荐在临床使用中开展阿来替尼 TDM，其有效 $C_{ss,\ min}$ 阈值为 435 ng/ml[21]，以提高临床药物治疗的安全性及有效性。

（六）药物相关基因与药理学效应

棘皮动物微管结合蛋白 4（echinoderm microtubule associated protein-like 4，EML4）与 ALK 形成的融合基因，被认为是 NSCLC 新的分子靶点。目前已发现超过 20 种 EML4-ALK 融合基因，最常见的类型为变体 1、变体 2 和变体 3a/b，其发生率分别为 43%、6% 和 40%[31, 32]。EML4-ALK 融合基因在年轻、腺癌、不吸烟或轻度吸烟的 NSCLC 患者中发生率较高，表达阳性者可以受益于阿来替尼的治疗。在 J-ALEX 研究中[56]，纳入 207 例初治或既往接受过一线化疗的 ALK 阳性日本晚期 NSCLC 患者，按 1∶1 比例随机分配接受阿来替尼 300mg，每日 2 次或克唑替尼 250mg，每日 2 次方案，结果显示，阿来替尼组因疗效不佳或不能耐受的停药比例显著低于克唑替尼组（24/103 比 61/104），阿来替尼组 PFS（尚未达到）显著优于克唑替尼组（10.2 个月）。在随后更新的针对初治 ALK 阳性晚期 NSCLC 患者的 ALEX 研究[57]中，按 1∶1 比例随机分配接受阿来替尼 600mg，每日 2 次或克唑替尼 250mg，每日 2 次方案，结果显示，阿来替尼组 PFS 显著优于克唑替尼组（34.8 个月 vs. 10.9 个月），阿来替尼组安全性高于克唑替尼组。此外，该研究分析阿来替尼组 EML4-ALK 不同突变类型（变体 1、变体 2 和变体 3a/b）对 PFS、ORR 及中位缓解时间（duration of response，DOR）的影响，发现影响没有显著差异。综合以上研究，阿来替尼作为 ALK 阳性 NSCLC 患者的一线治疗方案，其疗效和安全性均显著优于克唑替尼，决定了阿来替尼为该类患者首选治疗方法。

此外，针对既往接受过含铂双药化疗和克唑替尼治疗的晚期 ALK 阳性 NSCLC 患者，ALUR 研究[58]将患者按 2∶1 比例随机分配接受阿来替尼（600 mg，每日 2 次）或化疗（单药培美曲塞 500mg/m² 或多西他赛 75mg/m²，每 3 周一次）方案，结果显示，阿来替尼组相比克唑替尼组 PFS 显著延长（7.1 个月 vs. 1.6 个月）。此外，阿来替尼组脑转移患者中

ORR 达到 54.2%，显著优于化疗组（0%）。阿来替尼组 3 级及以上不良反应发生率显著低于化疗组（27.1% vs. 41.2%）。由此可见，克唑替尼治疗后进展或无法耐受克唑替尼治疗的晚期 ALK 阳性 NSCLC 患者，可选择阿来替尼作为后续治疗方法。

二、血药浓度监测

（一）适用人群

推荐使用阿来替尼治疗的所有晚期 NSCLC 患者进行 TDM，尤其是阿来替尼治疗失败或效果欠佳的患者。

（二）方法与流程

阿来替尼血药浓度监测使用稳态时血浆 C_{min}，其检测的方法主要有高效液相色谱法（HPLC）、质谱法（MS）、液相色谱 – 串联质谱法（LC–MS/MS）等，其中 LC–MS/MS 准确度较高，常作为首选方法[59]。阿来替尼在肺癌患者中的研究显示服药后 7 天内血药浓度可达到并保持稳态，但其存在较大的个体间差异，因此，服用阿来替尼后，定期监测血药浓度以期达到稳定的 C_{min} 目标值是非常必要的。根据目前已有研究进展，推荐阿来替尼首次监测的时间点为服药后第 7 天，随后 3 个月内每月监测 1 次，1 年内每 3 个月监测 1 次，1 年后每 6 个月监测 1 次。阿来替尼 TDM 监测方法如下。

1. 采集血样 晨起服药前取外周静脉血 2 ml，EDTA 抗凝，颠倒混匀。

2. 转移血样 获取血液后，迅速、平稳地转运至实验室，切勿剧烈晃动，避免血细胞破裂造成标本污染。若无法及时转运样本，可放至 4℃冰箱短暂保存。

3. 处理血样及仪器检测 分离血细胞和血浆，取合适体积血浆进行检测。

（三）目标值与结果解读

目前针对阿来替尼 TDM 的权威指南规范较少。既往研究发现[54]，阿来替尼及活性代谢产物 M4 的 $C_{ss,min}$ 与患者的总生存时间和严重不良反应（包括 3 级及 3 级以上不良反应）之间没有相关性。而另一项研究发现[55]，阿来替尼的血药浓度较低组（< 435ng/ml）患者的中位无进展生存时间为 12.6 个月，显著低于血药浓度较高组（≥ 435ng/ml）。荷兰癌症研究所药理学专家组总结现有多项研究数据，在 2017 年发布的《肿瘤治疗中激酶抑制剂治疗药物监测的实践建议》中，推荐阿来替尼治疗肺癌 $C_{ss,min}$ 有效阈值为 435 ng/ml[21]。

三、药物基因组学

（一）药物相关基因检测

1. 药效学相关基因 多项研究已证实 EML4-ALK 融合基因表达阳性的晚期 NSCLC 患者可受益于阿来替尼的治疗。目前至少发现了 20 多种 EML4-ALK 融合变体亚型，其中，最常见的类型为变体 1、变体 2 和变体 3a/b，其发生率分别为 43%、6% 和 40%[31,32]。有研究[57]结果显示，不同的变异亚型可能与阿来替尼治疗的 PFS、ORR、DOR 等相关，但限于患者数量的局限性，暂无发现不同变异亚型疗效之间存在显著差异。

此外，目前已发现 ALK 基因突变导致阿来替尼继发耐药的情况，主要是 ALK 激酶区突变，包括 G1202R[43]、I1171N[44] 和 V1180L[45] 等。

2. 药动学相关基因 目前暂无研究药动学相关基因与阿来替尼的治疗效果、不良反应及耐药相关性的报道。

（二）方法与流程

阿来替尼 ALK 基因检测适用于所有经病理学诊断为肺浸润性腺癌（包括含腺癌成分）患者，同时推荐晚期非腺癌 NSCLC 患者进行 ALK 检测。目前，我国国家药品监督管理局（NMPA）批准了 4 个技术平台的 ALK 基因检测伴随诊断试剂，包括免疫组化（Ventana-D5F3 IHC）、荧光原位杂交技术（FISH）、逆转录 – 聚合酶链反应（RT-PCR）、二代测序（NGS）等检测平台。这 4 个技术平台检测试剂均具有较高的灵敏度及特异度。目前优先推荐 Ventana-D5F3 IHC 进行 ALK 检测。ALK Ventana-D5F3 IHC 快速、经济、操作简单，且具有较高的灵敏度（100%）及特异度（98%）[35]。阿来替尼 ALK 基因检测标本优先使用肿瘤组织标本，当肿瘤组织标本不满足要求时，推荐使用细胞学标本。对于少数客观条件上不能获得组织或细胞学标本的晚期肺癌患者，可尝试血液 / 脑脊液检测。

参考文献

[1] Johnson TR, Tan W, Goulet L, et al. Metabolism, excretion and pharmacokinetics of ^{14}C crizotinib following oral administration to healthy subjects [J]. Xenobiotica, 2015, 45 (1): 45-59.

[2] Li C AC, Bello A, Wilner KD, et al. Pharmacokinetics (PK) of crizotinib (PF-02341066) in patients with advanced non-small cell lung cancer (NSCLC) and other solid tumors [J]. Clin Oncol, 2011 (suppl; abstr e13065), 29.

[3] Tan W WK, Bang Y, Kwak EL, et al. Pharmacokinetics (PK) of PF-02341066, a dual ALK/MET inhibitor after multiple oral doses to advanced cancer patients [J]. Clin Oncol, 2010 (suppl; abstr

2596）, 28.

［4］Kwon J, Meagher A. Crizotinib: a breakthrough for targeted therapies in lung cancer ［J］. Adv Pract Oncol, 2012, 3（4）: 267-272.

［5］Product Information: XALKORI（R）oral capsules, crizotinib oral capsules. Pfizer Labs（per FDA）, New York, NY, 2019.

［6］El-Khoueiry AB, Sarantopoulos J, O'Bryant CL, et al. Evaluation of hepatic impairment on pharmacokinetics and safety of crizotinib in patients with advanced cancer ［J］. Cancer Chemother Pharmacol, 2018, 81（4）: 659-670.

［7］Mao J, Johnson TR, Shen Z, et al. Prediction of crizotinib-midazolam interaction using the Simcyp population-based simulator: comparison of CYP3A time-dependent inhibition between human liver microsomes versus hepatocytes ［J］. Drug MetabDispos, 2013, 41（2）: 343-352.

［8］Tan W, Yamazaki S, Johnson TR, et al. Effects of Renal Function on Crizotinib Pharmacokinetics: Dose Recommendations for Patients with ALK-Positive Non-Small Cell Lung Cancer ［J］. Clin Drug Investig, 2017, 37（4）: 363-373.

［9］Christensen JG, Zou HY, Arango ME, et al. Cytoreductive antitumor activity of PF-2341066, a novel inhibitor of anaplastic lymphoma kinase and c-Met, in experimental models of anaplastic large-cell lymphoma ［J］. Mol Cancer Ther, 2007, 6（12 Pt 1）: 3314-3322.

［10］Yamazaki S, Vicini P, Shen Z, et al. Pharmacokinetic/pharmacodynamic modeling of crizotinib for anaplastic lymphoma kinase inhibition and antitumor efficacy in human tumor xenograft mouse models［J］. J Pharmacol Exp Ther, 2012, 340（3）: 549-557.

［11］Choi YL, Soda M, Yamashita Y, et al. EML4-ALK mutations in lung cancer that confer resistance to ALK inhibitors ［J］. N Engl J Med, 2010, 363（18）: 1734-1739.

［12］Doebele RC, Pilling AB, Aisner DL, et al. Mechanisms of resistance to crizotinib in patients with ALK gene rearranged non-small cell lung cancer ［J］. Clin Cancer Res, 2012, 18（5）: 1472-1482.

［13］Toyokawa G, Hirai F, Inamasu E, et al. Secondary mutations at I1171 in the ALK gene confer resistance to both Crizotinib and Alectinib ［J］. J Thorac Oncol, 2014, 9（12）: e86-87.

［14］Sasaki T, Koivunen J, Ogino A, et al. A novel ALK secondary mutation and EGFR signaling cause resistance to ALK kinase inhibitors ［J］. Cancer Res, 2011, 71（18）: 6051-6060.

［15］Katayama R, Shaw AT, Khan TM, et al. Mechanisms of acquired crizotinib resistance in ALK-rearranged lung Cancers ［J］. Sci Transl Med, 2012, 4（120）: 120ra17.

［16］Dagogo-Jack I, Shaw AT. Crizotinib resistance: implications for therapeutic strategies ［J］. Ann Oncol, 2016, 27 Suppl 3: iii42-iii50.

［17］Xu H, O'Gorman M, Tan W, et al. The effects of ketoconazole and rifampin on the single-dose pharmacokinetics of crizotinib in healthy subjects ［J］. Eur J Clin Pharmacol, 2015, 71（12）: 1441-1449.

［18］Lin S, Nickens DJ, Patel M, et al. Clinical implications of an analysis of pharmacokinetics of crizotinibcoadministered with dexamethasone in patients with non-small cell lung cancer ［J］. Cancer Chemother Pharmacol, 2019, 84（1）: 203-211.

［19］Zhou WJ, Zhang X, Cheng C, et al. Crizotinib（PF–02341066）reverses multidrug resistance in cancer cells by inhibiting the function of P–glycoprotein［J］. Br J Pharmacol, 2012, 166（5）: 1669–1683.

［20］Yamazaki S. Translational pharmacokinetic–pharmacodynamic modeling from nonclinical to clinical development: a case study of anticancer drug, crizotinib［J］. AAPS J, 2013, 15（2）: 354–366.

［21］Verheijen RB, Yu H, Schellens JHM, et al. Practical Recommendations for Therapeutic Drug Monitoring of Kinase Inhibitors in Oncology［J］. Clin Pharmacol Ther, 2017, 102（5）: 765–776.

［22］Kurata Y, Miyauchi N, Suno M, et al. Correlation of plasma crizotinib trough concentration with adverse events in patients with anaplastic lymphoma kinase positive non–small–cell lung cancer［J］. J Pharm Health Care Sci, 2015, 1: 8.

［23］Nishio M, Kim DW, Wu YL, et al. Crizotinib versus Chemotherapy in Asian Patients with ALK–Positive Advanced Non–small Cell Lung Cancer［J］. Cancer Res Treat, 2018, 50（3）: 691–700.

［24］Wu YL, Lu S, Lu Y, et al. Results of PROFILE 1029, a Phase III Comparison of First–Line Crizotinib versus Chemotherapy in East Asian Patients with ALK–Positive Advanced Non–Small Cell Lung Cancer［J］. J Thorac Oncol, 2018, 13（10）: 1539–1548.

［25］Gainor JF and Shaw AT. Novel targets in non–small cell lung cancer: ROS1 and RET fusions［J］. Oncologist, 2013, 18（7）: 865–875.

［26］Shaw AT, Ou SH, Bang YJ, et al. Crizotinib in ROS1–rearranged non–small–cell lung cancer［J］. N Engl J Med, 2014, 371（21）: 1963–1971.

［27］Shaw AT, Riely GJ, Bang YJ, et al. Crizotinib in ROS1–rearranged advanced non–small–cell lung cancer（NSCLC）: updated results, including overall survival, from PROFILE 1001［J］. Ann Oncol, 2019, 30（7）: 1121–1126.

［28］Favoni RE and Alama A. Preclinical strategies targeted at non–small–cell lung cancer signalling pathways with striking translational fallout［J］. Drug Discov Today, 2013, 18（1–2）: 11–24.

［29］Moro–Sibilot D, Cozic N, Perol M, et al. Crizotinib in c–MET– or ROS1–positive NSCLC: results of the AcSe phase II trial［J］. Ann Oncol, 2019, 30（12）: 1985–1991.

［30］Qi X, Zhao L, Zhao Q, et al. Simple and sensitive LC–MS/MS method for simultaneous determination of crizotinib and its major oxidative metabolite in human plasma: Application to a clinical pharmacokinetic study［J］. J Pharm Biomed Anal, 2018, 155: 210–215.

［31］Soda M, Choi YL, Enomoto M, et al. Identification of the transforming EML4–ALK fusion gene in non–small–cell lung cancer［J］. Nature, 2007, 448（7153）: 561–566.

［32］Lin JJ, Zhu VW, Yoda S, et al. Impact of EML4–ALK Variant on Resistance Mechanisms and Clinical Outcomes in ALK–Positive Lung Cancer［J］. J Clin Oncol, 2018, 36（12）: 1199–1206.

［33］Wolking S, Schaeffeler E, Lerche H, et al. Impact of Genetic Polymorphisms of ABCB1（MDR1, P–Glycoprotein）on Drug Disposition and Potential Clinical Implications: Update of the Literature［J］. Clin Pharmacokinet, 2015, 54（7）: 709–735.

［34］Fujiwara Y, Hamada A, Mizugaki H, et al. Pharmacokinetic profiles of significant adverse events with crizotinib in Japanese patients with ABCB1 polymorphism［J］. Cancer Sci, 2016, 107（8）: 1117–1123.

［35］Conklin CM，Craddock KJ，Have C，et al. Immunohistochemistry is a reliable screening tool for identification of ALK rearrangement in non-small-cell lung carcinoma and is antibody dependent［J］. J Thorac Oncol，2013，8（1）：45-51.

［36］Nakagawa T，Fowler S，Takanashi K，et al. In vitro metabolism of alectinib，a novel potent ALK inhibitor，in human：contribution of CYP3A enzymes［J］. Xenobiotica，2018，48（6）：546-554.

［37］Morcos PN，Guerini E，Parrott N，et al. Effect of Food and Esomeprazole on the Pharmacokinetics of Alectinib，a Highly Selective ALK Inhibitor，in Healthy Subjects［J］. Clin Pharmacol Drug Dev，2017，6（4）：388-397.

［38］Morcos PN，Yu L，Bogman K，et al. Absorption，distribution，metabolism and excretion（ADME）of the ALK inhibitor alectinib：results from an absolute bioavailability and mass balance study in healthy subjects［J］. Xenobiotica，2017，47（3）：217-229.

［39］Morcos PN，Cleary Y，Sturm-Pellanda C，et al. Effect of Hepatic Impairment on the Pharmacokinetics of Alectinib［J］. J Clin Pharmacol，2018，58（12）：1618-1628.

［40］Sato-Nakai M，Kawashima K，Nakagawa T，et al. Metabolites of alectinib in human：their identification and pharmacological activity［J］. Heliyon，2017，3（7）：e00354.

［41］Sakamoto H，Tsukaguchi T，Hiroshima S，et al. CH5424802，a selective ALK inhibitor capable of blocking the resistant gatekeeper mutant［J］. Cancer Cell，2011，19（5）：679-690.

［42］Kodama T，Tsukaguchi T，Yoshida M，et al. Selective ALK inhibitor alectinib with potent antitumor activity in models of crizotinib resistance［J］. Cancer Lett，2014，351（2）：215-221.

［43］Ignatius Ou SH，Azada M，Hsiang DJ，et al. Next-generation sequencing reveals a Novel NSCLC ALK F1174V mutation and confirms ALK G1202R mutation confers high-level resistance to alectinib（CH5424802/RO5424802）in ALK-rearranged NSCLC patients who progressed on crizotinib［J］. J Thorac Oncol，2014，9（4）：549-553.

［44］Ou SH，Greenbowe J，Khan ZU，et al. I1171 missense mutation（particularly I1171N）is a common resistance mutation in ALK-positive NSCLC patients who have progressive disease while on alectinib and is sensitive to ceritinib［J］. Lung Cancer，2015，88（2）：231-234.

［45］Katayama R，Friboulet L，Koike S，et al. Two novel ALK mutations mediate acquired resistance to the next-generation ALK inhibitor alectinib［J］. Clin Cancer Res，2014，20（22）：5686-5696.

［46］Tanimoto A，Yamada T，Nanjo S，et al. Receptor ligand-triggered resistance to alectinib and its circumvention by Hsp90 inhibition in EML4-ALK lung cancer cells［J］. Oncotarget，2014，5（13）：4920-4928.

［47］Tani T，Yasuda H，Hamamoto J，et al. Activation of EGFR Bypass Signaling by TGFalpha Overexpression Induces Acquired Resistance to Alectinib in ALK-Translocated Lung Cancer Cells［J］. Mol Cancer Ther，2016，15（1）：162-171.

［48］Funazo T，Tsuji T，Ozasa H，et al. Acquired Resistance to Alectinib in ALK-Rearranged Lung Cancer due to ABCC11/MRP8 Overexpression in a Clinically Paired Resistance Model［J］. Mol Cancer Ther，2020，19（6）：1320-1327.

［49］Takegawa N，Hayashi H，Iizuka N，et al. Transformation of ALK rearrangement-positive adenocarcinoma to small-cell lung cancer in association with acquired resistance to alectinib［J］. Ann Oncol，2016，27（5）：

953–955.

[50]Sekiguchi N, Nagao S, Takanashi K, et al. Preclinical evaluation of the potential for cytochrome P450 inhibition and induction of the selective ALK inhibitor, alectinib[J]. Xenobiotica, 2017, 47 (12): 1042–1051.

[51]Morcos PN, Cleary Y, Guerini E, et al. Clinical Drug–Drug Interactions Through Cytochrome P450 3A (CYP3A) for the Selective ALK Inhibitor Alectinib[J]. Clin Pharmacol Drug Dev, 2017, 6 (3): 280–291.

[52]Cleary Y, Gertz M, Morcos PN, et al. Model–Based Assessments of CYP–Mediated Drug–Drug Interaction Risk of Alectinib: Physiologically Based Pharmacokinetic Modeling Supported Clinical Development[J]. Clin Pharmacol Ther, 2018, 104 (3): 505–514.

[53]Hofman J, Sorf A, Vagiannis D, et al. Interactions of Alectinib with Human ATP–Binding Cassette Drug Efflux Transporters and Cytochrome P450 Biotransformation Enzymes: Effect on Pharmacokinetic Multidrug Resistance[J]. Drug MetabDispos, 2019, 47 (7): 699–709.

[54]Morcos PN, Nueesch E, Jaminion F, et al. Exposure–response analysis of alectinib in crizotinib–resistant ALK–positive non–small cell lung cancer[J]. Cancer Chemother Pharmacol, 2018, 82 (1): 129–138.

[55]Groenland SL, Geel DR, Janssen JM, et al. Exposure–response analyses of anaplastic lymphoma kinase inhibitors crizotinib and alectinib in non–small–cell lung cancer patients[J]. Clin Pharmacol Ther, 2021, 109 (2): 394–402.

[56]Hida T, Nokihara H, Kondo M, et al. Alectinib versus crizotinib in patients with ALK–positive non–small–cell lung cancer (J–ALEX): an open–label, randomised phase 3 trial[J]. Lancet, 2017, 390 (10089): 29–39.

[57]Camidge DR, Dziadziuszko R, Peters S, et al. Updated Efficacy and Safety Data and Impact of the EML4–ALK Fusion Variant on the Efficacy of Alectinib in Untreated ALK–Positive Advanced Non–Small Cell Lung Cancer in the Global Phase Ⅲ ALEX Study[J]. J Thorac Oncol, 2019, 14 (7): 1233–1243.

[58]Novello S, Mazieres J, Oh IJ, et al. Alectinib versus chemotherapy in crizotinib–pretreated anaplastic lymphoma kinase (ALK)–positive non–small–cell lung cancer: results from the phase Ⅲ ALUR study[J]. Ann Oncol, 2018, 29 (6): 1409–1416.

[59]Heinig K, Herzog D, Ferrari L, et al. LC–MS/MS determination of alectinib and its major human metabolite M4 in human urine: prevention of nonspecific binding[J]. Bioanalysis, 2017, 9(5): 459–468.

第七章　BCR-ABL1 抑制剂的 TDM 与基因检测

第一节　伊马替尼

一、药物简介

甲磺酸伊马替尼（Imatinib Mesylate，IM）是一种小分子蛋白酪氨酸激酶（TKIs）抑制剂，通过切断异常的酪氨酸激酶信号传导阻止细胞的增殖和肿瘤的形成。临床上主要用于治疗费城染色体阳性的慢性髓性白血病（Ph⁺CML）的慢性期、加速期或急变期，不能切除和 / 或发生转移的恶性胃肠道间质瘤（GIST）以及复发或难治的费城染色体阳性急性淋巴细胞白血病（Ph⁺ALL）的患者等。除此之外，此药还可用于治疗系统性肥大细胞增生症、嗜酸性粒细胞增多综合征（HES）和 / 或慢性嗜酸性粒细胞白血病（CEL）伴有 FIP1L1–PDGFRα 融合激酶的成年患者，与血小板衍生生长因子受体（PDGFR）基因重组相关的骨髓发育不全症候群（MDS）/ 骨髓增生性疾病（MPD）的成年患者以及无法手术切除、复发性或转移性且有血小板衍生生长因子受体（PDGFR）基因重组之隆突性皮肤纤维肉瘤（DFSP）的成年患者。针对不同疾病，伊马替尼的治疗剂量也有所不同，见表 7–1。

表 7–1　不同恶性肿瘤伊马替尼推荐治疗剂量

肿瘤类型	成人推荐剂量	儿童推荐剂量
Ph⁺CML	慢性期：400mg/d；急变期和加速期：600 mg/d	3 岁以上儿童及青少年（尚无 3 岁以下儿童治疗经验）：慢性期、加速期和急变期 340mg/m² （总剂量不超过 600 mg/d）
Ph⁺ALL	600 mg/d	每日 340mg/m²（总剂量不超过 600 mg/d）
GIST	不能切除 / 转移、完全切除后辅助治疗：400mg/d；治疗后未获得满意反应且无严重不良反应：可考虑将剂量从 400mg/d 增加到 600 mg/d 或 800 mg/d	
HES/CEL（伴 FIP1L1–PDGFRα 融合激酶）	起始剂量：100mg/d；治疗后未获得足够缓解且无不良反应发生：可增至 400 mg/d（主要依据国外研究报道）	

肿瘤类型	成人推荐剂量	儿童推荐剂量
ASM	无 D816Vc–Kit 突变：400mg/d；伴嗜酸性粒细胞增多：100mg/d 起始；治疗后未获得足够缓解且无不良反应发生：可增至 400 mg/d（主要依据国外研究报道）	
MDS/MPD（高嗜酸性粒细胞综合征和 PDGFR–α 或 –β 基因重排）	400mg/d（主要依据国外研究报道）	
DFSP	400 mg/d；需要时可增至 800 mg/d（主要依据国外研究报道）	

对于 GIST 患者，现阶段我国建议患者接受 IM 辅助治疗的初始剂量借鉴西方临床试验，为 400mg/d 的剂量，对携带 KIT 外显子 9 突变的 GIST 患者则以 600mg/d 的初始剂量接受治疗。此外，对 600mg/d 无反应的患者可将伊马替尼治疗剂量增加至 800mg/d，而伊马替尼不耐受或遭受严重的不良事件的患者，可将剂量降低至 200~300mg/d。

（一）药代动力学特征

伊马替尼口服吸收良好，平均绝对生物利用度为 98%，口服后血浆伊马替尼药时 AUC 的变异系数波动在 40% ~ 60% 之间。与空腹时比较，高脂饮食后本药吸收率轻微降低（C_{max} 减少 11%，t_{max} 延后 1.5 小时，AUC 减少 7.4%）。伊马替尼于肾上腺和性腺中摄取水平较高，而在中枢神经系统中摄取水平低，与血浆蛋白高度结合（约 95%，主要为白蛋白、α_1 酸性糖蛋白），机体总体分布浓度较高，分布容积在 4.9L/kg，但在红细胞内分布比较低。伊马替尼主要通过肝脏代谢，既是 CYP3A4 的底物，又是 CYP3A4、CYP2C9、CYP2C19 的抑制剂。IM 在机体内主要循环代谢产物为 N– 去甲基哌嗪衍生物，且该代谢物具有药理活性，其血浆 AUC 是原药甲磺酸伊马替尼 AUC 的 16%。伊马替尼及其代谢产物主要经粪便排泄，几乎不通过肾脏排泄，消除半衰期为 18 小时，其活性代谢产物的半衰期可达 40 小时，7 天内约可排泄所给药物剂量的 81%。根据初步的 GIST 患者的群体药动学研究表明，白蛋白水平、白细胞计数、血浆胆红素水平、体表面积、肌酐清除率以及相关基因多态性等对伊马替尼的药代动力学在统计学上有显著性的影响。

针对不同病种治疗的肿瘤患者，给予相同剂量（400mg/d），GIST 患者的稳态时药物暴露量是 CML 患者的 1.5 倍。轻中度肾功能不全患者的血浆暴露量比肾功能正常的患者增加约 1.5~2 倍，由于伊马替尼几乎不经肾脏排泄，故两者原药清除率大概相似。肝功能不全患者并不增加伊马替尼的平均暴露量。

（二）药效动力学特征

伊马替尼作为 TKIs 抑制剂，可有效抑制费城染色体和白血病致癌基因（BCR-ABL）酪氨酸激酶（TK）、胃肠道间质肿瘤细胞表达的 Kit 突变活性以及下述几个 TK 受体的活性：通过 c-Kit 原癌基因编码的干细胞因子（SCF）受体、盘状结构域受体（DDR1 和 DDR2）、集落刺激因子受体（CSF-1R）和血小板衍生生长因子受体 α 和 β（PDGFR-α 和 PDGFR-β）。此外，伊马替尼还可以抑制这些受体激酶激活后介导的细胞行为。

伊马替尼可发生两种类型的耐药：初始耐药（从开始治疗即无效）在整个伊马替尼的暴露进程中均显示无效；另一种继发耐药则是在疾病治疗的进程中，体内的 BCR-ABL 酪氨酸激酶增加，这也是其产生耐药的分子机制。已观察到在服药剂量过低或未规律服药的患者中可发生耐药。因此，治疗应尽早开始，同时剂量应严格按要求服用。

（三）药物相互作用

伊马替尼既是 CYP3A4 的底物，又是 CYP3A4、CYP2C9、CYP2C19 的抑制剂。因此与许多药物存在相互作用，可改变自身或其他药物的血浆浓度，从而产生相应的临床效应。有数据显示，同时服用单剂酮康唑（CYP3A4 抑制剂）后，伊马替尼的药物暴露量显著增加（C_{max} 增加 26%，AUC 增加 40%）。而在与利福平、苯妥英、卡马西平等 CYP3A4 诱导剂合用时，均观察到伊马替尼清除增加，C_{max}、AUC 均明显降低，因此应避免与 CYP3A4 诱导剂同时服用。

另外，伊马替尼作为 CYP3A4 酶抑制剂，可增加经 CYP3A4 代谢的药物的血浆浓度，如辛伐他汀、苯二氮䓬类、钙通道拮抗剂和其他 HMG-CoA 还原酶抑制剂等。因此，当同时服用本药和治疗窗窄的 CYP3A4 底物（环孢素、匹莫齐特）时应谨慎。伊马替尼在体外还可抑制 CYP2C9、CYP2C19、CYP2D6 的活性，如可减慢华法林的代谢，延长凝血酶原时间。因此，建议同时服用华法林时，密切监测凝血酶原时间的变化。

甲磺酸伊马替尼治疗恶性肿瘤时应禁止同时使用醋氨酚、对乙酰氨基酚、卡介苗、狂犬病疫苗、人用狂犬疫苗（Vero 细胞）以及盐酸丙帕他莫。

（四）药物不良反应及毒性

在伊马替尼的临床应用中，大多数患者在治疗的某一时间点可能发生不良反应，最常报告的不良反应（>10%）为中性粒细胞减少，血小板减少，贫血，头痛，消化不良，水肿，体重增加，恶心，呕吐，肌肉痉挛，肌肉骨骼痛，腹泻，皮疹，疲劳和腹痛。Ph⁺ 白血病和实体肿瘤患者间存在安全性差异，分别是在 Ph⁺ 白血病患者中发生骨髓抑制以及在 GIST 患者中发生胃肠道反应（GI）和肿瘤内出血的发病率和严重程度较高，并且很可能是由于疾病相关的因素造成的。骨髓抑制、GI 不良事件、水肿和皮疹是这两种患者群均较常见的不良反应。这些事件的严重程度均为轻度至中度，且只有 2%~5% 的患者因发生药物相关性不良事件导致治疗永久性终止。毒理研究显示伊马替尼具有一定的遗传毒性、生殖毒性及致癌性，且长期治疗会增加感染风险。具体不良反应发生情况见表 7-2。

表 7-2　甲磺酸伊马替尼不良反应涉及系统及临床表现

系统类型	临床表现			
	很常见（≥10%）	常见（<10%,≥1%）	不常见（<1%,≥1‰）	罕见（<1‰）
全身性损伤	水潴留，周围水肿（56%），疲劳（15%）	乏力，发热，畏寒，全身水肿，僵直	胸痛，出血	
血液与淋巴系统异常	中性粒细胞减少（14%），血小板减少（14%），贫血（11%）	全血细胞减少，发热性中性粒细胞减少	淋巴结病	溶血性贫血
消化系统异常	恶心（51%），呕吐（25%），消化不良（13%），腹泻（25%），腹痛（14%）	腹胀，腹气，便秘，胃食管反流，口腔溃疡，胃炎	口腔炎，胃肠道出血，黑便，呃逆，呕血	结肠炎，肠梗阻，胃肠穿孔
皮肤和皮下组织异常	周身水肿（32%），皮炎/湿疹/皮疹（26%）	眶周水肿，瘙痒，光过敏反应	荨麻疹，紫癜，牛皮癣，瘀斑，毛囊炎	急性发热性中性粒细胞皮肤病，小疱疹
骨骼肌、结缔组织和骨异常	疼痛性肌痉挛（36%），骨骼肌肉痛包括肌痛（14%），关节痛，骨痛	关节肿胀	坐骨神经痛，关节肌肉僵硬	无血管坏死/髋关节坏死，肌无力，关节炎
神经系统异常	头痛（11%）	头晕，味觉，感觉异常	脑溢血，晕厥，周围神经病变，嗜睡	脑水肿，颅内压升高，视神经炎
传染病、感染			败血症，肺炎，带状疱疹	真菌感染
其他	体重增加	食欲不振，失眠，视物模糊，潮红，肝酶升高	高尿酸血症，焦虑，抑郁，视网膜出血，耳鸣，黄疸，血尿	高钾/镁血症，意识模糊，青光眼，血栓，间质性肺炎

（五）血药浓度与药理学效应

伊马替尼自上市以来发现，其 $C_{ss, min}$ 存在巨大的个体内及个体间差异，且伊马替尼血药浓度与药物反应及患者的临床获益密切相关。B2222 研究回顾分析了 5 年中所有服用甲磺酸伊马替尼 400 mg/d（$n=73$）和 600 mg/d（$n=74$）的患者。在 63 个月的随访过程中，药物有效率在高剂量组具有优势。在血药浓度方面，当甲磺酸伊马替尼 $C_{ss, min}$

>1100 μg/L 的患者会有更明显的临床获益，PFS 要明显长于 $C_{ss, min}$<1100 μg/L 的患者。同时在药物发挥作用［获得完全缓解（CR）或部分缓解（PR）或疾病无进展（SD）］的患者较药物未起效的患者拥有更高的血药浓度，并且有更长的 PFS[1]。IRIS 研究显示，伊马替尼 $C_{ss, min}$ 在服药后 29 天达到稳态，并与其两项治疗目标——完全细胞遗传学缓解（complete cytogenetic response，CCyR）（BCR/ABL1<1%）和主要分子学缓解（major moleclllar response，MMR）（BCR/ABLl ≤ 0.1%）呈正相关[2]。Picard 等最先提出 CML 患者服用伊马替尼标准剂量（400 mg/d）12 个月后要达到 MMR，其 $C_{ss, min}$ 目标值须大于 1002 ng/ml。Nataraja 等测定 CML 患者的血浆伊马替尼 $C_{ss, min}$，发现疗效达到 MMR 的患者伊马替尼 $C_{ss, min}$ 明显高于治疗失败者[3]。另一项日本的研究表明，接受伊马替尼治疗后达到 MMR 的 CML 患者，其伊马替尼的 $C_{ss, min}$ 明显高于未达到 MMR 的患者[4]。同样，与未达到 CCyR 的 CML 患者相比，达到 CCyR 的患者伊马替尼 $C_{ss, min}$ 明显偏高。这些研究结果均提示甲磺酸伊马替尼的血药浓度与临床疗效存在密切关联，且其血药浓度达到一个阈值对于药物发挥疗效、保证临床获益是必要的，同时也为我们进行监测血药浓度、指导临床用药和判断预后研究提供了理论基础。

然而，$C_{ss, min}$ 越高，水肿、皮疹、贫血、中性粒细胞减少、腹泻、肌肉痉挛等不良反应的发生风险越大。有研究指出，第 29 天伊马替尼 $C_{ss, min}$ 与不良事件（AE）频率之间存在关联，其关联水平取决于 AE 的类型，且当伊马替尼 $C_{ss, min}$>3180 ng/ml 时，Ⅲ / Ⅳ 级不良反应发生率较高。该研究在伊马替尼 $C_{ss, min}$ 四分位数较高的患者中观察到最常报告的不良事件（例如皮疹，腹泻，关节痛 / 肌痛和水肿）的发生率略高，其治疗相关中性粒细胞减少、贫血和白细胞减少症发生率也更高，且伊马替尼 $C_{ss, min}$ 与 3/4 级贫血和白细胞减少症之间有关联的趋势[5]。

临床实践发现，在患有相同疾病、使用相同治疗方案且具有相同危险程度的患者群体中，甲磺酸伊马替尼的血药浓度、疗效及毒副反应表现依然存在较大的个体内差异（约 75%）及个体间差异（60%）。出现这种现象的原因较为复杂，多种因素均可改变患者体内对伊马替尼的代谢情况。现有研究表明，机体内伊马替尼血药浓度与个人生理情况（性别，年龄，药物结合能力等）、病理状态、营养状况（饮食习惯、营养摄取等）、肝肾功能、遗传变异（代谢排泄相关基因多态性等）、联合用药以及患者依从性等方面存在一定的关系。

因此，伊马替尼在临床使用中建议进行 TDM，为临床科学个体化用药提供参考，减少不良反应的发生，提高药物治疗的安全性及有效性。

（六）药物相关基因与药理学效应

甲磺酸伊马替尼是一种小分子酪氨酸激酶抑制剂，主要以 BCR-ABL1、c-KIT、PDGFR、FIP1L1-PDGFRα 为作用靶点发挥抗肿瘤活性。大部分胃肠间质瘤患者病例具有 c-KIT 或 PDGFRA 基因功能获得性活化突变，并相互独立地获得传导性激活，即在无配体结合的情况下，c-KIT 或 PDGFRA 蛋白仍能保持持续的自身酪氨酸激酶活性，从而激活下游的信号传导通路。故而针对具有 c-KIT 或 PDGFRA 基因突变的 GIST 患者，临床使用伊马替尼治疗可取得较为显著的效果。临床体内外实验也已证明伊马替尼对胃肠间质瘤患者疗效与有无基因突变密切相关。上述基因的不同突变位点和类型很大程度会影响疗效，如 KIT 基因第 11 外显子突变同药物起效以及疾病的稳定状态有关；其第 9 外显子突变的患者常规的 400 mg/d 往往无法出现疗效，并且其 PFS 较短，而研究发现，服用 800 mg/d 时，第 9 外显子突变患者的中位 PFS 要比其他基因突变型患者的中位 PFS 要长，提示高剂量甲磺酸伊马替尼可以增加第 9 外显子突变的患者的临床获益；另一些体外和临床研究也已初步提示伊马替尼对 c-KIT17 号外显子和 PDGFRA18 号外显子的激酶位点突变患者疗效不明显。因此，基因突变的位置和性质能影响患者对伊马替尼的反应，检测患者基因突变及其分型可指导伊马替尼的肿瘤靶向治疗。

伊马替尼药代动力学相关基因多态性可导致药物在体内的药代动力学参数发生改变，故而引起个体间临床效应的差异。伊马替尼口服吸收后，经有机阳离子转运体 1（organic cation transporters, OCT1）摄取进入肝脏，主要经肝细胞色素 P4503A4/5（CYP3A4/5）代谢为活性代谢产物 N- 去甲基哌嗪衍生物（CGP74588）或无活性代谢产物，其中 CYP1A1、CYP2C8、CYP2C19、CYP2D6 等酶也参与伊马替尼的代谢过程。约 80% 的药物通过 P-gp、乳腺癌耐药蛋白（breast cancer resis-tance protein, BCRP）等 ATP 结合式转运蛋白（ABC transporters）从粪便、尿液等排泄物中排出体外。

其中，OCT1 属于溶质转运体超家族成员之一，由 SLC22A1 基因编码，主要功能是将药物转运入肝细胞内进行代谢（在肝脏中）或将药物泵入肠上皮细胞内（在胃肠道中），促进药物吸收，OCT1 主要表达于肝细胞基底外侧膜，对伊马替尼摄入肝脏具有重要作用。因此，SLC22A1 基因的多态性可能使部分转运蛋白丧失功能，导致转运效率降低 / 丧失，从而对伊马替尼的临床效应产生影响。如一项马来西亚人群中研究显示，SLC22A1（480G>C）CG+GG 在伊马替尼耐药患者中的表达水平显著高于伊马替尼敏感患者（41.8% vs. 30.3%，P =0.047;10.9% vs. 4.5%，P =0.048）[6]。另外，伊马替尼主要经 CYP3A4/5 代谢，研究发现编码 CYP3A5 基因 5 号外显子的基因突变对伊马替尼临床效应有影响，CYP3A5*5（6986A>G）AG+GG 基因型患者 CCyR 率显著低于 AA 基因型患者，在亚洲人群中同样发现 AG+GG 基因型患者 CCyR 率显著高于 AA 基因型患者，但两者间 MMR 率比较，差异无统计学意义[7]；伊马替尼对 CYP3A4 酶具有抑制作用，长期用药时，其经 CYP3A4 酶代谢的部分从 59% 降至 31%~37%[8]；近几年研究发现，CYP2C8 在伊马替尼代谢过程中也起到比较关键的作用。目前有关 CYP3A4 基因多态性对伊马替尼的药代动力学及临床疗效影响的确证性研究较少，CYP3A4/5 是否存在对伊马替尼疗效有影响的突变有待进一步研究明确。P-gp 是一种药物外向转运糖蛋白，具有能量依赖性"药泵"功能，属于 ABC 家族成员，由 ABCB1（MDR1）基因编码。P-gp 是一种药物外向转运蛋白，广泛分布于全身各组织和器官，在药物外排中发挥着重要的作用，尤其是 TKIs 类药物。ABCB1 基因常见的单核苷酸多态性类型有 1236C > T，2677G > T/A 和 3435C > T[9]。2008 年，Dulucq 等最先提出 ABCB1 单核苷酸多态性与伊马替尼治疗 CML 的疗效有关[8]。BCRP 属于 ABC 跨膜转运蛋白超家族 G 亚族的第二位成员（ABCG2），在胎盘、血-脑屏障、胃肠道、肝胆小管、肾部位高度表达，并影响多种底物化合物的吸收与分布。ABCG2（421C>A）单核苷酸多态性可影响伊马替尼的耐药性，其中 421AA 基因型可抑制 BCRP 的 ATP 酶活性，影响其对伊马替尼的外排作用，减弱机体对药物的耐药性，从而增强抗肿瘤效应；与 421CC 相比，421AA 基因型更易达到 MMR 甚至 CCyR（BCR/ABL ≤ 0.0032%）[10]。另一方面，由于 421AA 可增加伊马替尼在细胞内的积蓄，使药物浓度升高，在一定程度上也会导致伊马替尼的毒副作用增加。

二、血药浓度监测

（一）适应人群

推荐使用伊马替尼治疗的所有肿瘤患者进行 TDM，尤其是伊马替尼治疗失败或效果欠佳的肿瘤患者。

（二）方法与流程

在伊马替尼的动力学与治疗应答关系的研究中，AUC 可以直接测量或者作为结合 AGP 的总药物浓度的校正，因此较高的 AUC 可作为患者治疗反应的重要预测因子。伊马替尼 AUC、C_{max} 和 C_{min} 相互联系，其中治疗反应相关性是基于伊马替尼 C_{min} 水平，与伊马替尼 C_{max} 比较，C_{min} 随时间的变化较小，且伊马替尼 C_{min} 值比 AUC 更容易监测[11]，故伊马替尼血药浓度监测可使用稳态时血浆 C_{min}。其检测的方法主要有高效液相色谱法（HPLC）、质谱法（MS）、液相色谱-串联质谱法（LC–MS/MS）等，其中液相色谱-串联质谱法准确度较高，常作为首选方法。近期，亦有研究建立二维液相色谱法（FLC）进行血药浓度检测，但还未广泛运用于临床实践。虽然伊马替尼在服药后 29 天达到稳态，但因个体差异的影响，在 C_{min} 达到稳态后，数值变异系数范围从 8.4% 到 49.3% 不等。一项群体药动学研究显示，伊马替尼服用 3 个月后，其 C_{min} 约降低 30%。因此，服用伊马替尼后，定期监测血药浓度以期达到稳定的 C_{min} 目标值是非常必要的。根据文献推荐，服药后 1 个月内每周监测 1 次，3 个月内每月监测 1 次，1 年内每 3 个月监测 1 次，1 年后每 6 个月监测一次，同时根据 BCR/ABL1 mRNA 水平综合判断伊马替尼治疗后 3、6、12 个月以及 12 个月后的疗效。

1.采集血样 连续服药致伊马替尼血药浓度达到稳态后，在下次给药前后 2~3 小时内直接肘静脉静脉穿刺采血 3 ml 于采血管中，颠倒混匀。

2.转移血样 获取血液后，迅速、平稳地转运至实验室，切勿剧烈晃动，防治血细胞破裂造成标本污染。若无法及时转运样本，可放至 4℃保温箱保存。

3.处理血样及仪器检测 分离血细胞和血浆，取合适体积血浆进行检测。

（三）目标值与结果解读

目前针对伊马替尼TDM的权威指南规范较少。荷兰癌症研究所药理学专家组总结现有多项研究数据，伊马替尼治疗血液系统肿瘤的 C_{min} 最佳目标浓度范围为（1000~3180）ng/ml，治疗实体肿瘤的 C_{min} 最佳目标浓度范围为（1100~3180）ng/ml。其 2017 年发布的《肿瘤治疗中激酶抑制剂治疗药物监测的实践建议》中对伊马替尼的血药浓度监测提出了具体的指导建议，见表 7-3。

表 7-3 伊马替尼血药浓度监测指导建议

初始剂量（mg/d）	C_{min}（ng/ml）	评价	指导建议
400	<1000	↓	无疗效且无Ⅱ级及以上不良反应发生时，建议剂量调整为 500~600mg/d 或 250~300mg/12h，并定期监测血药浓度，严密监测不良反应发生情况
	1000~3180	正常	无疗效且无Ⅱ级及以上不良反应发生时，建议剂量调整为 500~600mg/d 或 250~300mg/12h，并定期监测血药浓度，严密监测不良反应发生情况
		正常	有疗效且无Ⅱ级及以上不良反应发生时，建议维持初始剂量，定期监测血药浓度
	>3180	↑	有疗效或Ⅱ级及以上不良反应发生时，建议剂量调整为 200~300mg/d 或 100~150mg/12h，并定期监测血药浓度，严密监测不良反应发生情况

注：当伊马替尼血药浓度在表中任一范围，但疗效不佳且发生水肿、皮疹等Ⅱ级及以上不良反应时，建议更换为第二代TKIs治疗。

三、药物基因组学

（一）主要相关作用靶点基因

目前已经发现与伊马替尼相关的作用靶点基因有 4 种，包括 BCR-ABL1、c-KIT、PDGFR、FIP1L1-PDGFRα，根据不同肿瘤对上述基因突变位点进行检测，了解患者基因突变类型与性质，为制定科学个体化治疗方案提供参考。

（二）药动学相关基因

现有研究发现，OTC1 编码基因 SLC22A1、P-gp 编码基因 ABCB1、BCRP（ABCG2）、CYP3A5 等基因存在多态性，并对伊马替尼的治疗效果、不良反应及耐药情况产生一定的影响，故掌握伊马替尼药代动力学相关基因多态性影响，检测患者存在的单核苷酸多态性的类型，为肿瘤个体化治疗提供参考依据。

四、基于 TDM 或基因检测的临床合理用药

伊马替尼临床使用过程中，治疗药物监测对科学个体化治疗方案（尤其是具有相互作用药物联合使用时）的制定起着非常重要的作用，临床药师与医师可根据患者血浆药物浓度等监测结果，及时调整治疗方案，提高患者用药安全性、有效性及经济性。

药品说明书记载，对于胃肠间质瘤患者的初始剂量为 400mg/d，由于此剂量是根据西方胃肠间质瘤患者的药物临床试验确定的，对于中国人群是否合适尚缺乏相关数据，故有一部分中国患者出现副反应无法耐受的情况。有研究[12]通过对国内 GIST 患者血药浓度检测发现，对于因甲磺酸伊马替尼副反应而无法承受 400 mg/d 初始剂量的胃肠间质瘤患者，将剂量调整为 300 mg/d 后，有的患者机体内血药浓度仍高于 1100 ng/ml，药物副反应也随着减少，提高了患者依从性，提示一部分患者可能更适合服用 300mg/d 初始剂量。该发现可在保证有效前提下，有利于提高中国 GIST 患者安全性、依从性与经济性。

有报道发现一例伊马替尼与伏立康唑联合用药的慢性粒细胞白血病合并肺部真菌感染患者按常规剂量并未达到满意治疗效果，为科学制定治疗方案提供依据[13]。该报道采用超高效液相色谱 - 串联质谱（UPLC-MS/MS）和二维液相色谱法分别监测伊马替尼和伏立康唑的稳态血浆谷浓度，根据症状缓解程度、肺部 CT 和 BCR-ABLIS（P210）定量 PCR 结果评估患者临床治疗效果，发现患者联合伊马替尼标准剂量 400mg，每日 1 次和伏立康唑常规剂量 200mg，每日 2 次常规治疗三个月后，伊马替尼稳态血浆谷浓度监测显示为 589.77 ng/ml，伏立康唑血浆谷浓度监测显示为 0.03μg/ml，皆显著低于相应的推荐治疗浓度（>1000ng/ml；2.0~5.5μg/ml）；并且患者咳嗽症状未得到完全缓解，肺部 CT 仍显示为双肺感染灶。BCR-ABLIS（P210）定量 PCR 检测报告显示为 17.6%，较确诊时（BCR-ABLIS 为 4.1%）升高，尚未达早期分子学反应（EMR）。根据上述评估，患者尚未获得良好的治疗效果。治疗药物监测可及时发现治疗不足之处，对预测和优化治疗反应具有重要指导意义。

五、相关 TDM 的研究进展

（一）血药浓度影响因素

1. 给药剂量　初始给药剂量不同，患者伊马替尼血药浓度也会有所不同。一项Ⅳ期前瞻性观察性试验（注册号：ChiCTR-RNC-14004667）通过纳入服用不同剂量伊马替尼的 GIST 患者，探讨 IM 血浆浓度与 ADR 的关联以及遗传多态性对患者不良反应的影响，结果接受 IM 治疗的 129 名 GIST 患者的平均稳态血浆浓度为（1.45±0.79）μg/ml，其中 600mg/d 治疗组的患者的血浆水平显着高于其他剂量组（$P<0.05$）[11]。Wu 的研究小组也给出了有关剂量影响血浆浓度的类似结果[14]，在该小组研究中，根据临床诊断及建议，将 IM 的给药剂量分为 300mg/d（$n=16$），400mg/d（$n=168$）和高于 400mg/d［500mg/d（$n=1$）和 600mg/d（$n=5$）］三组，结果显示 300mg/d 和高于 400mg/d 的患者的 C_{min} 分别为（1564.5±596.15）ng/ml 和（2540.31±1298.14）ng/ml，与 400mg/d 治疗组的血药浓度相比有显著差异（$P=0.033$）。

2. 生理情况

（1）性别　一项实验报告显示，伊马替尼给药剂量均为 400mg/d，女性的稳态浓度（1680.79±669.03）ng/ml，$n=86$ 显著高于男性（1353.94±492.89）ng/ml，$n=82$；$P<0.01$[14]。同样在韩国的一份临床报告中[15]，结果也显示 IM 的低谷浓度与性别显著相、（$r=-0.179$，$P=0.010$，其中女性总数为 187，男性为 122）。

（2）生理指标　研究表明，患者白细胞数、体表面积、粒细胞数、AGP、肌酐清除率、白蛋白以及血红蛋白水平均有可能是改变伊马替尼药动学参数的重要协变量[16,17]。

3. 病理状况　患者自身病理状况也是影响血药浓度产生个体化差异的关键因素之一。尤其是 GIST 患者在进行胃外科手术后，可能会极大地影响血浆中 IM 的浓度。有研究表明，在中国以 400mg/d 为剂量治疗的患者人群中，非胃手术患者的 IM $C_{ss,\,min}$（1649.88±620.12）ng/ml，（$n=69$）显著高于胃切除术患者（1439.60±587.66）ng/ml，$n=84$，$P=0.033$[14]。同样，在韩国，Yoo C[18]也证实，先前接受大胃切除术（$n=18$）的患者的 $C_{ss,\,min}$ 明显低于先前进行楔形胃切除或不进行胃手术的患者（$n=74$）。一些专家推测，胃切除术患者缺乏胃酸分泌，而甲磺酸伊马替尼片剂在 pH 5.5 或低于 pH 5.5 时会迅速溶解，因此，IM 的吸收可能会部分降低。疾病进展也可能是改变 IM 血浆水平的另一个关键病理因素。在挪威的一些专家[19]进行的一项回顾性研究中，它描述了 $C_{ss,\,min}$ 血浆浓度随疾病进展而降低，这可能是由于疾病控制的丧失所致。

目前肝功能不全是否影响伊马替尼血药浓度尚存争议。由于伊马替尼经肝脏代谢，推测肝功能损伤患者的血浆药物暴露量可能会增加。然而，一般临床试验都排除了胆红素、天门冬氨酸基转移酶（AST）、丙氨酸氨基转移酶（ALT）等超出正常范围的患者，仅有一项在晚期肿瘤患者中进行的药动学研究[27]评估了使用伊马替尼患者不同水平肝功能的影响，初步的分析表明患者间的个体差异极大，不同水平肝功能的患者在使用平均剂量时，其稳态血药浓度要比肝功能正常患者增加。而 Ra-manathan 等[20]进行的实验表明，肝功能正常与否不影响体内伊马替尼药物浓度。

肾功能对伊马替尼药动学的影响报道不一，但结果表示肾功能影响伊马替尼药动学参数的居多。Pappas 等[21]报道过一例肾损伤患者服用伊马替尼的情况，在其体内伊马替尼药动学参数与肾功能正常患者无异。另一方面，Gibbons 等[22]研究显示，轻中度肾功能异常的患者较肾功能正常的患者调整药物剂量后的 C_{max} 和 AUC 均明显增加；亦有研究表明，合并肾损伤的患者在稳定剂量状态下，C_{max} 增加了 1.6~2.2 倍。肾损伤患者比普通患者的剂量标准化 AUC_{0-24} 高出 1.5~2.0 倍，清除率下降，且半衰期延长[22]。因此，关于肾功能不全是否影响伊马替尼的清除过程还需进一步的研究佐证。

伊马替尼血浆蛋白结合率约 95%，在感染、烧伤等病理状态下出现的低蛋白血症可能会影响血浆中游离型伊马替尼浓度。体外实验表明[23]，α_1-酸性糖蛋白是伊马替尼在血浆中的主要载体，当患者出现低蛋白血症时，伊马替尼与蛋白结合发生细微的改变都可能对其血药浓度产生极大的影响，在总药物浓度保持在正常范围内的情况下，游离药物浓度可能会有一个明显的提升[24]。

4. 联合用药　在临床实践中，肿瘤患者常多种疾病相互存在，故药物的联合治疗是不可避免的。如上所述，IM 主要通过细胞色素 CYP3A4 和 CYP3A5 在肝脏中代谢，同时主要在与 P-糖蛋白（P-gp）相关的胆汁中运输和排泄。因此，CYP 诱导剂，抑制剂或 P-gp 激动剂的药物组合将与 IM 的血浆药物浓度水平相关。CYP 诱导剂（利福平）会促进伊马替尼代谢过程，从而降低了 IM 的血药浓度，而 CYP 抑制剂（酮康唑）则可抑制伊马替尼的代谢，导致 IM 血浆药物浓度升高。另外，P-gp 抑制剂可以增加 IM 的血浆浓度并可能增强反应。一位慢性粒细胞白血病患者在接受 350 mg/d 同时服用了苯妥英钠，其 AUC 水平比预计值低 75%，并且没有取得血液学缓解，停止使用苯妥英钠并将伊马替尼剂量提高至 500 mg/d 后取得了完全分子学缓解[25]。研究表明，同时口服酮康唑、利托那韦、利福平和依非韦伦，其 IM 清除率的预测变化分别低 4.0 倍、低 2.8 倍、高 2.9 倍和高 2.0 倍。这些预测与某些临床单剂量药物-药物相互作用研究非常吻合[17]。故在使用伊马替尼治疗期间应避免使用 CYP3A4/5 诱导剂、抑制剂或 P-gp 激动剂，也应尽量避免使用同样经 CYP3A4/5 酶代谢的药物，以免由于药物相互作用影响伊马替尼疗效及导致毒性反应的发生。伊马替尼的血药浓度在一定程度上亦受抗糖尿病药物中的调脂类和降糖类以及抗凝药等药物的影响[26]，如消化与代谢中的 PPI 和 H_2 受体抑制剂，因此需要对伊马替尼血药浓度进行药物监测，其监测结果将反映在临床用药情况，对提高患者依从性起着至关重要的作用。

5. 基因多态性

（1）代谢酶基因多态性　CYP 家族是第 I 相代谢最重要的组成部分，不同种族及个体之间参与编码代谢酶的基因存在基因多态性，导致代谢酶表达水平产生差异，是造成伊马替尼血药浓度和疗效差异的重要遗传因素之一。伊马替尼主要经 CYP3A4、CYP3A5 代谢，此外，CYP1A1、CYP2C8、CYP2C19、CYP2D6 等酶也参与 IM 的代谢过程。有研究发现 CYP3A5 基因的 A6986G 中携带 GG 基因型的个体与 AA 基因型相比，CYP3A5 酶的表达降低至少 0.1%；与 GG 基因型相比，AA 基因型的患者具有低的伊马替尼血液水平[27]。一项针对中国 GIST 患者研究中发现，CYP2C19 rs28399505 与伊马替尼及其代谢产物去甲基伊马替尼（NDI）的血药浓度显著相关，TC 型杂合子携带者的 CIM 和 CNDI 均明显低于 TT 型纯合子[28]。一项在高加索人群中进行的研究[29]报道 CYP2C8 对伊马替尼血浆药物浓度的影响，研究表明，CYP2C8*3 携带者比 CYP2C8*1/*1 患者代谢速率快，而 CYP2C8*4 携带者比 CYP2C8*1/*1 患者代谢速率慢。CYP2C8*1/*4 携带者比 CYP2C8*1/*1 和 CYP2C8*1/*3 携带者的血浆药物浓度高 50% 以上。

（2）转运体基因多态性

① ATP 结构域转运体（ABC）　ABC 转运体家族是一类 ATP 能量依赖的跨膜转运蛋白，参与特定底物在脂质膜上的转运，如多药耐药蛋白（P-gp）和乳腺癌耐药蛋白（BCRP），伊马替尼是二者的底物。Kosztyu 等[30]研究发现，当 ABC 转运体表达水平低于某一阈值时就无法改变伊马替尼胞内药物浓度。

ABCB1（MDR1）基因位于 7 号染色体上，其编码的 P- 糖蛋白（P-gp）能将细胞代谢物、药物分子转运到细胞外，因此 P-gp 是影响药物体内吸收、排泄的重要因素。研究发现，ABCB1 中 1236CC、2677GG 或 3435CC 基因型的患者 ABCB1 表达水平较低，伊马替尼的清除率降低[31]。一项法国人群中进行的研究显示[32]，携带 1236TT 基因型的慢性粒细胞白血病患者体内伊马替尼稳态谷浓度水平更高。而在韩国慢性粒细胞白血病患者中对 1236C>T 、3435C >T 进行的研究[33]未发现突变型或野生型对稳态血浆谷浓度产生显著影响。关于 ABCB1 基因，不同研究显示的结果有所不同，故还需针对中国人群数据探索 MDR1 基因多态性对 IM 血药浓度的影响。

ABCG2 基因位于 4 号染色体上，有文献报道了 ABCG2 的 421C>A 等位基因突变对血浆药物浓度的影响[34]。但这些等位基因对血浆药物浓度的影响在不同人群中进行的研究得到了不一致的结论，提示在不同种族的人群中，转运体的基因多态性对伊马替尼血浆药物谷浓度产生的影响不同。

② 有机阳离子转运体　有机阳离子转运体 1（OCT1）由 SLC22A1 基因编码，SLC22A1 基因的多态性与 hOCT1 的表达水平活性有关，可能使部分转运蛋白丧失功能，导致转运效率降低或丧失，从而对伊马替尼的血药浓度及治疗疗效产生影响。如一项意大利群体进行的药代动力学研究显示，SLC22A1 480C>G 突变患者中，CC 型患者比

CG+GG 型患者伊马替尼的清除率更高 [（12.1±2.3）L/h vs.（9.6±1.6）L/h，$P<0.01$]，稳态谷浓度更低 [（0.886±0.294）mg/L vs.（1.292±0.318）mg/L，$P<0.01$] [34]。Singh 等[31] 研究发现，亚洲人 SLC22A1 的高频突变单倍型是 AGT 和 CGC，与野生单倍型 CAC 相比，高频突变型基因的患者对伊马替尼的清除能力下降了 22%，稳态谷浓度分别升高了 38% 和 30%；而 AGT、CGC 的拷贝数也影响到伊马替尼的药代动力学参数，与 0 或 1 拷贝的患者相比，具有 2 拷贝的患者伊马替尼清除率下降了 33.4%，其血药谷浓度增加了 50%。

③有机阴离子转运体　有机阴离子转运蛋白（organic anion transport polypeptide, OATPs）属于 SLCO 亚家族，主要负责有机阴离子的转运，伊马替尼是 OATP1A2 与 OATP1B3 的底物，研究发现上述两种药物外排转运体的基因多态性影响其对 IM 的转运能力和 IM 在体内的血药浓度。

OATP1A2 由 SLCO1A2 基因编码，一项纳入 34 例患者和 100 例健康受试者的研究[35]，通过 OATP1A2 基因型与伊马替尼浓度相关性的分析发现，SLCO1A2–1105G>A/–1032G>A 和 SLCO1A2–361GG 基因型健康受试者体内伊马替尼的浓度明显降低，而 SLCO1A2–1105G>A/–1032G>A 和 SLCO1A2–361GG 基因型患者的单核细胞内浓度低，疗效较差。

OATP1B3 由 SLCO1B3 基因编码，SLCO1B3 多态性影响 OATP1B3 的转运能力。有研究发现，SLCO1B3 多态性能够造成伊马替尼清除的个体差异，影响胞内药物浓度水平。Nambu 等[35] 研究分析细胞内伊马替尼浓度及血药浓度，发现 SLCO1B3 334TT、GG 及 TG 基因型患者的血药浓度无差异，但是 SLCO1B3 334TT 基因型患者单核细胞内伊马替尼的浓度明显较高（$P=0.019$）。

SLCO1A2 及 SLCO1B3 多态性影响伊马替尼的疗效机制很可能与基因突变引起细胞膜转运体 OATP1A2 和 OATP1B3 表达改变有关；但是现有的相关专题研究均较少，且各研究中存在种族差异性。因此，关于中国患者人群中 SLCO1A2 和 SLCO1B3 多态性与伊马替尼血药浓度及疗效的相关性需进一步验证。

6. 患者依从性　甲磺酸伊马替尼作为口服小分子靶向药物，按剂量坚持服用对药物发挥作用至关重要。擅自停药会导致胃肠间质瘤患者血药浓度发生变化，并在更短时间内复发，对已达到完全缓解（CR）的患者亦然，并使疾病出现快速进展。故建议患者遵循医嘱，不得擅自停药[36]。

7. 饮食　与空腹时比较，高脂饮食后伊马替尼在体内吸收率轻微降低。苹果汁或果泥的酸性 pH（pH 3.5）对本药吸收是有利的，因为伊马替尼的溶解度在 pH <6.5 时会大大增加。但是，IM 在橙汁（pH 3.5）、可乐（pH 3.0）或牛奶（pH 6.7）中并不稳定[17]。

8. 种族差异　不同的国家的 GIST 患者，使用相同剂量（400mg/d）伊马替尼进行治疗，其 IM 的血浆平均浓度约为 800~1500ng/ml，这表明不同国家、种族人群间 IM 血药浓度存在巨大差异，如表 7-4 所示。

表 7-4　400mg/d 治疗剂量不同国家患者 IM 稳态血药浓度

序列	平均血药浓度 （ng/ml）	患者（数量）	检测分析方法	国家
1	1521.26 ± 610.33	GSIT, n=168	HPLC	中国[21]
2	868 ± 536	GSIT, n=96	LC-MS/MS	法国[5]
3	1398 ± 671	GSIT, n=209	LC-MS/MS	韩国[6]
4	1332 ± 712	GIST, n=69	HPLC-MS	挪威[4]
5	1193（from 227 to 606）	GIST, n=108	LC-MS	荷兰[20]
6	904.8 ± 795.2	CML, n=67	HPLC	日本[22]
7	1430.7 ± 438.7	CML, n=111	LC-MS/MS	印度[9]
8	1099 ± 156	CML, n=41	LC-MS/MS	比利时[23]
9	800（from 200 to 2100）	CML, n=24	HPLC-MS	意大利[24]
10	缺少平均血药浓度数据，但血药浓度从 1000 至 2000 ng/ml 的男性和女性分别有 71.9% 和 66.6%	CML, n=93	HPLC-MS	英国[25]

　　而且针对西方人群的临床试验确定了甲磺酸伊马替尼治疗 GIST 的初始剂量为 400 mg/d，但考虑到中国人群与西方人群的差异，400 mg/d 的初始剂量是否适合中国人群尚缺乏相关的血药浓度数据。有初步研究发现[36]，对于因副反应而无法耐受 400 mg/d 初始剂量的患者，将剂量降为 300 mg/d 后，部分患者的血药浓度仍高于 1100μg/L，而药物副反应减少，提示这部分患者可能更适合服用 300 mg/d 剂量，但该结论尚需进一步研究验证。产生这一现象的原因可能是同西方人群相比，相同服药剂量下的中国人群的血药浓度更高。因此，在中国 GIST 患者服用甲磺酸伊马替尼过程中进行血药浓度监测，并确定中国人群不同类型 GIST 患者的初始剂量及有效及安全血药浓度范围，是实现临床个体化治疗的前提条件。

（二）血药浓度检测方法

　　目前，血药浓度的监测指导患者的药物治疗在临床上还没有得到广泛的运用，用于血液水平测试（BLT）的最佳分析方法是液相色谱 - 串联质谱（LC-MS/MS），是将高效液相色谱仪与质谱仪连接成一个完整的检测方法，专属性及选择性较高，也是公认的首选检测方法，但设备购置与维护费用较高，成本较为昂贵。除此之外，高效液相色谱 - 紫外线技术在伊马替尼血药浓度监测的运用也较为广泛，可清晰反映甲磺酸伊马替尼血药浓度和患者预后之间的关系，廉价易行，但重现性较差，且血液样品前处理过程比较复杂[37]。近几年，关于 IM 血药浓度检测方法研究中，通过全自动二维液相色谱技术建立的新型二维液相色谱法（FLC）结果较为理想，该法快速、灵敏、可操作性强且检测成本低，有望在临床治疗中广泛运用。

（三）血药浓度监测目标

目前关于伊马替尼有效浓度范围尚未明确，且存在一定争议。早期有研究将 57 例 cML 患者 IM 谷浓度与 CML 疗效金标准分子学效应 MMR 做比较，得出最佳谷浓度值为 1730ng/ml，曲线下面积 AUC 为 0479，灵敏度为 0.778，特异度为 0. 667[38]。一项针对中国人血药浓度的研究发现，血药浓度大于 1000μg/L 时能够明显提高骨髓性白血病患者的治疗获益率[39]。Demetri GD 等[1] 研究中，按处于稳定状态（第 29 天）的伊马替尼 $C_{ss, min}$ 水平（分成四分位数）来划分 GIST 患者，其结果显示，伊马替尼的 $C_{ss, min}$ 值高于最低四分位数阈值 1100 ng/ml 的患者，具有较高的客观反应率，疾病得到有效的控制，临床获益增加。这说明 GIST 患者的血浆伊马替尼浓度如果低于 1100ng/ml，临床疗效降低，疾病很快进展，增加剂量可能提高伊马替尼的血药浓度，改善疗效。亦有报道指出，第 29 天伊马替尼血浆 $C_{ss, min}$ 低于 1100 ng/ml 的患者肿瘤进展时间明显缩短，临床获益率低于低谷水平[40]。而在 2006 年的一项研究结果表明，GIST 患者伊马替尼的血药浓度在 3 个月后的稳定期能够达到 760 ng/ml 能够使患者获益，而无需达到 1100 ng/ml[41]。

现阶段较为公认的是，治疗慢性粒细胞白血病时血浆药物谷浓度达 1000 ng/ml 以上、治疗胃肠道间质瘤时血浆谷浓度 >1100 ng/ml 时疗效更佳，可参考当前治疗药物浓度监测结果进行用药剂量的调整[42]。但针对中国患者确定合适的阈值浓度仍缺乏相关的临床研究，也需要更多研究结果的支撑，包括对特定疾病状态（不同危险度、是否有转移、基因突变类型等）对应的阈值浓度的确定，需要进行中国人群甲磺酸伊马替尼血药浓度与治疗、预后之间关系的标准化、多中心研究，更好地说明检测甲磺酸伊马替尼血药浓度的意义，帮助指导甲磺酸伊马替尼的应用。

六、相关基因检测的研究进展

1. 伊马替尼相关基因多态性的人群差异　近年来，陆续有学者对 IM 药代动力学相关基因的遗传突变多态性与 IM 血药浓度、药代动力学、疗效及耐药等间的相关性进行了研究，发现基因多态性对 IM 临床效应存在一定的影响，但是针对不同种族人群的研究，其结果具有差异性。如 CYP3A5*3（6986A >G），是编码 CYP3A 基因内含子 3 上存在的单核苷酸多态性，该位点在白种人中突变率为 5%，中国人中为 27%，日本、韩国及非裔美国人群中分别为 29% 和 30% 和 73%[43]。Harivenkatesh 等[44] 在印度人群中进行的研究显示，基因 AA 患者稳态谷浓度为（1415.1 ± 1036.3）ng/ml，AG 型患者稳态谷浓度为（1610 ± 1161.1）ng/ml，GG 型患者稳态谷浓度为（2229 ± 1524.6）ng/ml

（$P=0.016$），表明携带 GG 基因型患者伊马替尼血浆药物浓度更高。而一项在韩国[33]人群中的研究发现，服用标准剂量 IM 超过半年的 CML 患者，其 CYP3A5*3 基因多态性对 IM 的稳态谷浓度和疗效无明显影响。Belohlavkova 等[45] 112 例马来西亚 CML 患者中进行的研究同样未发现 CYP3A5*3 基因多态性对伊马替尼疗效的影响。

在我国人群的研究中，发现 ABCB1*26（3435TT/CT）基因型较 3435CC 型更易发生伊马替尼耐药[46]；荷兰 CML 患者亦表现出类似的结果，即 ABCB1*26（3435TT）基因型不易达到 MMR[47]；然而，在其他人群研究中却发现了相反的结果，如尼日利亚携带 ABCB1*26（3435TT）基因型的 CML 患者更易达到 MMR[48]，白种人中携带 ABCB1*26（3435CC）基因型的 CML 患者更易产生耐药[49]，从而导致治疗失败。同样，多项研究结果表明，ABCB1 基因内含子 12、28 位点的单核苷酸多态性与伊马替尼的疗效在不同种群中表现出不同的效应关系。法国和巴西人群中，ABCB1*12（1236TT）基因型对伊马替尼疗效无明显影响[49,50]，而亚州人群更易发生伊马替尼耐药现象[51]。荷兰人群中 ABCB1*12（1236CC）基因型对伊马替尼的应答效应较强[52]，而马来西亚人群中却发现其与伊马替尼耐药相关[53]。在亚洲人群中的研究发现，与 ABCB1*28（2677TT/GT/GG）相比，ABCB1*28（2677AG/AT/AA）基因型患者更易获得 CCyR[51]。在白种人群中的研究发现，ABCB1*28 T 等位基因在伊马替尼治疗初期具有良好的分子效应[6]；而在荷兰人群中，ABCB1*28 T 等位基因与伊马替尼不良反应相关[51]。

国内外研究分析发现[54]，SLC22A1（1222A>G）GA+AA 基因型患者 MMR 率显著低于 GG 基因型患者，SLC22A1（480G>C）CG+GG 基因型患者 MMR 率显著低于 CC 基因型患者；而一项印度人群（$n=111$）研究却显示[7]，SLC22A1 的 3 个 SNP（1386C > A、1022C > T、1222 A > G）与伊马替尼稳态谷浓度之间无相关性。

因此，IM 药代动力学相关基因在不同国家或种族之间存在不同位点突变，且不同基因多态性与 IM 药代动力学及临床效应的相关性之间也具有差异性，故还需更多关于中国人群的研究和数据分析，总结具有中国代表性的基因位点多态性结果，为国内科学个体化治疗提供理论基础。

2. 伊马替尼相关基因与耐药

（1）表观遗传机制与 IM 耐药　同源盒基因（homeobox gene, Hox）作为一种重要转录因子，在基因表达过程中充当着重要角色。有研究认为，伊马替尼治疗患者肿瘤抑制因子表观遗传学沉默的增加与伊马替尼耐药进展有关。Elias 等[55] 从 CML 患者外周血中提取基因组 DNA，将 HOXA4 基因启动子高度甲基化作为伊马替尼耐药的表观遗传学机制，结果发现，耐药组的 HOXA4 甲基化水平明显高于正常组，即 HOXA4 高度甲基化对 IM 具有更高耐药风险。

（2）药物转运体相关基因多态性与 IM 耐药　胞内浓度不足是引起伊马替尼耐药

的机制之一。作为一种膜转运泵，肿瘤耐药相关蛋白的过表达可导致胞内药物流出增多，使胞内药物浓度降低[56,57]。最典型的肿瘤耐药相关蛋白是由多药耐药蛋白基因（multidrug resistance，MDR）和 ABCG2 基因分别编码的 P- 糖蛋白（P-gp）和乳腺癌耐药蛋白（BCRP）。MDR1/ABCB1 基因的单核苷酸多态性可引起 IM 耐药，Lardo 等[58]采用生物标记法对 CML 患者体内 ABCB1 基因的 C1236T、G2677T/A 和 C3435T 的 SNPs 的研究显示，MDR1/ABCB1 基因 12，21，26 外显子单核苷酸多态性易引起伊马替尼耐药。亦有研究通过对比 IM 耐药组与非耐药组患者的 MDR1/ABCB1 基因表型，发现两组患者在 C1236T、G2677T/A 和 C3435T 的 SNPs 表达有显著性差异[59]：1236 位点纯合 TT 表型患者伊马替尼耐药率显著高于 CT/CC 表型患者（73% vs. 31.3%，$P=0.04$）。3435 位点 TT/CT 表型患者伊马替尼耐药率显著高于 CC 表型患者（59.4% vs. 25%，$P=0.023$）。2677 位点 TT/GT/GG 表型患者伊马替尼耐药率显著高于 AG/AT/AA 表型患者（57.5% vs .16.7%，$P=0.02$）。此三个 SNPs 中，等位基因 T 与 IM 耐药相关，且体现基因剂量效应。

伊马替尼为 BCRP 底物，BCRP 表达水平与胞内伊马替尼浓度呈负相关[60]，因此，BCRP 表达水平改变引起的伊马替尼浓度改变与伊马替尼耐药有关。此外，hOCT1 作为促进伊马替尼吸收的转运载体，其低表达也可引起胞内 IM 浓度降低，诱发耐药。Lakkireddy 等[61]采用特定的单克隆抗体和荧光标记的流式细胞术评估伊马替尼耐药细胞和正常细胞中 hOCT1 的表达水平，发现耐药细胞中 hOCT1 的表达水平明显降低，提示其与伊马替尼耐药相关。

（3）药物代谢酶相关基因多态性与 IM 耐药　伊马替尼在胞内代谢依赖于细胞色素 P450（CYP450），CYP 相关基因多态性与伊马替尼耐药相关。Marull 等[62]采用液相色谱质谱联用仪检测伊马替尼及其代谢产物，研究伊马替尼耐药患者和非耐药患者体内 CYP1A1、1A2、1B1、A4/4F2 和 4F3A/B 的表达水平，发现两组患者有明显差异。

3. 伊马替尼相关基因多态性与疗效　自伊马替尼上市以来，患者个体疗效差异在临床治疗中较为显著。近几年，也有愈来愈多的研究证明 IM 药代动力学相关基因多态性对患者治疗效果产生一定影响。一项为期一年的 ABCB1 基因多态性观察研究中发现，相比 CT 和 TT 基因型 CML 患者，1236CC 纯合子基因型患者获得主要分子应答的比例更高，伊马替尼的治疗效果更理想[47]。Singh 等[31]研究发现，ABCB1 位点 rs2032582 的突变与伊马替尼初始治疗无效有关，TT 基因型患者比 GG 基因型患者更容易获得主要分子应答。且由此推测 T 等位基因可能为伊马替尼初始治疗的保护基因。此外，一项关于 ABCB1 基因多态性与伊马替尼疗效的 Meta 分析显示[63]，ABCB1 C1236T 基因型能够导致伊马替尼临床治疗疗效欠佳，而 ABCB1 C 等位基因的患者用伊马替尼治疗后 BCR/ABL 基因清除率较差。亦有研究指出 MDR1 基因中的 C3435T、C1236T 基因型对 CML 患者细胞遗传学复发造成一定的影响[64]：相比 MDR1 基因位点中的 C3435T、C1236T 的

TT+CT 基因型的患者，CC 基因型的患者细胞遗传学复发的几率显著升高；MDRl 基因位点中 C3435T 的 TT 基因型的患者比 CT+CC 基因型的患者细胞遗传学复发的几率显著降低；相比 MDRl 基因位点中的 C1236T、C3435T 的 CT、CC 基因型患者，TT 基因型者无复发生存期明显延长。因此，表示 MDRl 基因中的 C3435T 基因型对评估患者细胞遗传学复发风险具有一定的预测价值，可考虑作为一种临床潜在的生物标志物。

Francis 等[7]研究发现，CML 患者中伊马替尼治疗后无法达到血液学缓解的患者多为 ABCG2 3435TT 型基因携带者，而 ABCG2 3435CC 型基因携带者多为无法达到细胞遗传学缓解。Salimizand 等[65]研究发现，CC421 ABCG2/TT3435 ABCB1 基因携带 CML 患者伊马替尼临床疗效较差且容易从慢性期发展为加速期。除此之外，伊马替尼 400 mg/d 的治疗剂量对 ABCG2 中 GG 基因型患者疗效良好，而其他基因型患者要达到相同的疗效，需要增加剂量至 600 mg/d[66]。

SLCO1B3 基因多态性也与患者疗效相关。Lima 等[67]研究发现，CML 患者口服伊马替尼 400mg/d 后，其临床疗效与 SLCO1B3 699GG 及 344TT 基因型有关：与伊马替尼治疗无效组相比，伊马替尼疗效理想组中 SLCO1B3 699GG 及 344TT 基因型频率较高（63.8% vs. 44.7%，P=0.042）；伊马替尼常规治疗剂量对 699GA/AA 和 334TG/GG 基因型患者治疗疗效较差。

第二节　尼洛替尼

一、药物简介

尼洛替尼是一种小分子酪氨酸激酶抑制剂，由伊马替尼 ABL 复合物的晶体结构合理发展而来，竞争性地抑制 ATP 与 BCR-ABL 的 ABL 激酶结构域结合发挥抑制 BCR-ABL 的酪氨酸激酶功能，阻碍下游信号向细胞核内转导[68,69]。临床上用于新近诊断费城染色体阳性的慢性髓细胞白血病的慢性期的治疗和其他药物产生耐药或不能耐受的费城染色体阳性（Ph）的慢性髓细胞白血病（CML）的慢性期（CP）、加速期（AP）的治疗。

（一）药代动力学特征

本药口服后主要在胃部吸收，3 小时达血药峰浓度，第 8 日达到稳定状态，AUC 为 32%~64%。饮食可提高本药的生物利用度，高脂饮食后给药，30 分钟后 AUC 可增加 82%，峰浓度可增加 112%。临床试验研究结果血浆蛋白结合率为 98%，渗透性较差；本药主要通过氧化和羟基化代谢，鉴定出的 15 种微量代谢产物均不影响本药的药理学活性，本药物的消除半衰期为 16 小时，血清清除率为 29.1L/h；该药物分别经过粪便和肾脏排出[70]。

（二）药效动力学特征

本药为一种选择性酪氨酸激酶抑制药，具有抗 BCR-ABL 的活性。本药可与 ABL 蛋白的非活性激酶结构域结合维持其非活性状[68]。体外研究本药可抑制 BCR-ABL 介导的鼠类白血病细胞株和来自 Ph 染色体阳性的 CML 患者的人白血病细胞株的增殖。体内研究表明，本药可抑制 BCR-ABL、血小板衍生生长因子受体 PDGFR、c-Kit 磷酸化。CML 治疗过程中对酪氨酸激酶抑制剂产生耐药性最大原因是激酶结构域的突变，而尼洛替尼治疗产生的 BCR-ABL 突变较少，同时其他同类药物因突变而产生的耐药的患者可用尼洛替尼治疗[69]。

（三）药物相互作用

尼洛替尼是竞争性的 CYP3A4/5、CYP2C8、CYP2C9、CYP2D6 和尿苷二磷酸葡萄糖醛酸转移酶 1A1（UGT1A1）抑制剂，因此可与多种药物产生相互作用，改变血药浓度从而导致不良反应的产生。研究发现同时服用 CYP3A4 诱导剂利福平可引起尼洛替尼暴露剂量降低（AUC 降低 80%、C_{max} 降低 64%）；相反合用 CYP3A4 抑制剂药物如酮康唑、伊曲康唑、阿扎那韦等药物尼洛替尼血药浓度增加，如合用酮康唑尼洛替尼的 AUC 增加 3 倍，C_{max} 增加 1.8 倍；尼洛替尼可竞争性抑制 CYP3A4、CYP2C8、CYP2C9、CYP2D6、UGT1A1 等酶的活性从而抑制由此类酶介导的代谢的药物，如华法林、咪达唑仑，此类药物应避免和尼洛替尼合用或者进行凝血酶原和精神状态监测；尼洛替尼亦是 P- 糖蛋白的底物，合用 P- 糖蛋白抑制药可使此药物浓度增加；一项健康志愿者研究发现口服尼洛替尼（600mg）和单次 4mg 咪达唑仑可发生协同作用，尼洛替尼的全身暴露量和 C_{max} 的平均值分别增加 30% 和 20%；质子泵抑制剂埃索美拉唑（40mg, 每日 1 次）合用尼洛替尼（400mg）可使尼洛替尼的 C_{max} 降低 27%、AUC 降低 34%，同时 C_{max} 中位时间由 4.0 小时增加到 6.0 小时；在胃部的吸收受 pH 影响，应避免与质子泵抑制剂合用以免影响药物的吸收。此类药物可导致心脏 QT 间期延长应避免与相同不良反应药物合用，若必须合用注意监测 QT 间期延长情况[70,71]。

（四）药物不良反应

1. 心血管系统 ①常见：QT 间期延长、心悸、高血压。②不常见：心力衰竭、心房颤动、心包积液、冠心病、心绞痛、心动过缓。③未知频率：心肌梗死、心室功能不全、心包炎。④还可见外周动脉闭塞性疾病、股动脉狭窄、冠状动脉狭窄。

2. 代谢 / 内分泌系统 ①常见：体重降低或增加、白蛋白降低、低血酶、高钾血症、高血糖。②不常见：低钾血症、低钠血症、低磷血症、男子乳腺发育不全、甲状腺功能亢进。③未知频率：高血钙、高血磷、甲减、甲状腺炎、糖尿病。

3. 呼吸系统　①常见：鼻咽炎、呼吸困难、劳累性呼吸困难、咳嗽。②不常见：肺炎、肺水肿、间歇性咳嗽、胸膜腔积液、胸膜炎、咽炎、咽喉痛、咽喉刺激。③未知频率：支气管炎、肺动脉高压。

4. 肌肉骨骼系统　①常见：关节痛、肢体痛、骨痛、肌痛、肌肉骨骼痛、肌肉痉挛、肌酸磷酸激酶升高。②不常见：肌无力。③未知频率：关节炎、关节肿胀。

5. 泌尿生殖系统　①不常见：泌尿道感染、排尿困难、尿频、尿急、夜尿、血尿增加、勃起功能障碍、血肌酐升高。②未知频率：肾衰竭、尿失禁。

6. 神经系统　①常见：头疼、头晕、感觉异常、颅内出血。②不常见：偏头疼、震颤、感觉迟钝、感觉过敏。③未知频率：定向力障碍、意识模糊、意识丧失、脑水肿、视神经炎、周围神经病变。

7. 精神　①常见：失眠。②不常见：焦虑、抑郁。

8. 肝脏　①常见：丙氨酸氨基转移酶升高、天门冬氨酸氨基转移酶升高、碱性磷酸酶升高、血胆红素升高、谷氨酰胺转移酶升高。②不常见：肝炎血乳酸脱氢酶升高。③未知频率：肝肿大、黄疸、非结合型胆红素升高。

9. 胃肠道　①常见：畏食、恶心、呕吐、腹痛、腹泻、腹部不适、便秘、消化不良、肠胃气胀、血淀粉酶升高、血脂肪酶升高。②不常见：胃肠出血、胃食管反流、肠胃炎、胰腺炎、口腔炎、口干、口腔溃疡、食欲下降、食欲增加、腹胀、黑粪症。③未知频率：胃十二指肠溃疡、食管炎、不完全性肠梗阻。

10. 血液　①常见：骨髓抑制（可出现 3/4 级血小板减少、中性粒细胞减少、贫血）。②未知频率：败血症、血栓形成、血小板增多、白细胞增多。

11. 皮肤　①常见：脱发、夜间盗汗、多汗、面红、湿疹、荨麻疹、红斑、皮肤干燥、瘙痒。②未知频率：剥脱性皮疹、瘀点、瘀斑、结节性红斑、皮肤溃疡、光敏性。

12. 眼　①不常见：结膜炎、眼刺激、干眼症、视力下降、眶周水肿、眼出血。②未知频率：眼肿胀、眼睑炎、眼痛、复视、视物模糊、畏光、视神经盘水肿。

13. 耳　①常见：眩晕。②未知频率：听力受损、耳痛。

14. 其他　①常见：发热、寒战、面部水肿、重力性水肿、外周水肿、胸痛、背痛、流感样病、发音困难、疲乏、虚弱、不适。②不常见：面部肿胀、脱水、颅内出血、鼻出血、血肿。③未知频率：腹膜后出血、呕血、出血性休克、念珠菌病、单纯性疱疹。

15. 新发现不良反应　复发性胃内息肉、眼睑黄斑瘤、急性胰腺炎、纯红细胞再生障碍性贫血、脂膜炎、血管性股骨头坏死、急性缺血性坏死[72-78]。

（五）血药浓度与药理学效应

尼洛替尼作为治疗慢性髓细胞白血病的酪氨酸激酶抑制剂，患者稳态时期血药浓度的监测与该药物临床疗效及不良反应息息相关。在尼洛替尼第 3 期 ENESTnd 研究数据进行 PK(药代动力学) 分析中发现尼洛替尼用药 12 月后，其用药剂量与分子学缓解（MMR）并无明显的相关性；然而在对伊马替尼不耐受或耐药 CML 患者研究中，尼洛替尼的 C_0（血清浓度）较低的患者出现细胞遗传学缓解 CCyR（$P=0.010$）和分子学缓解 MMR（$P=0.012$）的时间显著延长；尼洛替尼 C_0 高于 500ng/ml 的患者取得 CCyR 和 MMR 所需时间显著缩短；同时稳定的血药浓度与患者体内总胆红素水平呈正相关。研究发现尼洛替尼血药浓度较低的患者其所有级别胆红素异常的发生率相对较低，在 ENESTnd 研究中发现 QT 间期的延长与尼洛替尼的血药浓度呈正相关。C_{max} 增加 1000ng/ml，QT 间期相应增加 4.2 毫秒；同样 C_{max} 增加 1000ng/ml，QT 间期相应增加 6.9 毫秒；在一项对健康志愿者的研究中发现尼洛替尼可引起浓度依赖性的 QT 间期延长，数据显示安慰剂调整后的 QTcF 最大平均变化是 10.4 毫秒（低剂量组，400mg，每天 2 次）和 18.0 毫秒（高剂量组，800mg，每天 1 次）[79,80]。因此，临床患者使用尼洛替尼建议进行血药浓度监测同时进行心电图监测。

（六）药物相关基因与药理学效应

尼洛替尼口服后在胃部进行吸收，尼洛替尼主要通过细胞色素 P450 系统中的 CYP3A4 进行代谢，同时尼洛替尼不仅可抑制 CYP2C8、CYP2C9、CYP2D6 等代谢酶的活性，也抑制尿苷二磷酸葡萄糖醛酸转移酶 1A1（UGT1A1）和 P- 糖蛋白（P-gp）[71]。尼洛替尼血药浓度与患者胆红素水平呈正相关是因为尼洛替尼可抑制 UGT1A1 的活性提高胆红素水平。在临床研究中，尼洛替尼对 UGT1A1 的抑制作用在代谢不良（PMs）患者中尤为明显，尤其基因型为 UGT1A1*6/*6、*6/*28 和 *28/*28 的患者。辛格等人报道称，与具有广泛代谢因子（EM）基因型（UGT1A1*1/*1 和 *1/*28）的患者相比，具有 UGT1A1*28/*28 基因型的患者发生尼洛替尼诱导的高胆红素血症的风险更高，并且具有 UGT1A1*28/*28 基因型的慢性期 CML 患者发生 3 级或更高高胆红素血症的相对风险较高；在日本 CML 患者中，尼洛替尼给药的前 12 周内，UGT1A1 EM 基因型患者的胆红素水平稍高 30%；然而，UGT1A1 PM 基因型患者胆红素水平升高的中位时间为 2.0 周[81]。因此，尼洛替尼对 UGT1A1 的抑制作用在给药后 1~3 周内出现，所以在尼洛替尼治疗开始之前，可以通过对 UGT1A1 进行前瞻性基因分型来确定高胆红素血症风险增加的患者并及时调整初始给药剂量。作为二代酪氨酸激酶受体抑制剂的尼洛替尼除了应用治疗初诊患者也应用与其他药物不耐受患者。患者 BCR-ABL 受体发生点突变可改变药物的敏感度尤其接受一代药物伊马替尼的患者，研究发现 BCR-ABL 可发生以下点突变：M244V、L248V、G250E、Q252H、E275K、D276G、F317L、M351T、E355A/G、L387F、F486S 等。研究发现不同的点突变对尼洛替尼的敏感性不同，对尼洛替尼反应较差的突变是 Y253H 和 E255K/V、F359，相比之下如 L248V、G250E 和 Q252H 等点突变对尼洛替尼比较敏感。临床研究表明 G250E 点突变患者给予尼洛替尼后，60% 的患者可达到 MCyR 和 CCyR，

40% 的患者达到 MMR，所以检测患者 BCR–ABL 点突变可以预测患者对尼洛替尼的耐受性从而选择最佳药物达到个体化用药[82]。细胞肿瘤抗原 p53 或 NY–CO–13 转化相关蛋白起抑癌和防止突变的作用，因此被称为抑癌基因。临床实验显示 CML 患者给予酪氨酸激酶药物治疗后血清中的 p53 水平显著高于正常人，同时尼洛替尼组血清中 p53 水平显著高于伊马替尼组，此研究也部分解释尼洛替尼对伊马替尼耐受或不耐药患者依然有效的原因[4]。

二、血药浓度监测

（一）适应人群

推荐使用尼洛替尼治疗的所有肿瘤患者进行 TDM，尤其是 UGT1A1 PM 患者或伊马替尼治疗失败或效果欠佳的肿瘤患者。

（二）方法与流程

尼洛替尼血药浓度监测使用稳态时血浆 C_{min}，其检测的方法主要有高效液相色谱法（HPLC）、质谱法（MS）、液相色谱 – 串联质谱法（LC–MS/MS）等，其中液相色谱 – 串联质谱法准确度较高，常作为首选方法。尼洛替尼可与 UGT1A1 竞争性调控胆红素代谢导致高胆红素血症。根据文献报道推荐患者服药第 1 个月开始，每周监测 1 次直至第 3 个月，然后每 3 个月监测 1 次。

1. 采集血样　在下次给药前后 2~3 小时内直接肘静脉穿刺采血 3 ml 于采血管中，颠倒混匀。

2. 转移血样　获取血液后，迅速、平稳地转运至实验室，切勿剧烈晃动，防治血细胞破裂造成标本污染。若无法及时转运样本，可放至 4℃保温箱保存。

3. 处理血样及仪器检测　分离血细胞和血浆，取合适体积血浆进行检测。

（三）目标值与结果解读

目前针对尼洛替尼 TDM 的权威指南规范较少，只有少量易发高胆红素血症不良反应的患者使用尼洛替尼的 TDM 指导意见[83]。见表 7–5。

表 7–5　易发高胆红素血症患者尼洛替尼的 TDM 指导意见

初始剂量（mg/d）	血药浓度（ng/ml）	评价	指导建议
300~400	500	正常	基因型检测 UGT1A1 PM 患者
600	800	正常	基因型检测 UGT1A1 EM 患者

三、药物基因组学

（一）药物相关基因检测

1. 主要相关作用靶点基因 目前已经发现与尼洛替尼相关的作用靶点基因有 3 种，包括 BCR-ABL、c-kit、PDGFR[68-70]。

2. 药动学相关基因 现有研究发现，尼洛替尼的分布代谢及吸收等过程分别受到代谢酶 CYP3A4、P-gp 糖蛋白及 BCRP 等基因多态性的影响，尿苷二磷酸葡萄糖醛酸转移酶 UGT1A1 的多态性影响其诱导的高胆红素血症[70,71,83,84]。

（二）方法与流程

截至 2021 年 8 月，尚无可供参考的文献数据。

（三）结果解读

截至 2021 年 8 月，尚无可供参考的文献数据。

四、基于 TDM 或药物基因检测的临床合理用药

尼洛替尼在肝脏细胞色素 P450 系统 CYP3A4 催化作用下经过氧化和羟基化进行代谢，尼洛替尼典型不良反应包括肝功能不全、胆红素升高、QTc 间期延长、高脂血症和高血糖。Hikori Itoh 等报道一项病例，该 CML 患者在接受尼洛替尼（600mg，每日 2 次）治疗 2 个月观察肝功能不全（3 级、ALT=240mg/ml），TDM 监测发现尼洛替尼血药浓度 C_0 达到 3517ng/ml，显著高于 I / II 期试验中报告的平均谷浓度（615ng/ml）。停用 1 周，肝功能恢复（ALT=75mg/ml），继续尼洛替尼治疗（300mg，每日 2 次），3 周后 C_0 是 726ng/ml，接近平均谷浓度并达到完全细胞遗传学反应 CCyR，继续用药同时进行 TDM 监测直至 11 个月后患者取得 MCyR（主要分子反应）和 MMR（完全分子反应）。患者达到完全分子反应后仍处于缓解期超过 4 年，停止尼洛替尼并进行随访，此病例研究报告结果也证明尼洛替尼的靶浓度为 800ng/ml[85]。

尼洛替尼可抑制尿苷二磷酸葡萄糖醛酸转移酶 1A1 的活性影响胆红素水平引发严重的高胆红素血症。研究发现通常情况下，对 UGT1A1 PM 患者进行尼洛替尼治疗 3 个月后，稳定期尼洛替尼的剂量是 300~400mg/d，明显低于 UGT1A1 EM 患者的剂量 600mg/d；对于 UGT1A1 PM CML 患者给予 300~400mg/d 尼洛替尼后，其靶向 C_0 为 500ng/ml，显著低于此类基因型实现 MMR 所需的 C_0（591ng/ml），而实现 MMR 的 UGT1A1 EM 患者稳态平均尼洛替尼 C_0 为 934ng/ml；Kim 等研究发现由于高胆红素血症，UGT1A1 PM 患者尼洛替尼每日维持剂量降至 400mg/d 同时不应超过 600mg/d；基于 EJCML 研究和稳态

平均尼洛替尼 C_0，初始尼洛替尼的剂量为 600mg/d，推荐 TDM 的靶 C_0 为 800ng/ml，此时 UGT1A1 PM 患者 3/4 级高胆红素血症的发生率为 50%，因此对于 UGT1A1 PM 患者不应持续给予 600mg/d 剂量尼洛替尼，初始选择尼洛替尼治疗的 UGT1A1 患者，推荐靶 C_0 为 500ng/ml[83]。

第三节 Bosutinib

一、药物简介

Bosutinib 属于第二代酪氨酸蛋白激酶抑制剂，是一种强效的类 Src 和 Ab1 激酶双重抑制剂。大部分慢性粒细胞性白血病（CML）患者患有被称为费城染色体的基因突变，这导致骨髓产生酪氨酸激酶。这种酶触发骨髓产生过多的畸形不健康的白细胞即粒细胞，粒细胞可以对抗感染。Bosutinib 通过阻断酪氨酸激酶刺激骨髓加速产生畸形不健康的粒细胞的信号而发挥作用。该药获得 FDA 批准，用于治疗费城染色体阳性慢性粒细胞白血病（Ph+CML）的成人患者和新诊断的 Ph+CML 的成人患者[86,87]。

（一）药代动力学特征

食物及肝损伤影响 Bosutinib 的药动学过程，与食物同服后，Bosutinib C_{max} 和 AUC 呈线性增加，吸收相对较慢，达峰中位时间为 6 小时，表观分布容积（Vz/F）为 131 ~ 214 L/kg，平均表观清除率（CL/F）为（2.25 ~ 3.81）L/（h·kg）；与空腹服药相比，与食物同服 Bosutinib 200 mg，C_{max} 增加约 2.52 倍，AUC 增加约 2.28 倍，与食物同服 Bosutinib 400 mg，AUC 增加约 1.5 倍。Bosutinib 在恶性实体瘤患者、CML 与急性淋巴细胞白血病（ALL）患者、健康成人及肝损伤患者体内平均消除半衰期不同，实体瘤患者为 17~21 小时，CML 与 ALL 患者为 22~27 小时，健康成人为 32~39 小时，肝损伤 A、B、C 级患者为 86、113 和 111 小时。该药与人血浆蛋白体外结合率和在健康受试者体内的结合率分别为 94% 和 96%，且无浓度依赖性。该药在体外为 P-gp 底物和抑制剂。本药主要由 CYP3A4 代谢，主要代谢产物为 19% 的氧脱氯 Bosutinib（M2）和 25% 的 N- 去甲基 Bosutinib（M5），还有少量的 N- 氧化物 Bosutinib 代谢产物，所有的代谢产物均无生物活性。该药主要经粪便、尿液排泄。平均清除半衰期约为 22.5 小时，CL/F 为 189（48）L/h，6 名健康男性受试者单次口服含 ¹⁴C 放射性标记的 Bosutinib，在粪便和尿中分别收集到 91.3% 和 3% 的 ¹⁴C 放射性标记物。

（二）药效动力学特征

Bosutinib 的疗效在白血病细胞株试验上已被证实。用含 BCR-ABL+ 的 CML 细胞系 KU812 和 K562 进行的抗增殖试验表明，Bosutinib 具有强效的抑制作用，对 2 种细胞增殖的 IC_{50} 范围为 1~20nmol/L，而伊马替尼为 51~221nmol/L。在人体 K562 异体移植试验中，口服该药 75mg/kg，每日 2 次或 150mg/kg，每日 1 次，40 天后即可达到完全缓解。小鼠皮下注射含 WT 基因或 BCR-ABL 突变体（E255K，Y253F 和 D276G）的 Ba/F3 BCR-ABL+ 移植瘤，用该药治疗 1 天后，可显著减少肿瘤增殖和延长无病生存期。

（三）药物相互作用

Bosutinib 主要通过 CYP3A4 代谢。在一个开放性随机 II 期交叉研究显示，与单一口服 Bosutinib 相比，同服酮康唑，Bosutinib C_{max} 增加了 5.2 倍、AUC 增加了 8.6 倍，平均表观清除率降低了 9 倍，终末半衰期从（46.2±16.4）小时增加到（69.0±29.1）小时。因此该药与强或中等 CYP3A4 或 P-gp 抑制剂合用时可导致该药血药浓度的增加，应避免合用。另外，Bosutinib 在进食状态下与 CYP3A4 强效诱导剂（利福平）合用可导致该药血药浓度大幅度降低，其 C_{max} 和 AUC 分别降低 86% 和 94%，与单药 Bosutinib 相比，Bosutinib 联合利福平的中位达峰时间和平均半衰期更短。因此应避免与 CYP3A4 强效诱导剂合用。与质子泵抑制剂（PPI）合用可导致该药血药浓度降低，应选择短效抗酸药或 H_2 受体拮抗剂代替，而服药时间应间隔超过 2 小时。该药有可能增加 P-gp 底物（地高辛）的血药浓度，但尚未评价其临床意义。

（四）药物不良反应

Bosutinib 最常见的不良反应（＞20%）包括腹泻（82%）、恶心（46%）、血小板减少症（41%）、呕吐（39%）、腹痛（37%）、皮疹（35%）、贫血（27%）、发热（26%）和疲劳（24%）。严重不良反应包括过敏性休克、骨髓抑制、腹泻、体液潴留、肝毒性和皮疹[88]。

（1）转氨酶升高　如果转氨酶升高＞5 倍正常上限（ULN），继续服药直到转氨酶恢复至 ≤ 2.5 倍 ULN，同时调整服药剂量为 400mg/d，若恢复时间超过 4 周，应停药；如果转氨酶升高 ≥ 3 倍 ULN，同时胆红素升高＞2 倍 ULN 且碱性磷酸酶＜2 倍 ULN，应停药。

（2）腹泻　美国国立癌症研究所（NCI）CTCAE 分级 3 ~ 4 级腹泻（超过基线或治疗前，大便次数 ≥ 7 次 / 天），继续服药直到恢复至 ≤ 1 级腹泻，本药剂量可调整为 400 mg/d。其他临床显著的中度或严重的非血液学毒性反应，继续服药直到毒性反应缓解，可考虑调整本药剂量为 400 mg/d，若临床条件允许，可重新调整剂量为 500 mg/d。

（3）骨髓抑制　绝对中性粒细胞计数（ANC）＜ 1000×10^6/L 或血小板计数＜ 50×10^6/L

的剂量调整　继续服药直到 ANC ≥ 1000×10^6/L 或血小板计数 ≥ 50×10^6/L，若血细胞计数降低持续 > 2 周，痊愈后，减少 100 mg 剂量继续治疗；如血细胞计数降低再次发生，再减少 100 mg 剂量，恢复后继续治疗；尚未对 < 300 mg/d 的服药剂量进行评估。

（五）血药浓度与药理学效应

据 Poe-Hirr Hsyu 报道[89]，Bosutinib 治疗开始后 1 个月内从血浆样本中计算出的 Bosutinib 血药浓度和 C_0 值与 12 个月内 MMR 的成功率相关。另外，Nakaseco 等人[90]报道 Bosutinib 剂量为 500 mg /d 或 600mg/d 给药后第 15 天的血药浓度无变化，Cortes 等[91]发现当 Bosutinib 剂量在 400mg/d、500mg/d、600mg/d 时平均 AUC_{0-24} 分别为 2851、3660、3360（ng·h）/ml，第 15 天的 Bosutinib 血药浓度并没有增加。这些结果表明，Bosutinib 的临床疗效可能依赖于血药浓度，而不是日剂量[92]。这可能是因为 Bosutinib 的吸收在较高的日剂量下是饱和的。在 Hsyu 等[93]的群体药代动力学研究中，本药的个体间变异性非常大（CV 约 70%）。这可能是由于 Bosutinib 的吸收依赖于胃内的 pH 值，随着 Bosutinib 在较低的 pH 下变得更易溶，个别患者的胃 pH 水平的变化可能会导致不同的溶出度，从而导致不同的吸收，这可能是造成个体间变异大的一个原因，而且可能还会改变药物从胃肠道的吸收过程。此外，Bosutinib C_0 值较高的患者会增加引起的腹泻的风险，而腹泻是 Bosutinib 最常见的不良反应。由于本药的血药浓度个体化差异大，对本药进行 TDM 可能是其剂量优化的一种有效策略，来帮助患者获得更快和更好的临床疗效。

（六）药物相关基因与药理学效应

Bosutinib 在体内吸收后主要通过 CYP3A4 代谢，但目前有关 CYP3A4 基因多态性对 Bosutinib 疗效影响的确证性研究较少，CYP3A4 是否存在对 Bosutinib 疗效有影响的突变有待进一步研究明确。P-gp 是一种药物外向转运糖蛋白，由 ABCB1（MDR1）基因编码，Sara 等发现 P-gp 的表达与 Bosutinib 的耐药性有关，其细胞内浓度受到外排转运蛋白 ABCB1 过表达的影响，而博舒替尼胞内浓度降低会导致其 BCR-ABL 抑制活性降低，从而产生耐药性。

二、血药浓度监测

（一）适应人群

推荐使用 Bosutinib 治疗的肿瘤患者进行 TDM。

（二）方法与流程

Bosutinib 血药浓度监测使用稳态时血浆 C_{min}，其检测的方法主要有高效液相色谱法（HPLC）、液相色谱 – 串联质谱法（LC–MS/MS）等，其中 LC–MS/MS 是首选方法。Bosutinib 在中国人群中的有效血药浓度范围还未确定。但是 Bosutinib 的血药浓度个体间差异大，因此，服用 Bosutinib 后监测血药浓度应该是必要的。根据文献推荐，服药期间应监测 Bosutinib C_{min}，同时评估临床反应。对于每个接受 Bosutinib 治疗的患者，Bosutinib C_{min} 也应该进行 3 个月的评估，或者在多个时间点进行评估。在调整 Bosutinib 的给药剂量后，可能需要监测 Bosutinib C_{min} 约 1 周。

1. 采集血样 在下次给药前后 2~3 小时内直接肘静脉静脉穿刺采血 3ml 于采血管中，颠倒混匀。

2. 转移血样 获取血液后，迅速、平稳地转运至实验室，切勿剧烈晃动，防治血细胞破裂造成标本污染。若无法及时转运样本，可放至 4℃保温箱保存。

3. 处理血样及仪器检测 分离血细胞和血浆，取合适体积血浆进行检测。

（三）目标值与结果解读

目前针对 Bosutinib 血药浓度 – 反应和血药浓度 – 毒性关系的研究有限，TDM 的权威指南规范较少。荷兰癌症研究所药理学专家组在其 2017 年发布的《肿瘤治疗中激酶抑制剂治疗药物监测的实践建议》中暂时以 500mg，每日 1 次的剂量对应的 C_{min} 的几何平均值 147ng/ml 为目标[94]。

三、药物基因组学

（一）药物相关基因检测

1. 主要相关作用靶点基因 目前已经发现与 Bosutinib 相关的作用靶点基因有 BCR–ABL1。

2. 药动学相关基因 现有研究发现，P–gp 编码基因 ABCB1、NR1I2 等基因存在多态性，但对 Bosutinib 的治疗效果、不良反应及耐药情况的影响尚待更有价值的研究，Abumiya[95] 研究发现 ABCB1、ABCG2 和 CYP3A4 等基因多态性之间的 Bosutinib 的 C_0 没有显著差异；而 NR1I2 基因型的差异可能会影响 Bosutinib 的暴露量。

（二）方法与流程

抽取外周血至少 10ml 采用实时定量 PCR，每 3 个月一次，直至获得主要分子学反应（MMR）之后，每 3~6 个月一次。

（三）结果解读

需要对 Ph⁺ CML 的患者检测 BCR–ABL1，对既往治疗无效的慢性、加速期或急变期

Ph⁺ 的慢性髓性白血病患者，考虑到 BCR-ABL1 的突变状态，使用 Bosutinib 作为二线治疗。

四、基于 TDM 或基因检测的临床合理用药

（一）现有临床药动学研究（包括群体药动学研究）的案例分析

Chiho 等[96] 开发并验证了 Bosutinib 的 PBPK 模型，以了解外在因素和内在因素对其药代动力学的影响。他们首先建立了 Bosutinib 的生理药代动力学模型，并且根据 Bosutinib 与酮康唑和利福平单剂量药物相互作用的临床研究结果，以及肾、肝损害患者单剂量药物 - 疾病相互作用（DDZI）的临床研究结果，验证和完善 Bosutinib 的药代动力学模型；同时他们还应用 Bosutinib 的药代动力学模型预测肾和肝损害患者的单剂量和多剂量给药后药物 - 疾病相互作用关系。他们的结果表明，此 PBPK 模型可以很好地预测单剂量和多剂量口服给药后患者的 Bosutinib 暴露量。该 PBPK 模型还合理地预测了单剂量 DDI 和 DDZI 结果中 Bosutinib 暴露量的变化，说明基于现有数据，PBPK 模型已经得到充分开发和验证。使用该 PBPK 模型预测发现中度 CYP3A 抑制剂可使 Bosutinib 的暴露量增加 2~4 倍，在单剂量和多剂量给药之间，肾损害和肝损害患者的 Bosutinib 暴露量也有类似的增加。由于一些现实因素导致在患者中进行大量的 DDI 和 DDZI 抗癌药物研究有难度，而该研究建立的 PBPK 模型可以帮助用于合理预测 Bosutinib 在各种情况下的暴露量。

（二）实际工作中采用 TDM 或基因检测手段指导用药的病例分析

该病例是 1 位 39 岁的女性[97]，于 2017 年经细胞遗传学分析确诊为慢性期 Ph⁺CML。根据 Sokal 评分（0.84）和 Hasford 评分（398），患者为中度风险（0.84）和低风险（398）。患者最初接受羟基脲治疗，随后每日服用伊马替尼 400 mg/d，治疗 1 个月后因发生严重中性粒细胞减少而停用了伊马替尼 4 周。服药 3 个月后分析显示缺乏细胞遗传学［46，XX t（9；22）100%］和分子学反应（BCR/ABL1 43，73% IS）。但 BCR/ABL1 基因突变分析为阴性。在经过伊马替尼 6 个月的治疗，患者获得了部分细胞遗传学反应［46，XX t（9；22）33%］和 MR1 水平的分子学反应（BCR/ABL1 9.066% IS）。患者于 2018 年再次入院，出现了 MR1 分子反应（BCR/ABL 为 2.82% IS），因此没有调整用药。在经过 9 个月的治疗后，骨髓抽吸物显示 25 个分析的中期染色体中有 2 个存在不典型易位，t（9；22；10），细胞遗传学反应仍然是部分缓解（8%）。故将伊马替尼的剂量增加到 600 mg/d。同时再次对 BCR/ABL1 基因进行测序，发现 BCR/ABL 催化区存在点突变：亮氨酸 387 被色氨酸（Leu387Trp）取代。由于该患者也缺乏细胞遗传学反应，因此推测需要改变 TKIs。虽然这种点突变以前有被报道过，但还未发现其对 TKIs 的敏感性特征。研究者

利用稳定表达该点突变的 BCR/ABL1 基因的 Ba/F3 细胞，对不同 TKI 的突变反应进行了体外敏感性实验。随后由于该患者 PCR 值进一步增加（3.03% IS vs.2.00% IS），患者改为服用体外实验敏感性较好的 Bosutinib 400 mg/d。确诊后 12 个月的骨髓抽吸物未见异常细胞，并且细胞遗传学分析显示完全缓解，未见 t（9；22）或 t（9；22；10）阳性细胞。而且在最后两次随访时，该患者的分子学反应达到 MR2 水平（BCR/ABL1/ABL 比值 =60.52%IS 和 0.18%IS）。以上描述了 1 例 Ph⁺CML 患者的治疗过程，患者对伊马替尼的反应很差，并且在此期间产生了 BCR/ABL1 的罕见突变 Leu387Trp，在改用二线治疗药物 Bosutinib 后实现了 MR2 缓解。这一病例表明对于在伊马替尼治疗期间出现携带这种突变的患者来说，使用 Bosutinib 可能是一种更好的选择。

五、相关 TDM 的研究进展

目前 Bosutinib 的最佳治疗窗尚未确定。Hsyu 等进行了一项服用 Bosutinib 新诊断的 CML-CP 患者的Ⅲ期试验，Bosutinib 剂量为 500mg/d，他们计算的 12 个月时达到 MMR 患者的平均 C_0 值为 156ng/ml。虽然本试验的初始标准剂量为 500mg/d，但由于在 39% 的研究患者出现 AEs，所以这些患者在 Bosutinib 的使用过程中减少了剂量，日中位剂量为 489mg/d。而 BELA 和 BFORE 的实验表明 Bosutinib 的 MMR 和 AEs 与体内暴露量存在关系。这两个试验中 Bosutinib 的起始量分别为 500mg/d（BELA）和 400mg/d（BFORE）。虽然这两个试验的高加索人种患者比例较高（79% vs. 64%），而亚洲患者比例较低（12% vs. 26%），但 BELA 试验中 Bosutinib C_0 的中位值为 67.51ng/ml，BFORE 试验的 C_0 中位值为 55.75ng/mL。BELA 试验 12 个月的 MMR 率为 38.0%，BFORE 试验为 47.2%，明显高于使用伊马替尼的对照组。AE 发生可能引起患者治疗依从性降低，从而影响患者的治疗反应。因此 C_0 值为 156ng/ml 对于 CML 患者可能过高。在一项日本患者的研究中 Bosutinib 的 C_0 中位值为 63ng/ml。并且 Bosutinib C_0 值 >91.0ng/ml 对于日本 CML 患者可能过高，因为他们在高 Bosutinib C_0 值（>91.0 ng/ml）的患者中，观察到与 Bosutinib 有关的腹泻和肝功能损伤的发生。但是由于这些实验样本量较小，并且存在种族差异性，Bosutinib 在中国人群中的最佳目标 C_0 值仍有待进一步研究[98]。

第四节 达沙替尼

一、药物简介

达沙替尼（Dasatinib）是国外研发的第 2 代口服广谱酪氨酸激酶抑制剂（tyrosine kinase inhibitors，TKI），于 2012 年在中国上市；通过作用于特异融合基因 BCR-ABL、

SRC 家族及其他选择性致癌激酶，包括 C-Kit、ephrin（EPH）受体激酶和血小板衍生生长因子 – β（PDGF- β）受体，对抑制肿瘤细胞的增殖和促进肿瘤细胞凋亡起到重要作用。临床上主要用于治疗甲磺酸伊马替尼耐药或不耐受的费城染色体阳性（Ph$^+$）慢性髓细胞白血病（CML）慢性期、加速期和急变期（急粒变和急淋变）的成年患者。本药可与食物同服或空腹服用，但片剂不得压碎或切割，必须整片吞服。Ph$^+$ 慢性期 CML 的患者达沙替尼推荐起始剂量为口服 100 mg，每日 1 次（服用时间应一致，早上或晚上均可）；Ph$^+$ 加速期、急变期（急粒变和急淋变）CML 的患者推荐起始剂量为 70 mg，每日 2 次（早晚口服）。如果患者在推荐起始剂量的治疗下未能达到血液学或细胞遗传学缓解，则慢性期的 CML 患者可将剂量增加至 140 mg，每日 1 次；对于进展期（加速期和急变期）的 CML 患者，可将剂量增加至 90 mg，每日 2 次。由于缺乏安全性和疗效相关数据，国内不推荐达沙替尼用于儿童和 18 岁以下的青少年。

（一）药代动力学特征

达沙替尼口服后可被快速吸收，其达峰时间约为 0.5~3 小时；患者每日口服达沙替尼剂量在 15~240 mg 范围内的平均暴露（AUC$_\tau$）与剂量呈比例增加；总体平均终末半衰期大约为 5~6 小时；长期口服达沙替尼没有发现有蓄积作用。其绝对生物利用度在人体中尚不清楚，但动物实验表明其口服生物利用度为 14% ~34%[99]。达沙替尼可广泛分布于血管外组织和器官，血浆蛋白结合率约为 96%；与伊马替尼相比，达沙替尼可透过血 – 脑屏障并累积于脑肿瘤组织。本药主经肝脏由 CYP3A4 酶代谢，部分经过 FMO3，UGT，CYP1A2，CYP2C9 和 CYP1B1 酶代谢，主要循环代谢产物包括羟基化代谢物（M20和 M24）、N- 去烷基化代谢物（M4）、N- 氧化（M5）、酸化代谢物（M6），其中，具有活性代谢物的有 M4，M5 和 M6。达沙替尼平均消除半衰期为 3~5 小时[100]，主要通过粪便清除，且大部分以代谢产物形式排出。

（二）药效动力学特征

达沙替尼是一种强效的、次纳摩尔（subnanomolar）的 BCR-ABL 激酶抑制剂，其在 0.6~0.8 nmol/L 的浓度下具有较强活性，且与 BCR-ABL 酶的有活性及无活性构型均可结合。体外研究中，达沙替尼可在各种伊马替尼敏感和耐药疾病的白血病细胞系中表达活性，即达沙替尼可以克服由下列原因导致的伊马替尼耐药：① BCR–ABL 过表达；② BCR–ABL 激酶区域突变；③激活包括 SRC 家族激酶（LYN，HCK）在内的其他信号通道；④多药耐药基因过表达。此外，达沙替尼可在次纳摩尔浓度下抑制 SRC 家族激酶。在使用鼠 CML 模型所单独进行的体内试验中，达沙替尼能够防止慢性期 CML 向急变期的进展，同时延长了荷瘤小鼠（源于生长在不同部位的患者 CML 细胞系，包括中枢神经系统）的生存期。

（三）药物相互作用

达沙替尼是 CYP3A4 的底物，与 CYP3A4 强效抑制剂（酮康唑、伊曲康唑、红霉素、克拉霉素、利托那韦、泰利霉素等）同时使用可增加达沙替尼的暴露；与 CYP3A4 强效诱导剂（利福平、地塞米松、苯妥英、卡马西平、苯巴比妥、圣约翰草等）同时使用可增加达沙替尼代谢并降低其血药浓度。Ⅰ 期临床研究考察肿瘤患者每天口服 CYP3A4 酶抑制剂酮康唑 400 mg 对达沙替尼达稳态血药浓度时药动学的影响，结果表明酮康唑可使达沙替尼的 C_{max} 及 AUC 分别增加 4 倍和 5 倍[101]；一个纳入 20 例健康人群达沙替尼联合利福平试验结果显示，服用利福平 600 mg，8 天后可使单剂量口服达沙替尼 100 mg 的 C_{max} 和 AUC 分别减少 81% 和 82%[102]。

长期使用 H_2 拮抗剂或质子泵抑制剂（例如法莫替丁和奥美拉唑）抑制胃酸分泌亦很有可能降低达沙替尼的暴露；在健康受试者中，氢氧化铝/氢氧化镁抗酸药与本药同时使用可使单次给予本药的 AUC 降低 55%，C_{max} 降低 58%，抗酸药可在达沙替尼给药前 2 小时或给药后 2 小时服用。

除此之外，达沙替尼与 CYP3A4 底物（特别是治疗指数较窄的药物）同时使用可能会增加 CYP3A4 底物的暴露，例如辛伐他汀、阿司咪唑、特非那定、西沙必利、匹莫齐特、奎尼丁、苄普地尔或麦角生物碱类（麦角胺，双氢麦角胺）等，应谨慎使用。体外研究表明，达沙替尼与 CYP2C8 底物（格列酮类）亦存在相互作用的潜在风险。

（四）药物不良反应及毒性

达沙替尼引起的最常见的不良反应包括骨髓抑制、腹泻、感染、发热、头痛、恶心、皮疹、呼吸困难、肺动脉高压、QT 间期延长、出血、疲劳、肌肉骨骼疼痛、体液潴留（包括胸腔积液）、呕吐、咳嗽、腹痛等，具体发生比例见表 7-6；其中与药物相关的发热性中性粒细胞减少症的发生率为 5%。骨髓抑制不良反应包括贫血、中性粒细胞减少症和血小板减少症等，且在进展期 CML 或 Ph⁺ALL 患者中比慢性期 CML 患者更常见；临床上对于骨髓抑制常通过降低剂量、中断给药或终止治疗手段处理，具体剂量调整方法见表 7-7。临床研究中，达沙替尼治疗中 3 级或 4 级体液潴留的发生率为 10%，其中 3 级或 4 级胸腔积液和心包积液发生率分别为 7% 和 1%；3 级或 4 级腹水和全身水肿的发生率均＜1%；3 级或 4 级肺水肿的发生率为 1%。

一系列基于小鼠、大鼠、猴和家兔进行的体外和体内试验中对达沙替尼的非临床安全性特点的评价显示，达沙替尼主要毒性发生在胃肠道、造血系统和淋巴系统，同时也具有遗传、生殖毒性和致癌性。

表 7-6　达沙替尼不良反应涉及系统及临床表现

涉及器官和系统	临床表现及占比
心血管系统	体液潴留（所有分级，21%~42%；3~4 级，3%~8%）；浅表局限性水肿；充血性心力衰竭或心功能衰竭；心包积液；QT 间期延长
皮肤	皮疹（所有分级，10%~20% 或更高；3~4 级，2%）
消化系统	腹痛，腹泻（所有分级，3%~31%；3~4 级，最高 5%）；恶心（所有分级，9%~24%；3~4 级，最高 3%）；呕吐（所有分级，5%~16%；3~4 级，最高 1%）；胃肠道出血（所有分级，2%~95%；3~4 级，1%~7%）；出血性结肠炎
血液系统	贫血（3~4 级 11%~74%）；发热性中性粒细胞减少（1%~12%）；出血（所有分级，2%~26%）；出血（3~4 级 1%~9%）；中性粒细胞减少（3~4 级 22%~79%）；血小板减少（3~4 级 19%~85%）
骨骼与肌肉	骨骼肌肉痛（所有分级，8%~19%；3~4 级，最高 2%）
神经系统	头痛（所有分级，10%~33%；3~4 级，最高 3%）；脑出血
呼吸系统	呼吸困难（所有分级，3%~24%；3~4 级，2%~3%）；胸腔积液（所有分级，19%~24%；3~4 级，2%~11%）；肺炎；肺水肿；肺动脉高压
免疫系统	感染性疾病（所有分级，2%~14%；3~4 级，最高 7%）
内分泌和代谢	低钙血症；低钾血症；低磷血症；ALT/SGPT 水平升高；AST/SGOT 水平升高；血清胆红素升高；血清肌酐升高
其他	脓毒症；乏力；发热（所有分级，1%~18%；3~4 级，1%~3%）；腹腔积液

表 7-7　Ph^+CML 患者发生中性粒细胞减少症和血小板减少症的剂量调整

Ph^+CML分期	血液情况	处理方法
慢性期（起始剂量 100mg，每日 4 次）	ANC<0.5×10^9/L 和 / 或血小板 <50×10^9/L	①停止治疗直至 ANC ≥ 1.0×10^9/L 且血小板 ≥ 50×10^9/L；②以最初的起始剂量重新开始治疗；③如果血小板 <25×10^9/L 和 / 或再次发生 ANC<0.5×10^9/L 并持续大于 7 天，则重复第一步，并减量至 80mg 每日 4 次（第 2 次事件）重新开始治疗，或者停药（第 3 次事件）
加速期和急变期（起始剂量 70mg，每日 2 次）	ANC<0.5×10^9/L 和 / 或血小板 <10×10^9/L	①检查血细胞减少是否与白血病相关（骨髓穿刺或活检）；②如果血细胞减少与白血病无关，停止治疗直至 ANC ≥ 1.0×10^9/L 且血小板 ≥ 20×10^9/L，并以最初的起始剂量重新开始治疗；③如果再次出现血细胞减少，则重复上一步并减量至 50mg 每日 2 次（第 2 次事件）或 40mg 每日 2 次（第 3 次事件）重新开始治疗；④如果血细胞减少与白血病相关，那么考虑将剂量增加至 90mg 每日 2 次

（五）血药浓度与药理学效应

达沙替尼血药浓度与其疗效及不良反应发生情况密切相关。研究表明，达沙替尼所致胸腔积液的发生率与其稳态血药谷浓度密切相关[103]：此研究中，患者每日口服达沙替尼 140 mg 测得的平均稳态血药谷浓度为 6.17 ng/ml，其胸腔积液不良反应发生率要远高于每日口服达沙替尼 100 mg 的平均稳态血药谷浓度 2.61 ng/ml；且当达沙替尼稳态血药谷浓度每增加 1 ng/ml，胸腔积液的发生风险可增加 1.22 倍。临床试验发现达沙替尼治疗慢性白血病发生 T315I 突变率要高于伊马替尼和尼洛替尼。而达沙替尼的血药浓度与患者发生 T315I 突变密切相关[104]，且体外实验结果显示达沙替尼在 100 nmol/L（约 50 ng/ml）短时间内对 T315I 突变无效，表明达沙替尼疗效与 C_{max} 具有相关性，故临床建议监测达沙替尼 C_{max} 或 C_{2h} 维持 50 ng/ml 以上来防止 T315I 的突变而导致的治疗效果下降[107]。

（六）药物相关基因与药理学效应

达沙替尼是一种强效的、次纳摩尔级的酪氨酸激酶抑制剂[105]，可有效抑制 BCR-ABL、SRC 家族、C-Kit、PDGF-β 及 EPHA2 等多种酪氨酸激酶；其中，SRC 家族包括 LYN、FYN、LCK、HCK 等 9 个成员，是人体内最大的非受体型酪氨酸激酶家族，对 CML 及 Ph+ALL 发展起到重要的作用。达沙替尼可分别与活性和非活性形式的酪氨酸激酶结合，并有效地克服伊马替尼因 BCR-ABL 过表达、大多数 BCR-ABL 激酶区突变而克服其耐药，但它们并未克服所有耐药突变（T315I），并可能随即产生新的更复杂的 TKIs 耐药突变。复合突变（compound mutation）定义为相同 BCR-ABL1 mRNA 分子中出现两个或多个密码子变化，因此属于单个克隆突变；多克隆突变（polyclonal mutation）定义为跨不同 BCR-ABL1mRNA 分子的两个或更多个密码子变化，因此推测属于不同的突变体克隆[106-108]。近年来，有证据表明突变的早期检测可以帮助患者分层并预测其治疗反应[109-111]。

随着患者接受不同 TKI 治疗，新的突变可能出现。TKIs 的序贯疗法可能无意的促进 BCR-ABL1 复合突变的发展或选择。尽管多克隆突变中的每一个突变体都保留了其对给定 TKI 的个体敏感性，但复合突变可以显著影响 TKI 敏感性和催化性[107]。临床报道的 BCR-ABL1 复合突变体主要位于 12 个关键位置，含 T315I 的复合突变体赋予 TKIs 更高的耐药性[112]。因此，更好的辨别突变类型有助于临床医生对 TKIs 的选择和预测治疗结果。

除此之外，BCR-ABL1 酪氨酸激酶结构域（tyrosine kinase domain，TKD）出现突变可影响激酶构象的稳定性，使其由非活性构象向活性构象转化，从而阻碍靶向药物与激酶靶位点的有效结合，是继发性耐药的最常见原因[113-114]，也是获得性 TKI 耐药的最佳研究机制[115-116]。至少三分之一的尼洛替尼或达沙替尼耐药患者检测出 TKD 突变[117]。故早期有效地进行 BCR-ABL1 突变基因的筛查，了解突变或突变的频率以及组成模式，尽早发现病情变化，对 CML 患者及时进行早期临床干预或更换治疗策略对指导医生做出更优的临床决策、改善患者预后至关重要。

二、血药浓度监测

（一）适应人群

推荐使用达沙替尼治疗的肿瘤患者进行 TDM，尤其是达沙替尼治疗失败、效果欠佳或出现严重相关不良反应的肿瘤患者。

（二）方法与流程

达沙替尼治疗药物检测的主要目的是为了提高疗效、减少不良反应发生以及降低 ADR 程度，从而制定个体化科学的治疗方案，并防止治疗终止。目前通常达沙替尼治疗药物监测采用的方法是测定患者的谷浓度 C_0 和 C_{max}（或 C_{2h}）[118]。虽然 AUC 更能体现达沙替尼在患者体内的暴露量，但是考虑到临床多次采血会对患者造成负担，实际操作性不强；且研究也亦发现[119]，达沙替尼血药峰浓度与 AUC 有良好的相关性，故临床常选择测定 C_0 和 C_{max}（或 C_{2h}）来确定治疗效果。

1. 达沙替尼血药浓度检测方法　达沙替尼稳态血药谷浓度较低，故临床常采用 LC/MS-MS 法进行检测分析。目前，国内外针对人血浆中达沙替尼浓度检测的方法学研究较多[120]，具体见表 7-8。

表 7-8　LC/MS-MS 法检测人血浆中达沙替尼浓度方法学

年份	内标	定量范围（ng/ml）	样品处理方法	进样体积（μl）	流动相	参考文献
2009	D8-Imatinib	1~200	乙腈沉淀蛋白法	100	A: 甲酸铵（20 mmol/L, pH2.2） B: 乙腈（1% 甲酸）	121
2011	Dasatinib-M+6	0.1~160	固相萃取	300	A: 甲酸铵（3 mmol/L, pH 3.2） B: 乙腈 + 甲酸铵	122
2012	D8-Dasatinib	2.5~250	乙烷乙酸乙酯萃取（3：7）	200	A: 水（0.1% 甲酸） B: 乙腈	123
2012	$^{13}C4-^{15}N2-$Dasatinib	1~1000	固相萃取	不详	A: 醋酸铵 pH 3.0，0.1mmol/L） B:. 水 – 甲醇	124
2012	D3-Dasatinib	5~2500	乙腈蛋白沉淀法	50	A: 水（10 mmol/L NH₄OH） B: 甲醇（1 mmol/L NH₄OH）	125
2013	D3-Dasatinib	5~400	甲醇蛋白沉淀法	50	A: 水（0.1% 甲酸 + 2 mmol/L 醋酸铵） B: 甲醇（0.1% 甲酸 + mmol/L 醋酸铵）	126
2013	Imatinib	1~300	甲醇萃取	400	A: 甲醇 B: 醋酸铵（0.2%）	127

续表

年份	内标	定量范围（ng/ml）	样品处理方法	进样体积（μl）	流动相	参考文献
2013	D8-Dasatinib	2~250	乙腈蛋白沉淀法	50	A: 甲酸铵 10mmol/L,0.1% 甲酸） B: 乙腈（0.1% 甲酸）	128
2013	D8-Imatinib	1~200	乙酸丁酯：丁醇（4：1）萃取	50	甲醇（35 mmol/L 高氯酸铵,NaOH 调 pH 至 7.5）	129
2016	2H8-Dasatinib	5~100	乙腈蛋白沉淀法	50	A: 水（10 mmol/L NH$_4$OH） B: 甲醇（1mmol/LNH$_4$OH）	130
2016	［2H9］-Dabrafenib	1~500	乙腈蛋白沉淀法	100	A: 甲酸铵（10 mmol/L，0.1% 甲酸） B: 乙腈（0.1%甲酸）	131
2016	Imatinib	1~300	乙酸乙酯蛋白沉淀	20	乙腈：0.1% 甲酸水溶液（70：30）	132
2017	D8-Dasatinib	0.75~400	固相萃取	200	A:甲酸铵（4 mmol/L，pH 3.2） B: 乙腈	133

2. 达沙替尼血药浓度检测步骤

（1）采集血样　连续服药致达沙替尼血药浓度达到稳态后，测定患者的谷浓度（C_0）和峰浓度（C_{max}）或服药两小时血药浓度（C_{2h}）。肘静脉穿刺采血 3 ml 于采血管中，颠倒混匀。

（2）转移血样　获取血液后，迅速、平稳地转运至实验室，切勿剧烈晃动，防治血细胞破裂造成标本污染。若无法及时转运样本，可放至 4℃保温箱保存。

（3）处理血样及仪器检测　分离血细胞和血浆，取合适体积血浆进行检测。

（三）目标值与结果解读

目前认为，达沙替尼 2 小时血药浓度 C_{2h}>50 ng/ml 和稳态谷浓度 C_0<2.5 ng/ml 将有助于提高白血病患者的疗效和安全性[120]。

三、药物基因组学

（一）药物相关基因检测

目前发现与达沙替尼药理效应主要相关的基因是特异融合基因 BCR-ABL1，详见表 7-9。

表 7-9　达沙替尼的主要相关基因

基因	染色体定位	主要功能	药物相关性	来源
BCR-ABL1（Bcr-Abl 1 融合基因）	t（9;22）（q32;q21）易位	编码具有高酪氨酸激酶活性的 BCR-ABL 融合蛋白，在 CML 发病中起重要作用	阿帕替尼具有抑制 BCR-ABL 活性作用	FDA EMA PDMA HCSC

（二）方法与流程

桑格测序（Sanger sequencing, SS）是目前检测 ABL1 激酶结构域突变应用最广泛的技术，被认为是临床实验室检测该突变的金标准[110]。然而，SS 在技术上也存在诸多局限性：①敏感性低：不能准确检测突变丰度小于 20% 的突变群体，其灵敏度在 15%~20%；②其对于突变基因的丰度只能进行粗略估计，并不能精确突变频率，因此无法实现耐药基因的动态分析；③不能区分和分析多克隆突变与复合突变及其潜在的亚克隆演变的关系。

近几年，有研究[134]数据表明二代测序（next-generation sequencing, NGS or ultra-deep sequencing, UDS）相对 SS 技术具有较高的灵敏度且在确定多个突变体的克隆构型方面有绝对优势。该方法是通过增加通量反复多次扫描从而提高突变检测的灵敏度，在多种 TKI 治疗失败的 CML 患者中，NGS 可以识别低于 SS 检测极限的低水平突变（<10%~15%），并且在许多情况下揭示复杂的克隆纹理，由此来识别复合突变[106]。

四、基于 TDM 或基因检测的临床合理用药

随着治疗药物监测的快速发展与应用，TDM 在肿瘤合理用药治疗中的作用愈加明显，以下是一例费城染色体阳性急性淋巴细胞白血病患儿在 TDM 指导下达沙替尼个体化给药的病例分析[118]。

【患者基本情况】男，13 岁，体表面积 1.5 m²，确诊急性淋巴细胞白血病 1 年余。入院时，查体示双侧胸部、右侧胫前、左侧小腿后部疼痛，体位变换时为著，蹲坐时明显，局部无红肿及异常渗出，四肢、颈部弥漫分布大小不等的出血点，压之不褪色，无触痛和瘙痒，无呕血、黑便等出血倾向；牙龈出血、鼻衄。双侧耳后、颌下、颈后及腹股沟可及数枚肿大淋巴结。

【药物治疗】首次治疗方案：环磷酰胺 + 长春地辛 + 去甲氧柔红霉素 + 门冬酰胺酶 + 地塞米松（CODPL），化疗第 7 天开始口服 340 mg/m² 甲磺酸伊马替尼进行靶向化疗。2019 年 3 月 4 日将甲磺酸伊马替尼调整为达沙替尼（50 mg，每日 2 次）口服靶向治疗，期间骨髓抑制重。4 月 21 日血常规检查结果：白细胞 0.03×10^9/L，血红蛋白 87 g/L，血小板 31×10^9/L。该患者换用达沙替尼（50 mg，每日 2 次）后骨髓抑制严重，药师建议

临床测定患儿达沙替尼血药浓度。4 月 26 日测定达沙替尼服药后 2 小时血药浓度 C_{2h} 以及谷浓度 C_0，检测结果：C_{2h} 为 47 ng/ml，C_0 为 2.7 ng/ml。

【剂量调整】将达沙替尼剂量由 50 mg 每日 2 次，调整为 90 mg 每日 4 次。

【结果】调整剂量服药后 11 天，再次测定达沙替尼血药浓度（C_{2h} 和 C_0），检测结果：C_{2h} 为 90.62 ng/ml，C_0 为 0.97 ng/ml，均处于参考值范围内。5 月 24 日血常规检查结果：WBC 3.00×10^9/L，Hb 121 g/L，PLT 142×10^9/L，骨髓抑制缓解。

本案例中患儿达沙替尼剂量调整之前的 C_0 和 C_{2h} 分别 2.7 和 47 ng/ml，均未达到参考值范围。结合患儿目前的临床表现，建议将达沙替尼的单次给药剂量加大，给药间隔延长。并根据达沙替尼消除线性药代动力学特点，按 $D_1 / D_0 = C_1 / C_0$ 进行调整剂量计算，得到达沙替尼调整后剂量应为 90 mg 并将剂量调整方案反馈给临床。患者按照 90 mg 每日 4 次服药 11 天，再次测定达沙替尼的血药浓度，C_0 和 C_{2h} 分别为 0.97 ng/ml 和 90.62 ng/ml，均达到参考值范围；且患者骨髓抑制得到缓解，可以再次进行巩固化疗。本案例充分体现了临床药师在药物治疗方案制订与调整过程中与临床医师良好的配合以及治疗药物监测对临床药物治疗的参考、指导作用，有效减轻了患者的不良反应并保证了疗效，也证明了 TDM 在临床精准个体化治疗中可起到重要作用。

五、相关 TDM 的研究进展

目前在达沙替尼血药浓度检测应用中缺乏其在全血（WB）中检测药物浓度的方法。原因可能是全血呈现出复杂且不均匀的基质，不适用于较长时间的存储，且难以操作。从干血斑（DBS）中确定物质的方法是一种众所周知的方法，它可以克服许多这些问题。DBS 是操作简单，只需将血液样品收集在滤纸上，在空气中干燥并保存直至分析。与常规血液或血浆采样相比，它还具有其他一些实用优势；如从临床应用方面考虑，DBS 具有侵入性较小的采样优势（手指穿刺），而不是静脉穿刺，并且所需的血容量更低，在儿科应用中更易体现。由于没有生物危害的风险，患者可以方便地自己采集样本，并通过邮寄将其发送到授权实验室。DBS 成本较低，且可在室温下轻松处理样品，存储和运输 DBS 卡[135-136]。有研究[137]提出了一种简单而高通量的方法，通过将 10μl 加标全血加到 Agilent DBS 卡上来制备 DBS 样品。从卡上冲出全血点，转移到 96 孔 Captiva ND Lipids 滤板的孔中；加入同位素标记的内标后，用 0.1% 甲酸的甲醇溶液萃取药物；最后将收集的提取物（1μl）注入 Phenomenex Kinetex 50 mm × 2.1 mm C18 色谱柱上，并用乙腈梯度洗脱到以正模式运行的三重四极 ESI-MS / MS Agilent 6460 中；该方法总运行时间仅为 2.6 分钟，且线性，选择性，特异性，准确性，精密度，绝对和相对基质效应以及稳定性方面良好，同时也检查了血细胞比容（Hct）对准确浓度测定的影响；样品处理简单、操作快速简便要求低且成本低廉，但该法检测达沙替尼血液药物浓度研究较少，需更多探索为其临床应用提供基础。

六、相关基因检测的研究进展

目前发现与达沙替尼药理效应主要相关的基因是特异融合基因 BCR-ABL1，该基因突变情况对临床达沙替尼药物治疗方案的选择有着一定的参考意义。除此之外，近几年研究亦发现了一些基因突变或多态性与达沙替尼作用机制、药物代谢、耐药情况等方面存在联系，为将来基因检测作为临床个体化精准药物治疗有力参考依据提供基础。

1. BCR-ABL 突变检测对达沙替尼治疗伊马替尼耐药 CML 患者疗效的指导作用 有研究[138]对伊马替尼耐药或伊马替尼和尼洛替尼均耐药的 Ph⁺CML CP、加速期（AP）和急变期（BP）患者进行了开放、前瞻性、单臂临床研究，主要评价在 BCR-ABL 突变检测指导下，达沙替尼作为二线或三线 TKI，治疗各期 CML 患者的疗效。该研究采用直接测序法，在患者达沙替尼治疗前和治疗中出现治疗失败时对 BCR-ABL 激酶区点突变进行检测[139]；达沙替尼治疗失败的定义同 ELN 推荐中 TKI 作为二线治疗反应评估标准中的"治疗失败"[139]。结果达沙替尼作为二线和三线酪氨酸激酶抑制剂时，治疗反应相似。所有患者在达沙替尼治疗前均进行了 BCR-ABL 突变检测，53 例（43.4%）未检出突变，69 例（56.6%）检出突变，发生率较高的依次为 Y253H 24 例（19.6%）、F359V 10 例（8.2%）和 G250E 5 例（4.1%）；当发生达沙替尼治疗失败时，75 例患者中37 例（48.7%）检出新突变，T315I 最为多见（59.5%）。达沙替尼治疗前存在突变的患者与无突变患者相比，治疗反应、PFS 和 OS 差异均无统计学意义，但当出现达沙替尼耐药时，发生新突变的可能性显著增高（65.7% vs. 34.1%，P =0.006）。此研究结果提示应重视在达沙替尼治疗前的 BCR-ABL 突变筛查和治疗中的突变监测，对于基线具有突变的患者，应更多考虑一旦发生达沙替尼耐药时的其他备选措施；同时也体现了达沙替尼治疗过程中突变监测的重要性，从而及时发现患者耐药的高危因素，为个体化科学精准治疗提供参考。

2. CBFβ-MYH11 融合基因阳性与达沙替尼疗效研究 达沙替尼在实际临床应用中对伊马替尼耐药或不耐受的费城染色体阳性慢性髓细胞白血病患者具有较为可观的疗效；除此之外，亦有研究表明达沙替尼还可应用于其他基因所致疾病状态下的 CML 患者治疗。CBFβ-MYH11 融合基因最常见于 inv（16）/ t（16；16）阳性的急性髓系白血病，伴有 CBFβ-MYH11 融合基因表达的慢性粒细胞白血病急变期患者较为罕见，且治疗方法各异。有研究[140]通过对一例 CBFβ-MYH11 融合基因阳性的 CML 急变期患者造血干细胞移植前给予达沙替尼单用诱导治疗，结果该患者处于持续完全缓解状态；说明单药达沙替尼用于 CBFβ-MYH11 融合基因阳性的 CML 急变期患者移植前诱导治疗效果较好，临床可根据患者自身基因情况，将达沙替尼单药作为一种对 CBFβ-MYH11

融合基因阳性的 CML 急变期患者可行的治疗选择。

3. 达沙替尼药代动力学相关基因多态性研究　达沙替尼的分布与 CYP3A4，FMO-3，UGT，ABCB1，ABCG2 及 OCT1 相关[141-143]。但体外研究发现 OCT1 的活性并不影响肿瘤细胞对达沙替尼的摄取[143]。目前，暂无临床试验对上述基因多态性是否对达沙替尼药代动力学及临床效应产生影响进行明确研究，故有待进一步探索发现。

第五节　Ponatinib

一、药物简介

Ponatinib 是第三代酪氨酸激酶抑制剂，该药适用于治疗对酪氨酸激酶抑制药耐药或不能耐受的慢性期、加速期或急变期慢性粒细胞白血病（CML）及费城染色体阳性（Ph⁺）的急性淋巴细胞白血病（ALL），以及至少 2 种激酶抑制剂有耐药性或不耐受的慢性期（CP）慢性粒细胞白血病（CML）成人患者[144]。

（一）药代动力学特征

Ponatinib 的确切口服生物利用度尚不清楚，但估计约为 65%。胃 pH 影响 Ponatinib 的吸收，为了更好地吸收 Ponatinib，胃 pH 必须 ≤ 3.7。Ponatinib 的血浆蛋白结合率为 99.92%，其表观体积分布为 1222 L。在已报道的 I 期试验中，其血浆 C_{max} 和 AUC 与给药剂量成正比，遵循一级动力学。Ponatinib 在体内主要通过肝脏代谢，由 CYP3A4（52%）、CYP2C8（28.4%）、CYP2D6（9%）和 CYP3A5（2.6%）进行 I、II 相代谢。Ponatinib 的主要活性代谢产物是 AP24600，约占 58%。Ponatinib 易被其他肝酶降解，包括酯酶和酰胺酶。粪便排出是 Ponatinib 的主要排泄途径。研究发现，Ponatinib 87% 在粪便中排泄，5% 在尿液中排泄，其中粪便中 23.7%，尿液中 <1% 为原型[145]。

（二）药效动力学特征

Ponatinib 是一种作用广泛的酪氨酸激酶抑制剂，对除 BCR-ABL 以外的许多其他激酶也有很强的活性，包括血管内皮生长因子受体、成纤维细胞生长因子受体、血小板衍生生长因子受体、Ephrin、SRC（sarcoma）激酶、KIT（mast/stem cell growth factor receptor）、RET（rearranged during transfection）以及 FLT3（FMS-like tyrosine kinase 3）等。与伊马替尼和尼洛替尼相似，Ponatinib 与 ATP 竞争结合到 BCR-ABL 酪氨酸激酶的 DFG-out 构象上，这种作用比伊马替尼的野生型 BCR-ABL 突变的效力高 520 倍。DFG-out 构象指的是在 BCR-ABL 激活环中发现的天冬氨酸 – 苯丙氨酸 – 甘氨酸（DFG）的非活性构象。而达沙替尼是与 DFG-In 构象或 BCR-ABL 结构域的活性构象结合的。与其他作用于 BCR-ABL 的 TKIs 不同，Ponatinib 具有克服 T315I 突变引起的耐药性的能力[146]。T315I 突变发生在 BCR-ABL 酪氨酸激酶结构域的卡门残基上，由于 BCR-ABL 疏水口袋附近庞大的异亮氨酸结构取代了苏氨酸从而导致伊马替尼产生空间位阻影响结合。卡门残基位于 C 和 N 之间，尤其是位于天然 BCR-ABL 域中的苏氨酸 315，可调节对活性结合位点的访问。而 Ponatinib 具有乙炔基，与卡门残基区域相互作用，因此这种空间位阻被消除了。在对伊马替尼耐药的患者中，这种获得性突变的发生率约为 16%。除了 T315I 突变，Ponatinib 在 BCR-ABL 的野生型和其他突变型中也是有效的。

（三）药物相互作用

胃 pH 值过高影响 Ponatinib 的吸收，因此应避免使用增加胃 pH 值的药物，如 PPI 和 H_2 受体抑制剂。与酮康唑联合使用时可使 Ponatinib 的 C_{max} 提高 47%（单独使用 Ponatinib 与 Ponatinib+ 酮康唑相比较，前者 C_{max} 为 16.08 ng/ml，后者 C_{max} 为 23.59 ng/ml），AUC_{0-t} 和 $AUC_{0-\infty}$ 从 413.5 和 472.2（h·ng）/ml 增加到 700.7 和 785.3（h·ng）/ml。因此同时使用 Ponatinib 和强 CYP3A4 抑制剂时应谨慎使用，可考虑将 Ponatinib 的剂量从每天 45 mg 减少到每天 30 mg。建议避免使用强效 CYP3A4 诱导剂。Ponatinib 可增强 ABCG2 和 ABCB1 底物的摄取，但不增强 ABCC1 底物的摄取。另外 Ponatinib 对 ABCG2 的影响大于对 ABCB1 的影响。

（四）药物不良反应

在 154 名服用 Ponatinib 的患者中，观察到最常见的非血液系统不良反应是皮肤相关（皮疹、皮肤干燥）、头痛、发热、胃肠道症状（便秘、恶心）、高血压、脂肪酶升高、丙氨酸氨基转移酶（ALT）和天门冬氨酸氨基转移酶（AST）升高。在服用 Ponatinib 的 154 名患者中，24% 的患者观察到的最常见的血液学不良反应是血小板减少。

（五）血药浓度与药理学效应

Dorer 等[147] 发现 Ponatinib 的剂量与动脉闭塞事件的发生显著相关，并且较高的 Ponatinib 剂量与较高的不良事件发生率相关。为控制和预防这些不良事件的发生，建议减少 Ponatinib 的给药剂量。同时有报道 Ponatinib 在浓度为 40 nmol/ml 时可抑制 BCR-ABL 中单个突变的出现。然而，Ponatinib 血药浓度与这些事件之间的关系尚不清楚。另外由于胃吸收的酸度、药物代谢酶的基因多态性以及药物相互作用都会影响 Ponatinib 的血药浓度，因此 Ponatinib 的血药浓度具有个体差异。因此，监测 Ponatinib 的血药浓度应该是必要的。根据 Ponatinib 的血药浓度调整给药剂量实现个体化治疗，来提高其疗效或避免不良反应的发生。

（六）药物相关基因与药理学效应

Ponatinib 主要由肝细胞色素 P450 3A4（CYP3A4）代谢为活性代谢产物 AP24600 或无活性代谢产物，而 CYP2C8、CYP2D6 和 CYP3A5 等酶也参与 Ponatinib 的代谢过程。ABCB1、ABCG2 参与 Ponatinib 的运输。但是关于 CYP3A4、ABCG2 以及 ABCB1 等基因多态性与 Ponatinib 药效及毒副作用关系的研究暂无。

二、血药浓度监测

（一）适应人群

可以对使用 Ponatinib 治疗的肿瘤患者进行 TDM。

（二）方法与流程

Ponatinib 血药浓度监测使用稳态时血浆 C_{min}，其检测的方法主要有高效液相色谱法（HPLC）、液相色谱 – 串联质谱法（LC–MS/MS）等[148,149]。也有采用酶联免疫吸附法测定血浆中的 Ponatinib 含量的，该方法操作较简便，但还未用于临床的检测。

1. 采集血样　在下次给药前后 2~3 小时内直接肘静脉穿刺采血 3 ml 于采血管中，颠倒混匀。

2. 转移血样　获取血液后，迅速、平稳地转运至实验室，切勿剧烈晃动，防止血细胞破裂造成标本污染。若无法及时转运样本，可放至 4℃保温箱保存。

3. 处理血样及仪器检测　4℃离心取血浆，–80℃下冷冻直至检测分析。

（三）目标值与结果解读

Ponatinib 的给药剂量强度与安全性存在关系，随着给药剂量的增加，≥ 3 级不良反应事件（例如 AST，ALT 以及脂肪酶增加，骨髓抑制，高血压，胰腺炎，皮疹，中性粒细胞减少和血小板减少症）显著增加。也有研究发现给药剂量和 CML 患者主要细胞遗传学反应之间存在统计学的显著关系。考虑到给药剂量和主要细胞遗传学反应之间的关系，荷兰癌症研究所药理学专家组在其 2017 年发布的《肿瘤治疗中激酶抑制剂治疗药物监测的实践建议》中暂时以批准的 45 mg，每日 4 次剂量对应的 C_{min} 的几何平均值 34.2 ng/ml 为目标。

三、药物基因组学

（一）药物相关基因检测

1. 主要相关作用靶点基因　目前已经发现与 Ponatinib 相关的作用靶点有 BCR–

ABL、VEGFR、血小板衍生生长因子受体（PDGFR）、成纤维细胞生长因子受体（FGFR）、EPHR 以及 SRC 家族。

2. 药动学相关基因 CYP3A4、CYP2C8、CYP2D6 和 CYP3A5 等酶参与 Ponatinib 的代谢过程，Ponatinib 通过 ABCB1、ABCG2 进行运输。但是关于 CYP3A4、ABCG2 以及 ABCB1 等基因多态性与 Ponatinib 药效及毒副作用关系的研究目前暂无。

（二）方法与流程

抽取外周血至少 10ml 采用实时定量 PCR，每 3 个月一次，直至获得主要分子学反应（MMR）之后，每 3~6 个月一次。

（三）结果解读

对 BCR-ABL 阳性，且携带有 T315I 突变的患者，该基因突变使患者对伊马替尼、达沙替尼或尼洛替尼产生耐药，使用 Ponatinib 可以作为一种治疗选择。

四、基于 TDM 或基因检测的临床合理用药

（一）现有临床药动学研究（包括群体药动学研究）的案例分析

Narayana 等[150]研究了慢性肝损伤对 Ponatinib 单剂量给药患者的药代动力学影响。共纳入 16 例肝功能 Child-Pugh 分级为 A 级（轻度，$n=6$）、B 级（中度，$n=6$）、C 级（重度，$n=4$）的受试者与正常对照组（$n=8$）配对。每个受试者在禁食条件下口服 Ponatinib 30 mg，并在服药后 96 小时采集血样评估 PK 参数。发现在 Child-Pugh A 级、Child-Pugh B 级和健康受试者中，Ponatinib 的 C_{max} 在 5~6 小时后出现，Child-Pugh C 级在 3 小时后达到峰浓度。Child-Pugh A 级受试者的平均 C_{max} 与健康受试者相似，但 Child-Pugh B 级和 Child-Pugh C 级受试者的 C_{max} 低于健康受试者。Child-Pugh A 级患者的 AUC_{0-t} 和 $AUC_{0-\infty}$ 略高于正常对照组，B 级和 C 级患者的 AUC_{0-t} 和 $AUC_{0-\infty}$ 略低于正常对照组。肝损组 43~47 小时的平均消除半衰期（$t_{1/2}$）较健康组 36 小时长。与健康受试者相比，Child-Pugh C 组的表观 Cl/F 略有升高，Child-Pugh B 和 Child-Pugh C 组的表观 V/F 略有增加。由于在肝功能损害患者与健康受试者之间没有观察到明显的 Ponatinib 单剂量 PK 差异，因此这些患者没有必要减少 Ponatinib 的起始剂量，但建议在给这些患者使用 Ponatinib 时要谨慎。

（二）病例报告

一例因 E255V 突变导致伊马替尼耐药的患者[151]，之后该患者进行了移植手术后，但却在移植后早期复发并出现 T315I 突变，换为 Ponatinib 治疗后出现持续的深分子反

应阴性（MR5.0）。下面是该患者的详细治疗过程：该患者是一名 51 岁男性，因白细胞增多入院，该患者被诊断为 e19a2 融合基因慢性期 CML，治疗方案是服用伊马替尼 400 mg/d。服药后患者迅速达到血液学应答，治疗 3 个月后，观察到患者存在部分细胞遗传学反应（PCyR）（28%Ph+ 中期），这符合 ELN 指南的最佳反应指标，所以继续服用伊马替尼。在使用伊马替尼治疗 6 个月后，该患者丧失了细胞遗传学反应（CyR），所有的细胞分裂中期分析都显示出与诊断时相同的核型，这表明该患者使用伊马替尼治疗失败。后来患者中断了治疗，无法对其进行跟踪随访。3 年后该患者又出现高白细胞血症，并伴有左腹疼痛不适，来医院就诊经 CT 扫描显示脾脏肿大 20 cm，核型分析显示观察到的 25 个中期染色体中存在与初次诊断时相同的核型。考虑到该患者的既往病史，决定增加伊马替尼的给药剂量至 600mg/d。随后治疗 4 个月后，观察到他的血液学缓解，但核型分析仅出现最小的细胞遗传学反应（75%Ph+ 中期）。治疗 6 个月后，他的细胞遗传学反应为好转（45%Ph+ 中期），相当于次优反应。在重新开始伊马替尼治疗 9 个月后，BCR-ABL1/ABL1 比率为 40.258%。三个月后，在为期 12 个月的治疗后，该患者最终实现了完全细胞遗传学反应（CCyR），BCR-ABL1 水平为 0.846%。考虑到治疗效果良好以及避免可能发生的不良反应，患者改用伊马替尼 400mg/d。治疗 8 个月后，患者 BCR-ABL1 水平上升到 15.820%，该患者分子反应丧失。推测该患者可能对伊马替尼出现耐药，因此需要寻找 ABL1 激酶结构域的突变位点来选择药物。Sanger 测序检测到该患者出现 E255V 突变，因此选用了对 E255V 突变敏感的二线治疗药物达沙替尼（140 mg，每日 4 次），并开始寻找干细胞捐赠者准备进行移植。经过达沙替尼治疗 3 个月后，患者的 BCR-ABL1 水平达到 0.365%，CCR-ABL1 水平达到 0.365%；治疗 5 个月后，患者维持完全细胞遗传学反应（CCyR），BCR-ABL1 水平为 0.671%。然而，在接下来的几个月里，患者在开始二线达沙替尼治疗后的 14 个月、17 个月和 21 个月分别表现出进行性的细胞遗传学反应丧失：PCyR（17%Ph+ 中期），mCyR（38%Ph+ 中期）和 mCyR（63%Ph+ 中期）。因此停止了达沙替尼的治疗，为该患者实施了 9/10 相合的 HLA 无关供者（1 例 HLA-B 不相合）的异基因造血干细胞移植（HSCT），移植后未观察到急性移植物抗宿主病（GVHD）和其他明显的临床并发症。移植后 1 个月，细胞遗传学检测显示疾病持续存在（10%Ph+ 中期；PCyR），BCR-ABL1 水平为 1.229%，故又开始使用尼洛替尼进行治疗（400 mg，每日 2 次）。移植后 2 个月，他的 BCR-ABL1 水平上升到 8.132%，其中有 23% 的 Ph+ 中期 PCyR，这表明他可能出现耐药。经 Sanger 测序突变分析显示 T315I 突变的存在，因此中断了尼洛替尼的治疗。移植后 4 个月，患者失去了 PCyR（70% Ph+ 中期 miniCyR），BCR-ABL1 水平上升到 12.477%。患者表现出混合嵌合体，主要是供体来源的嵌合体。该患者还表现出供体嵌合体进行性丧失（供体细胞 <5% 的混合嵌合体）。基于此开始使用 Ponatinib 45mg，每日 4 次。在使用 Ponatinib 之前，考虑到其对心血管毒性，对患者进行了全面的心血管系统的评估。该患者存在的心血管危险因素是血脂异

常和高血压，这两个危险因素从疾病开始就已经存在，通过改变生活方式和药物治疗很容易控制。随后，四个月后，患者实现了与 BCR-ABL1 水平 0.213% 相关的 CCR-ABL1。服药 2 个月后核型分析显示 PCyR（17%Ph$^+$ 中期），BCR-ABL1 水平降低（10.940%）。在接下来的几个月里，BCR-ABL1 水平逐渐下降：6 个月时为 0.029%（相当于主要分子应答；MMR），9 个月时为 0.005%（相当于 MR4.0），12 个月时为 0.001%（相当于 MR4.5），15 个月时为 0.000%（相当于 MR5.0）。这位患者对 Ponatinib 的耐受性良好，在治疗期间没有出现任何与药物相关的毒性反应。

P230 慢性粒细胞白血病与不同的临床表现和病程相关。最近的数据表明，这些患者对一线治疗药物伊马替尼的治疗反应较差，但对二、三线治疗药物尼洛替尼、达沙替尼以及 Ponatinib 的反应较好。ABL1 基因激酶结构域（KD）的点突变是慢性粒细胞白血病（CML）对 TKIs 治疗最常见的耐药机制，在对伊马替尼产生耐药性的患者中发生率在 30%~90%。现有发现了 100 多种不同的突变，虽然其中许多突变在临床上很少发生。不同突变体对各种 TKI 药物的相对体外敏感性有很大差异，并且与随后的治疗结果有很好的相关性。同样，在使用该抑制剂治疗期间，不太可能被使用的 TKI 抑制的突变更有可能出现。Ponatinib 可能为治疗 e19a2 CML 具有 T315I 突变的患者的更好选择。

五、相关基因检测的研究进展

尽管第一代、第二代 TKIs 改善了 CML 及 Ph$^+$ALL 患者的临床结局，但耐药仍发生在一些 BCR-ABL 突变患者中，尤其是 T315I 突变。Ponatinib 的二期临床研究中[152]，共收入 449 例 CML 或 Ph$^+$ 急淋患者（其中慢性期 CML 患者 267 例）。疗效分析显示，在慢性期 CML 患者中，主要细胞遗传学总反应率为 56%（其中无 T315I 和有 T315I 突变的患者反应率分别是 51% 和 70%），主要分子学总反应率 34%（其中无 T315I 和有 T315I 突变的患者反应率分别是 27% 和 56%）。在加速期 CML、急变期 CML 和 Ph$^+$ 急淋患者中，Ponatinib 取得的主要血液学反应率分别为 55%、31% 和 41%。因此，Ponatinib 对于难治性的 CML 患者，尤其检测到 T315I 突变的患者来说，该药是非常重要的临床选择。

参考文献

［1］Demetri GD, Wang Y, Wehrle E, et al. Imatinib plasma levels are correlated with clinical benefit in patients with unresectable/metastatic gastrointestinal stromal tumors［J］. J Clin Oncol, 2009, 27（19）: 3141-3147.

［2］Miura M, Takahashi N. Therapeutic drug management of BCR-ABL tyrosine kinase inhibitor for chronic myeloid leukemia patients［J］. Rinsho Ketsueki, 2013, 54（10）: 1720-1729.

［3］Picard S, Titier K, Etienne G, et al. Trough imatinib plasma levels are associated with both cytogenetic and molecular responses to standard-dose imatinib in chronic my-eloidleukemia［J］. Blood，2007，109（8）：3496-3499.

［4］ Miura M. Therapeutic drug monitoring of imatinib，nilotinib，and dasatinib for patients with chronic myeloid leukemia［J］. Biol Pharm Bull, 2015，38（5）：645-654.

［5］ Guilhot F，Hughes TP，Cortes J，et al. Plasma exposure of imatinib and its correlation with clinical response in the Tyrosine Kinase Inhibitor Optimization and Selectivity Trial［J］. Haematologica，2012，97（5）：731-738.

［6］ Makhtar SM，Husin A，Baba AA，et al. Genetic variations in influx transporter gene SLC22A1 are associated with clinical responses to imatinib mesylate among Malaysian chronic myeloid leukaemia patients［J］. J Genet，2018，97（4）：835-842.

［7］ Francis J，Dubashi B，Sundaram R，et al. A study to explore the correlation of ABCB1，ABCG2，OCT1 genetic poly- morphisms and trough level concentration with imatinib mesylate-induced thrombocytopenia in chronic myeloid leukemia patients［J］. Cancer Chemother Pharmacol，2015，76（6）：1185-1189.

［8］ Dulucq S，Bouchet S，Turcq B，et al. Multidrug resistance gene（MDR1）polymorphisms are associated with major molecular responses to standard-dose imatinib in chronic myeloid leukemia［J］. Blood，2008，112（5）：2024-2027.

［9］ 黄玲玲，姚媛，沈成银，等. 伊马替尼疗效相关血药浓度和基因多态性研究进展［J］. 肿瘤药学，2019，9（04）：544-549+571.

［10］ Jiang ZP，Zhao XL，Takahashi N，et al. Trough concentration and ABCG2 polymorphism are better to predict imatinib response in chronic myeloid leukemia: a meta-analysis［J］. Pharmacogenomics，2017，18（1）：35-56.

［11］ Zhang Q，et al. Association of Imatinib Plasma Concentration and Single-nucleotide Polymorphisms with Adverse Drug Reactions in Patients with Gastrointestinal Stromal Tumors［J］. Mol Cancer Ther，2018，17（12）：2780-2787.

［12］ 李曦，王邓超，余淼，等. 胃肠道间质瘤患者伊马替尼稳态谷浓度与疗效的关系探讨［J］. 实用医院临床杂志，2020，17（01）：50-52.

［13］ 钟安妮. TDM 在 1 例伊马替尼与伏立康唑合用患者中的应用：案例分析［C］. 中国药理学会治疗药物监测研究专业委员会，郑州大学第一附属医院（The First Affiliated Hospital of Zhengzhou University），中日友好医院（China-Japan Friendship Hospital）. 第八届全国治疗药物监测学术年会论文摘要集. 中国药理学会治疗药物监测研究专业委员会，郑州大学第一附属医院（The First Affiliated Hospital of Zhengzhou University），中日友好医院（China-Japan Friendship Hospital）：中国药理学会治疗药物监测研究专业委员会，2018:15-16.

［14］ Wu X，et al. Relative Factors Analysis of Imatinib Trough Concentration in Chinese Patients with Gastrointestinal Stromal Tumor［J］. Chemotherapy，2018，63（6）：p.301-307.

［15］ Koo，D.H.，et al.，Association of ABCG2 polymorphism with clinical efficacy of imatinib in patients with gastrointestinal stromal tumor［J］. Cancer Chemother Pharmacol，2015，75（1）：p.173-82.

［16］ 杨龙伟，张军. 胃肠道间质瘤患者伊马替尼血药浓度的监测及意义［J］. 医学信息，2019，32（09）：51-53.

［17］ Chen Y，Dong X，Wang Q，et al. Factors Influencing the Steady-State Plasma Concentration of Imatinib

Mesylate in Patients With Gastrointestinal Stromal Tumors and Chronic Myeloid Leukemia［J］. Front Pharmacol，2020，25（11）：569843.

［18］Yoo C，et al. Cross-sectional study of imatinib plasma trough levels in patients with advanced gastrointestinal stromal tumors：impact of gastrointestinal resection on exposure to imatinib［J］. J Clin Oncol，2010，28（9）：1554-1559.

［19］Hompland I，et al. Clinical implications of repeated drug monitoring of imatinib in patients with metastatic gastrointestinal stromal tumour［J］. Clin Sarcoma Res，2016，6：21.

［20］Teng JF，Mabasa VH，Ensom MH.The role of therapeuticdrug monitoring of imatinib in patients with chronic myeloid leukemia and metastatic or unresectable gastrointestinal stromal tumors［J］.Ther Drug Monit，2012，34（1）：85-97.

［21］Pappas P，Karavasilis V，Briasoulis E，et al. Pharmacokinetics of imatinib mesylate in end stage renal disease［J］. Cancer Chemother Pharmacol，2005，56（4）：358-360.

［22］Gibbons J，Egorin MJ，Ramanathan RK，et al. Phase I and pharmacokinetic study of imatinib mesylate in patients with advanced malignancies and varying degrees of renal dysfunction:a study by the National Cancer Institute Organ Dysfunction Working Group［J］. J Clin Oncol，2008，26（4）：570-576.

［23］Muzio ED，Polticelli F，Trezza V，et al.Imatinib binding to human serum albumin modulates heme asociation and reactivity［J］.Arch Biochem Biophys，2014，560（20）：100-112.

［24］Haouala A，Widmer N，Guidi M，et al. Prediction of freimatinib concentrations based on total plasma concentrations in patients with gastrointestinal stromal tumours［J］. Br J Clin Pharmacol，2013，75（4）：1007-1018.

［25］Druker BJ，Guilhot F，O'Brien SG，et al. Five-year follow-up of patients receiving imatinib for chronic myeloid leukemia［J］. N Engl J Med，2006，355（23）：2408-2417.

［26］汤远亮，吴东升，徐永祥，等.住院患者伏立康唑与伊马替尼联合应用的稳态药动学研究［J］.中国医院用药评价与分析，2018，18（4）：454-457，460.

［27］Kuehl P，Zhang J，Lin Y，et al. Sequence diversity in CYP3A promoters and characterization of the genetic basis of polymorphic CYP3A5 expression［J］. Nat Genet，2001，27（4）：383-391.

［28］邱海波，庄玮，王雪丁，等.胃肠间质瘤患者遗传因素与伊马替尼药动学个体差异的相关性研究［J］.中华胃肠外科杂志，2017，20（09）：1031-1034.

［29］Bouchet S，Titier K，Moore N，et al. Therapeutic drug monitoring of imatinib in chronic myeloid leukemia：experience from 1216 patients at acentralized laboratory［J］. Fundam Clin Pharmacol，2013，27（6）：690-697.

［30］Kosztyu P，Bukvova R，Dolezel P，et al. Resistance to daunorubicin，imatinib，or nilotinib depends on expression levels of ABCB1 and ABCG2 in human leukemia cells［J］.Chem Biol Int，2014，209（2014）：203-210.

［31］Singh O，Chan JY，Lin K，et al. SLC22A1-ABCB1 haplotype profiles predict imatinib pharmacokinetics in Asian patients with chronic my-eloid leukemia［J］. PLoS One，2012，7（12）：e51771.

［32］Zeng J，Xu P，Jiang ZP. Advances in gene polymorphisms related to pharmacokinetics of imatinib［J］. Chin J Clin Phar-macol，2017，33（2）：185-188.

［33］Seong SJ，Lim M，Sohn SK，et al.Influence of enzyme and transporter polymorphisms on trough imatinib concentration and clinical response in chronic myeloid leukemia patients［J］.AnnOncol，2013，24（3）：756-760.

［34］DI PAOLO A，POLILLO M，CAPECCHI M，et al.The c.480C > G polymorphism of hOCT1 influences imatinib clearance in patients affected by chronic myeloid leukemia［J］.Pharmacogenomics J，2014，14（4）：328-335.

［35］Nambu T，Hamada A，Nakashima R，et al. Association of SLCO1B3 polymorphism with intracellular accumulation of imatinib in leukocytes in patients with chronic myeloid leukemia［J］.Biol Pharm Bull，2011，34（1）：114-119.

［36］徐泽宽，徐皓.甲磺酸伊马替尼血药浓度监测对指导胃肠间质瘤治疗及评估预后临床意义［J］.中国实用外科杂志，2015，35（04）：387-390.

［37］Mueller SC，Karasch I，Lakner J. Validation of an Isavuconazole High-Performance Liquid Chromatography Assay in Plasma for Routine Therapeutic Drug Monitoring Applications［J］. Ther Drug Monit，2018，40：503-506.

［38］曹春.慢性粒细胞性白血病患者甲磺酸伊马替尼血药浓度与治疗反应的相关性分析［C］.中国病理生理学会实验血液学专业委员会.第 13 届全国实验血液学会议论文摘要.中国病理生理学会实验血液学专业委员会：中国病理生理学会，2011：176-177.

［39］Faber E，Divoka M，Skoumalova I，et al. A lower dosage of imatinib is sufficient to maintain undetectable disease in patients with chronic myeloid leukemia with long-term low-grade toxicity of the treatment［J］. Leuk Lymphoma，2015：1-6.

［40］Li J，Ye Y，Wang J，et al.Chinese consensus guidelines for diag-nosis and management of gastrointestinal stromal tumor［J］.Chin J Cancer Res，2017，29（4）：281-293.

［41］Bouchet S，Poulette S，Titier K，et al.Relationship between imatinib trough concentration and outcomes in the treatment of advanced gastrointestinal stromal tumours in a real-life setting［J］. Eur J Cancer，2016，（57）：31-38.

［42］Bins S，Eechoute K，Kloth JSL，et al.Prospective analysis in gist patients on the role of alpha-1 acid glycoprotein in imatinib exposure［J］.Clin Pharmacokinet，2016，56（3）：1-6.

［43］HUSTERT E，HABERL M，BURK O，et al.The genetic determi-nants of the CYP3A5 polymorphism［J］. Pharmacogenetics，2001，11（9）：773-779.

［44］HarivenkateshN，KumarL，BakhshiS，et al.Influence of MDR1 and CYP3A5 genetic polymorphisms on trough levels and therapeutic response of imatinib in newly diagnosed patients with chronic myeloid leukemia［J］.Pharmacol Res，2017，120（14 Supplement）：138-145.

［45］Belohlavkova P，Vrbacky F，Voglova J，et al.Thesignifi- cance of enzyme and transporter polymorphisms for imatinib plasma levels and achieving an optimal response in chronic myeloidleukemiapatients［J］. ArchMedSci，2018，14（6）：1416-1423.

［46］Wang JL，Liu HJ，Li F，et al. Multidrug resistance gene（MDR1）polymorphisms may not be directly associated with response to imatinib in chronic myeloid leukemia［J］. Genet Mol Res，2015，14（4）：14967-14978.

［47］Deenik W，van der Holt B，Janssen JJ，et al.Polymorphisms in the multidrug resistance gene MDR1

（ABCB1）predict for molecular resistance in patients with newly diagnosed chronic myeloid leukemia receiving high-dose imatinib［J］.Blood，2010，116（26）：6144-6145.

［48］Adeagbo BA，Bolaji OO，Olugbade TA，et al. Influence of CYP3A5*3 and ABCB1 C3435T on clinical outcomes and trough plasma concentrations of imatinib in Nigerians with chronic myeloid leukaemia［J］. J Clin Pharm Ther，2016，41（5）：546-551.

［49］Maia RC，Vasconcelos FC，Souza PS，et al.Towards Com-prehension of the ABCB1/P-Glyco protein Rolein Chronic Myeloid Leukemia［J］. Molecules，2018，23（1）：pii: E119.

［50］Dulucq S，Krajinovic M.The pharmacogenetics of imanitib［J］.Genome Med，2010，2（11）：85. doi: 10. 1186/gm206.

［51］Murray M，Gillani TB，Ghassabian S，et al. Differential effects of hepatic cirrhosis on the intrinsic clearances of sorafenib and imatinib by CYPs in human liver［J］. Eur J Pharm Sci，2018，114：55-63.

［52］Farag S，Verheijen RB，Martijn Kerst J，et al. Imatinib Pharmacokinetics in a Large Observational Cohort of Gastrointestinal Stromal Tumour Patients［J］. Clin Pharmacokinet，2017，56（3）：287-292.

［53］Au A，Aziz Baba A，Goh AS，et al. Association of genotypes and haplotypes of multidrug transporter genes ABCB1 and ABCG2 with clinical response to imatinib mesylate in chronic myeloid leukemia patients ［J］. Biomed Pharmacother，2014，68（3）：343-349.

［54］邓伟，朱生东，晁荣，等.SLC22A1 和 CYP3A5 基因多态性与伊马替尼治疗慢性髓性白血病疗效的相关性研究［J］.中国药房，2018，29（15）：2100-2104.

［55］Elias MH，Baba AA，Husin AA，et al. Contribution of BCR-ABL kinase domain mutations to imatinib mesylate resistance in Philadelphia chromosome positive Malaysian chronic myeloid leukemia patients［J］. Hematol Rep，2012，4（4）：e23.

［56］Shukla S，Sauna ZE，Ambudkar SV. Evidence for the interaction of imatinib at the transport-substrate site（s）of the multi-drug resistance-linked ABC drug transporters ABCB1（P-glyco-protein）and ABCG2［J］.Leukemia，2008，22（2）：445-447.

［57］Kralj E，Zakelj S，Trontelj J，et al. Absorption and elimination of imatinib through the rat intestine in vitro［J］. Int J Pharmaceut，2014，460（1/2）：144-149.

［58］Lardo M，Castro M，Moiraghi B，et al. MDR1/ABCB1 gene polymorphisms in patients with chronic myeloid leukemia［J］. Blood Res，2015，50（3）：154-159.

［59］倪玲娜.多药耐药基因单核苷酸多态性与 Ph+ 白血病伊马替尼耐药相关性研究［C］.中国病理生理学会实验血液学专业委员会.第 12 届全国实验血液学会议论文摘要.中国病理生理学会实验血液学专业委员会：中国病理生理学会，2009：169.

［60］Balabanov S，Gontarewicz A，Keler GA，et al.Abcg2 overexpresion represents a novel mechanism for acquired resistance to the Multi-Kinase inhibitor danusertib in BCR-ABL-Positive cells in vitro［J］. PLOS One，2011，6（4）：e19164.

［61］Lakkireddy S，Aula S，Avn S，et al. Asociation of the common CYP1A1*2C variant（Ile462Val polymorphism）with chronic myeloid leukemia（CML）in patients undergoing imatinib therapy［J］. Cel J，2015，17（3）：510-519.

［62］Marul M，Rochat B. Fragmentation study of imatinib and characterization of new imatinib metabolites by liquid chromatography-triple-quadruple and linear ion trap masspectrometers [J]. J Mas Spectrom, 2006, 41 (3): 390-404.

[63] Zu B, Li Y, Wang X, et al.MDR1 gene polymorphisms and imatinib response in chronic myeloid leukemia: a meta-analysis [J]. Pharma-cogeno, 2014, 15 (5): 667-677.

[64] 杨章元, 张友山, 梁彩霞, 等. CYP3A 基因和 MDR1 基因位点的单核苷酸多态性与 CML 细胞遗传学复发风险的关系分析 [J]. 中国实验血液学杂志, 2018, 26 (06): 1644-1648.

[65] Salimizand H, Amini S, Abdi M, et al. Concurrent effects of ABCB1C3435T, ABCG2 C421A, and XRCC1 Arg194Trp genetic polymorphisms with risk of cancer, clinical output, and response to treatment with imatinib mesylate in patients with chronic myeloid leukemia [J]. Tumor Biol, 2016, 37 (1): 791-798.

[66] Delord M, Rousselot P, Cayuela JM, et al. High imatinib dose overcomes insufficient response associated with ABCG2 haplotype in chronic myelogenous leukemia patients [J]. Oncot, 2013, 4 (10): 1582-1591.

[67] Lima LT, Bueno CT, Vivona D, et al. Relationship between SLCO1B3 and ABCA3 polymorphisms and imatinib response in chronic myeloid leukemia patients [J]. Hemat, 2015, 20 (3): 137-142.

[68] Pushpam, Deepam, Sameer Bakhshi. Pharmacology of tyrosine kinase inhibitors in chronic myeloid leukemia; a clinician's perspective. Daru: journal of Faculty of Pharmacy [J]. Tehran University of Medical Sciences, 2020, 28 (1): 371-385.

[69] Kim, Theo D et al. Impact of additional chromosomal aberrations and BCR-ABL kinase domain mutations on the response to nilotinib in Philadelphia chromosome-positive chronic myeloid leukemia [J]. Haematologica, 2010, 95 (4): 582-588.

[70] Tian, Xianbin, et al. Clinical Pharmacokinetic and Pharmacodynamic Overview of Nilotinib, a Selective Tyrosine Kinase Inhibitor [J]. Journal of clinical pharmacology, 2018, 58 (12): 1533-1540.

[71] Jarkowski, Anthony, Richard P Sweeney. Nilotinib: a new tyrosine kinase inhibitor for the treatment of chronic myelogenous leukemia [J]. Pharmacotherapy, 2018, 28 (11): 1374-1382.

[72] Kassem, Nancy, et al. Nilotinib Induced Recurrent Gastric Polyps: Case Report and Review of Literature [J]. The American journal of case reports, 2017, 18 (14): 794-798.

[73] Sayin, I, AyliM, Oguz AK, et al. Xanthelasma palpebrarum: a new side effect of nilotinib [J]. BMJ case reports, 2016: bcr 2015213511.

[74] Engel T, Justo D, Amitai M, et al. Nilotinib-associated acute pancreatitis [J]. The Annals of pharmacotherapy, 2013, 47 (1): e3.

[75] Poudyal BS, Tuladhars, Gyauali B, et al. TKI-induced pure red cell aplasia: first case report of pure red cell aplasia with both imatinib and nilotinib [J]. ESMO open, 2016, 1 (3): e000058.

[76] Kitayama N, et al. Nilotinib-induced panniculitis in a patient with chronic myelogenous leukaemia [J]. Journal of the European Academy of Dermatology and Venereology (JEADV), 2017,31 (9): e418-e419.

[77] Thekkudan, Shinto Francis, Soniya Nityanand. Nilotinib induced avascular necrosis of femoral head in an adult chronic myeloid leukemia patient [J]. Journal of clinical orthopaedics and trauma, 2018,9 (2): S26-S28.

［78］Yoshizato，Tetsuichi，et al. Nilotinib-induced hypothyroidism in a patient with chronic myeloid leukemia［J］. International journal of hematology，2011，93（3）：400-402.

［79］Tokuhira，Michihide，et al. Efficacy and safety of nilotinib therapy in patients with newly diagnosed chronic myeloid leukemia in the chronic phase［J］. Medical oncology（Northwood，London，England），2018，35（3）：38.

［80］Larson，Richard A，et al. Population pharmacokinetic and exposure-response analysis of nilotinib in patients with newly diagnosed Ph+ chronic myeloid leukemia in chronic phase［J］. European journal of clinical pharmacology，2012，68（5）：723-733.

［81］Abumiya，Maiko，et al. Influence of UGT1A1 6，27，and 28 polymorphisms on nilotinib-induced hyperbilirubinemia in Japanese patients with chronic myeloid leukemia［J］. Drug metabolism and pharmacokinetics，2014，29（6）：449-454.

［82］Hughes，Timothy，et al. Impact of baseline BCR-ABL mutations on response to nilotinib in patients with chronic myeloid leukemia in chronic phase. Journal of clinical oncology：official journal of the American［J］. Society of Clinical Oncology，2009，27（25）：4204-4210.

［83］Al-Kuraishy，Hayder M，et al. p53 Gene（NY-CO-13）Levels in Patients with Chronic Myeloid Leukemia：The Role of Imatinib and Nilotinib［J］. Diseases（Basel，Switzerland），2018，6（1）：13.

［84］Dessilly，Géraldine，et al. Impact of ABCB1 1236C>T-2677G>T-3435C>T polymorphisms on the anti-proliferative activity of imatinib，nilotinib，dasatinib and ponatinib［J］. Scientific reports，2016，6：29559.

［85］Nakahara，Ryosuke，et al. Successful determination of nilotinib dosage by therapeutic drug monitoring in a patient with chronic myeloid leukemia developing hepatic dysfunction：A case report［J］. Clinical case reports，2019，7（14）：1419-1421.

［86］戴一，贾晓益. 伯舒替尼的药理研究及临床评价［J］. 中国新药与临床杂志，2014，（04 vo 33）：241-246.

［87］Herviou P，Thivat E，Richard D，et al. Therapeutic drug monitoring and tyrosine kinase inhibitors［J］. Oncol Lett，2016，12（2）：1223-1232.

［88］郑建洪，黄红萍. 伯舒替尼的药理作用和临床评价［J］. 中国新药杂志，2013，（12 vo 22）：1357-1360.

［89］Hsyu PH，Mould DR，Abbas R，et al. Population pharmacokinetic and pharmacodynamic analysis of bosutinib［J］. Drug Metab Pharmacokinet，2014，29（6）：441-448.

［90］Nakaseko C，Takahashi N，Ishizawa K，et al. A phase 1/2 study of bosutinib in Japanese adults with Philadelphia chromosome-positive chronic myeloid leukemia［J］. Int J Hematol，2015，101（2）：154-164.

［91］Cortes JE，Gambacorti-Passerini C，Deininger MW，et al. Bosutinib Versus Imatinib for Newly Diagnosed Chronic Myeloid Leukemia：Results From the Randomized BFORE Trial［J］. J Clin Oncol，2018，36（3）：231-237.

［92］Mita A，Abumiya M，Miura M，et al. Correlation of plasma concentration and adverse effects of bosutinib：standard dose or dose-escalation regimens of bosutinib treatment for patients with chronic myeloid leukemia [J]. Exp Hematol Oncol, 2018, 7: 9.

[93] Hsyu PH, Mould DR, Upton RN, et al. Pharmacokinetic-pharmacodynamic relationship of bosutinib in patients with chronic phase chronic myeloid leukemia [J]. Cancer Chemother Pharmacol, 2013, 71 (1): 209-218.

[94] Verheijen RB, Yu H, Schellens JHM, Beijnen JH, Steeghs N, Huitema ADR. Practical Recommendations for Therapeutic Drug Monitoring of Kinase Inhibitors in Oncology [J]. Clin Pharmacol Ther, 2017, 102 (5): 765-776.

[95] Abumiya M, Mita A, Takahashi S, et al. Effects of polymorphisms in NR1I2, CYP3A4, and ABC transporters on the steady-state plasma trough concentrations of bosutinib in Japanese patient with chronic myeloid leukemia [J]. Med Oncol, 2018, 35 (6): 90.

[96] Ono C, Hsyu PH, Abbas R, et al. Application of Physiologically Based Pharmacokinetic Modeling to the Understanding of Bosutinib Pharmacokinetics: Prediction of Drug-Drug and Drug-Disease Interactions [J]. Drug MetabDispos, 2017, 45 (4): 390-398.

[97] Crespiatico I, Bossi E, Brioschi F, et al. An Imatinib-non-responsive patient with an ABL Leu387Trp mutation achieves cytogenetic and molecular response under bosutinib: Case report and biological characterization [J]. Clin Case Rep, 2019, 8 (1): 71-74.

[98] Cortes JE, Kim DW, Kantarjian HM, et al. Bosutinib versus imatinib in newly diagnosed chronic-phase chronic myeloid leukemia: results from the BELA trial [J]. J Clin Oncol, 2012, 30 (28): 3486-3492.

[99] KAMATH AV, WANG J, LEE FY, et al.Preclinical pharmacokinetics and in vitro metabolism of metabolism of dasatinib (BMS-354825): a potent oral multi-targeted kinase inhibitor against SRC and BCR-ABL [J].Cancer Chemother Pharmacol, 2008, 61 (3): 365-376.

[100] FDA.Highlights of prescribing information [EB/OL]. [2017-07-30] https://www.accessdata.fda.gov/drugsatfdadocs/label/2017/021986s019lbl.pdf.

[101] JOHSON FM, AGRAWAL S, BURRIS H, et al. Phase 1 pharmacokinetic and drug-interaction study of dasatinib in patients with advanced solid tumors [J]. Cancer, 2010, 116 (6): 1582-1591.

[102] ELEY T, VARGA D, SANIL A. The effects of rifampin on the pharmacokinetics of dasatinib and two metabolites in healthy subjects [J].AAPS J, 2006, 8 (Suppl 2).

[103] WANG X, ROY A, HOCHHAUS A, et al. Differential effects of dosing regimen on the safety and efficacy of dasatinib: retrospective exposure-response analysis of a Phase Ⅲ study [J]. Clin Pharmacol, 2013, 5 (5): 85-97.

[104] TAKAHASHI N, MIURA M, SCOTT SA, et al. Pharmacokinetics of dasatinib for Philadelphia-positive acute lymphocytic leukemia with acquired T315I mutation [J]. J Hematol Oncol, 2012, 5 (1): 23.

[105] KEATING GM. Dasatinib:a review in chronic myeloid leukaemia and Ph+ acute lymphoblastic leukaemia [J].Drugs, 2017, 77 (1): 85-96.

[106] Soverini S, De Benedittis C, Machova PK, et al. Unraveling the complexity of tyrosine kinase inhibitor-resistant populations by ultra-deep sequencing of the BCR-ABL kinase domain [J]. Blood, 2013, 122 (9): 1634-1648.

[107] Khorashad JS,Kelley TW, Szankasi P, et al.BCR-ABL1 compound mutations in tyrosine kinase inhibitor-resistant CML: frequency and clonal relationships [J].Blood, 2013, 121 (3): 489-498.

[108] Gibbons DL, Pricl S, Posocco P, et al. Molecular dynamics reveal BCR-ABL1 polymutants as a unique mechanism of resistance to PAN-BCR-ABL1 kinase inhibitor therapy [J]. Proc Natl Acad Sci U S A, 2014, 111 (9): 3550-3555.

[109] Soverini S, Hochhaus A, Nicolini FE, et al. BCR-ABL kinase domain mutation analysis in chronic myeloid leukemia patients treated with tyrosine kinase inhibitors: recommendations from an expert panel on behalf of European Leukemia Net [J]. Blood, 2011, 118 (5): 1208-1215.

[110] Yang K, Fu LW. Mechanisms of resistance to BCR-ABL TKIs and the therapeutic strategies: A review [J]. Crit Rev Oncol Hematol, 2015, 93 (3): 277-292.

[111] H glund M, Sandin F, Simonsson B. Epidemiology of chronic myeloid leukaemia:an update [J]. Ann Hematol, 2015, 94 Suppl 2: S241-247.

[112] Zabriskie MS, Eide CA, Tantravahi SK, et al.BCR-ABL1 compound mutations combining key kinase domain positions confer clinical resistance to ponatinib in Ph chromosome-positive leukemia [J]. Cancer Cell, 2014, 26 (3): 428-442.

[113] Cortes JE, Kantarjian H, Shah NP, et al. Ponatinib in refractory Philadelphia chromosome-positive leukemias [J]. N Engl J Med, 2012, 367 (22): 2075-2088.

[114] Hochhaus A, Kreil S, Corbin AS, et al. Molecular and chromosomal mechanisms of resistance to imatinib (STI571) therapy [J]. Leukemia, 2002, 16 (11): 2190-2196.

[115] Hochhaus A, La Rosé e P. Imatinib therapy in chronic myelogenous leukemia: strategies to avoid and overcome resistance [J]. Leukemia, 2004, 18 (8): 1321-1331.

[116] Shah NP, Nicoll JM, Nagar B, et al.Multiple BCR-ABL kinase domain mutations confer polyclonal resistance to the tyrosine kinase inhibitor imatinib (STI571) in chronic phase and blast crisis chronic myeloid leukemia [J]. Cancer Cell, 2002, 2 (2): 117-125.

[117] Soverini S, Branford S, Nicolini FE, et al.Implications of BCR-ABL1 kinase domain-mediated resistance in chronic myeloid leukemia [J]. Leuk Res, 2014, 38 (1): 10-20.

[118] 张昕怡, 侯珂露, 贾月萍, 等.治疗药物监测指导下达沙替尼个体化给药的病例分析 [J]. 中国临床药理学杂志, 2020, 36 (03): 341-343.

[119] TAKAHASHI NMIUR.A, MNIIOKA T et al. Influence of H_2-receptor antagonists and proton pump inhibitors on dasatinib pharmacokinetics in Japanese leukemia patients [J]. Cancer Chemother Pharmacol, 2012, 69 (4): 999-1004.

[120] 罗兴献, 黄琳, 赵海艳, 等.达沙替尼药动学及治疗药物监测研究进展 [J].中国新药杂志, 2018, 27 (15): 1737-1743.

[121] HAOUALA A, ZANOLARI B, ROCHAT B et al. Therapeutic drug monitoring of the new targeted anticancer agents imatinib, nilotinib, dasatinib, sunitinib, sorafenib and lapatinib by LC tandem mass spectrometry [J]. J Chromatogr B, 2009, 877 (22): 1982-1996.

[122] BOUCHET S, CHAUZIT E, DUCINT D, et al. Simultaneous determination of nine tyrosine kinase inhibitors by 96-well solidphase extraction and ultraperformance LC/MS-MS [J]. Clin Chim Acta, 2011, 412 (11): 1060-1067.

[123] KRAL JE, TRONTEL JJ, PAJIC T, et al.Simultaneous measurement of imatinib, nilotinib and dasatinib in dried blood spot by ultra high performance liquid chromatography tandem mass spectrometry

［J］. J Chromatogr B, 2012, 903（7）: 150–156.

［124］FURLONG MT, AGRAWAL S, HWATHO R NE D, et al. A validated LC–MS /MS assay for the simultaneous determination of the anti–leukemic agent dasatinib and two pharmacologically active metabolites in human plasma: Application to a clinical pharmaco–kinetic study［J］. J Pharm Biomed Anal, 2012, 58（2）: 130–135.

［125］LANKHEET NAG, HILLEBRAND MJX, ROSING H, et al. Method development and validation for the quantification of dasatInib, erlotinib, gefitinib, imatinib, lapatinib, nilotinib, sorafenib and sunitinib in human plasma by liquid chromatography coupled with tandem mass spectrometry［J］. Biomed Chromatogr, 2013, 27（4）: 466–476.

［126］ERPVAN NP, WD DE, GUCHELAAR HJ, et al. A validated as say for the simultaneous quantification of six tyrosine kinase in hibitors and two active metabolites in human serum using liquid chromatography coupled with tandem mass spectrometry［J］. J Chromatogr B, 2013, 937（2）: 33–43.

［127］苏浩明, 朱婷婷, 宋敏, 等 . 达沙替尼片在中国健康人体内的药动学［J］. 中国新药杂志, 2013, 22（17）: 92–96.

［128］ANDRIAMANANA I, GANA I, DURETZ B, et al. Simultaneous analysis of anticancer agents bortezomib, imatinib, nilotinib, dasatInib, erlotinib, lapatinib, sorafenib, sunitinib and vandetanib in human plasma using LC/MS /MS［J］. J Chromatogr B, 2013, 926（5）: 83–91.

［129］BIRCH M, MORGAN PE, HANDLEY S, et al. Simple methodology for the therapeutic drug monitoring of the tyrosine kinase inhibitors dasatinib and imatinib［J］. Chromatogr, 2013, 27（3）: 335–342.

［130］HERBRINK M, DE VRIES N, ROSING H, et al. Quantification of 11 therapeutic kinase inhibitors in human plasma for therapeutic drug monitoring using liquid chromatography coupled with tandem mass spectrometry［J］. Ther Drug Monit, 2016, 38（6）: 649–656.

［131］HUYNH HH, PRESSIAT C, SAUVAGEON H, et al. Development and validation of a simultaneous quantification method of 14tyrosine kinase inhibitors in human plasma using LC–MS /MS［J］. Ther Drug Monit, 2017, 39（1）: 43–54.

［132］徐怀友, 束超, 邵凤, 等 . LC-MS/MS 法测定人血浆中达沙替尼的浓度及两种片剂的生物等效性研究［J］. 中国药房, 2016, 27（08）: 1051–1054.

［133］WOJNICZ A, COLOM-FEMANDEZ B,STEEGMANN JL,et al. Simultaneous determination of imatinib, dasatinib, and nilotinib by liquid chromatography–tandem mass spectrometry and its application to therapeutic drug monitoring［J］.Ther Drug Monit, 2017, 39（3）: 252–262.

［134］肖鸿莉 . 基于二代测序技术检测 BCR-ABL1 融合基因突变与 TKIs 耐药临床相关性研究［D］. 广州医科大学, 2017.

［135］R.N.Rao, P.K.Maurya, M.Ramesh, et al.Agwane, Biomed［J］.Chromatogr, 2010, 24: 1356.

［136］W. Li, F.L.S.Tse.Biomed［J］. Chromatogr, 2010, 24: 49.

［137］Kralj E, Trontelj J, Paji č T, Kristl A. Simultaneous measurement of imatinib, nilotinib and dasatinib in dried blood spot by ultra high performance liquid chromatography tandem mass spectrometry［J］. J Chromatogr B Analt Technol Biomed Life Sci, 2012, 903: 150–156.

［138］江倩, 秦亚溱, 赖悦云, 等 .BCR-ABL 突变检测指导下的达沙替尼治疗伊马替尼耐药的慢性髓性白血病疗效分析［J］. 中华血液学杂志, 2016, 37（01）: 7–13.

［139］Baccarani M，Deininger MW，Rosti G，et al. European Leukemia Net recommendations for the management of chronic myeloid leukemia:2013［J］. Blood，2013，122（60）：872–884.

［140］王睿，丛越，李彩丽，等 . 达沙替尼桥接异基因造血干细胞移植治疗 CBFβ–MYH11 融合基因阳性慢性粒细胞白血病急变期一例并文献复习［J］. 白血病·淋巴瘤，2020，（01）：60–62.

［141］CHEN Y，AGAWAL S，SHAIK NM，et al.P–glycoprotein and breast cancer resistance protein influence brain distribution of dasatinib［J］.J Pharmacol Exp Ther，2009，330（3）：956 –993.

［142］CHRISTOPHER LJ，CUI D，WU C，et al. Metabolism and disposition of dasatinib after oral administration to humans［J］. Drug Metab Dispos，2008，36（7）：1357–1364.

［143］HIWASE DK，SAUNDERS V，HEWETT D，et al. Dasatinib cellular uptake and efflux in chronic myeloid leukemia cells：therapeutic implications［J］. Clin Cancer Res，2008，14（12）：3881–3888.

［144］Qian Y，Yu L，Zhang XH，et al. Genetic Polymorphism on the Pharmacokinetics and Pharmacodynamics of Platelet–derived Growth Factor Receptor（PDGFR）Kinase Inhibitors［J］. Curr Drug Metab，2018，19（14）：1168–1181.

［145］Shamroe CL，Comeau JM. Ponatinib：A new tyrosine kinase inhibitor for the treatment of chronic myeloid leukemia and Philadelphia chromosome–positive acute lymphoblastic leukemia［J］. Ann Pharmacother，Nov 2013，47（11）：1540–1546.

［146］Pushpam D，Bakhshi S. Pharmacology of tyrosine kinase inhibitors in chronic myeloid leukemia：a clinician's perspective［J］. Daru，2020，28（1）：371–385.

［147］Dorer DJ，Knickerbocker RK，Baccarani M，et al. Impact of dose intensity of ponatinib on selected adverse events：Multivariate analyses from a pooled population of clinical trial patients［J］. Leuk Res，2016（9），48：84–91.

［148］Abumiya M，Miura M，Takahashi N. Therapeutic drug monitoring of ponatinib using a simple high–performance liquid chromatography method in Japanese patients［J］. Leuk Res，2018（1），64：42–45.

［149］Yasu T，Momo K，Kobayashi S，Kuroda S，Tojo A. Simple Determination of Plasma Ponatinib Concentration Using HPLC［J］. Biol Pharm Bull，2018，41（2）：254–258.

［150］Narasimhan NI，Dorer DJ，Davis J，Turner CD，Marbury TC，Sonnichsen D. Evaluation of pharmacokinetics and safety of ponatinib in subjects with chronic hepatic impairment and matched healthy subjects［J］. Cancer Chemother Pharmacol，2014，74（2）：341–348.

［151］Cerveira N，Ferreira RB，Bizarro S，et al. Ponatinib induces a sustained deep molecular response in a chronic myeloid leukaemia patient with an early relapse with a T315I mutation following allogeneic hematopoietic stem cell transplantation：a case report［J］. BMC Cancer，2018，18（1）：1229.

［152］Cortes JE，Kim DW，Pinilla–Ibarz J，et al. Ponatinib efficacy and safety in Philadelphia chromosome–positive leukemia：final 5–year results of the phase 2 PACE trial［J］. Blood，2018，132（4）：393–404.

第八章 EGFR 抑制剂的 TDM 与基因检测

第一节 吉非替尼

一、药物简介

吉非替尼（Gefitinib）是一种小分子蛋白酪氨酸激酶抑制剂（TKIs），通过靶向表皮生长因子受体（EGFR），抑制 EGFR 自磷酸化，从而抑制下游的信号通路致使细胞停滞或细胞死亡。自 2009 年以来，吉非替尼一直是 EGFR 敏感突变的局部晚期或转移性 NSCLC 的治疗药物选择[1]。2015 年 7 月，FDA 批准吉非替尼用于 EGFR 突变（19 外显子缺失或 21 外显子 L858R 突变）转移性 NSCLC 患者的一线治疗。

（一）药代动力学特征

1. 吸收 吉非替尼口服给药后的血药浓度达峰时间 t_{max} 为 3~5 小时，$t_{1/2}$ 为 41 小时[2]，平均生物利用度为 60%。每天给药一次，经 7~10 天达到稳态。在 50~500 mg 剂量下，AUC 和 C_{max} 随剂量增长而增长，其中 250 mg 内与剂量呈倍数增长。进食下 AUC 和 C_{max} 分别增加 32% 和 37%，但没有临床意义，吸收不受食物影响[3]。

2. 分布 口服吉非替尼后经过快速血液清除和广泛的分布量。药代动力学研究表明，吉非替尼每日口服一次是合适的，在第 7 天达到稳定状态[4]。每天 500mg 的更高剂量已被证明更有效，但具有更高的毒性[5]。吉非替尼的酸离解常数与厄洛替尼相似，约为 5.4。因此，其溶解度高度依赖于 pH 值，在酸性范围内具有高溶解度，在接近中性 pH 值下溶解度显著降低[6]。口服吉非替尼后，表观分布容积为 1400 L，血浆蛋白结合率为 90%。主要与白蛋白及 α_1- 酸性糖蛋白结合。吉非替尼不能透过血 – 脑屏障，原因可能是外排转运体 P–gp 和 BCRP 的外排作用[3]。

3. 代谢 吉非替尼在体内经历广泛代谢，主要由 CYP3A4 催化代谢，其次是 CYP2D6、CYP3A5 和 CYP1A1[7]。主要的代谢途径包括吗啉环开环和逐步氧化断裂、$O-$ 去烷基和氧化脱氟形成羟基苯胺。人血浆中分离鉴定出 5 种代谢物，主要代谢物是 $O-$ 去甲基代谢物，它对 EGFR 的抑制作用为吉非替尼 1/14，因此对吉非替尼的临床活性无明显作用。

4. 排泄 静脉给予吉非替尼主要通过肝脏清除，血浆清除率和清除半衰期分别为

595 ml/min 和 48 小时。吉非替尼口服给药后 86.3% 从粪便排泄，3.4% 随尿液排泄，其中 12.1% 以原型随粪便排泄。

（二）药效动力学特征

吉非替尼是第一代 EGFR 酪氨酸激酶抑制剂，其作用原理为，与受体细胞 EGFR-TK 区域可逆性结合，竞争性抑制激酶结构域与三磷酸腺苷（ATP）的结合，阻止或减少酪氨酸激酶的磷酸化，阻断 EGFR 的激酶活性及其下游信号通路，从而阻断肿瘤细胞增殖、抑制肿瘤细胞的生长。

相关研究表明，接受第一代 EGFR-TKI 治疗的患者，在治疗约 12 个月后约 50% 患者出现了耐药性，这与 EGFR 基因第 20 外显子的密码子 790 位苏氨酸突变为甲硫氨酸（T790M）密切相关[8]。T790M 突变位于酪氨酸激酶 ATP 结构域，主要通过增加 ATP 对 EGFR 活性位点的亲和力而引起耐药性，使其临床应用受限[9]。

（三）药物相互作用

吉非替尼主要通过 CYP3A4 代谢，与 CYP3A4 的强抑制剂伊曲康唑或强诱导剂利福平同时给药，可引起血浆吉非替尼浓度显著的升高或降低[10]。如 CYP3A4 抑制剂伊曲康唑可使吉非替尼的 AUC 显著增加 78%，而相反地，CYP3A4 诱导剂利福平联用会降低吉非替尼的 AUC[4]。CYP3A4 抑制剂增加了吉非替尼暴露量，可能提高其治疗效果，但使其毒性潜力亦增加；另一方面，CYP3A4 诱导剂可能使吉非替尼的疗效降低，故应注意或避免吉非替尼与 CYP3A4 抑制剂或诱导剂联合用药[4]。

体外研究显示吉非替尼是 CYP2D6 的弱抑制剂，但并不显著影响 CYP2D6 底物的药动学[10]。质子泵抑制剂（PPIs）和 H_2 受体拮抗剂（H_2RAs）与吉非替尼联用，对非小细胞肺癌患者治疗的临床影响已被广泛研究。用大剂量雷尼替丁进行预处理后，吉非替尼的 AUC 和最大血药浓度分别下降到 60% 和 30%。Kumarakulasinghe 和 Zenke 等人报告，PPIs 和 H_2RAs 与吉非替尼联合使用对 ORR、PFS 或药物毒性没有显著影响[11,12]。

吉非替尼很少有酶诱导作用。在临床相关浓度下，吉非替尼是 BCRP 的底物，另外也被认为可能是 P-gp 的底物[13]，同时也是 BCRP 和 P-gp 的抑制剂[14]。研究发现，用大剂量雷尼替丁预处理后，吉非替尼的 AUC 和 C_{max} 分别下降至 60% 和 30%[15]。在健康志愿者中进行临床研究，表明与能明显持续升高胃 pH ≥ 5 的药物合用，可使吉非替尼的平均 AUC 降低 47%，这可能降低吉非替尼疗效。

（四）药物不良反应

吉非替尼在临床应用中，最常见（发生率 20% 以上）的 ADR 为腹泻和皮肤反应（包括皮疹、痤疮、皮肤干燥和瘙痒），一般见于服药后的第一个月内，通常是可逆性的。

大约 10% 的患者出现严重的药物不良反应［按照美国国立癌症研究所（NCI）通用毒性评价标准（CTC）3 或 4 级］。因 ADR 停止治疗的患者有约 3%。

1. 常见不良反应 ①皮肤：皮肤疾病（47%）；②胃肠道：食欲下降（17%），腹泻（29%），恶心（18%），呕吐（14%）；③肝脏：ALT/SGPT 水平升高（11.4%~38%），AST/SGOT 水平升高（7.9%~40%）；④神经系统：无力（17%）；⑤眼部：眼部疾病（6.7%）；⑥肾脏：蛋白尿（35%）。

2. 严重不良反应 ①皮肤：大疱性皮肤病、多形性红斑、Stevens-Johnson 综合征、中毒性表皮坏死松解症；②胃肠道：胃肠道穿孔（0.1%），胰腺炎（0.1%）；③肝脏：肝毒性（死亡 0.04%）；④眼部：角膜炎（0.1%）；⑤呼吸系统：间质性肺病（1.3%~5.4%），肺炎（死亡 0.8%），肺栓塞（死亡 0.5%），呼吸衰竭（死亡 0.9%）。

（五）血药浓度与药理学效应

研究显示，服用吉非替尼后发生腹泻和肝毒性的患者的 AUC_{0-24} 和 C_{min} 相对较高[16,17]。在另一项研究中[17]，晚期非小细胞肺癌患者（$n=30$）的 OS 与患者体内吉非替尼 C_{min} 有关。$C_{min} \geq 200$ ng/ml 的患者与 $C_{min}<200$ ng/ml 的患者相比，中位 OS 显著延长（14.6 vs. 4.7 个月，$P=0.009$），皮疹发生率也更高（85.7% vs.42.9%，$P=0.043$）。在 EGFR 野生型患者中（$n=27$），$C_{min} \geq 200$ ng/ml 预测更高的中位 OS（16.8 vs. 4.1 个月，$P=0.002$）。与厄洛替尼相似，大量研究已证实，皮疹的发生是晚期非小细胞肺癌患者中，吉非替尼治疗疗效的预测因子[18-20]。Perez[21] 等人研究了转移性头颈部鳞癌患者服用吉非替尼发生皮疹相关的药物剂量，剂量增加可增大皮疹发生率，但并不能提高患者的有效率和无进展生存时间，因此不会增加抗肿瘤活性。该项研究还发现，疾病控制患者与进展期患者比较，体内的吉非替尼 C_{min} 水平更高，分别为 1117ng/ml，520ng/ml（$P=0.01$）。目前数据支持吉非替尼在 NSCLC 患者中的治疗药物监测目标 $C_{min} \geq 200$ ng/ml。

（六）药物相关基因与药理学效应

1. 药效学相关的基因研究 吉非替尼的早期临床研究中仅有约 10% 的患者获得迅速的缓解，通过检测这类患者肿瘤细胞的基因突变情况，发现获得迅速缓解的患者中约有 77% 存在 EGFR 基因突变。EGFR 突变主要集中在 18-21 号外显子，其中 19 号外显子的缺失突变和 21 号外显子的 L858R 突变为敏感型突变，约占突变总数的 85%~90%[22]。亚洲临床研究结果显示，未经选择的 741 例中国晚期肺腺癌患者中，EGFR 突变率达 50.2%，其中女性、不吸烟者 EGFR 突变率更高[23]。20 号外显子的 T790M 突变为耐药突变，在 EGFR 突变中约占 2%，这类患者的 OS 明显短于敏感突变的患者，但 PFS 并没有明显差异[24]。除了 EGFR 基因突变，EGFR 基因拷贝数目的改变也与预后相关[25]。几乎所有的 EGFR-TKIs 治疗的患者在治疗一段时间后都会发生耐药，耐药的发生与二次突变、BIM 基因多态性以及 k-ras 突变等多种机制相关[26, 27]。因此，治疗过程中再次获取标本进行基因状态的检测，对指导个体化用药具有重要意义。

2. 药动学相关的基因研究 吉非替尼主要在肝脏通过 CYP3A 和 CYP2D6 代谢，通过 ATP 结合盒（ATP-binding cassette，ABC）转运蛋白 BCRP（ABCG2）和 P- 糖蛋白（ABCB1）途径，在小肠吸收，由胆汁排泄，其药物代谢动力学参数个体差异较大。有研究表明，CYP2D6 表型与吉非替尼的暴露量相关，CYP2D6 酶缺失或低活性患者的 AUC 3060 vs. 1430（ng·h）/ml，$P < 0.05$ 以及 C_{max} 都高于酶活性正常的患者。CYP2D6 慢代谢型健康受试者血浆中无法检测到吉非替尼的活性代谢产物邻去甲基吉非替尼（$O-$ 去甲基吉非替尼），进一步证实了吉非替尼在体内通过 CYP2D6 代谢为 $O-$ 去甲基吉非替尼[28]。进一步研究显示，CYP2D6*5 和 *10 多态性与由吉非替尼合成邻去甲基吉非替尼（$O-$ 去甲基吉非替尼）相关。CYP2D6 快代谢型患者服用吉非替尼后 24 小时，血浆中 $O-$ 去甲基吉非替尼浓度高于慢代谢型；然而吉非替尼诱导的腹泻、皮疹和肝毒性与 $O-$ 去甲基吉非替尼血浆暴露无关[29]。

Kobayashi 等人研究了代谢酶基因多态性对吉非替尼治疗日本非小细胞肺癌患者的药代动力学的影响，分析了重要的影响吉非替尼代谢的 SNPs，包括 CYP3A5（*3）、CYP2D6（*5 和 *10）、ABCG2（421C>A） 和 ABCB1（1236C>T、2677G>T/A 和 3435C>T），与吉非替尼疗效及安全性的关系。结果表明，CYP3A4、CYP3A5、CYP2D6、ABCB1 和 ABCG2 等位基因变异对吉非替尼暴露的个体间变异性影响不大，腹泻、皮疹或肝毒性的发生率也没有显著差异[16]。

研究者以咪达唑仑口服清除率检测 CYP3A 活性，发现 CYP3A 表型会影响吉非替尼的多种药代参数，包括：谷浓度和血药浓度等。CYP3A 表达的个体差异并不能解释所有的吉非替尼暴露的个体间变异性。CYP3A5 基因型与吉非替尼清除率没有明显的相关性[28]。尽管目前没有针对不同 CYP 表型患者的推荐剂量，但是需要注意的是在与酶抑制剂药物合用时，吉非替尼暴露量增加可能会增加毒性反应的风险。

二、血药浓度监测

（一）适应人群

推荐使用吉非替尼治疗的所有肿瘤患者进行 TDM，尤其是吉非替尼治疗出现严重不良反应的肿瘤患者。

（二）方法与流程

吉非替尼血药浓度监测使用稳态时 C_{min}，其检测的方法主要有 HPLC、MS、LC-MS/MS 等，其中 LC-MS/MS 准确度、灵敏度较高，常作为首选方法。吉非替尼的 LC-MS/MS 检测方法已被大量研究。Zhou[30]等人开发了一种灵敏的 LC-MS/MS 分析方法，可同时检测人血浆中的包含吉非替尼在内的 12 种 TKIs，所建立的分析方法可用于 6 种 TKIs 在 NSCLC 临床治疗中的血药浓度监测。考虑到仪器成本和可获得性，HPLC-UV 也是医院实验室监测 TKIs 血药浓度的可行方法。Faivre 等人首先成功地开发了一种简单、灵敏、经济高效的，同时检测非小细胞肺癌患者血浆中吉非替尼和厄洛替尼的 HPLC-UV 方法[31]。在本研究中发现吉非替尼和厄洛替尼的定量下限分别为 20 ng/ml 和 80 ng/ml。

1. 采集血样　首次给药后 14 天（体内药物达到稳态血浆浓度），当天早晨给药前，肘静脉穿刺采血 4 ml 于肝素采血管中，颠倒混匀。

2. 转移血样　获取血液后，迅速、平稳地转运至实验室，切勿剧烈晃动，防止血细胞破裂造成标本污染。若无法及时转运样本，可放至 4℃ 保温箱保存。

3. 处理血样及仪器检测　4℃ 离心取血浆，-80℃ 下冷冻直至检测分析。

（三）目标值与结果解读

目前针对吉非替尼 TDM 的权威指南规范较少。荷兰癌症研究所药学专家总结多项研究数据[32]，提出吉非替尼治疗实体肿瘤的 C_{min} 最佳目标浓度为 > 200 ng/ml，并给出了吉非替尼血药浓度监测及管理的具体指导建议，见表 8-1。该团队 2017 年发布的《肿瘤治疗中激酶抑制剂治疗药物监测的实践建议》[33]认为，吉非替尼已经明确了暴露 - 效应关系，确立了 PK 监测目标，因此吉非替尼的 TDM 是很有前景的优化个体化治疗方案的策略。但是，基于这些目标浓度的个体化给药方案的可行性，需要在前瞻性临床试验中得到证实。

表 8-1　吉非替尼血药浓度监测指导建议

初始剂量（mg/d）	治疗疾病	治疗目标（C_{min}）	评价	指导建议
250	NSCLC	<200 ng/ml	剂量过低	未发生 Ⅱ 级及以上不良反应，建议剂量增加 250mg/d，并定期监测血药浓度，严密监测不良反应发生情况
				发生 Ⅱ 级及以上不良反应，考虑更换治疗方案
250	NSCLC	≥ 200 ng/ml	剂量达标	未发生 Ⅱ 级及以上不良反应，原剂量继续治疗，并定期监测血药浓度，严密监测不良反应发生情况
				发生 Ⅱ 级及以上不良反应，建议降低剂量，并定期监测血药浓度，严密监测不良反应发生情况

注：治疗目标仍需前瞻性多中心临床研究进行验证，应用需结合临床。

三、药物基因组学

（一）药物相关基因检测

人表皮生长因子受体（EGFR）已被证实为肿瘤治疗的新靶点，以吉非替尼为代表的 TKIs 是针对该受体的一类新型的生物小分子靶向治疗药物。EGFR 与配体结合后其酪氨酸激酶被活化，继而激活多条信号通路（Ras/Raf/Mapk, Stat, PI3K/Akt 等），共同调节细胞的增殖、黏附、血管生成和转移。TKI 类药物通过与 EGFR 上的酪氨酸激酶结构域特异性地结合，以阻断肿瘤细胞信号转导通路，抑制肿瘤组织的生长和转移。吉非替尼的早期临床研究中发现，存在 EGFR 敏感突变（19 号外显子的缺失突变和 21 号外显子的 L858R 突变）的患者，能获得迅速缓解[34]。因此，吉非替尼被批准用于 EGFR 突变（19 外显子缺失或 21 外显子 L858R 突变）转移性 NSCLC 患者的一线治疗。EGFR 基因突变还可导致其对 TKI 类药物的敏感性下降，从而产生耐药性。其中研究较多的 T790M 突变，其可在治疗过程中发生突变，是导致靶向治疗产生获得性耐药的重要原因之一[35]。因此，治疗前、治疗中再次获取标本进行基因状态的检测，对指导个体化用药具有重要意义。

（二）方法与流程

目前，用于检测 NSCLC 靶向药物治疗相关基因改变的方法主要有测序法（包括二代测序法）、FISH 技术、PCR 法（扩增阻遏突变系统 ARMS 法等）和免疫组织化学方法等。利用较为敏感的方法（ARMS 法、数字 PCR 法）也可对血液中的游离 DNA 进行相关基因的突变检测。在有条件的实验室也可利用特殊设备对循环血中肿瘤细胞进行相关基因的突变检测。

肿瘤组织样本（手术、活检、细胞蜡块）是检测晚期 NSCLC EGFR 突变状态最适合的样本来源。患者肿瘤组织方便获取时，临床上主要使用甲醛固定石蜡包埋（FFPE）的肿瘤组织样本进行检测，建议使用 ARMS 方法（检测阈值可达 1%）。对于组织不可获取的患者，可采用细胞学或者血浆等抽提的 ctDNA 样本进行基因检测。

（三）结果解读

EGFR 基因具有敏感突变的局部晚期或转移性 NSCLC 患者推荐使用第一代 EGFR-TKI 吉非替尼。

第二节　厄洛替尼

一、药物简介

盐酸厄洛替尼（Erlotinib），是首个选择性地作用于 EGFR 的酪氨酸激酶抑制剂。厄洛替尼作为小分子酪氨酸激酶抑制剂，能穿过细胞膜并与 EGFR 分子的酪氨酸结构域特异性结合，阻断信号传导，进而抑制酪氨酸激酶活性，降低肿瘤细胞黏附能力、促进肿瘤细胞凋亡、增加对化疗的敏感度[36]。其单药适用于表皮生长因子受体基因具有敏感突变的局部晚期或转移性非小细胞肺癌患者的治疗，包括一线治疗、维持治疗，或既往接受过至少一次化疗进展后的二线及以上治疗。还可与吉西他滨联用于对局部晚期，不能切除或转移性胰腺癌患者的一线治疗。

（一）药代动力学特征

厄洛替尼口服生物利用度大约为 60%，用药后 4 小时达到血浆峰浓度。食物可显著提高生物利用度，达到几乎 100%。连续给药 7~8 天可达稳态血药浓度。吸收后大约 93% 厄洛替尼与白蛋白和 α_1 - 酸性糖蛋白（AAG）结合。厄洛替尼的表观分布容积为 232L[37]。其主要通过 CYP3A4 代谢，少量通过 CYP1A2 和肝外同工酶 CYP1A1 代谢。肝外代谢包括小肠内 CYP3A4 代谢、肺内 CYP1A1 代谢以及肿瘤组织内 1B1 代谢。厄洛替尼的主要代谢产物 OSI-420 和 OSI-413，在非临床体外测定与体内肿瘤模型中，显示这两个代谢产物的效价与厄洛替尼相当，其在血浆中的水平小于厄洛替尼的 10%，但药代动力学特征与厄洛替尼相似。口服 100 mg 剂量后，可以回收到 91% 的药物，其中在粪便中为 83%（原型药占给予剂量 1%），尿液中为 8%（原型药占给予剂量 0.3%）。群体药代动力学分析显示，血清总胆红素、AAG 和当前吸烟状况与厄洛替尼清除率的下降有关，这些差异的临床显著性尚不清楚。

（二）药效动力学特征

厄洛替尼是 EGFR（人表皮生长因子受体 1，也称为 HER1）的酪氨酸激酶抑制剂。厄洛替尼可有效抑制细胞内的 EGFR 磷酸化，EGFR 通常表达于正常细胞和肿瘤细胞的表面。在非临床模型中，抑制 EGFR 磷酸化可引起细胞生长停滞或细胞死亡。厄洛替尼与 19 号外显子缺失或 21 号外显子（L858R）突变的 EGFR 的结合力高于野生型受体。EGFR 突变可导致抗细胞凋亡和增殖信号传导通路的结构激活，厄洛替尼能有效阻断 EGFR 敏感突变肿瘤中的 EGFR 介导的信号通路，其主要是由厄洛替尼与 EGFR 突变激酶结构域中 ATP 结合位点发生紧密结合所致。由于下游信号通路阻断，细胞增殖发生中止，并通过内在的细胞凋亡途径诱导细胞死亡。在表达 EGFR 突变的小鼠模型中观察到了肿瘤消退现象。

大约有一半的 NSCLC 患者对厄洛替尼初治有效，但之后会产生一种耐药性突变即 EGFR 的 T790M 点突变。T790M 突变也可能最初就存在于体内，导致患者出现原发耐药。此外，还有二次 EGFR 激酶突变、L858R 突变、二次 D761Y 点突变等使厄洛替尼出现耐药[38]。

（三）药物相互作用

厄洛替尼主要通过 CYP3A4 代谢，少量通过 CYP1A2 和肺同工酶 CYP1A1。CYP3A4 强抑制剂使其 AUC 升高。厄洛替尼和酮康唑（一种 CYP3A4 强抑制剂）联用，导致厄洛替尼 AUC 升高 86%；与利福平（一种 CYP3A4 强诱导剂）联用，导致厄洛替尼 AUC 降低 67%[39]。因此在使用厄洛替尼治疗期间应避免联合上述诱导剂或抑制剂。对于需要采用厄洛替尼＋强 CYP3A4 诱导剂（利福平）治疗的患者，应在密切监控药物安全性情况下考虑增加剂量。在一项 Ib 期临床试验中，吉西他滨和厄洛替尼的药代动力学没有发生显著的相互影响。群体药代动力学分析显示，阿片类药物可使厄洛替尼暴露量约增加 11%。

在接受该药治疗的患者中有报道表明，与香豆素类抗凝药包括华法林的相互作用导致 INR 升高和出血事件增加，部分病例产生致命后果。应对使用香豆素类抗凝药的患者的凝血时间和 INR 变化进行定期监测。

（四）药物不良反应

一项在 17 个国家 731 例既往至少一个化疗方案失败的局部晚期或转移性 NSCLC 患者进行的试验表明，厄洛替尼主要的不良反应为皮疹和腹泻，发生率分别为 76% 和 55%[40]，多为 1 度或 2 度，无需中断用药即可处理。其他发生率大于 10% 的不良反应有：食欲减低、疲劳、呼吸困难、咳嗽、恶心、感染、呕吐、口腔炎、瘙痒、皮肤干燥、结膜炎、角膜结膜炎、腹痛。在接受 100 mg 厄洛替尼＋吉西他滨治疗的胰腺癌患者的试验中最常见的不良反应是乏力、皮疹、恶心、食欲不振和腹泻。

（五）血药浓度与药理学效应

文献报道 88 例服用厄洛替尼治疗的患者其血药浓度相差可达 8 倍，可见其药物动力学存在明显的个体差异性。有研究显示，厄洛替尼的疗效与其血药浓度呈正相关[41]，同时其导致皮疹的发生和严重程度也与血药浓度的增加有关[42]。因此有必要对其进行血药浓度监测，对于指导临床用药、实施个体化治疗十分重要。有研究建议厄洛替尼应监测其 C_{min}。为确保血液样品为稳态 C_{min} 样品，多在厄洛替尼第 1 次给药 26~30 天后的下次给药前收集患者的血液样本。有研究提出了厄洛替尼最小的血药浓度阈值，在治疗 NSCLC 时，500 ng/ml 被认为是其靶向作用的 C_{min}，但仍需进一步研究探索其血药浓度有效范围[43]。

（六）药物相关基因与药理学效应

细胞色素 P450 酶系是厄洛替尼的重要代谢酶，其中厄洛替尼主要经 CYP3A4 代谢，部分经 CYP3A5、CYP1A2、CYP1A1 及 CYP2D6 代谢，O- 去甲基厄洛替尼是其活性代谢产物[44]，这些代谢产物进一步与葡萄糖醛酸结合后通过粪便及尿液排出体外。Rudin 等[45]研究报道，CYP3A4*1B 野生型与突变型相比，厄洛替尼 AUC 值及稳态谷浓度均降低 20%，野生纯合子（A/A）患者较突变杂合子及突变纯合子 CYP3A4 的表达量更低，因此，CYP3A4*1B 的基因多态性与厄洛替尼的个体差异有一定的相关性。CYP3A5*3 是 3 号内含子常见的 A > G 的转化，会产生一个剪切位点，导致被剪断的 CYP3A5 蛋白产生。G/G 型突变纯合子中 CYP3A5 的表达量较低，对于野生纯合子（A/A）或突变杂合子（A/G），CYP3A5 的表达量较高。Rudin 等[45]研究报道，对于 CYP3A5*3 突变纯合子（G/G 型）患者厄洛替尼的谷浓度及 AUC 值较野生纯合子及突变杂合子较高。同时，他们也报道在使用厄洛替尼的 NSCLC 患者中，CYP3A5*3G 的基因多态性与 ≥ 2 级的皮疹，及其他任何级别的腹泻具有显著的相关性。Ma 等[46]研究者通过 Fisher 检验发现 CYP3A5 rs776746 基因多态性与严重的腹泻及肝脏毒性存在显著的相关性。CYP1A2 在厄洛替尼的代谢中也发挥着一定作用，CYP1A2 的基因多态性也可能导致药物代谢速率的变化，进而引起治疗效果及不良反应的差异。

转运体 ABCB1 与 ABCG2 广泛地表达于人体的胃肠道及肝脏等脏器，能有效地将外来的化合物或毒素从细胞内泵出，进而发挥组织器官的保护作用。厄洛替尼是转运体 ABCB1 和 ABCG2 的底物，转运体的高表达常常会将 TKI 类小分子药物从细胞内泵出，进而影响厄洛替尼在体内的转运比例。ABCB1 最常见的突变类型是在 26 号外显子 3435 核酸位点处，单核苷酸 C 转换成 T（ABCB13435C > T）[47]。Hamada 等[48]研究报道厄洛替尼在日本 NSCLC 患者中的稳态谷浓度在 ABCB1 1236TT-2677TT-3435TT 组型显著高于其他基因组型，且这一基因型具有更高的发生 2 级以上不良反应的风险。Ruan 等[49]研究报道 ABCB1 rs7787082 基因多态性与厄洛替尼的毒副反应具有一定的关联性，Endo-Tsukude 等[50]也研究报 ABCB1 1236C > T（rs1128503）基因多态性与厄洛替尼的表观清除率具有显著的相关性。TT 型与 CT 型或 CC 型相比，其清除率降低 29.4%，且在 TT 型时，不良反应的发生率更高（尤其是皮疹）。ABCG2 基因多态性导致其蛋白表达水平不同，药物转运能力改变，从而引起厄洛替尼的药动学差异。Rudin 等[45]研究报道 ABCG2 1143C > T 和 -15622C > T 基因突变与厄洛替尼诱导的毒副反应存在显著的相关性，但 ABCG2 421 C > A 基因突变与厄洛替尼的药动学参数及皮疹或腹泻之间均无显著的相关性。

二、血药浓度监测

（一）适应人群

推荐使用厄洛替尼治疗的所有肿瘤患者进行 TDM，尤其是治疗效果不明显、出现严重不良反应或不可预见的药物相互作用的肿瘤患者。

（二）方法与流程

厄洛替尼血药浓度监测使用稳态时血浆 C_{min}，其检测的方法主要有 HPLC、MS、LC–MS/MS 等。其中 LC–MS/MS 准确度、灵敏度较高，常作为首选方法。近期，亦有研究建立 FLC 进行血药浓度检测，但还未广泛运用于临床实践。

1. 采集血样 首次给药后 7~8 天（体内药物达到稳态血浆浓度），当天给药前，采集血样 3ml 置于 EDTA 聚丙烯管中。

2. 转移血样 获取血液后，迅速、平稳地转运至实验室，切勿剧烈晃动，防止血细胞破裂造成标本污染。若无法及时转运样本，可放至 4℃保温箱保存。

3. 处理血样及仪器检测 4℃离心取血浆，–80℃下冷冻直至检测分析。

（三）目标值与结果解读

厄洛替尼目前并没有明确的治疗窗，但是根据文献报道，在 150 mg/d 的标准给药剂量下，厄洛替尼的稳态谷浓度为 500 ng/ml，是 TDM 的临界值，高于这一临界值时，厄洛替尼能显著延长患者的 PFS，而低于这一临界浓度时，其疾病控制效果则不理想[43]。若有效浓度低于 500 ng/ml，可考虑则增加剂量 25 mg/d[51]。厄洛替尼血药浓度监测的指导建议见表 8–2。

表 8–2　厄洛替尼血药浓度监测指导建议

初始剂量（mg/d）	治疗疾病	治疗目标（C_{min}）	评价	指导建议
150	NSCLC	<500 ng/ml	剂量过低	未发生Ⅱ级及以上不良反应，建议剂量增加 25mg/d，并定期监测血药浓度，严密监测不良反应发生情况
				发生Ⅱ级及以上不良反应，考虑更换治疗方案
150	NSCLC	≥ 500 ng/ml	剂量达标	未发生Ⅱ级及以上不良反应，原剂量继续治疗，并定期监测血药浓度，严密监测不良反应发生情况
				发生Ⅱ级及以上不良反应，建议降低剂量，并定期监测血药浓度，严密监测不良反应发生情况

注：治疗目标仍需前瞻性多中心临床研究进行验证，应用需结合临床。

三、药物基因组学

（一）药物相关基因检测

1. 主要相关作用靶点基因 目前已经发现与厄洛替尼相关的作用靶点基因为 EGFR（HER1/ERBB1）。

2. 药动学相关基因　有研究发现，CYP3A4、CYP3A5、CYP1A2 基因存在多态性，以及转运体 ABCB1、ABCG2 的基因多态性对厄洛替尼的治疗效果、不良反应及耐药情况产生一定的影响。

（二）方法与流程

目前，用于检测 NSCLC 靶向药物治疗相关基因改变的方法主要有测序法（包括二代测序法）、FISH 技术、PCR 法（扩增阻遏突变系统 ARMS 法等）和免疫组织化学方法等。利用较为敏感的方法（ARMS 法、数字 PCR 法）也可对血液中的游离 DNA 进行相关基因的突变检测。在有条件的实验室也可利用特殊设备对循环血中肿瘤细胞进行相关基因的突变检测。

肿瘤组织样本（手术、活检、细胞蜡块）是检测晚期 NSCLC EGFR 突变状态最适合的样本来源。患者肿瘤组织方便获取时，临床上主要使用甲醛固定石蜡包埋（FFPE）的肿瘤组织样本进行检测，建议使用 ARMS 方法（检测阈值可达 1%）。对于组织不可获取的患者，可采用细胞学或者血浆等抽提的 ctDNA 样本进行基因检测。

（三）结果解读

EGFR 基因具有敏感突变的局部晚期或转移性 NSCLC 患者推荐使用第一代 EGFR-TKI 厄洛替尼。

四、相关 TDM 的研究进展

Mir 等[52]研究报道当非诺贝特与厄洛替尼联合使用时，非诺贝特将显著诱导厄洛替尼加速代谢，这一药物相互作用将导致厄洛替尼在体内的暴露浓度持续低于有效浓度范围，不能发挥最佳治疗效果。当非诺贝特与厄洛替尼联合使用时，通过 TDM 动态监测厄洛替尼的血药浓度，及时调整厄洛替尼给药剂量，能确保其处于有效治疗浓度范围内而有效控制 NSCLC。Togashi 等[53]通过 TDM 监测厄洛替尼在 NSCLC 患者及肾损伤合并 NSCLC 患者人群中的血药浓度，进一步获得其药代动力学参数，发现开展血液透析的肾衰竭患者对厄洛替尼的代谢并没有任何显著的影响。这一研究为厄洛替尼用于肾功能损害的这一类人群奠定了基础。厄洛替尼与吉非替尼相比，对 NSCLC 脑转移具有更好的效果，同时厄洛替尼的脑脊液浓度及渗透效率均显著高于吉非替尼，尤其是具有转运体 ABCG2 421C > A 基因多态性的患者，厄洛替尼及活性代谢产物去甲厄洛替尼在脑脊液中浓度显著增加。因此，针对具有 ABCG2 基因多态性的患者开展其脑脊液浓度监测，能显著提高 NSCLC 脑转移患者的治疗效率，尤其是脑软膜转移瘤患者[54]。

目前，已经建立了一系列行之有效的 TDM 方法。Hayashi 等[55]报道了采用液质联用的方法同时测定吉非替尼、厄洛替尼、阿法替尼的血浆浓度，这一方法具有很好的线性、较高的灵敏度与准确度，能很好地用于厄洛替尼 TDM 及临床研究。Ohgami 等[56]采用 HPLC 法定量测定人血浆中厄洛替尼浓度，所建立的方法稳定性好、精密度高，能有效地用于厄洛替尼稳态谷浓度的测定，可根据这一浓度结果来指导临床调整给药剂量。Michael 等[57]通过监测厄洛替尼及去甲厄洛替尼的浓度，并将其比值与皮疹等不良反应的发生及严重程度相结合，探索通过厄洛替尼 TDM 来实现个体化给药以避免药物相关性不良反应。以上这些研究表明开展厄洛替尼 TDM 是有必要的，厄洛替尼的浓度及其代谢物的浓度与药物疗效及不良反应密切相关，是小分子靶向治疗向个体化进展的重要途径。

五、相关基因检测的研究进展

据报道一项关于厄洛替尼治疗非小细胞肺癌的研究发现 CYP1A1 中的 SNPs 可能影响厄洛替尼的稳态谷浓度。CYP1A2 的多态性在皮疹的严重程度中起重要作用，而腹泻的发生与 ABCB1 和 CYP3A5 的 SNPs 相关[58]。基于这些发现，为了提高治疗效果和降低毒性，强烈建议考虑 TDM（治疗药物监测）和基因分型，进一步尝试厄洛替尼对 NSCLC 患者的个体化治疗。检测 EGFR 基因突变在厄洛替尼一线治疗晚期 NSCLC 起着非常重要的作用，有利于筛选出最合适的患者进行有针对性的治疗，从中获益。随着研究的深入，EGFR 的基因检测技术将会不断完善，最终成为临床上的一项常规诊断项目，筛选适合靶向治疗的患者，更好地为患者提供治疗方案。

第三节 达可替尼

一、药物简介

达可替尼（Dacomitinib，PF-00299804），商品名为多泽润（Vizimpro），是美国辉瑞公司（Pfizer）研制的第二代、不可逆的 EGFR 酪氨酸激酶抑制剂（TKIs）。其通过不可逆的抑制酪氨酸激酶，阻止磷酸化，从而抑制肿瘤细胞的增殖、存活、分化转移与新生血管的形成，产生抗肿瘤活性[59]。临床上用于 EGFR 19 号外显子缺失突变或 21 号外显子 L858R 点突变的局部晚期或转移性 NSCLC 患者的一线治疗。

（一）药代动力学特征

口服吸收良好，平均绝对生物利用度为 80%。口服 6 小时后到达最高血药浓度，食物对其药代动力学的影响不具有临床意义。患者口服该药 2~60 mg，每日 1 次（推荐剂量的 0.04~1.3 倍），其 C_{max} 和稳态 AUC 在其剂量范围内按比例增加，经过 14 天后达到稳定血药浓度。达可替尼的血浆蛋白结合率约为 98%，表观分布容积 1889 L，血浆半衰期约为 70 小时，表观血浆清除率 24.9 L/h。达可替尼主要通过肝脏代谢，CYP2D6 是其主要代谢酶，而 CYP3A4 酶影响很小，其活性代谢产物 $O-$ 去甲基达克替尼具有与母体化合物相似的体外活性[60]。该药主要经粪便排泄（79%，其中 20% 为原药），少量经尿液排泄（3%，其中原药 <1%）。

（二）药效动力学特征

达可替尼作为不可逆的二代 EGFR–TKI，与 EGFR 和其他 HER 家族受体的酪氨酸激酶结构域都可以形成共价键，进而可以同时阻断来自同源二聚体和异源二聚体的信号。在体内外的研究中，达可替尼通过在 ATP 结合位点结合一个不成对的半胱氨酸，从而抑制三种不同 ErbB 体家族分子成员，即 EGFR、HER2 和 HER4[61]。体外试验显示，达可替尼在临床相关浓度时可抑制 DDR1、EPHA6、LCK、DDR2、MNK1 的活性。

达可替尼在由 HER 家族靶标（包括突变的 EGFR）驱动的经皮下植入人肿瘤异种移植物的小鼠中表现出对 EGFR 和 HER2 自身磷酸化及肿瘤生长的抑制作用呈剂量依赖性。口服剂量的达克替尼，在由 EGFR 扩增驱动的人颅内肿瘤异种移植的小鼠中也显示出抗肿瘤活性[59]。

在 ARCHER 1017 研究中，通过血清样本分析显示大约一半的患者在达可替尼治疗进展期后出现 T790M 突变阳性[62]。因此，达可替尼并不推荐用于 T790M 突变阳性的 NSCLC 患者，达可替尼耐药机制主要与 EGFR T790M 突变有关[63]。若 T790M 突变，可以更换三代靶向药奥希替尼继续治疗；若仍为 EGFR 阳性突变，则更换其他 EGFR 靶向药继续治疗。

（三）药物相互作用

质子泵抑制剂（PPIs）可降低该药血药浓度，进而降低达可替尼的疗效。一项 I 期开放标签的交叉研究表明[64]，合用达可替尼与雷贝拉唑可延长 t_{max}，降低 C_{max} 与 AUC_{inf}。局部抗酸药物不影响达可替尼的血药浓度。H_2 受体拮抗剂对达可替尼的影响尚无研究，建议错开服用达可替尼前 6 小时或服用达可替尼后 10 小时以内的时间段。

达可替尼是 CYP2D6 底物和抑制剂，在健康志愿者中与帕罗西汀（一种 CYP2D6 强效抑制剂）联用，达可替尼的 AUC 升高 37%。达可替尼与右美沙芬（一种 CYP2D6 底物）合用，右美沙芬 AUC 升高 900%，达可替尼的 AUC 没有变化。达可替尼适度依赖于 CYP2D6 代谢，可能需要调整剂量或有一个可选择药物取代[65]。

（四）药物不良反应

达可替尼具有与其他 EGFR 抑制剂类似的毒性特征，最常见的不良事件（AEs）包括皮肤毒性、腹泻、口炎和黏膜炎症[66]。与 EGFR 靶向治疗相关的皮肤毒性包括痤疮样皮疹、脱皮、皮肤干燥、皮肤裂缝和甲沟炎，近 90% 的患者报告有丘疹（痤疮样皮疹）[67]。

有研究对 ARCHER1050 和 ARCHER1017 研究进行了安全性汇总分析，结果显示，达可替尼最常见的药物不良反应包括腹泻（89%）、皮疹（82%）、口腔炎（72%）、甲沟炎（66%）和皮肤干燥（33%）。3 级 AEs 包括皮疹（26%）、腹泻（9%）、甲沟炎（9%）、口腔炎（4%）和皮肤干燥（2%）。1 例患者发生 4 级口腔炎，另有 1 例患者因为没有及时治疗而发生 5 级腹泻[68]。

（五）血药浓度与药理学效应

研究表明，TKIs 表现出较高的药动学差异性，可能是由于食物摄入、联合用药、疾病或其他因素所致，这种药物暴露水平的变化将导致药物毒性的产生或治疗效果不佳，故 TKIs 的血药浓度比给药剂量更能预测治疗反应。许多研究强调 TDM 对 TKIs 的临床应用非常有益，故 TDM 可能为 TKIs 个体化治疗和通过剂量调整改善临床反应提供一个有用的工具。

口服达可替尼 6 小时后到达最高血药浓度，其半衰期 70 小时，经过 14 天（约 5 个半衰期）后达到稳定血药浓度（5.7 倍首日血药浓度）。虽然之前已经提出过 4 种 TKIs 的稳态靶谷浓度，但达可替尼的靶谷浓度正在研究中。在 ARCHER 1050 试验中，达可替尼对所有患者的起始剂量为 45 mg，每日 1 次，若治疗过程中出现相关毒性反应，最多允许降低 2 个剂量水平。第一次剂量降低（DR）至 30 mg，每日 1 次，第二次 DR 至 15 mg，每日 1 次。如果患者在 DR 至 15 mg 后仍不能接受继续治疗，则停止治疗[69]。随着剂量的改变，达可替尼的血药浓度也发生相应的变化。在一项关于达可替尼的剂量探索研究中发现[70]，第一个治疗周期后，服用达可替尼 45 mg，每日 1 次的患者在第 2 周期第 1 天的血浆药物浓度为 59.1ng/ml，DR 至 30 mg，每日 1 次的患者为 67.7 ng/ml，DR 至 15 mg，每日 1 次的患者为 67.6 ng/ml。

（六）药物相关基因与药理学效应

达可替尼是一种泛 ErbB 抑制剂，通过与 ATP 的残基形成共价键，不可逆地抑制 EGFR。ErbB 受体家族，包括 ErbB1（EGFR），ErbB2，ErbB3 和 ErbB4，它们是跨膜酪氨酸激酶受体，可通过配体结合转导生长因子信号[71]。为了验证达可替尼的不可逆性，一项体外研究将达可替尼与 ErbB 酶的混合物预培养 30 分钟后再稀释至 167 倍，然后进行酶联免疫吸附试验（ELISA）。试验结果显示，在达可替尼被稀释至低于半抑制浓度（IC_{50}）的情况下，ErbB 酶的活性 <10%[72]。该实验充分证明了达克替尼对 ErbB 的不可逆作用。

一项体外研究显示达可替尼对野生型 EGFR 的 IC_{50} 与吉非替尼相似，但对野生型

ErbB2 和 ErbB4 体外的 IC_{50} 较低。针对常见激活 EGFR 突变的各种细胞系，达可替尼有明显的抑制作用，其 IC_{50} 值为 1~2 nmol/L，低于吉非替尼（4.1–306 nmol/L）[73]。达克替尼耐药的原因有很多种，但最常见的就是 T790M 突变，在突变占比有 60% 之多。若T790M 突变，可以更换奥希替尼继续治疗；若仍为 EGFR 阳性突变，则更换其他 EGFR靶向药继续治疗。产生耐药的原因还有 HER2 突变、c–MET 扩增、KRAS 突变、BRAF 突变、PIK3CA 突变、EGFR 20 外显子插入突变等，这时候需要进行基因检测来确定是哪类基因突变，然后选择对应靶向药治疗。

二、血药浓度监测

（一）适应人群

推荐使用达可替尼治疗的所有肿瘤患者进行 TDM，尤其是使用达可替尼疗效不佳、出现严重不良反应的患者。

（二）方法与流程

达可替尼血药浓度监测使用稳态时血浆 C_{min}，其检测的方法主要有 HPLC、MS、LC–MS/MS 等，其中 LC–MS/MS 准确度较高，常作为首选方法。近期，亦有研究建立FLC 进行血药浓度检测，但还未广泛运用于临床实践。因个体差异的影响，不同患者达到稳态血药浓度的情况也有所不同。因此，服用达可替尼后，定期监测血药浓度以期达到稳定的 C_{min} 目标值是非常必要的。

1. 采集血样　在下次给药前后 2~3 小时内直接肘静脉穿刺采血 3 ml 于采血管中，颠倒混匀。

2. 转移血样　获取血液后，迅速、平稳地转运至实验室，切勿剧烈晃动，防止血细胞破裂造成标本污染。若无法及时转运样本，可放至 4℃ 保温箱保存。

3. 处理血样及仪器检测　分离血细胞和血浆，取合适体积血浆进行检测。

（三）目标值与结果解读

目前针对达可替尼的靶谷浓度正在研究中，$C_{ss, min}$ 被认为可靠的指标。

在达可替尼的 Ⅱ 期试验中，每天给药一次 45mg 后的平均谷浓度为 56.7~74.7ng/ml[62]。在一项达可替尼的剂量探索研究中发现[70]，第一个治疗周期后，服用达可替尼 45 mg，每日 1 次的患者在第 2 周期第 1 天的血浆药物浓度为 59.1 ng/ml，DR 至 30 mg，每日 1次的患者为 67.7 ng/ml，DR 至 15 mg，每日 1 次的患者为 67.6 ng/ml。在该试验中，所有患者按照方案开始使用标准的 45 mg，每日 1 次剂量。但为控制治疗相关的毒性可进行达可替尼 DR 治疗。如果患者随后对减少剂量水平的治疗耐受良好，则允许将剂量增加到之前的剂量水平。在实际试验过程中，如果患者在 DR 至 15 mg 后不能耐受治疗，则停止治疗；若出现 3 级、4 级或无法耐受的 2 级不良反应，则中断治疗。

三、药物基因组学

（一）药物相关基因检测

1. 主要相关作用靶点基因　目前已经发现与达可替尼相关的作用靶点基因不仅有 EGFR（HER1），而且还有 HER2 和 HER4。一项随机、多中心、开放标签的Ⅲ期临床研究[69]证实达可替尼用于无法切除的转移性 NSCLC 伴有 EGFR 外显子 19 缺失或外显子 21 L858R 置换突变的患者，可显著延长患者的 PFS、缓解持续时间（DOR）及 OS。它也因此成为目前唯一在亚裔人群和 EGFR Ex21 L858R 突变人群的一线单药治疗总生存期获益上击败第一代靶向药吉非替尼的二代 EGFR-TKI。

2. 药动学相关基因　达可替尼的氧化代谢主要涉及通过 CYP2D6 代谢生成 $O-$ 去甲基达可替尼（PF-05199265）和通过 CYP3A4 代谢生成其他氧化代谢产物。其中最丰富的循环代谢物是 PF-05199265，主要由 CYP2D6 产生，较少由 CYP2C9 产生[74]。一项有关达可替尼在 CYP2D6 基因分型的药代动力学研究中[75]，CYP2D6 基因分型证实 14 例患者中 5 例为 EMs，8 例为 IMs，1 名受试者被指定为未知 CYP2D6 基因型。其结果显示在达克替尼的代谢过程中，无论 CYP2D6 基因型（EMs 或 IMs）如何变化，达可替尼的血浆暴露是相似的。而 $O-$ 去甲基达可替尼（PF-05199265）在 CYP2D6 基因型 IMs 中的 AUC_{inf} 和 C_{max} 明显低于 CYP2D6 基因型 EMs 的 AUC_{inf} 和 C_{max}。

现有研究发现[76]，转运体 ABCB1、ABCG2 对达可替尼的治疗效果及耐药情况产生一定的影响。达可替尼通过减弱 ABCG2 和 ABCB1 转运体的外排功能，显著增加了其在细胞内的浓度，从而增强疗效。这项研究的结果也表明，达可替尼通过抑制 ABCB1 和 ABCG2 转运体的外排活性来拮抗癌细胞的多药耐药（MDR）。如果这些发现能够在临床上得到转化，达可替尼与 ABCB1 和 ABCG2 底物抗癌药物联合使用，最终可用于治疗 NSCLC 或其他类型的过度表达 ABCB1 或 ABCG2 转运蛋白的肿瘤患者的 MDR。

（二）方法与流程

目前，用于检测 NSCLC 靶向药物治疗相关基因改变的方法主要有测序法（包括二代测序法）、FISH 技术、PCR 法（扩增阻遏突变系统 ARMS 法等）和免疫组织化学方法等。利用较为敏感的方法（ARMS 法、数字 PCR 法）也可对血液中的游离 DNA 进行相关基因的突变检测。在有条件的实验室也可利用特殊设备对循环血中肿瘤细胞进行相关基因的突变检测。

肿瘤组织样本（手术、活检、细胞蜡块）是检测晚期 NSCLC EGFR 突变状态最适合的样本来源。患者肿瘤组织方便获取时，临床上主要使用甲醛固定石蜡包埋（FFPE）的肿瘤组织样本进行检测，建议使用 ARMS 方法（检测阈值可达 1%）。对于组织不可获取的患者，可采用细胞学或者血浆等抽提的 ctDNA 样本进行基因检测。

（三）结果解读

EGFR 19 外显子缺失突变或 21 外显子 L858R 置换突变的局部晚期或转移性 NSCLC 患者，推荐单药一线治疗使用第二代 EGFR-TKI 达可替尼。

四、相关 TDM 的研究进展

Mukai Y 等[77] 使用 LC-MS/MS 方法同时测定人血清中阿法替尼、阿来替尼、色瑞替尼、克唑替尼、达可替尼、厄洛替尼、吉非替尼和奥希替尼的浓度。经过验证其方法可以用于分析服用阿法替尼、阿来替尼、厄洛替尼、吉非替尼或奥希替尼的患者获得的临床样本。对服用色瑞替尼、克唑替尼或达可替尼的患者，需要更大量样本进行分析，以评估各自药物的 TDM 方法的临床可靠性。Zhou L 等[78] 采用液质联用的方法同时测定人血浆中包括达可替尼在内的 12 种酪氨酸激酶抑制剂的浓度，其方法灵敏度高、准确度也高，能很好的应用于药物的血药浓度监测。以上这些研究表明开展厄洛替尼 TDM 是有必要的，TDM 基于达可替尼的血药浓度，可将结果与预定目标水平进行比较，通过平衡药物的临床疗效和毒性来个性化给予适当的药物剂量，从而促进达可替尼的临床合理用药。

第四节　奥希替尼

一、药物简介

甲磺酸奥希替尼（Osimertinib Mesylate，OM）是主要针对耐药基因 T790M 突变的第三代表皮生长因子受体（EGFR）酪氨酸激酶抑制剂。临床主要用于：具有表皮生长因子受体（EGFR）外显子 19 缺失或外显子 21（L858R）置换突变的局部晚期或转移性非小细胞肺癌（NSCLC）成人患者的一线治疗；既往经 EGFR 酪氨酸激酶抑制剂（TKI）治疗时或治疗后出现疾病进展，并且经检测确认存在 EGFR T790M 突变阳性的局部晚期或转移性 NSCLC 成人患者的治疗[79-81]。

（一）药代动力学特征

奥希替尼口服后，吸收缓慢，达 C_{max} 时间均值约为 6 小时（3~24 小时），每日 1 次口服 15 天后达到稳态，在 20~240mg 的剂量范围内，其 AUC 和 C_{max} 与剂量成正比。基于一项以 80 mg 剂量在患者中进行的临床药代动力学研究，食物不会对奥希替尼的生物利用度产生临床显著性影响，AUC 增加 6%［90% CI，（–5,19）］，而 C_{max} 下降了 7%［90% CI，（–19, 6）］。经群体药代动力学模型估计，奥希替尼的平均稳态分布容积（V_{ss}/F）为 986L，该药物在组织内有广泛分布。由于其不稳定性，无法对血浆蛋白结合进行检测，但是根据其理化性质，血浆蛋白的结合率可能会较高。奥希替尼主要通过 CYP3A 氧化代谢和脱烷基化途径代谢。在临床前样本以及口服奥希替尼的人血浆中检出了两种具有药理学活性的代谢产物（AZ7550 和 AZ5104）；AZ7550 和奥希替尼具有相似的药理学性质，而 AZ5104 对突变型和野生型 EGFR 均有更强的效力。服用该药后，上述两种代谢产物在血浆中缓慢出现，其中位 t_{max}（最小值~最大值）分别为 24（4~72）小时和 24（6~72）小时。体外研究显示，奥希替尼是一种 CYP 3A4/5 的竞争性抑制剂，也是 BCRP 和 P–gp 的抑制剂。奥希替尼还可能对肠道内的 UGT1A1 产生抑制作用，但是否具有临床相关性影响尚属未知。奥希替尼主要经粪便清除（68%），较少部分经尿液清除（14%），其原型约占消除总量的 2%，其中经尿液和粪便消除的分别占 0.8% 和 1.2%[82]。

（二）药效动力学特征

奥希替尼是表皮生长因子受体（EGFR）的激酶抑制剂，与 EGFR 某些突变体（T790M、L858R 和外显子 19 缺失）不可逆性结合的浓度较野生型低约 9 倍[83]。口服奥希替尼后，在血浆中发现两种具有药理学活性的代谢产物（AZ7550 和 AZ5104，约占原型化合物的 10%），其抑制作用特征与奥希替尼相似。AZ7550 的效力与奥希替尼相似，而 AZ5104 对 EGFR 外显子 19 缺失和 T790M 突变（约 8 倍）及野生型（约 15 倍）的活性较强。体外试验显示，在临床浓度下，奥希替尼还可抑制 HER2、HER3、HER4、ACK1 和 BLK 的活性。

在细胞培养和动物肿瘤移植瘤模型中，奥希替尼对携带 EGFR 突变（T790M/L858R、L858R、T790M/ 外显子 19 缺失和外显子 19 缺失）的非小细胞肺癌细胞株具有抗肿瘤作用，对野生型 EGFR 基因扩增的抗肿瘤活性较弱。口服给药后，奥希替尼分布于多个动物种属（猴、大鼠和小鼠）的脑组织中，脑与血浆药物浓度 AUC 比约为 2。这些数据与在 EGFR 突变小鼠颅内转移异种移植模型（PC9；外显子 19 缺失）临床前研究中观察到奥希替尼治疗组动物与对照药物治疗组相比肿瘤消退和生存期延长的结果一致。

（三）药物相互作用

强效 CYP3A4 诱导剂可导致奥希替尼的暴露量下降。在临床药代动力学研究中，合并服用利福平（600 mg，每日 1 次，共 21 天）会使该药的稳态 AUC 下降 78%。同样，代谢产物 AZ5104 的暴露量也有所下降，其 AUC 和 C_{max} 分别下降了 82% 和 78%。建议应避免同时使用该药和 CYP3A4 的强诱导剂（苯妥英、利福平和卡马西平）。CYP3A4 的中度诱导剂（波生坦、依法韦仑、依曲韦林和莫达非尼）也可降低该药的暴露量，因此应该慎用，如有可能也应避免使用。当奥希替尼与 CYP3A 的强诱导剂合并用药难以避免时，需要增加奥希替尼的剂量至每日 160mg。停止服用 CYP3A4 的强诱导剂后三周，奥希替尼的剂量可恢复至每日 80 mg。奥希替尼不得与圣约翰草合并使用。

奥希替尼可能增加 BCRP 底物的暴露量。根据体外研究的结果，该药是 BCRP 转运蛋白的一种竞争性抑制剂。在临床 PK 研究中，奥希替尼与瑞舒伐他汀（一种 BCRP 底物）合并使用后，后者的 AUC 和 C_{max} 分别增加了 35% 和 72%。服用奥希替尼的患者如果合并服用了依赖 BCRP 进行分布或者依赖 P-gp 进行处置且治疗指数较窄（如：地高辛、达比加群、阿利吉仑等）的药物，则应对其进行严密监测，以便及时发现因合并用药的暴露量增加而出现耐受性方面的变化。

（四）药物不良反应

在两项随机 III 期研究（FLAURA，一线治疗和 AURA3，仅二线治疗）和两项单臂研究［AURAex（AURA 扩展研究）和 AURA2（二线及二线以上治疗）］，以及一项 1 期研究（AURA1，一线或一线以上治疗）中，1142 例 EGFR 突变阳性非小细胞肺癌患者接受了剂量为 80mg/d 的奥希替尼治疗。绝大多数不良反应（ADR）的严重程度为 1 或 2 级。最常报告的药物不良反应有：腹泻（49%）和皮疹（47%）。3 级和 4 级不良反应的发生率分别为 9.7% 和 0.9%。在以每日 80mg 的方案接受该药治疗的患者中，因不良反应减量的患者占 2.1%。有 4.3% 的患者因为不良反应而停药。

（五）血药浓度与药理学效应

在一项非小细胞肺癌患者的研究中，研究者发现奥希替尼的稳态 AUC 与皮疹（$P=0.0023$）和腹泻（$P=0.0041$）的发生之间存在关系。然而，现在还没有证据表明奥希替尼血药浓度与肿瘤反应、反应持续时间或肿瘤大小变化之间存在关系，仍然需要进一步在临床试验中进行研究，以确定血药浓度 - 反应和血药浓度 - 毒性之间的关系。体外研究提示，奥希替尼主要通过 CYP3A4 和 CYP3A5 代谢。在临床药代动力学研究中，与 200mg，每日两次伊曲康唑（一种强效 CYP3A4 抑制剂）合并给药不会对该药的暴露量产生临床显著性影响（AUC 增加 24%，C_{max} 下降了 20%）。因此，CYP3A4 抑制剂不太可能对该药的暴露量产生影响。但奥希替尼与 CYP3A 诱导剂联合应用时可能发生潜在的药物相互作用，从而导致其浓度偏低。因此对于服用奥希替尼的患者，对于存在药物相互作用以及依从性差的特殊人群建议进行 TDM，为临床科学个体化用药提供参考，减少不良反应的发生，提高药物治疗的安全性及有效性[84]。

（六）药物相关基因与药理学效应

表皮生长因子受体（EGFR）广泛分布于哺乳动物细胞表面，是原癌基因 c-erbB1 的表达产物。EGFR 信号通路在细胞生长、分化、增殖等过程中具有重要作用，其突变会异常激活酪氨酸激酶（TK），导致细胞生物学行为失控，最终形成 NSCLC。因此，采用 EGFR-TKI 治疗 EGFR 突变的 NSCLC 可取得较好的疗效。在肺癌中，EGFR 突变严格集中于 4 个外显子（18-21 号外显子），包括 3 种不同的类型（缺失突变，插入突变和点突变），最常见的突变包括 19 号外显子的缺失突变和 21 号外显子的点突变。

在 EGFR 突变的 NSCLC 患者中，对第一代和第二代 EGFR TKIs 获得性耐药机制的研究中发现，50% 以上的病例中出现的 gatekeeper T790M 点突变是最常见的获得性耐药机制。奥希替尼的结构中的丙烯酰胺基与 EGFR 基因催化域 ATP 结合位点边缘的 C797 形成共价结合，从而与特定的 EGFR 突变形式（L858R，19De1 和含有 T790M 的双突变）进行不可逆结合，从而抑制癌细胞的增殖。Janne[85] 等进行的奥希替尼的 I 期临床研究总共纳入了 253 名患者，其中的 222 名患者被随机分为 5 组，分别给予不同剂量的奥希替尼。结果显示，在不同的种族和剂量下，疗效没有显著性差异，疾病控制率（disease control rate，DCR）为 84%（95% CI,79~88），中位无进展生存期（progression-free survival，PFS）为 8.2 个月，肿瘤组织整体达标响应率为 51%（95% CI,45~58）；在晚期肺癌伴 EGFR T790M 突变且已经接受过 EGFR-TKI 治疗的患者中，奥希替尼显示出了极高的活性。在 127 名被确诊的 EGFR T790M 突变阳性的患者中，DCR 为 95%，客观缓解率（objective response rate，ORR）为 61%（95% CI,52~70），中位 PFS 为 9.6 个月；在 61 名 EGFR T790M 突变阴性的患者中，DCR 为 61%，ORR 仅为 21%，中位 PFS 为 2.8 个月。在名为 AURA2 的一项奥希替尼 II 期临床试验中，患者的给药剂量为 80mg/d，纳入 EGFR-TKI 耐药并确认其为 T790M 突变型的肺癌患者。结果显示，DCR 为 90%，ORR 为 64%。

二、血药浓度监测

（一）适应人群

对药物相互作用和依从性差的特殊人群建议开展血药浓度检测。

（二）方法与流程

奥希替尼血药浓度监测使用稳态时血浆 C_{min}，其检测的方法主要是液相色谱－串联质谱法（LC-MS/MS）。应用 LC-MS/MS 可以同时对奥希替尼及其代谢物进行检测。

1. 采集血样 在下次给药前后 2~3 小时内直接肘静脉穿刺采血 3 ml 于采血管中，颠倒混匀。

2. 转移血样　获取血液后，迅速、平稳地转运至实验室，切勿剧烈晃动，防治血细胞破裂造成标本污染。若无法及时转运样本，可放至 4℃保温箱保存。

3. 处理血样及仪器检测　4 ℃离心取血浆，–80 ℃下冷冻直至检测分析。

（三）目标值与结果解读

目前暂无针对奥希替尼 TDM 的权威指南规范。荷兰癌症研究所药理学专家组 2017 年发布的《肿瘤治疗中激酶抑制剂治疗药物监测的实践建议》中对奥希替尼的血药浓度监测提出了建议指出，由于缺乏确凿的血药浓度 – 反应关系的证据，可以将患者 C_{min} 与批准的每日剂量为 80 mg 的几何平均值 166 ng/ml 进行比[86]。

三、药物基因组学

（一）药物相关基因检测

目前已经发现与奥希替尼相关的作用靶点基因是 EGFR 外显子 19、外显子 21 和 T790M。

（二）方法与流程

目前，用于检测 NSCLC 靶向药物治疗相关基因改变的方法主要有测序法（包括二代测序法）、荧光原位杂交（FISH）技术、PCR 法（扩增阻遏突变系统 ARMS 法等）和免疫组织化学方法等。利用较为敏感的方法（ARMS 法、数字 PCR 法）也可对血液中的游离 DNA 进行相关基因的突变检测。在有条件的实验室也可利用特殊设备对循环血中肿瘤细胞进行相关基因的突变检测。

肿瘤组织样本（手术、活检、细胞蜡块）是检测晚期 NSCLC EGFR 突变状态最适合的样本来源。患者肿瘤组织方便获取时，临床上主要使用甲醛固定石蜡包埋（FFPE）的肿瘤组织样本进行检测，建议使用 ARMS 方法（检测阈值可达 1%）。对于组织不可获取的患者，可采用细胞学或者血浆等抽提的循环肿瘤 DNA（circulating tumor DNA，ctDNA）样本进行基因检测。

（三）结果解读

具有表皮生长因子受体（EGFR）外显子 19 缺失或外显子 21（L858R）置换突变阳性，尤其是 EGFR T790M 突变阳性的 NSCLC 成人患者推荐使用第三代 EGFR–TKI 奥希替尼。

四、基于 TDM 或基因检测的临床合理用药

（一）病例报告

该病例为 1 名 67 岁的女性[87]，无吸烟史，出现抽搐和麻木症状。脑部磁共振成像（MRI）显示，右顶叶上结节，怀疑是转移性肿瘤。患者随后进行胸部 CT 结果显示：左肺下叶有一个肿瘤伴周围梗阻性炎症，纵隔有多个淋巴结肿大。肺活检及免疫组化染色提示为 NSCLC。该患者被诊断为 NSCLC（cT1cN2M1b 期 IVA）合并脑转移。基因检测显示 EGFR 基因外显子 19（p.I740_K745dupIPVAIK）出现罕见的重复突变。该患者没有进行手术治疗，而是开始接受奥希替尼的治疗。奥希替尼治疗 8 周后，脑部 MRI 显示结节消失，胸部 CT 显示左肺肿瘤缩小，淋巴结缩小。

（二）实际工作中采用基因检测手段指导用药的病例分析

在 EGFR-TKI 的治疗过程中动态检测 T790M，可以及时选择合适的治疗方案。以下是一例 EGFR 突变阳性肺腺癌合并脑转移的典型病例[88]。64 岁，汉族男性，因眩晕、乏力半个多月，咳嗽、咳痰 2 天入院。经支气管活检确诊为右肺腺癌，并伴有骨转移和颅内转移。最初，EGFR 基因检测显示典型的第 19 外显子缺失，经厄洛替尼治疗（PFS 为 12 个月）后病情得到控制。随着病情发展，该患者表现出对厄洛替尼耐药，检测血液样本中的 ctDNA 结果为 T790M 突变，经局部治疗后继续口服厄洛替尼 5 个月。此后，该患者接受奥希替尼治疗（PFS 为 8 个月）。经过 28 个月的治疗后疾病再次恶化。基因检测结果显示，除 EGFR 19del+ 外，EGFR 基因拷贝数和 MET 基因拷贝数均被扩增，故改用克唑替尼联合吉非替尼治疗。经过 36 个月的治疗后，基因检测结果显示 T790M 突变，基于此该患者又使用奥希替尼替代治疗。利用基因检测技术在患者的治疗过程中动态监测外周血的耐药情况，根据情况进行治疗方案的调整，最终该患者实现病情持续缓解。在患者的整个治疗过程中，动态监测肿瘤基因组图谱可以发现肿瘤的驱动基因和耐药机制，从而指导肿瘤的临床用药。

五、相关基因检测的研究进展

液体活检入选 2015 年十大突破技术，肿瘤细胞在凋亡、坏死过程中，会释放肿瘤 DNA 至血液中，成为血液用于肿瘤个体化诊断的理论基础。对于没有合适组织标本供突变检测的患者，血液 EGFR 检测的临床应用是十分主要的补充。由于其便捷性，血液检测可以扩大受益人群，缩短诊断周期，利于临床及时制定和调整治疗方案。循环肿瘤 DNA（circulating tumor DNA，ctDNA）来源于肿瘤细胞的凋亡、坏死或分泌产生的 DNA 片段，ctDNA 含有与其来源肿瘤 DNA 同样的基因缺陷，其在血液中的半衰期短，可实

时反映肿瘤的动态变化[89]。随着检测技术的不断进步，检测敏感度逐步提升，使得血浆样本中极低含量 ctDNA 的突变检测成为可能。BENEFIT 研究中发现，利用血浆动态检测，可较影像学检测提前 2 个月发现 T790M 突变。在 EGFR-TKI 的治疗过程中也可使用血浆样本动态检测 T790M，以提前预测使用 EGFR-TKI 治疗后的疾病进展。由于血液 EGFR 检测的方便及微创性，使其越来越广泛地被应用于肿瘤发生发展过程中各个阶段的检测。

参考文献

［1］ Maemondo M, Inoue A, Kobayashi K, et al. Gefitinib or Chemotherapy for Non‐Small-Cell Lung Cancer with Mutated EGFR［J］. New England Journal of Medicine, 2010, 362（25）: 2380-2388.

［2］ Swaisland HC, Smith RP, Laight A, et al. Single-Dose Clinical Pharmacokinetic Studies of Gefitinib［J］. Clinical Pharmacokinetics, 2005, 44（11）: 1165-1177.

［3］ 丁珏芳, 钟大放. 小分子酪氨酸激酶抑制剂的临床药代动力学研究进展［J］. 药学学报, 2013, 7（48）: 1080-1090.

［4］ Can Z, Shu-Yan H, Ping-Ping L. Pharmacokinetics of Gefitinib: Roles of Drug Metabolizing Enzymes and Transporters［J］. Current Drug Delivery, 2017, 14（2）: 282-288.

［5］ Herbst RS, Maddox A-M, Rothenberg ML, et al. Selective Oral Epidermal Growth Factor Receptor Tyrosine Kinase Inhibitor ZD1839 Is Generally Well-Tolerated and Has Activity in Non‐Small-Cell Lung Cancer and Other Solid Tumors: Results of a Phase I Trial［J］. Journal of Clinical Oncology, 2002, 20（18）: 3815-3825.

［6］ Smelick GS, Heffron TP, Chu L, et al. Prevalence of Acid-Reducing Agents（ARA）in Cancer Populations and ARA Drug‐Drug Interaction Potential for Molecular Targeted Agents in Clinical Development［J］. Molecular Pharmaceutics, 2013, 10（11）: 4055-4062.

［7］ McKillop D, McCormick AD, Millar A, et al. Cytochrome P450-dependent metabolism of gefitinib［J］. Xenobiotica, 2005, 35（1）: 50.

［8］ Sullivan I, Planchard D. Next-Generation EGFR Tyrosine Kinase Inhibitors for Treating EGFR-Mutant Lung Cancer beyond First Line［J］. Frontiers in Medicine, 2017, 3: 76.

［9］ Yun C-H, Mengwasser KE, Toms AV, et al. The T790M mutation in EGFR kinase causes drug resistance by increasing the affinity for ATP［J］. Proceedings of the National Academy of Sciences, 2008, 105（6）: 2070-2075.

［10］ Swaisland HC, Ranson M, Smith RP, et al. Pharmacokinetic Drug Interactions of Gefitinib with Rifampicin, Itraconazole and Metoprolol［J］. Clinical Pharmacokinetics, 2005, 44（10）: 1067-1081.

［11］ Kumarakulasinghe NB, Syn N, Soon YY, et al. EGFR kinase inhibitors and gastric acid suppressants in EGFR-mutant NSCLC: a retrospective database analysis of potential drug interaction［J］. Oncotarget, 2016, 7（51）: 85542-85550.

［12］Zenke Y，Yoh K，Matsumoto S，et al. Clinical Impact of Gastric Acid-Suppressing Medication Use on the Efficacy of Erlotinib and Gefitinib in Patients With Advanced Non-Small-Cell Lung Cancer Harboring EGFR Mutations［J］. Clin Lung Cancer，2016，17（5）：412-418.

［13］Ozvegy-Laczka C，Hegedus T，Várady G，et al. High-affinity interaction of tyrosine kinase inhibitors with the ABCG2 multidrug transporter［J］. Mol Pharmacol，2004，65（6）：1485-1495.

［14］Leggas M，Panetta JC，Zhuang Y，et al. Gefitinib modulates the function of multiple ATP-binding cassette transporters in vivo［J］. Cancer Res，2006，66（9）：4802-4807.

［15］Yasumuro O，Uchida S，Kashiwagura Y，et al. Changes in gefitinib，erlotinib and osimertinib pharmacokinetics under various gastric pH levels following oral administration of omeprazole and vonoprazan in rats［J］. Xenobiotica，2018，48（11）：1106-1112.

［16］Kobayashi H，Sato K，Niioka T，et al. Relationship Among Gefitinib Exposure，Polymorphisms of Its Metabolizing Enzymes and Transporters，and Side Effects in Japanese Patients With Non-Small-Cell Lung Cancer［J］. Clin Lung Cancer，2015，16（4）：274-281.

［17］Zhao YY，Li S，Zhang Y，et al. The relationship between drug exposure and clinical outcomes of non-small cell lung cancer patients treated with gefitinib［J］. Med Oncol，2011，28（3）：697-702.

［18］Mohamed MK，Ramalingam S，Lin Y，et al. Skin rash and good performance status predict improved survival with gefitinib in patients with advanced non-small cell lung cancer. Ann Oncol，2005，16（5）：780-785.

［19］West HL，Franklin WA，McCoy J，et al. Gefitinib therapy in advanced bronchioloalveolar carcinoma：Southwest Oncology Group Study S0126［J］. J Clin Oncol，2006，24（12）：1807-1813.

［20］Petrelli F，Borgonovo K，Cabiddu M，et al. Relationship between skin rash and outcome in non-small-cell lung cancer patients treated with anti-EGFR tyrosine kinase inhibitors：a literature-based meta-analysis of 24 trials［J］. Lung Cancer，2012，78（1）：8-15.

［21］Perez CA，Song H，Raez LE，et al. Phase II study of gefitinib adaptive dose escalation to skin toxicity in recurrent or metastatic squamous cell carcinoma of the head and neck［J］. Oral Oncol，2012，48（9）：887-892.

［22］Sharma SV，Bell DW，Settleman J，et al. Epidermal growth factor receptor mutations in lung cancer［J］. Nat Rev Cancer，2007，7（3）：169-181.

［23］Shi Y，Au JS，Thongprasert S，et al. A prospective，molecular epidemiology study of EGFR mutations in Asian patients with advanced non-small-cell lung cancer of adenocarcinoma histology（PIONEER）［J］. J Thorac Oncol，2014，9（2）：154-162.

［24］Li H，Hu H，Wang R，et al. Primary concomitant EGFR T790M mutation predicted worse prognosis in non-small cell lung cancer patients［J］. Onco Targets Ther，2014，7：513-524.

［25］Fukuoka M，Wu YL，Thongprasert S，et al. Biomarker analyses and final overall survival results from a phase III，randomized，open-label，first-line study of gefitinib versus carboplatin/paclitaxel in clinically selected patients with advanced non-small-cell lung cancer in Asia（IPASS）［J］. J Clin Oncol，2011，29（21）：2866-2874.

［26］彭晖. EGFR 突变的非小细胞肺癌耐药机制及其克服新策略[J].国际药学研究杂志，2011，2(38)：96-104.

［27］张卉，张树才．表皮生长因子受体酪氨酸激酶抑制剂的耐药机制及其治疗策略［J］．中国新药杂志，2012，17（21）：2012-2018．

［28］Swaisland HC，Cantarini MV，Fuhr R，et al. Exploring the relationship between expression of cytochrome P450 enzymes and gefitinib pharmacokinetics［J］．Clin Pharmacokinet，2006，45（6）：633-644．

［29］Kobayashi H，Sato K，Niioka T，et al. Effects of polymorphisms in CYP2D6 and ABC transporters and side effects induced by gefitinib on the pharmacokinetics of the gefitinib metabolite，O-desmethyl gefitinib［J］．Med Oncol，2016，33（6）：57．

［30］Zhou L，Wang S，Chen M，et al. Simultaneous and rapid determination of 12 tyrosine kinase inhibitors by LC-MS/MS in human plasma：Application to therapeutic drug monitoring in patients with non-small cell lung cancer［J］．J Chromatogr B Analyt Technol Biomed Life Sci，021，175：122752．

［31］Faivre L，Gomo C，Mir O，et al. A simple HPLC-UV method for the simultaneous quantification of gefitinib and erlotinib in human plasma［J］．J Chromatogr B Analyt Technol Biomed Life Sci，2011，879（23）：2345-2350．

［32］Yu H，Steeghs N，Nijenhuis CM，et al. Practical guidelines for therapeutic drug monitoring of anticancer tyrosine kinase inhibitors：focus on the pharmacokinetic targets［J］．Clin Pharmacokinet，2014，53（4）：305-325．

［33］Verheijen RB，Yu H，Schellens JHM，et al. Practical Recommendations for Therapeutic Drug Monitoring of Kinase Inhibitors in Oncology［J］．Clin Pharmacol Ther，2017，102（5）：765-776．

［34］Paez JG，J nne PA，Lee JC，et al. EGFR mutations in lung cancer：correlation with clinical response to gefitinib therapy［J］．Science，2004，304（5676）：1497-1500．

［35］Sequist LV，Joshi VA，J nne PA，et al. Response to treatment and survival of patients with non-small cell lung cancer undergoing somatic EGFR mutation testing［J］．Oncologist，2007，12（1）：90-98．

［36］Tang PA，Tsao MS，Moore MJ. A review of erlotinib and its clinical use［J］．Expert Opin Pharmacother，2006，7（2）：177-193．

［37］方振威，翟所迪．非小细胞肺癌患者的新选择—厄洛替尼（特罗凯）［J］．中国药物应用与监测，2008，4：31-33．

［38］崔焱，齐大亮．厄洛替尼耐药型肺癌治疗的现状与展望［J］．天津医药，2014，42（01）：93-96．

［39］张师，王明霞，冯章英．酪氨酸激酶抑制剂药动学研究进展［J］．中国新药杂志，2016，25（14）：1600-1607．

［40］Shepherd FA，Rodrigues Pereira J，Ciuleanu T，et al. Erlotinib in previously treated non-small-cell lung cancer［J］．N Engl J Med，2005，353（2）：123-132．

［41］李晓琴，王秀丽，朱红革，等．厄洛替尼在大鼠脑脊液和血浆中浓度与其疗效的相关性研究［J］．实用癌症杂志，2016，31（03）：353-355．

［42］Liao D，Yao D，Liu N，et al. Correlation of plasma erlotinib trough concentration with skin rash in Chinese NSCLC patients harboring exon 19 deletion mutation［J］．Cancer Chemother Pharmacol，2018，82（3）：551-559．

［43］Hidalgo M，Siu LL，Nemunaitis J，et al. Phase I and pharmacologic study of OSI-774，an epidermal growth factor receptor tyrosine kinase inhibitor，in patients with advanced solid malignancies［J］．J Clin Oncol，2001，19（13）：3267-3279．

［44］廖德华，符一岚，姚敦武，等 . 代谢酶及转运体基因多态性对厄洛替尼与吉非替尼治疗效果及毒副反应影响的研究进展［J］. 中南药学，2020，18（12）：2027-2031.

［45］Rudin CM，Liu W，Desai A，et al. Pharmacogenomic and pharmacokinetic determinants of erlotinib toxicity［J］. J Clin Oncol，2008，26（7）：1119-27.

［46］Ma Y，Xin S，Huang M. et al. Determinants of Gefitinib toxicity in advanced non-small cell lung cancer（NSCLC）: a pharmacogenomic study of metabolic enzymes and transporters［J］. Pharmacogenomics J，2017，17（4）：325-330.

［47］Lepper ER，Nooter K，V erweij J，et al. Mechanisms of resistance to anticancer drugs: the role of the polymorphic ABC transporters ABCB1 and ABCG2［J］. Pharmacogenomics，2005，6（2）：115-138.

［48］Hamada A，Sasaki J，Saeki S，et al. Association of ABCB1 polymorphisms with erlotinib pharmacokinetics and toxicity in Japanese patients with non-small-cell lung cancer［J］. Pharmacogenomics，2012，13（5）：615-624.

［49］Ruan YF，Jiang J，Guo L，et al. Genetic Association of Curative and Adverse Reactions to Tyrosine Kinase Inhibitors in Chinese advanced Non-Small Cell Lung Cancer patients［J］. Sci Rep，2016，6（1）：949.

［50］Endo-Tsukude C，Sasaki JI，Saeki S，et al. Population Pharmacokinetics and Adverse Events of Erlotinib in Japanese Patients with Non-small-cell Lung Cancer: Impact of Genetic Polymorphisms in Metabolizing Enzymes and Transporters［J］. Biol Pharm Bull，2018，41（1）：47-56.

［51］Yu H，Steeghs N，Nijenhuis CM，et al. Practical guidelines for therapeutic drug monitoring of anticancer tyrosine kinase inhibitors: focus on the pharmacokinetic targets［J］. Clin Pharmacokinet，2014，53（4）：305-325.

［52］Mir O，Blanchet B，Goldwasser F. Drug-induced effects on erlotinib metabolism［J］. N Engl J Med，2011，365（4）：379-380.

［53］Togashi Y，Masago K，Fukudo M，et al. Cerebrospinal fluid concentration of erlotinib and its active metabolite OSI-420 in patients with central nervous system metastases of non-small cell lung cancer［J］. J Thorac Oncol，2010，5（7）：950-955.

［54］Fukudo M，Ikemi Y，Togashi Y，et al. Population pharmacokinetics/pharmaco-dynamics of erlotinib and pharmacogenomic analysis of plasma and cerebrospinal fluid drug concentrations in Japanese patients with non-small cell lung cancer［J］. Clin Pharmacokinet，2013，52（7）：593-609.

［55］Hayashi H，Kita Y，Iihara H，et al. Simultaneous and rapid determination of gefitinib, erlotinib and afatinib plasma levels using liquid chromatography/tandem mass spectrometry in patients with non-small-cell lung cancer［J］. Biomed Chromatogr，2016，30（7）：1150-1154.

［56］Ohgami M，Homma M，Suzuki Y，et al. A Simple High-Performance Liquid Chromatography for Determining Lapatinib and Erlotinib in Human Plasma［J］. Ther Drug Monit，2016，38（6）：657-662.

［57］Michael S，Tanusree P，Vivien H，et al. Dosing to rash?--The role of erlotinib metabolic ratio from patient serum in the search of predictive biomarkers for EGFR inhibitor-mediated skin rash［J］. Eur J Cancer，2016，55：131-139.

［58］Liao D，Liu Z，Zhang Y，et al. Polymorphisms of Drug-Metabolizing Enzymes and Transporters Contribute to the Individual Variations of Erlotinib Steady State Trough Concentration, Treatment Outcomes, and Adverse Reactions in Epidermal Growth Factor Receptor–Mutated Non–Small Cell Lung Cancer Patients［J］. Front Pharmacol, 2020, 11: 664.

［59］吴岳桐, 陈茜, 赵华平, 等. 晚期非小细胞肺癌靶向治疗新药达克替尼的安全性与临床评价［J］. 临床药物治疗杂志, 2020. 18（01）: 40-44.

［60］Bello CL, Smith E, Ruiz–Garcia A, et al. A phase I, open–label, mass balance study of［（14）C］dacomitinib（PF-00299804）in healthy male volunteers［J］. Cancer Chemother Pharmacol, 2013, 72（2）: 379-385.

［61］Liu X, Wang P, Zhang C, et al. Epidermal growth factor receptor（EGFR）: A rising star in the era of precision medicine of lung cancer［J］. Oncotarget, 2017, 8（30）: 50209-50220.

［62］J nne PA, Ou SI, Kim DW, et al. Dacomitinib as first–line treatment in patients with clinically or molecularly selected advanced non–small–cell lung cancer: a multi–centre, open–label, phase 2 trial［J］. Lancet Oncol, 2014, 15（13）: 1433-1441.

［63］乔哲, 陈勇. 达可替尼在非小细胞肺癌中的应用进展［J］. 河北医药, 2021, 43（10）: 1557-1562.

［64］Ruiz–Garcia A, Masters J C, Costa M D, et al. Effect of food or proton pump inhibitor treatment on the bioavailability of dacomitinib in healthy volunteers［J］. J Clin Pharmacol, 2016, 56（2）: 223-230.

［65］张师, 王明, 冯章英. 酪氨酸激酶抑制剂药动学研究进展［J］. 中国新药杂志, 2016, 25（14）: 1600-1607.

［66］Mok T, Lee K, Tang M, et al. Dacomitinib for the treatment of advanced or meta–static non–small–cell lung cancer［J］. Future Oncol, 2014, 10（5）: 813-822.

［67］Melosky B, Leighl N B, Rothenstein J, et al. Review management of egfrtki–induced dermatologic adverse events［J］. CurrOncol, 2015, 22（2）: 123-132.

［68］Mok TS, ChengY, ZhouX, et al. Improvement in Overall Survival in a Randomiz–ed Study That Compared Dacomitinib With Gefitinib in Patients With Advanced Non– Small– Cell Lung Cancer and EGFR–Activating Mutations［J］. Clin Oncol, 2018, 36: 2244-2250.

［69］Wu YL, Cheng Y, Zhou X, et al. Dacomitinib versus gefitinib as first–line treat–ment for patients with EGFR–mutation–positive non–small–cell lung cancer（ARCHER 1050）: a randomized, open–label, Phase Ⅲ trial［J］. Lancet Oncol, 2017, 18（11）: 1454-1466

［70］Corral J, Mok TS, Nakagawa K, et al. Effects of dose modifications on the safety and efficacy of dacomitinib for EGFR mutation–positive non–small–cell lung cancer［J］. Future Oncol, 2019, 15（24）: 2795-2805.

［71］Yarden Y, Sliwkowski MX. Untangling the ErbBsignalling network［J］. Nat Rev Mol Cell Biol, 2001, 2（2）: 127-137.

［72］Gonzales AJ, Hook KE, Althaus IW, et al. Antitumor activity and pharmacokinetic properties of PF-00299804, a second–generation irreversible pan–erbB receptor tyrosine kinase inhibitor［J］. Mol Cancer Ther, 2008, 7（7）: 1880-1889.

［73］Engelman JA, Zejnullahu K, Gale CM, et al. PF00299804, an irreversible pan–ERBB inhibitor, is effective in lung cancer models with EGFR and ERBB2 mutations that are resistant to gefitinib［J］. Cancer Res, 2007, 67（24）: 11924-11932.

［74］Bello CL，Labadie RR，Ni G，et al. The effect of dacomitinib（PF-00299804）on CYP2D6 activity in healthy volunteers who are extensive orintermediate metabolizers. Cancer Chemother Pharmacol，2012，69：991-997.

［75］Chen X，Jiang J，Giri N，Hu P. Phase 1 study to investigate the pharmacokinetic properties of dacomitinib in healthy adult Chinese subjects genotyped for CYP2D6［J］. Xenobiotica，2018，48（5）：459-466.

［76］Ying-Fang Fan，Wei Zhang，Leli Zeng，et al. Dacomitinib antagonizes multidrug resistance（MDR）in cancer cells by inhibiting the efflux activity of ABCB1 and ABCG2 transporters［J］. Cancer Lett，2018，421：186-198.

［77］Mukai Y，Wakamoto A，Hatsuyama T，et al. An LC-MS/MS method for the sim-ultaneous determination of afatinib，alectinib，ceritinib，crizotinib，dacomitinib，erlo-tinib，gefitinib，and osimertinib in human serum［J］. Ther Drug Monit，2021，9（1）：1-11.

［78］Zhou L，Wang S，Chen M，et al. Simultaneous and rapid determination of 12 tyr-osine kinase inhibitors by LC-MS/MS in human plasma：Application to therapeutic drug monitoring in patients with non-small cell lung cancer［J］. J Chromatogr B Analyt Technol Biomed Life Sci，2021，1175：122752.

［79］Greig SL. Osimertinib：First Global Approval［J］. Drugs，2016，76（2）：263-273.

［80］Mok TS，Wu YL，Ahn MJ，et al. Osimertinib or Platinum-Pemetrexed in EGFR T790M-Positive Lung Cancer［J］. N Engl J Med，2017，376（7）：629-640.

［81］周彩存，王洁，王宝成，等. 中国非小细胞肺癌免疫检查点抑制剂治疗专家共识（2020 年版）［J］. 中国肺癌杂志，2021，（04 vo 24）：217-235.

［82］Grande E，Harvey RD，You B，et al. Pharmacokinetic Study of Osimertinib in Cancer Patients with Mild or Moderate Hepatic Impairment［J］. J Pharmacol Exp Ther，May 2019，369（2）：291-299.

［83］Kucharczuk CR，Ganetsky A，Vozniak JM. Drug-Drug Interactions，Safety，and Pharmacokinetics of EGFR Tyrosine Kinase Inhibitors for the Treatment of Non-Small Cell Lung Cancer［J］. J Adv Pract Oncol，Mar 2018，9（2）：189-200.

［84］Vishwanathan K，Dickinson PA，So K，et al. The effect of itraconazole and rifampicin on the pharmacokinetics of osimertinib［J］. Br J Clin Pharmacol，Jun 2018，84（6）：1156-1169.

［85］Janne PA，Yang JC，Kim DW，et al. AZD9291 in EGFR inhibitor-resistant non-small-cell lung cancer［J］. N Engl J Med，2015，372（18）：1689-1699.

［86］Verheijen RB，Yu H，Schellens JHM，Beijnen JH，Steeghs N，Huitema ADR. Practical Recommendations for Therapeutic Drug Monitoring of Kinase Inhibitors in Oncology［J］. Clin Pharmacol Ther，2017，102（5）：765-776.

［87］Xu J，Jiang Q，Xu H，Liu A，Huang L. Two Patients Having NSCLC With Novel Duplication Mutation in Their EGFR Gene（p. I740_K745dupIPVAIK）and Their Response to Osimertinib［J］. J ThoracOncol，2020，15（4）：e49-e51.

［88］Deng T，Tang J，Zhou L，Duan H. Effective targeted therapy based on dynamic monitoring of gene mutations in non-small cell lung cancer［J］. Transl Lung Cancer Res，2019，8（4）：532-538.

［89］Remon J，Caramella C，Jovelet C，et al. Osimertinib benefit in EGFR-mutant NSCLC patients with T790M-mutation detected by circulating tumour DNA［J］. Ann Oncol，2017，28（4）：784-790.

第九章 BRAF 和 MEK 抑制剂的 TDM 与基因检测

第一节 达拉非尼

一、药物简介

达拉非尼（Dabrafenib）是 BRAF 激酶的某些突变形式的抑制药，也可抑制野生型 BRAF 和 CRAF 激酶，在高浓度时对其他激酶（SIK1、NEK11、LIMK1）亦具有抑制作用，可抑制 BRAF V600 突变阳性黑色素瘤细胞的生长。临床上主要用于治疗 BRAF V600E 或 V600K 基因突变型不可切除或转移性黑色素瘤。

（一）药代动力学特征

达拉非尼单次给药后，暴露量（C_{max} 和 AUC）在 12~300mg 剂量范围内与剂量成正比，但一日 2 次给药后不成正比[1]。口服给药后，达峰时间中值为 2 小时，平均绝对生物利用度为 95%。以一次 150mg，一日 2 次的剂量重复给药后，平均蓄积系数为 0.73，稳态时 AUC 的个体间变异系数（CV）为 38%。血浆蛋白结合率为 99.7%，表观分布容积为 70.3L。本药主要经 CYP2C8 和 CYP3A4 代谢为羟基达拉非尼，再被 CYP3A4 进一步氧化为羧基达拉非尼后随胆汁和尿液排出体外。羧基达拉非尼脱羧基为去甲达拉非尼后可经肠道重吸收。去甲达拉非尼可经 CYP3A4 进一步代谢为氧化代谢产物。重复给药后，羟基达拉非尼、羧基达拉非尼、去甲达拉非尼与药物原型的 AUC 比分别为 0.9、11、0.7。本药约 71% 随粪便排泄，约 23% 随尿液排泄[2]。单次口服给药后表观清除率为 17.0L/h，连续 2 周每日给药 2 次后表观清除率为 34.4L/h。本药平均终末半衰期为 8 小时，羟基达拉非尼的终末半衰期为 10 小时，羧基达拉非尼、去甲达拉非尼的半衰期较长，为 21~22 小时[3]。

（二）药效动力学特征

达拉非尼为 BRAF 激酶的某些突变形式的抑制药，对 BRAF V600E、BRAF V600K 和 BRAF V600D 酶的体外半数抑制浓度（IC_{50}）分别为 0.65nmol/L、0.5nmol/L、1.84nmol/L。

本药也可抑制野生型 BRAF 和 CRAF 激酶，IC_{50} 分别为 3.2nmol/L 和 5.0nmol/L。在高浓度时对其他激酶（SIK1、NEK11、LIMK1）亦具有抑制作用。BRAF 基因的某些突变（包括生成 BRAF V600E 的突变）可能激活 BRAF 激酶，进而刺激肿瘤细胞生长。在体内、外试验中，本药均可抑制 BRAF V600 突变阳性黑色素瘤细胞的生长[4]。

达拉非尼在 BRAF V600 突变阳性的转移性黑色素瘤中产生显著的临床益处，与曲美替尼联合使用可进一步提高。不幸的是，大多数人的反应是根据获得复杂耐药性的月份数来衡量的，通常会导致 MAPK 途径的重新激活。对 BRAF 抑制剂的抗药性机制包括异常剪接的 BRAF 的二聚化，突变的 BRAF 的扩增，RAS 或 MEK 突变的获得，MAP3K8 / COT 的上调，NF1 的缺失，EGF 受体 –SRC 家族激酶 –STAT3 信号通路的上调和 PI3K - PTEN - AKT 途径上调突变[5-6]。受这些耐药性机制影响的患者人数仍不确定，并且有很大比例的耐药性机制未知的患者。对联合疗法的耐药性还可以通过 NRAS 和 MEK2 C125S 的其他激活突变的发展来介导[7]。

（三）药物相互作用[8-10]

1. 药物 – 药物相互作用

（1）强效细胞色素 P450（CYP）2A8 或 CYP3A4 抑制药（酮康唑、奈法唑酮、克拉霉素、吉非贝齐）

结果：合用可导致本药不良反应增加。

机制：本药主要经 CYP2A8 和 CYP3A4 代谢，合用时血药浓度升高。

处理：推荐使用其他药物代替此类药物，如需合用，应密切监测本药不良反应。

（2）强效 CYP2A8 或 CYP3A4 诱导药（利福平、苯妥英、卡马西平、苯巴比妥）

结果：合用可导致本药药效不足。

机制：本药主要经 CYP2A8 和 CYP3A4 代谢，合用时血药浓度降低。

处理：推荐使用其他药物代替此类药物，如需合用，应密切监测本药药效。

（3）可改变上消化道内 pH 的药物（质子泵抑制药、H_2 受体抑制药、抗酸药）

结果：合用可改变本药的溶解度，从而降低其生物利用度。

（4）咪达唑仑

结果：合用可使咪达唑仑 C_{max} 和 AUC 降低。

机制：咪达唑仑为 CYP3A4 底物，本药对 CYP3A4 具有诱导作用。

（5）CYP2B6、CYP2C8、CYP2C9、CYP2C19、尿苷二磷酸葡萄糖醛酸转移酶底物（包括华法林、地塞米松、激素避孕药）

结果：合用可导致此类药物浓度降低，并使其无效。

机制：本药对以上酶底物具有诱导作用。

处理：应使用其他药物代替此类药物，如需合用，应监测此类药物药效。

2. 药物 – 食物相互作用

高脂饮食

结果：合用可导致本药 C_{max} 和 AUC 降低，达峰时间延迟。

处理：本药应至少于餐前 1 小时或餐后 2 小时服用。

（四）药物不良反应[11-13]

达拉非尼作为单一药物治疗最常见的不良反应（≥ 20%）有高血糖（50%）、角化过度（37%）、低磷血症（35%）、头痛（32%）、关节痛和乳头状瘤（各 27%）、脱发（22%）和掌跖红肿（20%）。在 BREAK-3 研究中，3% 的达拉非尼治疗患者由于不良反应而停止治疗，18% 的患者需要减少达拉法尼治疗不良反应的剂量。导致达拉非尼剂量减少的最常见的不良反应是发热（9%）、手足综合征（3%）、寒战（3%）、疲劳（2%）和头痛（2%）。

（五）用法用量[14-16]

1. 黑色素瘤时剂量 口服给药一次 150mg，一日 2 次（约间隔 12 小时），直至疾病进展或出现不可耐受的毒性。用于 BRAF V600E 突变型黑色素瘤时，本药可单用或与曲美替尼（一次 2mg，一日 1 次）联用；用于 BRAF V600K 突变型黑色素瘤时，本药应与曲美替尼（一次 2mg，一日 1 次）联用。

2. 肾功能不全时剂量 轻至中度肾功能损害者用药无需调整剂量。尚无重度肾功能损害者的剂量调整方案。

3. 肝功能不全时剂量 轻度肝功能损害者用药无需调整剂量。尚无中至重度肝功能损害者的剂量调整方案。

4. 毒性状态时剂量

（1）本药单用或与曲美替尼联用时如需减量，首次将剂量减至一次 100mg，一日 2 次；如仍需减量，则将剂量减至一次 75mg，一日 2 次；如还需减量，则将剂量减至一次 50mg，一日 2 次；如患者对一次 50mg，一日 2 次的剂量仍不耐受，则永久停药。

（2）发热：①患者体温为 38.5~40℃，应停药，待发热缓解后可重新给药，给药剂量可与停药前相同也可减量。②患者体温高于 40℃或出现发热伴寒战、低血压、脱水、肾衰竭者，可永久停药，也可停药至不良反应消失后重新给药，但应减量。

（3）皮肤毒性：如出现不可耐受的 2 级皮肤毒性或 3 级、4 级皮肤毒性，应停药。如停药后 3 周内皮肤毒性改善，则可重新给药，但应减量；如停药后 3 周内皮肤毒性未改善，则永久停药。

（4）心肌病：①如出现无症状的左心室射血分数（LVEF）较用药前降低 10% 或以上，且低于正常值下限（LLN），无需调整剂量。②如出现充血性心力衰竭，或 LVEF 较用药前下降超过 20% 且低于 LLN，应停药。如改善，则可重新给药，剂量与停药前相同。

（5）静脉血栓栓塞：①如出现不完全深静脉血栓栓塞（DVT）或肺栓塞（PE），无需调整剂量。②如出现危及生命的 PE，则永久停药。

（6）眼：①如出现 2~3 级视网膜色素上皮脱离（RPED）或视网膜静脉闭塞，无需调整剂量。②如出现葡萄膜炎及虹膜炎，应停药。如停药后 6 周内症状改善至 1 级及以下，可重新给药，剂量与停药前相同；如停药后 6 周内症状未改善，则永久停药。

（7）间质性肺病、肺炎：如出现，无需调整剂量。

（8）出血：①如出现 3 级出血事件，应停药。如停药后出血改善，可重新给药，但应减量；如未改善，则永久停药。②如出现 4 级出血事件，则永久停药。

（9）其他：①如出现不可耐受的 2 级或任何 3 级不良反应，应停药。如不良反应缓解至 1 级及以下后可重新给药，但应减量；如未缓解，则永久停药。②如首次出现 4 级不良反应，可永久停药，也可停药至不良反应缓解至 1 级及以下后重新给药，但应减量。③如再次出现 4 级不良反应，则永久停药。

（六）血药浓度与药理学效应

口服达拉非尼后，血浆浓度达到峰值的中位时间为 2 小时[17]。在禁食状态下口服达拉非尼的平均绝对生物利用度为 95%，但与禁食状态相比，单次 150 mg 的达拉非尼与高脂肪餐同时服用可使 C_{max} 降低 51%，AUC 降低 31%。达拉非尼与人血浆蛋白的结合率为 99.7%。达拉非尼为 BRAF 激酶的某些突变形式的抑制药，对 BRAF V600E、BRAF V600K 和 BRAF V600D 酶的体外半数抑制浓度（IC_{50}）分别为 0.65nmol/L、0.5nmol/L、1.84nmol/L。本药也可抑制野生型 BRAF 和 CRAF 激酶，IC_{50} 分别为 3.2nmol/L 和 5.0nmol/L。在 14 天的每日给药剂量后达到稳定状态。一项瑞士的研究表明[18]，在推荐剂量为 150 mg，每日 2 次时，达拉非尼、羟基达拉非尼、羧基达拉非尼、二甲基达拉非尼的平均稳态谷浓度值分别为 46.6、69.3、3608 和 291 ng/ml。

达拉非尼自上市以来发现，其稳态 C_{min} 存在个体差异，且达拉非尼血药浓度与药物反应及患者的临床获益密切相关。Marine Rousset[16] 等研究，接受达拉非尼治疗的 BRAF V600mut 转移性黑色素瘤患者，低谷血浆浓度显示较高的个体差异，范围从 15.4 至 279.6ng/ml，平均值 ±SD 为 58.7±61.1ng/ml。需要减少剂量的患者的平均血浆谷浓度较高，其他患者分别为 118.6ng/ml 和 33.5ng/ml（$P<0.0001$）。导致达拉非尼剂量减少的不良事件均为 ≥2 级。达拉非尼低谷血浆阈值为 48ng/ml，可以预测需要减少剂量的不良事件的发生。并且达拉非尼的药代动力学表现出很大的患者间差异，在稳态下患者血浆药物浓度间变异系数（CV）为 73%。达拉非尼的新陈代谢很快，半衰期为 4.8 小时。即使达拉非尼每天服用两次，在稳定状态（第 15 天）服用 150 mg 剂量的达拉非尼后的 12 小时内，达拉非尼和羟基达拉非尼的血浆浓度分别变化 16 倍和 7 倍[19]。但是，羧基达拉非尼和去甲基达拉非尼的浓度更稳定（变异约 1.5 倍）。羟基达拉非尼和去甲基

达拉非尼对 BRAF V600E 表现出活性，其 IC_{50} 值分别比达拉非尼高约 3 倍和 2 倍，从而对临床疗效和毒性的预测更加复杂。因此，达拉非尼在临床使用中建议进行 TDM，为临床科学个体化用药提供参考，减少不良反应的发生，提高药物治疗的安全性及有效性。

（七）药物相关基因与药理学效应

在体内、体外试验中，本药均可抑制 BRAF V600 突变阳性黑素瘤细胞的生长。在高浓度时对其他激酶（SIK1、NEK11、LIMK1）亦具有抑制作用。BRAF 基因的某些突变（包括生成 BRAF V600E 的突变）可能激活 BRAF 激酶，进而刺激肿瘤细胞生长。RAS-RAF-MEK-ERK 信号传导途径中的突变是一种调节细胞生长和存活的激酶级联反应，在不同类型的癌症中都有报道。BRAF 是一种丝氨酸 / 苏氨酸激酶，可催化 MEK1 和 MEK2 的磷酸化和激活。据报道，BRAF 在 3% ~5% 的非小细胞肺癌（NSCLC），10% 的大肠癌，10% ~70% 的甲状腺癌和 52% 的皮肤黑素瘤中发生了突变。达拉非尼口服吸收后，经 CYP2C8 和 CYP3A4 代谢为羟基达拉非尼，其作为突变型 BRAF 抑制剂的功效高两倍，再被 CYP3A4 进一步氧化为羧基达拉非尼后随胆汁和尿液排出体外。羧基达拉非尼脱羧基为去甲达拉非尼后可经肠道重吸收。去甲达拉非尼可经 CYP3A4 进一步代谢为氧化代谢产物。重复给药后，羟基达拉非尼、羧基达拉非尼、去甲达拉非尼与药物原型的 AUC 比分别为 0.9、11、0.7。本药约 71% 随粪便排泄，约 23% 随尿液排泄。达拉非尼的终半衰期约为 8 小时，羟基达拉非尼的终半衰期约为 10 小时，而羧基和二甲基代谢产物的终半衰期较长，约为 21 ~ 22 小时。

Manali Phadke 等人在 2017 年提出，达拉非尼可通过抑制 CDK16 和 NEK9 作用抑制 BRAF-WT 癌症的生长，其中 NEK9 是有丝分裂基因 A（NIMA）相关激酶（NEKs）丝氨酸 / 苏氨酸激酶中的一部分，可通过下游激酶 NEK6 和 NEK7 调节中心体的分离和纺锤体的组装，NEK9 的沉默导致 p21 表达增加，p38 MAPK 和 CDK4 表达减少，导致细胞周期停滞。CDK16 通过与 p27 KIP1 相互作用而参与细胞周期调控，在 CD10 中它催化 S10 处的 p27 磷酸化，从而使其降解。

Simona Caporali 等人在 2019 年的研究中提出，miR-126-3p 表达的重建或其靶基因 VEGFA 或 ADAM 9 的沉默会损害达拉非尼耐药细胞的增殖和侵袭性。此外，miR-126-3p 替代以及 ADAM9 下调增加了对 BRAFi 的敏感性或抵消了其对生长的刺激作用。miR-126-3p 或 ADAM9 的强制表达长期暴露于达拉非尼后，药物敏感性细胞中的沉默会延缓耐药性的发展。在接受 BRAFi 或 BRAFi + MEKi 治疗的黑色素瘤患者中，高血清 VEGF-A 与不良的临床反应相关。

Yan Yu 等在 2019 年的研究中表明，miR-26a 通过黑色素瘤细胞中 HMGB1 依赖性自噬途径参与达拉非尼功效的调节，增强肿瘤细胞对达拉非尼的敏感性。其中 miR-26a 在多种癌症中表达下调，包括肝细胞癌（HCC）、乳腺癌、间变性甲状腺癌、鼻咽癌、结肠癌和黑色素瘤。

二、血药浓度监测[20-21]

（一）适应人群

推荐使用达拉非尼治疗的所有肿瘤患者进行 TDM。

（二）方法与流程

达拉非尼血药浓度监测使用稳态时血浆 C_{min}，其检测的方法主要有胶束电动色谱法（MECM）、液相色谱 – 串联质谱法（LC–MS/MS）、高效液相色谱 – 串联质谱法（HPLC–MS/MS）、超高液相色谱 – 串联质谱法（UPLC–MS/MS）等，其中超高液相色谱 – 串联质谱法快速、灵敏且特异性较高，已成功应用于临床实践中的治疗药物监测，可用于常规 TDM。虽然达拉非尼在服药后 14 天达到稳态，但因个体差异的影响，在 C_{min} 达到稳态后，变异系数为 73%。

1. 采集血样　直接肘静脉静脉穿刺采血 3 ml 于采血管中，颠倒混匀。

2. 转移血样　获取血液后，迅速、平稳地转运至实验室，切勿剧烈晃动，防治血细胞破裂造成标本污染。若无法及时转运样本，可放至 4℃保温箱保存。

3. 处理血样及仪器检测　分离血细胞和血浆，取合适体积血浆进行检测。

（三）目标值与结果解读

目前针对达拉非尼 TDM 的权威指南规范较少。Huu H Huynh 等人研究出，从 10~2500 ng / ml 范围内达拉非尼的校准曲线是呈线性关系的，Remy B. Verheijen 等人在 2017 年的研究中将中位 C_{min} 的目标定为 99.6 ng/ml。

三、药物基因组学

（一）药物相关基因检测

1. 主要相关作用靶点基因　目前已经发现与达拉非尼相关的作用靶点基因包括 BRAF V600E、BRAF V600K、SIK1、NEK11、LIMK1。

2. 药动学相关基因　现有研究发现，miR–26a 编码基因 HMGB1，miR–126–3p 编码基因 VEGFA、ADAM 9 等基因存在多态性，并对达拉非尼的治疗效果、不良反应及耐药情况产生一定的影响。

（二）方法与流程

二代测序检测的全部流程主要包括实验室操作和生物信息学分析两部分。实验室操作部分包括从符合送检要求的样本中提取 DNA、基于杂交捕获或扩增子建库方法进行文库制备、目标区域富集、测序等；生物信息分析部分是对于不同类型变异（包括碱基替换、插入／缺失、拷贝数改变和基因重排）采用特定生物信息学分析方法进行分析并结合药物注释信息给出临床报告。送检样本及全部测序和分析报告流程应符合《临床分子病理学实验室二代基因检测专家共识》、《二代测序技术在肿瘤精准医学诊疗中的应用专家共识》等共识基本要求，充分关注试剂管理、样本的质控／质量保证、检测环境、人员资质和熟练程度，NGS 技术参数标准（包括文库构建、测序流程、质控等）等环节，配备独立的质量控制程序。

（三）结果解读[22]

二代测序技术为 NSCLC 患者带来了更多更全面的基因突变信息，倡导各单位组建 NSCLC-MTB，以正确解读基因检测的结果，制定个体化临床治疗决策。NGS 检测结果转化为患者的个体化精准诊疗方案，需要基于多个分子标志物的临床或临床前分子生物学证据，并结合患者诊疗史准确判断证据优先级，个性化地解读基因检测报告。基于临床信息的传统肿瘤多学科协作治疗模式（multidisciplinary team, MDT）可能无法满足肺癌临床日益增长的基因检测报告解读需求，尤其是对于耐药后有多种潜在治疗方案的患者，需要结合患者诊疗史对不断更新的证据等级进行个性化排序。由此看来，组建由肿瘤科医师、病理科医师、分子生物学专家、生物信息学专家等多个专业领域专家组成的肺癌分子肿瘤专家委员会（molecular tumor boards, MTB），讨论分子生物学相关证据，优化患者的个体化诊疗方案，并建立基于分子标志物检测的临床治疗路径或许是更优的解决方案。进入 NSCLC-MTB 的肿瘤科医师需要基于患者的临床病理学信息发起基因检测需求，熟悉基因变异信息对应的患病风险、靶向治疗、预后疗效等临床应用价值，并对患者基于分子检测的治疗方案进行跟踪随访，以确认分子标志物阳性患者的真实世界疗效；病理科医师能够评估患者的肿瘤标本特征并提供符合检测需求的送检样本，如在院内病理科进行二代测序检测，还需要病理科医师对于检测流程进行严格的质量控制，以保证检测结果的准确可信；分子生物学及生物信息学专家主要负责分析基因变异和进行药物相关性注释，及时更新数据库的证据等级以便进行更准确的基因变异与药物相关性注释，并协助临床试验设计和数据收集。如有需要，NSCLC-MTB 还应包括肿瘤放射科、肿瘤外科、遗传学和药理学等其他专科领域的专家。

四、基于 TDM 或基因检测的临床合理用药

2%~4% 的 NSCLC 患者携带 BRAF 突变[23]。BRAF 突变分为 3 种类型，Ⅰ类（BRAF V600E/K/D/R/M）突变是最常见于 NSCLC 的 BRAF 突变，NCCN 指南推荐的靶向药物为达拉非尼和曲美替尼。Ⅱ类、Ⅲ类 BRAF 突变患者脑转移发生率高，共突变发生率高，暂无确定的靶向治疗方案，并且患者预后通常较差[23]。

五、相关 TDM 的研究进展

一项Ⅲ期试验（BREAK-3）纳入了 250 例不可切除的Ⅲ期或Ⅳ期 BRAF V600 突变黑素瘤患者，以 3∶1 的比例的分随机入达拉非尼组（150mg 口服，一日 2 次）或达卡巴嗪组（1000mg/m² 静脉给药，每 3 周 1 次）[24-25]。病情进展时，允许患者转到另一个治疗组。在达拉非尼组中位大约 17 个月以及达卡巴嗪组中位距 12 个月时，达拉非尼组的 PFS 串行达卡巴嗪组（3 年 PFS 为 16% vs. 2%），但 OS 相近（3 年 OS 为 31% vs .28%，5 年 OS 为 24% vs. 22%）。

六、相关基因检测的研究进展

关于靶向 BRAF V600E 突变治疗的耐药机制的研究比较有限。3 例 BRAF V600E 的 NSCLC 患者分别在接受达拉非尼单药或达拉非尼联合曲美替尼治疗耐药后，报道了获得性的 KRAS G12D、KRAS G12V 和 NRAS Q61K 突变，提示可能是耐药机制[26-28]。基于 MATCH-R（matching resistance）研究患者数据的文章[29] 报道了 11 例针对 BRAF V600E 靶向治疗后的潜在耐药机制：4 例患者分别检测到了 MEK1 K57N、PTEN N329fs、NRAS Q61R 以及 KRAS Q61R 突变[30-33]。综上所述，靶向 BRAF V600E 治疗的潜在耐药机制主要涉及上下游 RAS/MEK 基因的突变以及旁路影响（PI3K 通路）。

第二节 Cobimetinib

一、药物简介

Cobimetinib 是一种 MAPK/MEK1 和 MEK2 蛋白的可逆性抑制剂。MEK 蛋白是细胞外信号相关激酶（ERK）通路上游调节因子，可促进细胞增殖。BRAF V600E 和 V600K 突变导致 BRAF 通路一系列因子的活化，其中包括 MEK1 和 MEK2。与维莫非尼（Vemurafenib）联合治疗携带 BRAF V600E 或 V600K 基因突变的转移或不能经手术切除的晚期黑色素瘤患者[34,35]。

（一）药代动力学特征

Cobimetinib 口服吸收良好，绝对生物利用度约为 46%，血浆蛋白结合率为 94.8%，平均达峰（C_{max}）时间为 2.4 小时[36]。口服 60 mg Cobimetinib 平均清除率为 13.8 L/h，平均消除半衰期为 43.6 小时。

在健康受试者中，静脉注射 2 mg Cobimetinib 的表观分布体积为 1050 L，而在肿瘤患者中的表观分布容积为 806L。Cobimetinib 在肿瘤中的浓度高于在血浆和脑内的浓度，并且在肿瘤中停留的时间比在血浆中长。

口服给药后，几乎有 50% 的 Cobimetinib 在肝外代谢，通过肠内代谢。性别、种族、BRAF V600 的变异亚型对 Cobimetinib 无临床意义的影响，肾损伤患者不需调整用药剂量。中或重度肾损伤和肝损伤患者用药，应密切观察。同时，药动学参数不受食物影响。大部分 Cobimetinib 主要通过细胞色素 P450（CYP3A）酶的氧化作用和葡萄糖醛酸转移酶（UGT）2B7 的葡萄苷酸化发生代谢。平均 94% 的原型药物及其代谢产物在 17 天内可被回收，其中粪便 77%，尿液 18%。原型药物在粪便和尿液中分别占 6.6% 和 1.6%[37]。

（二）药效动力学特征

Cobimetinib 是一种丝裂原活化蛋白激酶（MAPK）/细胞外信号调节激酶 1（MEK1）和 MEK2 的可逆抑制剂。MEK 蛋白是细胞外信号相关激酶（ERK）通路的上游调控因子，促进细胞增殖。BRAF V600E 和 V600K 突变导致包括 MEK1 和 MEK2 在内的 BRAF 通路的激活[34]。

（三）药物相互作用

Cobimetinib 由 CYP3A 和 UGT2B7 代谢，CYP3A 诱导剂和抑制剂不推荐与 Cobimetinib 同时服用。酮康唑（强效 CYP3A4 抑制剂）抑制了 Cobimetinib 在人肝脏中代谢，增加了血药浓度，伊曲康唑增加了 Cobimetinib 的 AUC（高达 8 倍）。红霉素和地尔硫草（弱效 CYP3A4 抑制剂）也能增加 Cobimetinib 的 AUC。相反，中效和强效 CYP3A 诱导物可以降低 AUC 分别为 0.28 和 0.17。根据模型推测，弱细胞色素 P450 抑制剂不会影响 Cobimetinib 的药代动力学。中度抑制剂可使 Cobimetinib 的 AUC 增加 3 至 4 倍。强和中度 CYP3A4 诱导剂可分别使 Cobimetinib 的 AUC 降低 83% 和 72%[38]。

因此，应避免与 Cobimetinib 同时使用强效或中效 CYP3A 抑制剂或诱导剂。高脂肪食物或抑酸剂（雷贝拉唑）延迟了 Cobimetinib 的吸收，但没有影响其药物暴露量[38]。

（四）药物不良反应

Cobimetinib 常见的不良反应有：①出血：用 Cobimetinib 可能发生重大出血事件，

需监视出血的体征和症状。②心肌病：Cobimetinib 与维莫非尼联用时心肌病发生的风险相对于 Cobimetinib 单药使用时增加。尚未在左室射血分量（LVEF）减低患者中确定 Cobimetinib 的安全性。治疗前，用 Cobimetinib 治疗后 1 个月，3 个月均进行 LVEF 评价。③严重皮肤学反应：如果出现严重皮疹可中断，减低或终止 Cobimetinib。④严重视网膜病和视网膜静脉阻塞：在有规则间隔进行眼科学检查和对任何视觉障碍。对视网膜静脉阻塞（RVO）永久地终止 Cobimetinib。⑤肝毒性：治疗期间监视肝毒性。⑥横纹肌溶解综合征：监视肌酸磷酸激酶，并定期复查横纹肌溶解综合征体征和症状。⑦严重光敏感性，避免日光暴露。⑧胚胎 – 胎儿毒性：可能致胎儿危害。生殖潜能女性对胎儿潜在风险和使用有效避孕[6.7]。

不良事件发生的概率：腹泻（60%）、光敏反应（46%）、恶心（41%）、发热（28%）、呕吐（24%）、痤疮样皮炎（16%）、高血压（15%）、视觉障碍（15%）、口腔炎（14%）、出血（13%）、脉络膜视网膜病（13%）、视网膜脱离（12%）。Cobimetinib 最常见的 3~4 级不良反应有：腹泻（6%）、光敏反应（4%）、高血压（4%）、痤疮样皮炎（2%）、发热（2%）、视网膜脱离（2%）、恶心（1%）、呕吐（1%）、口腔炎（1%）、出血（1%）[39,40]。

（五）血药浓度和药理学效应

Cobimetinib 血药浓度和药理学效应之间关系研究较少，还未建立起标准的目标血药浓度。在癌症患者中每日一次口服 60mg Cobimetinib 后，C_{max}、AUC 和 t_{max} 为 273 ng/ml，分别为 4340 ng/ml 和 2.4 小时。患者按照推荐剂量服药后（60mg/d，d1~d21，28 天为一个周期）将在 10 天后达到稳态血药浓度。且有试验显示每日剂量从 0.05mg/kg 增加至 100mg/kg 范围内，Cobimetinib 的 C_{max} 和 AUC 均随剂量的增加而为成比例上升[41]。

（六）药物相关基因与药理学效应

体外研究表明，Cobimetinib 是 P- 糖蛋白（P-gp）、肝脏转运体有机阴离子、转运多肽（OATP1B1 或 OATP1B3）和有机阳离子转运蛋白（OCT1）的底物，可轻度抑制 OATP1B1，OATP1B3，OCT1，且对乳癌耐药性蛋白（BCRP）有一定抑制作用。P-gp 是一种药物外向转运糖蛋白，具有能量依赖性"药泵"功能，属于 ABC 家族成员，由 ABCBl（MDRl）基因编码。P-gp 在药物外排中发挥着重要的作用，目前，临床上尚未发现与这些转运体相关治疗剂量的 Cobimetinib 与其他药物的相互作用。

Cobimetinib 主要经 CYP3A 代谢，但有关 CYP3A 基因多态性对 Cobimetinib 疗效有影响的确证性研究较少，CYP3A 相关基因突变是否存在对 Cobimetinib 疗效有影响有待进一步研究明确[42]。

二、血药浓度监测

群体药代动力学充分地描述了 Cobimetinib 的药代动力学参数：清除率的递减与年龄的增加相关，中心分布容积的减少与体重的增长有关，但是上述两个因素对于 C_{ss} 没有影响。口服剂型中片剂和胶囊有着类似的稳态血药浓度水平。同时，患者的性别，肾功能，肝功能，ECOG 评分，种族，地区，癌症类型都对于 Cobimetinib 的药代动力学参数影响较小[37]。口服 Cobimetinib 片吸收不受配方、食物或胃 pH 值升高或其他因素的影响。与高脂膳食一起服用 Cobimetinib 片可延迟吸收时间，但对稳态血药浓度的影响无统计学意义[44]。

综上所述，年龄和体重是唯一影响 Cobimetinib 的药代动力学参数的因素，但对稳态药物血药浓度水平影响较小，这表明对于现阶段的推荐治疗方案（60mg/d，d1~d21，28天为一个周期）不需要进行药物剂量调整[37]。

三、药物基因组学

1. 主要相关作用靶点基因 目前已经发现与 Cobimetinib 相关的作用靶点基因有 3 种，包括 MAPK、MEK1、MEK2。

2. 药动学相关基因 现有研究发现，P-gp、OCT1、OATP1B1、OATP1B3 的相关编码基因等基因存在多态性，并对 Cobimetinib 的治疗效果、不良反应及耐药情况产生一定的影响[42]。

第三节 曲美替尼

一、药物简介

曲美替尼（Trametinib）是丝裂原活化的细胞外信号调节激酶 1（MEK1）和 MEK2 激活和 MEK1 和 MEK2 激酶活性的可逆性抑制剂。MEK 蛋白质是细胞外信号相关激酶（ERK）通路的上游调节器，它促进细胞增殖。BRAF V600E 突变导致 BRAF 通路的组成性激活，其中包括 MEK1 和 MEK2。曲美替尼在体内和体外抑制 BRAF V600 突变 – 阳性黑色素瘤细胞生长[45]。

曲美替尼和达拉非尼（Dabrafenib）靶向 RAS/RAF/MEK/ERK 通路中两个不同的酪氨酸激酶。曲美替尼和达拉非尼的联合使用与任一药物单独使用比较导致 BRAF V600 突变 – 阳性黑色素瘤细胞株在体外更大抑制作用和在 BRAF V600 突变阳性黑色素瘤异种移植物肿瘤生长延长的抑制作用[46]。

（一）药代动力学特征

口服吸收快，患者间差异较小，与剂量成正相关的药代动力学参数，半衰期长和持续时间长的稳态血药浓度。以上特性导致了曲美替尼的具有较低的 C_{max}，仅仅为稳态血药浓度的 1.8 倍。单次口服 2mg 的曲美替尼绝对生物利用度为 72.3%，t_{max} 为 1.5 小时，半衰期约为 4 天[46,47]。C_{max} 为 22.2ng/ml，24 小时后，C_{max} 为 12.1ng/ml。单次给药（0.125 ~ 4）mg/kg 范围内，曲美替尼的 C_{max} 和 AUC 均随剂量的增加而为成比例上升。稳定状态时 C_{max} 和 AUC 的个体差异明显，分别为 22% 和 28%。与空腹相比，高脂饮食可使曲美替尼的 AUC 降低 24%，C_{max} 降低 70%，t_{max} 延迟近 4 小时。建议在餐前 1 小时或餐后 2 小时给予曲美替尼。患者的年龄、性别、体重对曲美替尼药代动力学参数影响不大，人种和种族对其药代动力学参数的影响数据不够充分[46,47]。曲美替尼与人血浆蛋白结合是 97.4%。表观分布容积（V_t/F）是 214L[45]。曲美替尼主要经脱乙酰或单氧合或与葡萄醛酸结合进行代谢。脱乙酰作用可能由水解酶导致，如羟基酯酶或酰胺酶[48]。根据群体 PK 模型估算的消除半衰期是 3.9 至 4.8 天。表观清除率是 4.9 L/h[48]。曲美替尼生物利用度高，清除率低说明肝脏对曲美替尼的摄取有限导致其首过效应代谢低，而食物将曲美替尼的吸收时间延迟，导致其半衰期推迟大约 5 天。女性的清除率较男性低，且与体重呈正相关。年龄和肝、肾损伤与不会影响到曲美替尼的药代动力学参数[47,49]。曲美替尼单次给药，50% 会以母体化合物的形式存在。多次给药时，血浆中超过 75% 为母体化合物。该药粪便排泄超过 80%，尿液排泄不到 20%，且 0.1% 的排泄剂量为母体化合物[49]。

（二）药效动力学特征

曲美替尼是一种 MEK1 和 MEK2 的可逆抑制剂。MEK 蛋白是细胞外信号相关激酶（ERK）通路的上游调控因子，促进细胞增殖。BRAF V600E 和 V600K 突变导致包括 MEK1 和 MEK2 在内的 BRAF 通路的激活。有 BRAF V600 突变 – 阳性黑色素瘤患者给予 1 mg 和 2 mg 曲美替尼导致肿瘤标志物剂量 – 依赖性变化包括磷酸化 ERK 的抑制，Ki67 的抑制（细胞增殖的一种标志物）和 p27 的增加（一种凋亡的标志物）。

（三）药物相互作用

在体外，曲美替尼不是 CYP 酶和人 P- 糖蛋白（P-gp）流出转运蛋白和乳癌耐药蛋白（BCRP）的底物。但它是一种可逆的 CYP2C8 抑制剂和 CYP3A4 的诱导剂。根据交叉 – 研究比较，口服给予曲美替尼 2 mg 每天 1 次与依维莫司 5 mg 每天 1 次，对依维莫司的 AUC 和 C_{max} 没有临床重要影响。曲美替尼 2 mg 每天 1 次与达拉非尼 150 mg 每天 2 次的共同给药导致达拉非尼的 AUC 增加 23%，去甲基 – 达拉非尼的 AUC 增加 33%，而当与任一药物单独给药比较时曲美替尼和羟基 – 达拉非尼的 AUC 无变化。曲美替尼会少量增加咪达唑仑的 AUC，其他药物相互作用不明显，或者缺少相应试验数据[50]。

（四）药物不良反应

曲美替尼常见的副作用有（占 30% 以上）：皮疹、腹泻、外周水肿、疲劳和痤疮样皮炎[51]。这些不良反应主要是 1 级和 2 级。在这些不良反应中，痤疮样皮疹、腹泻和眼部病变（最显著的中央视网膜病变）是由 MEK 抑制剂相同的机制所导致的[52,53]。

MEK 抑制剂与 BRAF 抑制剂的组合的不良反应发生率高于 MEK 抑制剂单药治疗[53]。在联合治疗组中观察到的最常见的不良事件是发热（所有等级，71%；3 级，5%）和寒战（所有等级，58%；3 级，2%）。联合组有更高比例的胃肠道毒性反应（例如，恶心、呕吐），但这些事件中的大多数为 1 或 2 级。

值得注意的是，曲美替尼和达拉非尼联合治疗导致出血事件的发生率和严重程度增加：联合治疗为 16%，而达拉非尼单独治疗为 2%。接受联合治疗的 2 名患者（4%）的颅内出血是致命的。此外，深静脉血栓形成和肺栓塞的发生率增加也与联合治疗有关[53]。

妊娠期间服用曲美替尼可对胎儿造成伤害。建议有生育潜力的女性患者在治疗期间和完成治疗后的 4 个月内使用高效避孕措施。如果患者怀孕或在服用曲美替尼时怀疑怀孕，建议患者联系他们的医疗保健提供者。

当用作单一疗法时，曲美替尼导致无症状或可逆性心脏射血分数（EF）的降低[53]。此外，接受曲美替尼 – 达拉非尼联合治疗的患者中有 9% 发生了心肌病，定义为心力衰竭、左心室功能障碍或左心室射血分数（LVEF）降低。建议在治疗一个月后重新评估 LVEF，然后大约每 2~3 个月评估一次。对于无症状的心力衰竭，如果患者的 LVEF 相对于上次绝对值下降 10% 或更多，并且低于治疗前正常值的下限，则建议患者停用曲美替尼 4 周。如果患者在停止治疗 4 周后有所改善，则可以以较低剂量（减少 0.5 mg）恢复治疗。对于有症状的心力衰竭，如果 LVEF 从基线下降超过 20%（低于正常下限），则必须永久停止治疗[53]。

接受曲美替尼单药治疗的患者中有 9% 发生眼部事件（主要是 1 级或 2 级），其中视物模糊是最常见的眼部病变（4%）。除干眼症外，所有眼部事件都与剂量（每天一次并超过 2 mg）有关。建议对任何视觉障碍进行眼科评估，如果诊断出视网膜色素上皮脱离，则停止治疗，如果三周后症状没有改善，则停止治疗[54]。

大约 2% 的患者报告了间质性肺病。建议在出现新的例如咳嗽、呼吸困难、缺氧和浸润等肺部症状时停用曲美替尼。如果患者出现与治疗相关的间质性肺病或肺炎，必须永久停用曲美替尼[53]。

曲美替尼相关性皮疹或皮炎通常位于面部、头皮和胸部，表现为丘疹脓疱，与 BRAF 抑制剂相关的角化过度、斑丘疹相反[55]。建议监测皮肤毒性和继发感染。如果出现无法耐受的 2、3 或 4 级皮疹，且在停用曲美替尼三周后仍未改善，则必须停止治疗。

（五）血药浓度与药理学效应

在 2 期和 3 期研究中，每天服用一次曲美替尼 2 mg。检查血药谷浓度对 RR 和 PFS 的影响。结果与男性相比，女性的曲美替尼口服清除率较低（1.26 倍），并且随体重增加。年龄、轻度或中度肾功能损害或轻度肝功能损害对口服清除率没有显着影响[49]。

试验显示曲美替尼浓度大于 10 ng/ml 的曲美替尼才会起到抑制 MEK 途径的作用，从而展现了更强药效反应、患者获得了更长 PFS，但是没有显示出明显的暴露水平和毒性之间的关系[56]。曲美替尼的目标浓度为 10.4 ng/ml，用于抑制 MEK 通路。在 24 小时给药间隔内达到超过 10.4 ng/ml 的目标浓度，从而提升对 MEK 途径的持续抑制作用。该目标值与研究中报道的肿瘤生物标志物的剂量依赖性降低一致[49]。

（六）药物相关基因与药理学效应

根据体外研究，曲美替尼在浓度 0.04 μmol/L 时，既不是 CYP450 酶和转运蛋白的抑制剂，也不是其底物。其中，CYP450 酶主要包括 CYP1A2，CYP2A6，CYP2B6，CYP2C19，CYP2D6 和 CYP3A4，而转运蛋白包括人有机阴离子转运多肽（OATP1B1，OATP1B3），P-gp 和 BCRP 等[53]。目前，缺少曲美替尼体内相关基因与药理学效应的研究。

二、血药浓度监测

（一）适应人群

推荐使用曲美替尼治疗的所有肿瘤患者进行 TDM，尤其是曲美替尼治疗失败或效果欠佳的肿瘤患者。

（二）方法与流程

曲美替尼血药浓度检测的方法主要有 HPLC、MS、LC-MS/MS 等，其中 LC-MS/MS 准确度较高，常作为首选方法[57]。曲美替尼在用药后存在巨大的个体差异。因此，定期监测血药浓度以期达到最佳的稳定 C_{min} 目标值是非常必要的。

1. 采集血样　在下次给药前后 2~3 小时内直接肘静脉静脉穿刺采血 3 ml 于采血管中，颠倒混匀。

2. 转移血样　获取血液后，迅速、平稳地转运至实验室，切勿剧烈晃动，防治血细胞破裂造成标本污染。若无法及时转运样本，可放至 4 ℃保温箱保存。

3. 处理血样及仪器检测　4 ℃离心取血浆，-80 ℃下冷冻直至检测分析。

（三）目标值与结果解读

目前针对曲美替尼 TDM 的权威指南规范较少，因此曲美替尼 TDM 还未广泛运用于临床实践。文献建议使用曲美替尼的平均 / 中位 C_{min} 为 10ng/ml 作为 TDM 的靶点的浓度，PFS 作为与 TDM 目标相关的结果参数。

三、药物基因组学

目前已经发现与曲美替尼相关的作用靶点基因有 3 种，包括 MAPK、MEK1、MEK2[45]。

第四节 Encorafenib

一、药物简介

Encorafenib 是一种激酶抑制剂，可靶向 BRAF V600E，与 Binimetinib 联合用于治疗 BRAF V600E 或 V600K 突变的不可切除或转移性黑色素瘤患者，不适用于治疗野生型 BRAF 黑色素瘤。

（一）药代动力学特征

Encorafenib 口服给药后 0.5 小时血浆中检测到的生物利用度为 85%，所有剂量水平下 2 小时的峰值剂量水平（t_{max}）可检测到 Encorafenib 的吸收[58]。在极化 MDCK–Ⅱ 细胞中的测试发现，与血–脑屏障药物转运体 ABCB1 和 ABCG2 有效相互作用。然而，小鼠的绝对脑浓度和脑血浆比为 1%~2%，表明该药物的脑渗透性差[59]。血浆消除半衰期（$t_{1/2}$）约为 6 小时，主要通过细胞色素 CYP3A4 介导的 N– 脱烷基作用在肝微粒体中进行代谢，其次通过 CYP2C19 和 CYP2D6 进行消除。终末期半衰期为 2.9 ~ 4.4 小时，第 1 天清除率为 14L/h（54%），稳态时增至 32L/h（59%）。已经鉴定出大约 20 种代谢物，在单次口服 100mg 放射性标记剂量后，47%（2% 不变）和 47%（5% 不变）排泄在尿液中[58]。与之前的达拉非尼和维莫非尼相比，Encorafenib 在相似浓度下抑制 BRAF V600E 活性，在 >30 小时时与目标蛋白的解离半衰期分别为 2 小时和 0.5 小时。因此，它是一天 1 次，而不是每天 2 次。在第二阶段剂量递增试验中，全身暴露剂量为每天 1 次 50~700 mg。

（二）药效动力学特征

在健康受试者和实体肿瘤患者中研究了康奈非尼的药代动力学，包括晚期和不可切除的或带有 BRAF V600E 或 V600K 突变的转移性皮肤黑色素瘤。单次剂量后，全身暴露 Encorafenib 的剂量比例超过 50~700mg 的剂量范围。每日一次给药后，Encorafenib 的全身暴露在 50~800mg 的剂量范围内小于剂量比例[60]。在 15 天内达到稳定状态，与第 1 天相比，暴露量降低了 50%；UC 的主体间变异性（$CV\%$）范围为 12% 至 69%。

1. **吸收**　口服给药后中位 t_{max} Encorafenib 的时间是 2 小时，至少 86% 的剂量被吸收。

2. **食物的影响**　单一剂量的 Encorafenib 100mg（0.2 倍推荐剂量）与高脂肪、高热量的膳食（包括大约 150cal 来自蛋白质，350cal 来自碳水化合物，500cal 来自脂肪）合用降低了平均最大 Encorafenib 浓度（C_{max}）增加 36%，但对 AUC 无影响[61]。

3. **分布**　在体外，Encorafenib 与人血浆蛋白的结合率为 86%。血 – 血浆浓度比为 0.58。分布表观体积的几何平均值（CV%）为 164 L（70%）。

4. **代谢**　主要的代谢途径是 n – 脱烷基作用，其中 CYP3A4（83%）是人肝微粒体中 Encorafenib 氧化清除的主要贡献者，其次是 CYP2C19（16%）和 CYP2D6（1%）。

5. **排泄**　在单次口服 100mg 放射性标签的 Encorafenib 后，在粪便中恢复了 47%（5% 不变），在尿液中恢复了 47%（2% 不变）。

6. **特定的人群**　年龄（19~89 岁）、性别、体重、轻度肝损害（Child–Pugh A 级）和轻度或中度肾功能损害 Clcr30 ~ 90ml /min 对 Encorafenib 的药代动力学没有临床意义的影响。种族或种族、中度或重度肝损害（Child–Pugh B 级或 C 级）和重度肾损害（Clcr< 30 ml/min）对 Encorafenib 药代动力学的影响尚未得到研究。

（三）药物相互作用[62-64]

1. **强或中度 CYP3A4 抑制剂**　Encorafenib 与强或中度 CYP3A4 抑制剂同时使用会增加 Encorafenib 的血浆浓度，并可能增加 Encorafenib 的不良反应。避免与强或中度 CYP3A4 抑制剂（包括葡萄柚汁）同时使用勃拉夫托维。如果不能避免强效或中效 CYP3A4 抑制剂的同时给药，请按推荐剂量修改剂量。

2. **强或中度 CYP3A4 诱导剂**　与强或中剂量的 CYP3A4 诱导剂同时使用 Encorafenib 可能会降低 Encorafenib 的血浆浓度，并可能降低 Encorafenib 的疗效。避免同时使用强或中剂量的 CYP3A4 诱导剂和 Encorafenib。

3. **敏感的 CYP3A4 底物**　与敏感的 CYP3A4 底物同时使用 Encorafenib 可能会导致这些药物的毒性增加或疗效下降。Encorafenib 与激素避孕药（CYP3A4 底物）的联合使用可导致激素避孕效果的降低和损失。避免使用激素避孕药。

（四）药物不良反应

Encorafenib 联合 Binimetinib 使用时最常见（>25%）的不良反应是疲劳、恶心、呕吐、腹痛和关节痛。

30% 接受 Encorafenib 联合 Binimetinib 治疗的患者出现了导致 Encorafenib 维剂量中断的不良反应：最常见的是恶心（7%）、呕吐（7%）和发热（4%）。在接受 Encorafenib

联合 Binimetinib 治疗的患者中，14% 发生了导致 Encorafenib 剂量减少的不良反应；最常见的是关节痛（2%）、疲劳（2%）和恶心（2%）。5%（5%）接受 Encorafenib 联合 Binimetinib 治疗的患者出现了不良反应，导致 Encorafenib 永久停用；最常见的是 2% 的出血和 1% 的头痛[65]。

（五）血药浓度与药理学效应[66]

CYP3A4 抑制剂对 Encorafenib 的影响：强效（泊沙康唑）或中效（地尔硫草）的 CYP3A4 抑制剂与 BRAFTOVI 联合使用，可使 Encorafenib 的 AUC 分别提高 3 倍和 2 倍，并使 C_{max} 在单次给药 50mg（0.1 倍推荐剂量）后，分别增加 68% 和 45%。

CYP3A4 诱导剂对 Encorafenib 的影响：未研究过 CYP3A4 诱导剂对 Encorafenib 暴露的影响。在临床试验中，在第一次剂量后，稳态康奈非尼暴露量低于康奈非尼暴露，提示 CYP3A4 产生自动诱导。

酸还原剂对 Encorafenib 的影响：联合使用质子泵抑制剂雷贝拉唑对 AUC 和 C_{max} 无影响。

联合用药：Encorafenib（UGT1A1 抑制剂）与 Binimetinib（UGT1A1 底物）联合用药对 Binimetinib 暴露没有影响。

（六）药物相关基因与药理学效应[67]

Encorafenib 对 CYP/UGT 底物的影响：Encorafenib 是 UGT1A1、CYP1A2、CYP2B6、CYP2C8/9、CYP2D6 和 CYP3A 的可逆抑制剂，在临床相关的血浆浓度下是 CYP3A4 的时间依赖性抑制剂。Encorafenib 诱导 CYP2B6、CYP2C9 和 CYP3A4 达到临床相关的血浆浓度。

转运体对 Encorafenib 的影响：Encorafenib 是 P- 糖蛋白（P-gp）的底物。在临床相关的血浆浓度下，Encorafenib 不是乳腺癌耐药蛋白（BCRP）、多药耐药相关蛋白 2（MRP2）、有机阴离子转运多肽（OATP1B1、OATP1B3）或有机阳离子转运蛋白（OCT1）的底物。

Encorafenib 对转运蛋白的影响：Encorafenib 对 P-gp、BCRP、OCT2、有机阴离子转运蛋白（OAT1、OAT3）、OATP1B1、OATP1B3 有抑制作用，但在临床相关血浆浓度下对 OCT1、MRP2 无抑制作用。

二、血药浓度监测

截止 2021 年 8 月，目前尚未有关于该药血药浓度监测的相关指南、规范及高质量文献数据。

三、药物基因组学

目前已经发现与 Encorafenib 相关的作用靶点基因有 2 种，包括 BRAF V600E 和

V600K。

四、相关基因检测的研究进展

一项正在进行的 BEACON CRC 3 期临床研究评估 Encorafenib + Binimetinib + 西妥昔单抗治疗 BRAF V600E 突变患者耐受性好，且疗效改善持续。

参考文献

［1］ FDA Label（2018-05-04）-TAFINLAR（Dabrafenib Mesylate Capsules）（Novartis Pharmaceuticals Corporation）.

［2］ Falchook GS，Long GV，Kurzrock R，et al. Dose selection, pharmacokinetics, and pharmacodynamics of BRAF inhibitor dabrafenib（GSK2118436）［J］. Clin Cancer Res，2014，20（17）：4449-4458.

［3］ Roskoski R Jr. Targeting ERK1/2 protein-serine/threonine kinases in human cancers［J］. Pharmacol Res，2019，142：151-168.

［4］ Zaman A，Wu W，Bivona TG. Targeting Oncogenic BRAF：Past, Present, and Future［J］. Cancers（Basel），2019，11（8）：1197.

［5］ Long GV，Fung C，Menzies AM，et al. Increased MAPK reactivation in early resistance to dabrafenib/trametinib combination therapy of BRAF-mutant metastatic melanoma［J］. Nat. Commun，2014，5：5694.

［6］ Poulikakos PI，Persaud Y，Janakiraman M，et al. BRAF inhibitor resistance is mediated by dimerization of aberrantly spliced BRAF V600E［J］. Nature，2011，480（7377）：387-390.

［7］ Girotti MR，Marais R. Deja vu：EGF receptors drive resistance to BRAF inhibitors［J］. Cancer Discov，2013，3（5）：487-490.

［8］ Girotti MR，Pedersen M，Sanchez-Laorden B，et al. Inhibiting EGF receptor or SRC family kinase signaling overcomes BRAF inhibitor resistance in melanoma［J］. Cancer Discov，2013，3（2）：158-167.

［9］ Shi H，Hugo W，Kong X，et al. Acquired resistance and clonal evolution in melanoma during BRAF inhibitor therapy［J］. Cancer Discov，2014，4（1）：80-93.

［10］ Shi H，Hong A，Kong X，et al. A novel AKT1 mutant amplifies an adaptive melanoma response to BRAF inhibition［J］. Cancer Discov，2014，4（1）：69-79.

［11］ Phadke M，Remsing Rix LL，Smalley I，et al. Dabrafenib inhibits the growth of BRAF-WT cancers through CDK16 and NEK9 inhibition［J］. Mol Oncol，2018，12（1）：74-88.

［12］ Kurioka D，Takeshita F，Tsuta K，et al. NEK9-dependent proliferation of cancer cells lacking functional［J］. Sci，2014，4：6111.

［13］ Mikolcevic P，Rainer J，Geley S. Orphan kinases turn eccentric：a new class of cyclin Y-activated, membrane-targeted CDKs［J］. Cell Cycle，2012，11（20）：3758-3768.

［14］ Caporali S，Amaro A，Levati L，et al. miR-126-3p down-regulation contributes to dabrafenib acquired resistance in melanoma by up-regulating ADAM9 and VEGF-A［J］. J Exp Clin Cancer Res，2019，38（1）：272.

［15］Yu Y，Xiang N，Lin M，et al. miR-26a Sensitizes Melanoma Cells To Dabrafenib Via Targeting HMGB1-Dependent Autophagy Pathways［J］. Drug Des Devel Ther，2019，13：3717-3726.

［16］Rousset M，Dutriaux C，Bosco-Lévy P，et al. Trough dabrafenib plasma concentrations can predict occurrence of adverse events requiring dose reduction in metastatic melanoma［J］. Clin Chim Acta，2017，472：26-29.

［17］Suttle AB，Grossmann KF，Ouellet D，et al. Assessment of the drug interaction potential and single- and repeat-dose pharmacokinetics of the BRAF inhibitor dabrafenib［J］. J Clin Pharmacol，2015，55（4）：392-400.

［18］Denton CL，Minthorn E，Carson SW，et al. Concomitant oral and intravenous pharmacokinetics of dabrafenib，a BRAF inhibitor，in patients with BRAF V600 mutation-positive solid tumors［J］. J Clin Pharmacol，2013，53（9）：955-961.

［19］Falchook GS，Long GV，Kurzrock R，et al. Dose selection，pharmacokinetics，and pharmacodynamics of BRAF inhibitor dabrafenib（GSK2118436）［J］Clin Cancer Res，2014，20（17）：4449-4458.

［20］Huynh，H. H.，Pressiat，C.，Sauvageon，H.，et al. Development and validation of a simultaneous quantification method of 14 tyrosine kinase inhibitors in human plasma using LC-MS/MS［J］. Therapeutic Drug Monitoring，2017，39（1）：43-54.

［21］Verheijen RB，Yu H，Schellens JHM，et al. Practical Recommendations for Therapeutic Drug Monitoring of Kinase Inhibitors in Oncology［J］. Clin Pharmacol Ther，2017，102（5）：765-776.

［22］Rotow J，Bivona TG. Understanding and targeting resistance mechanisms in NSCLC［J］. Nat Rev Cancer，2017，17（11）：637-658.

［23］Rousset M，Dutriaux C，Bosco-Lévy P，et al. Trough dabrafenib plasma concentrations can predict occurrence of adverse events requiring dose reduction in metastatic melanoma［J］. Clin Chim Acta，2017，472：26-29.

［24］Merienne C，Rousset M，Ducint D，et al. High throughput routine determination of 17 tyrosine kinase inhibitors by LC-MS/MS［J］. J Pharm Biomed Anal，2018，150：112-120.

［25］Rousset M，Titier K，Bouchet S，et al. An UPLC-MS/MS method for the quantification of BRAF inhibitors（vemurafenib，dabrafenib）and MEK inhibitors（cobimetinib，trametinib，binimetinib）in human plasma. Application to treated melanoma patients［J］. Clin Chim Acta，2017，470：8-13.

［26］周彩存，王洁，程颖，等.二代测序技术在 NSCLC 中的临床应用中国专家共识（2020 版）［J］.中国肺癌杂志，2020，23（09）：741-761.

［27］Hauschild A，Grob JJ，Demidov LV，et al. Dabrafenib in BRAF-mutated metastatic melanoma：a multicentre，open-label，phase 3 randomised controlled trial［J］. Lancet，2012，380（9839）：358-365.

［28］Hauschild A，Ascierto PA，Schadendorf D，et al. Long-term outcomes in patients with BRAF V600-mutant metastatic melanoma receiving dabrafenib monotherapy：Analysis from phase 2 and 3 clinical trials［J］. Eur J Cancer，2020，125：114-120.

［29］Dagogo-Jack I，Martinez P，Yeap BY，et al. Impact of *BRAF* mutation class on disease characteristics and clinical outcomes in *BRAF*-mutant lung cancer［J］. Clin Cancer Res，2019，25（1）：158-165. doi：10.1158/1078-0432. CCR-18-2062.

［30］ Rudin CM, Hong K, Streit M. Molecular characterization of acquired resistance to the BRAF inhibitor dabrafenib in a patient with *BRAF* mutant non-small-cell lung cancer［J］. J Thorac Oncol, 2013, 8（5）: e41-e42.

［31］ Niemantsverdriet M, Schuuring E, Elst AT, et al. KRAS mutation as a resistance mechanism to BRAF/ MEK inhibition in NSCLC［J］. J Thorac Oncol, 2018, 13（12）: e249-e251.

［32］ Abravanel DL, Nishino M, Sholl LM, et al. An acquired NRAS Q61K mutation in BRAF V600E-mutant lung adenocarcinoma resistant to dabrafenib plus trametinib［J］. J Thorac Oncol, 2018, 13（8）: e131-e133.

［33］ Facchinetti F, Lacroix L, Mezquita L, et al. Molecular mechanisms of resistance to BRAF and MEK inhibitors in BRAF（V600E）nonsmall cell lung cancer［J］. Eur J Cancer, 2020, 132: 211-223.

［34］ Patel H, Yacoub N, Nishra R, et al. Current Advances in the Treatment of BRAF-Mutant Melanoma［J］. Cancers, 2020, 12（2）:482

［35］ Greco A, Safi D, Swami U, et al. Efficacy and Adverse Events in Metastatic Melanoma Patients Treated with Combination BRAF Plus MEK Inhibitors Versus BRAF Inhibitors: A Systematic Review［J］. Cancers（Basel）, 2019, 11（12）: 1950

［36］ Takahashi RH, Choo EF, Ma S, et al. Absorption, Metabolism, Excretion, and the Contribution of Intestinal Metabolism to the Oral Disposition of［^{14}C］Cobimetinib, a MEK Inhibitor, in Humans［J］. Drug Meta Dispos, 2016, 44（1）: 28-39.

［37］ Han K, Jin JY, Marchand M, et al. Population pharmacokinetics and dosing implications for cobimetinib in patients with solid tumors［J］. Cancer chemotherapy and pharmacology, 2015, 76（5）: 917-924.

［38］ Budha NR, Ji T, Musir L, et al. Evaluation of Cytochrome P450 3A4-Mediated Drug–Drug Interaction Potential for Cobimetinib Using Physiologically Based Pharmacokinetic Modeling and Simulation［J］. Clinical Pharmacokinetics, 2016, 55（11）: 1435-1445.

［39］ Rosen LS, LoRusso P, Ma WW, et al. A first-in-human phase I study to evaluate the MEK1/2 inhibitor, cobimetinib, administered daily in patients with advanced solid tumors［J］. Inves New Drugs, 2016, 34（5）: 604-613.

［40］ Christopher HL, Manuel H, Jordan DB, et al. A Phase Ib Dose-Escalation Study of the Safety, Tolerability, and Pharmacokinetics of Cobimetinib and Duligotuzumab in Patients with Previously Treated Locally Advanced or Metastatic Cancers with Mutant KRAS［J］. The Oncologist, 2017, 22: 1-7.

［41］ Kim HY, Upadhyay PJ, Fahmy A, et al. Clinical Pharmacokinetic and Pharmacodynamic Considerations in the（Modern）Treatment of Melanoma［J］. Clin Pharmacokinet, 2019, 58（8）: 1029-1043.

［42］ Yu J, Zhou Z, Owens KH, et al. What Can Be Learned from Recent New Drug Applications? A Systematic Review of Drug Interaction Data for Drugs Approved by the US FDA in 2015［J］. Drug Metab Dispos, 2017, 45（1）: 86-108.

［43］ Janssen JM, de Vries N, Venekamp N, et al. Development and validation of a liquid chromatography-tandem mass spectrometry assay for nine oral anticancer drugs in human plasma［J］. J Pharm Biomed, 2019, 174: 561-566.

［44］ Musib L, Choo E, Deng Y, et al. Absolute bioavailability and effect of formulation change, food, or

elevated pH with rabeprazole on cobimetinib absorption in healthy subjects［J］. Mol Pharm. 2013；
10（11）：4046-4054.

［45］Chung C，Reilly S. Trametinib：a novel signal transduction inhibitor for the treatment of metastatic cutaneous melanoma［J］. Am J Health Syst Pharm，2015，72（2）：101-110.

［46］Queirolo P，Spagnolo F. BRAF plus MEK-targeted drugs：a new standard of treatment for BRAF-mutant advanced melanoma［J］. Cancer Metastasis Rev，2017，36（1）：35-42.

［47］Leonowens C，Pendry C，Bauman J，et al. Concomitant oral and intravenous pharmacokinetics of trametinib，a MEK inhibitor，in subjects with solid tumours［J］. Br J Clin Pharmacol，2014，78（3）：524-532.

［48］郑宇静，封宇飞. MEK1/2 抑制剂曲美替尼的药理作用与临床评价［J］.中国新药杂志，2014，23（15）：1723-1725.

［49］Infante JR，Fecher LA，Falchook GS，et al. Safety，pharmacokinetic，pharmacodynamic，and efficacy data for the oral MEK inhibitor trametinib：a phase 1 dose-escalation trial［J］. Lancet Oncol，2012，13（8）：773-781.

［50］Filppula AM，Mustonen TM，Backman JT. In Vitro Screening of Six Protein Kinase Inhibitors for Time-Dependent Inhibition of CYP2C8 and CYP3A4：Possible Implications with regard to Drug-Drug Interactions［J］. Basic Clin Pharmacol Toxicol，2018，123（6）：739-748.

［51］Kim KB，Kefford R，Pavlick AC，et al. Phase II study of the MEK1/MEK2 inhibitor trametinib in patients with metastatic BRAF-mutant cutaneous melanoma previously treated with or without a BRAF inhibitor［J］. Journal of Clinical Oncology，2013，31（4）：482-489.

［52］Cox DS，Papadopoulos K，Fang L，et al. Evaluation of the Effects of Food on the Single - Dose Pharmacokinetics of Trametinib，a First - in - Class MEK Inhibitor，in Patients with Cancer［J］. Journal of Clinical Pharmacology，2013，53（9）：946-954.

［53］Flaherty KT，Infante JR，Daud A，et al. Combined BRAF and MEK inhibition in melanoma with BRAF V600 mutations［J］. New England Journal of Medicine，2012，367（18）：1694-1703.

［54］Flaherty KT，Robert C，Hersey P，et al. Improved survival with MEK inhibition in BRAF-mutated melanoma［J］. N Engl J Med，2012，367（2）：107-114.

［55］Johnson DB，Sosman JA. Update on the Targeted Therapy of Melanoma［J］. J Current Treatment Options in Oncology，2013，14（2）：280-292.

［56］Ouellet D，Kassir N，Chiu J，et al. Population pharmacokinetics and exposure-response of trametinib，a MEK inhibitor，in patients with BRAF V600 mutation-positive melanoma［J］. Cancer Chemotherapy & Pharmacology，2016，77(4)：807-817.

［57］Nijenhuis CM，Haverkate H，Rosing H，et al. Simultaneous quantification of dabrafenib and trametinib in human plasma using high-performance liquid chromatography-tandem mass spectrometry［J］. Journal of Pharmaceutical Biomedical Analysis，2016，125：270-279.

［58］Koelblinger P，Thuerigen O，Dummer R. Development of encorafenib for BRAF-mutated advanced melanoma［J］. Curr Opin Oncol，2018，30（2）：125-133.

［59］Chapman PB，Hauschild A，Robert C，et al. Improved survival with vemurafenib in melanoma with

BRAF V600E mutation［J］. N Engl J Med, 2011, 364: 2507－2516.

［60］Hauschild A, Grob JJ, Demidov LV, et al. Dabrafenib in BRAF-mutated metastatic melanoma: a multicentre, open-label, phase 3 randomised controlled trial［J］. Lancet, 2012, 380: 358-365.

［61］Schadendorf D, Long GV, Stroiakovski D, et al. Three-year pooled analysis of factors associated with clinical outcomes across dabrafenib and trametinib combination therapy phase 3 randomised trials［J］. Eur J Cancer, 2017, 82: 45-55.

［62］Ascierto PA, McArthur GA, Dréno B, et al. Cobimetinib combined with vemurafenib in advanced BRAF（V600）-mutant melanoma（coBRIM）: updated efficacy results from a randomised, double-blind, phase 3 trial［J］. Lancet Oncol, 2016, 17（9）: 1248-1260.

［63］Daud A, Gill J, Kamra S, et al. Indirect treatment comparison of dabrafenib plus trametinib versus vemurafenib plus cobimetinib in previously untreated metastatic melanoma patients［J］. J Hematol Oncol, 2017, 10（1）: 3.

［64］Delord JP, Robert C, Nyakas M, et al. Phase I dose-escalation and -expansion study of the BRAF inhibitor encorafenib (LGX818) in metastatic BRAF-mutant melanoma［J］. Clin Cancer Res, 2017, 23（18）: 5339-5348.

［65］Array BioPharma Inc. Investigator's brochure encorafenib (LGX818). 8th ed. 2016.

［66］Stuart DD, Li N, Poon DJ, et al. Preclinical profile of LGX818: a potent and selective RAF kinase inhibitor［abstract］. Proceedings of the 103rd Annual Meeting of the American Association for Cancer Research. 2012: 728 Suppl.

［67］Van C E, Cuyle P, Huijberts S, et al. O-027BEACON CRC study safety lead-in: Assessment of the BRAF inhibitor encorafenib+MEK inhibitor binimetinib+anti-epidermal growth factor receptor antibody cetuximab for BRAFV600E metastatic colorectal cancer［J］. Annals of Oncology, 2018, 29（suppl_5）.

第十章　VEGFR 通路抑制剂的 TDM 与基因检测

第一节　阿昔替尼

一、药物简介

阿昔替尼（Axitinib，AXI），是一种 VEGF 受体酪氨酸激酶抑制剂，其通过切断异常的酪氨酸激酶信号传导阻止细胞的增殖和肿瘤的形成。临床上主要用于既往接受过一种酪氨酸激酶抑制剂或细胞因子治疗失败的进展期肾细胞癌（RCC）的成人患者，联合帕博利珠单抗适用于晚期肾透明细胞癌的一线治疗。

（一）药代动力学特征

阿昔替尼每天单次口服 5 mg 的达峰时间（t_{max}）为 2.5~4.1 小时，平均生物利用度为 58%，服用 2~3 天后达到稳态。每天 2 次口服阿昔替尼 5 mg 会出现大约 1.4 倍的累积。稳态下，阿昔替尼在 1~20 mg 内，呈现近乎线性的药代动力学过程[1]。与禁食过夜相比，阿昔替尼在中度、高度脂肪进食的 AUC 分别降低 10% 和 19%。阿昔替尼与人血浆蛋白具有高度的结合特性（>99%）。晚期肾细胞癌患者（n=20）在进食状态下，每日 2 次服用阿昔替尼 5 mg 时，C_{max}、AUC_{0-24h} 分别为 27.8 ng/ml，265（ng·h）/ml。表观清除率和表观分布容积分别为 38 L/h 和 160 L。然而，食物对阿昔替尼的影响并不显著，可与食物同服或空腹给药。阿昔替尼主要通过肝脏 CYP3A4/5 进行代谢，而 CYP1A2、CYP2C19 和 UGT1A1 对阿昔替尼的代谢影响稍小[2]。阿昔替尼的血浆半衰期为（2.5~6.1）小时。口服放射性阿昔替尼 5 mg，检测到粪便中含有放射活性物质为 41%（阿昔替尼原型占 12%），尿液中含有放射活性物质为 23%，尿液中未检测到阿昔替尼原型药物，羧酸和亚砜代谢物是尿中放射性物质的主要组成部分。在体外研究中，亚砜代谢物和 $N-$ 葡萄糖醛酸代谢物对 VEGFR-2 的抑制能力是阿昔替尼 1/400。

另外，肝功能中度损害患者对阿昔替尼的代谢能力约是正常人的一半。年龄、种族、体重、体表面积、UGT1A1、ABCB1、CYP2C19 和 OATP1B1 的基因多态性对阿昔替尼的清除率无临床相关性影响。

（二）药效动力学特征

阿昔替尼是多靶点 TKIs 抑制剂，在治疗量的血浆浓度下，可以选择性抑制血管内皮细胞生长因子受体 VEGFR-1、VEGFR-2 和 VEGFR-3，这些受体与病理性血管的生成、肿瘤的生长及癌症的发展都有紧密的关系。其作用机制为阻断 VEGFRs 介导的内皮细胞在细胞外基质蛋白上的黏附和迁移，并诱导早期的内皮细胞凋亡。同时阿昔替尼在对 VEGFRs 有效的浓度下，可以快速有效地抑制内皮型一氧化氮合酶（eNOS）、蛋白激酶 B（Akt）和有丝分裂原活化蛋白激酶（ERK1/2）的磷酸化。有研究表明，阿昔替尼可以通过直接抑制 ABCGZ 药物外排泵功能靶向杀伤肿瘤干细胞样细胞，增加传统化疗药物的敏感性。与第一代抑制剂（舒尼替尼和索拉非尼）相比，阿昔替尼对 PDGFRs、B-Raf、c-Kit 和 Flt-3 没有实质性的抑制作用，这可能有助于减少非靶向不良反应和更好的治疗窗口。

（三）药物相互作用

阿昔替尼主要经 CYP3A4/5 代谢，少量经 CYP1A2、CYP2C19 和 UGT1A1 代谢。

阿昔替尼与强效 CYP3A4/5 抑制剂（例如酮康唑、伊曲康唑等）合用可能升高阿昔替尼血浆浓度[3]。在健康志愿者中以酮康唑 400 mg，每日 1 次给药 7 天，可使单次口服 5mg 阿昔替尼的 AUC 升高 2 倍，使 C_{max} 升高 1.5 倍[4]。葡萄柚也可能升高阿昔替尼血浆浓度。因此，建议选择无或有最低程度 CYP3A4/5 抑制可能性的药物合用。如果必须与强效 CYP3A4/5 抑制剂合用，建议将阿昔替尼的剂量减半。

阿昔替尼与强效 CYP3A4/5 诱导剂（例如利福平、地塞米松等）合用可能降低阿昔替尼血浆浓度[3]。在健康志愿者中以利福平 600 mg，每天 1 次给药 9 天，使单剂量 5mg 阿昔替尼的平均 AUC 降低 79%，使 C_{max} 降低 71%[4]。因此，选择无或有最低程度 CYP3A4/5 诱导可能性的药物合用。如果必须与强效 CYP3A4/5 诱导剂合用，建议逐渐增加阿昔替尼的剂量。

体外研究表明治疗血浆浓度下，阿昔替尼不抑制 CYP2C19 或 UGT1A1。阿昔替尼与 CYP1A2 底物合用可能导致 CYP1A2 底物（例如茶碱）血浆浓度升高。由于这些同工酶与阿昔替尼的相关研究不足，因此应慎用。另外，Waxman[5] 等在体外研究发现，阿昔替尼通过发挥抗血管生成活性，将肿瘤细胞中环磷酰胺活性代谢物浓度降低 60%。

（四）药物不良反应

单独使用阿昔替尼时，最常见的副反应是高血压、疲劳、胃肠道毒性[6]。这些都是由阿昔替尼的药物作用机制决定的，是可预知的治疗副反应。阿昔替尼治疗绝大多数的副反应都可以通过调整药物剂量、对症支持处理来解决，对于出现高血压的患者只要用抗高血压药物就可以解决。有研究报道过患者连续服药超过 3 年而并无累积毒性以上的研究说明阿昔替尼的连续给药和恒定剂量给药，患者均具有良好的耐受性。Rini[7] 等的研究发现，阿昔替尼治疗晚期肾癌的主要副反应为腹泻（55%，3 级以上 11%），高血压（40%，3 级以上 16%），疲劳（39%，3 级以上 11%），厌食（34%，3 级以上 5%），恶心（32%，3 级以上 3%）、语言障碍（31%）、手足综合征（27%，3 级以上 5%）、体重减轻（25%，3 级以上 2%）、甲状腺功能减退（19%，3 级以上 19%）、黏膜炎症（15%，3 级以上 1%）、皮疹（13%，3 级以上 <1%）。阿昔替尼的 I 期临床研究报道，当阿昔替尼剂量超过 10 mg/d 时，几乎所有患者都会发生高血压，且其中 50% 为 3 ~ 5 级高血压，阿昔替尼的毒副反应呈现出明显的剂量依赖性改变。高血压、语言障碍和甲状腺功能减退与 VEGFR 抑制剂的作用机制有关[8]。阿昔替尼导致高血压的可能原因是 VEGF 信号通路受抑制，导致内皮一氧化氮合成酶减少有关信号通路受抑制，导致内皮一氧化氮合成酶减少[6, 9]。甲状腺功能减退与 VEGFR 抑制剂直接相关，通过诱导甲状腺炎的产生进而导致内分泌器官衰竭[10]。

（五）用法用量

根据我国发布的《新型抗肿瘤药物临床应用指导原则（2018 版）》，阿昔替尼推荐的起始口服剂量为 5mg，每日 2 次，可与食物同服或空腹给药，给药时间间隔约为 12 小时，只要观察到临床获益，就应继续治疗直至发生不能接受的毒性。如果患者呕吐或漏服一次剂量，不应另外服用一次剂量，应按常规服用下一次剂量。建议根据患者安全性和耐受性的个体差异增加或降低剂量。

（1）在治疗过程中，满足下述标准的患者可增加剂量：能耐受阿昔替尼至少两周连续治疗、未出现 2 级以上不良反应、血压正常、未接受降压药物治疗。当推荐从 5mg，每日 1 次开始增加剂量时，可将阿昔替尼剂量依次增加至 7mg，每日 2 次；10mg，每日 2 次。

（2）在治疗过程中，可能需要暂停或永久终止给药，或降低阿昔替尼剂量。如从 5mg，每日 2 次开始减量，则推荐剂量依次减量至 3mg，每日 2 次；2mg，每日 2 次。避免与强效 CYP3A4/5 抑制剂（酮康唑、伊曲康唑、克拉霉素等）或强效 CYP3A4/5 诱导剂（利福平、地塞米松等）合用。联合帕博利珠单抗治疗晚期肾透明细胞癌时，推荐阿昔替尼的剂量为 5mg，每日 2 次，如能耐受，可考虑剂量滴定。

另外，阿昔替尼在特殊人群中的应用主要有以下特征：老年患者、轻度至重度肾损害患者无需调整阿昔替尼起始剂量，但终末期肾病患者应慎用。轻度肝损害患者无需调整阿昔替尼起始剂量，中度肝损害患者服用阿昔替尼时，起始剂量应减半。尚未在重度肝损害患者、儿童患者中进行过阿昔替尼研究，不应在重度肝损害患者中使用阿昔替尼。

（六）血药浓度与药理学效应

阿昔替尼具有重要的个体间药代动力学变异性，包括暴露不足的风险。阿昔替尼可以抑制血管内皮生长因子介导的内皮细胞增殖和生存，其在纳摩尔浓度就表现出对 VEGFRs 重组激酶、PDGFR-β 和 c-Kit 的较高特异性和作用效果。阿昔替尼基于亚洲人群的相关研究数据相近（PFS 和 OS 时间分别为 9.3 月和 27.0 月），相关临床研究显示出该药物在亚洲人群中的疗效较西方人群更佳。单一药物阿昔替尼在不同肿瘤类型的患者的 Ⅱ 期和 Ⅲ 期研究中普遍具有良好的耐受性。

Igarashi[11] 等发现 mRCC 患者阿昔替尼血药浓度与不良反应的发生率和总生存期（OS）显著相关。阿昔替尼剂量可根据临床耐受性进行滴定，主要是与临床结果相关的高血压。AXIS[7] 试验显示，在随机化的前 8 周或 12 周内使用二线阿昔替尼或索拉非尼治疗，出现高血压的患者的中位 OS 比未出现高血压的患者长。根据发表的阿昔替尼滴定患者的数据，平均 C_{max} 为 28.6 ng/ml（95%CI，20.5~39.9）。Yamamoto[12] 等基于阿昔替尼药物遗传学的 AUC 预测，确定阿昔替尼最佳初始剂量，从而验证较高的 AUC 和较严重的不良反应（甲状腺功能减退和手足综合征）之间的密切联系。Miura[13] 等根据舒尼替尼预处理的转移性肾细胞癌患者（$n=26$）在 0 到 12 小时的浓度 – 时间曲线下的第一剂量区域（AUC_{0-12}）评估了阿昔替尼的个体剂量，用于优化功效并最大程度地降低毒性。发现在阿昔替尼的第一剂量 AUC_{0-12} 中显示出较大的个体间差异，日本患者的 AUC_{0-12} 平均值和范围分别为 272.9（ng·h）/ml 和 36.2~1094.1（ng·h）/ml。首剂量 AUC_{0-12} 高的患者可能具有良好的预后，该研究中指定 AUC_{0-12} 150（ng·h）/ml，但是，150（ng·h）/ml 的目标 AUC_{0-12} 可能会高于最佳值，需要进一步研究调整至个人推荐剂量。

（七）药物相关基因与药理学效应

阿昔替尼药物的相关基因研究较少，且观点不同。Igarashi[11] 等发现 UGT1A1 基因型与不良反应的发生率和 OS 无直接关系。AXIS[7] 试验中单核苷酸多态性（SNPs）的基因型分析表明，VEGF 途径相关基因中没有 SNP 预测 PFS 或 OS 的阿昔替尼疗效。

但有报道称，血浆阿昔替尼水平可能受肝代谢酶活性和肠道药物转运蛋白的影响。ABCB1 编码在肠上皮上表达的 ABC 转运体之一。Kato[14] 等的研究显示，ABCB1 单倍型 T/T（a）/T 中 1236C>T、2677G>T/a 和 3435C>T 的单倍型与第 1 天血浆阿昔替尼水平较高的 AUC_{0-6} 有显著关系（$P=0.013$）。但在 ABCG2 基因型和 ABCB1 单倍型组之间，不良事件发生频率没有显着差异。Brennan[2] 等评估了多达 15 个变异等位基因，并分析了每个多态性多达 315 名健康志愿者。分析的多态性均不是阿昔替尼药代动力学变异的统计学显着预测因子。在基因型和推断表型中，CYP2C19 基因型和 ABCB1（G2677T/A）多态性在多重测试调整后对阿昔替尼药代动力学变异性的影响最接近统计学意义。但是，没有酶或转运蛋白基因型 / 推断的表型对阿昔替尼的整体药代动力学变异性贡献 >5%。

另外，Escudier[15] 等在 159 例接受阿昔替尼治疗的患者中，发现 VEGF–A rs699947（A/A vs.C/C）和 rs833061（C/C vs.T/T）与更长的 OS 相关（27.0 vs.13.4 个月；危险比 HR=0.39；校正后 $P=0.015$）。

二、血药浓度监测

（一）适应人群

推荐使用阿昔替尼治疗的所有肿瘤患者进行 TDM，尤其是阿昔替尼治疗失败或效果欠佳的肿瘤患者。

（二）方法与流程

阿昔替尼血药浓度监测使用稳态时血浆 C_{min}，其检测的方法主要有高效液相色谱法（HPLC）、质谱法（MS）、液相色谱 – 串联质谱法（LC–MS/MS）等，其中液相色谱 – 串联质谱法准确度较高，常作为首选方法。阿昔替尼在用药后存在巨大的个体差异，特别是肝功能损伤患者和联合 CYP3A4/5 诱导剂或抑制剂，因此，定期监测血药浓度以期达到最佳的稳定 C_{min} 目标值是非常必要的。

1. 采集血样　在下次给药前后 2–3 小时内直接肘静脉静脉穿刺采血 3 ml 于采血管中，颠倒混匀。

2. 转移血样　获取血液后，迅速、平稳地转运至实验室，切勿剧烈晃动，防治血细胞破裂造成标本污染。若无法及时转运样本，可放至 4℃ 保温箱保存。

3. 处理血样及仪器检测　分离血细胞和血浆，取合适体积血浆进行检测。

（四）目标值与结果解读

目前针对阿昔替尼 TDM 的权威指南规范较少。FDA 批准的用于治疗实体肿瘤的实用 TDM，建议阿昔替尼使用 AUC ≥ 300（ng·h）/ml 作为 TDM 的靶点的浓度，平均 / 中位 C_{min} 为 375 ng/ml，OS 作为与 TDM 目标相关的结果参数。有文献[16]指出，也可以考虑更实际的 C_{min} 靶点 >5ng/ml 标准。

三、药物基因组学

阿昔替尼具体的药物基因多态性没有统一的定论，这表明在个体受试者中不需对阿昔替尼剂量进行基于基因型或推断表型的调整。

四、基于 TDM 或基因检测的临床合理用药

2019 年 12 月 16 日，我国发布的《新型抗肿瘤药物临床应用指导原则（2019 版）》中，指出阿昔替尼用于肾癌不需要进行药物靶点检测。

一个基于 TDM 的病例报告（Murata[17]等报道）。

背景：转移性肾细胞癌治疗失败后，目前尚无明确的治疗方法。

案例：2013 年 10 月，在日本新泻大学医学与牙科医院，一名 66 岁的日本男子患有转移性肾细胞癌，对干扰素 α 和舒尼替尼疗法无效。他开始以 10 mg/d 的剂量使用阿昔替尼治疗，由于无法忍受的不良事件，剂量逐渐减少至 4 mg/d。他的转移性病变缩小了。然而，由于不良事件，他无法继续。他开始用阿昔替尼进行四线治疗。但是，转移性病变增加。开始用阿昔替尼 4 mg/d 进行再攻击，由于不良事件，剂量减至 2 mg/d。随后，不良事件变得可控，转移灶的大小保持不变。

结论：阿昔替尼的治疗药物监测在安全有效的治疗方法和这些药物个体化的发展中可以发挥重要作用。

五、相关 TDM 的研究进展

2017 年 Herbrink[18] 课题组建立并验证了一种灵敏的新的 LC–MS/MS 法测定人血浆中 8 种新型抗癌药物。临床静脉穿刺取样后直接制备样品，在 4℃于 2000g 离心 10 分钟。离心后，血浆被分离并储存在 –20℃的琥珀色容器中，等待分析。加工前，样品在（20~25）℃下解冻，并将 50μl 等份转移至琥珀色容器 1.5ml。向血浆样品中加入 20μl IS 工作溶液。为了沉淀血浆蛋白并从生物基质中提取分析物，添加 150μl 的乙腈。然后对样品进行涡流混合和离心（20℃和 23100g 下 10 分钟）。随后将 100μl 等分试样添加到含有 100μl 10mM 碳酸氢铵的自动进样瓶中。样品到最终提取物的稀释系数为 8.8，每毫升最终提取物产生 0.114ml 样品。最终提取液经涡流混合，并在 2~8℃下储存，直至分析。结果表明阿昔替尼在（2.0~200）ng/ml 范围内呈良好的线性关系，线性相关系数 $R_2 \geq 0.996$。同时对阿昔替尼进行了稳定性实验，证明阿昔替尼溶液暴露在光照下容易降解。

2018 年 Takasaki[19] 课题组使用液相色谱 / 电喷雾电离串联质谱分析人类血浆中口服抗肾细胞癌药物，同时测量四种酪氨酸激酶抑制剂及其在人血浆代谢物。试验表明，这种方法可以应用治疗药物监测，并且该方法已成功应用于人血浆和准确测量患者样本中的药物血药浓度。

2019 年贺佩兰[20] 在阿昔替尼及其清洁验证中残留物的 HPLC 分析方法研究中，采用高效液相色谱外标法，对阿昔替尼的分析方法进行了研究，外标物为阿昔替尼的标准品，测得 AXI 的浓度范围在 198.5587~297.8381μg/ml 时，相关系数为相关系数为 $R_2=0.9992$，线性良好；采用高效液相色谱外标法，对清洁验证中残留物阿昔替尼及其中间体（AXI30），测得 AXI30 定量限为 1.0068μg/ml，当浓度范围在 1.0068~10.0675μg/ml 时，相关系数为 $R_2=0.9999$，线性良好；测量残留物阿昔替尼时，其的定量限为 0.0498μg/ml，当浓度范围在 0.0498~0.2491μg/ml 时，相关系数为 $R_2=0.9998$，线性良好。

第二节　培唑帕尼

一、药物简介

培唑帕尼是血管内皮生长因子受体（VEGFR）1、2 和 3，血小板衍生生长因子（受体）α 和 β，成纤维细胞生长因子受体 FGFR–1 和 –3，细胞因子受体（Kit）、白细胞介素 –2 受体诱导的 T 细胞激酶（Itk）、白细胞特异性蛋白酪氨酸激酶（LcK）以及跨膜糖蛋白受体酪氨酸激酶（c–Fms）的多靶点酪氨酸激酶抑制剂。主要适用于晚期肾细胞癌患者以及某些特定类型的晚期软组织肿瘤患者（先前接受过化疗）。

（一）药代动力学特征

培唑帕尼口服吸收，实体瘤患者口服 800 mg 单剂量培唑帕尼后，中位达峰血药浓度峰值 C_{max} 为（19 ± 13）μg/ml 时间为 3.5 小时（范围为 1.0~11.9 小时），$AUC_{0-\infty}$ 为（650 ± 500）（μg·h）/ml。培唑帕尼剂量高于 800 mg 时，AUC 或 C_{max} 未出现持续性升高。

培唑帕尼与高脂或低脂饮食同服时，其 AUC 和 C_{max} 升高约 2 倍。与整片给药相比，将培唑帕尼片 400mg 碾碎给药时，其 $AUC_{(0-72)}$ 增加 46%，C_{max} 增加约 2 倍，而 t_{max} 减少约 2 小时。

培唑帕尼在体内与人血浆蛋白的结合大于 99%。体外研究表明，培唑帕尼是 P–gp 和 BCRP 的底物。

培唑帕尼的代谢主要是由 CYP3A4 介导的，小部分由 CYP1A2 和 CYP2C8 介导。培唑帕尼的四种主要代谢产物只占血浆暴露量的 6%。其中一种代谢产物抑制 VEGF 诱导的人脐静脉内皮细胞的增殖，与培唑帕尼原型药物的效价相似，比其他代谢产物的活性高 10~20 倍。因此，培唑帕尼的活性主要依赖于培唑帕尼原型药物的暴露量。

培唑帕尼消除缓慢，给予推荐剂量 800 mg 后的平均半衰期为 30.9 小时。培唑帕尼主要经粪便消除，经肾脏排泄的比例不到给药剂量的 4%。

（二）药效动力学特征

培唑帕尼是一种多靶点酪氨酸激酶抑制剂。培唑帕尼通过与靶蛋白结合而抑制其活性后可产生两种效应，其一是抑制癌细胞的生长和分裂，导致癌细胞死亡；其二是抑制新血管的形成，导致氧和营养物质的缺失，进而引起肿瘤收缩或停止生长。体外研究中，培唑帕尼抑制配体诱导的 VEGFR–2、Kit 和 PDGFR–β 受体的自体磷酸化。体内研究中，培唑帕尼抑制小鼠肺部血管内皮生长因子诱导的 VEGFR–2 磷酸化，抑制小鼠模型中的血管新生和一些人类肿瘤异种移植的生长。

（三）药物相互作用

培唑帕尼的吸收、代谢均有可能受到其他药物影响。培唑帕尼的吸收受胃内 pH 影响，一项实体瘤患者的药物相互作用试验中，联用艾司奥美拉唑时培唑帕尼的 AUC 和 C_{max} 降低了大约 40%。应尽可能避免与能升高胃内 pH 的药物联用，如必须使用可考虑调整培唑帕尼的给药时间。

培唑帕尼在人肝微粒体的氧化代谢主要由 CYP3A4 介导，小部分由 CYP1A2 和 CYP2C8 介导。因此，CYP3A4 的抑体制剂和诱导剂可能会改变培唑帕尼的代谢。培唑帕尼与 CYP3A4 家族的强抑制剂（伊曲康唑、克拉霉素、阿扎那韦、茚地那韦、奈法唑酮、奈非那韦、利托那韦、沙奎那韦、泰利霉素和伏立康唑）同时给药可能会升高培唑帕尼的血药浓度。西柚汁含有 CYP3A4 抑制剂，也可能会升高培唑帕尼的血药浓度。拉帕替尼对 P-gp 和（或）BCRP 的抑制作用很可能导致培唑帕尼的暴露量增加。药代动力学研究表明，在使用 CYP3A4 和 P-gp 强抑制剂的情况下，将培唑帕尼减量至 400mg 每日一次，大多数患者的全身暴露量与 800mg 培唑帕尼每日一次单独给药后观察到的暴露量相似。

CYP3A4 的诱导剂，如利福平，可降低血浆培唑帕尼的浓度。培唑帕尼与 P-gp 或 BCRP 的强诱导剂联合用药可能会改变培唑帕尼的暴露量和分布，包括在中枢神经系统中的分布。建议选择不具有酶或转运蛋白诱导作用或该作用极小的替代合用药物。

（四）药物不良反应

在肾细胞癌和其他适应证的研究中最常见的任何级别不良反应（曾在至少 10% 的患者中出现）包括：腹泻、毛发颜色改变、皮肤色素减少、剥脱性皮疹、高血压、恶心、头痛、疲劳、食欲减退、呕吐、味觉障碍、口腔炎、体重下降、疼痛、丙氨酸氨基转移酶升高和天冬氨酸氨基转移酶升高。

在肾细胞癌或其他适应证研究中确定的最重要的严重不良反应包括短暂性脑缺血发作、缺血性脑卒中、心肌缺血、心肌和脑梗塞、心功能不全、胃肠穿孔和瘘、QT 间期延长、肺、胃肠道和脑出血，所有这些不良反应报告率在经治患者中均低于 1%。考虑与培唑帕尼可能相关的致死性事件包括胃肠道出血、肺出血/咯血、肝功能异常、肠穿孔和缺血性脑卒中。

（五）血药浓度与药理学效应

培唑帕尼具有饱和吸收和低生物利用度的药动学特点，这些特点造成了培唑帕尼治疗人群中药动学特征变异非常大，患者间变异系数在 36%~67%，患者内变异系数更是高达 75%。群体药动学研究显示，培唑帕尼的吸收受食物、药品形态（整片还是碾碎）以及给药频次（800mg 每日 1 次还是 400mg 每日 2 次）影响，其代谢、消除还与 CYP3A4 代谢活性和患者体力状态（ECOG 评分）相关。

现有研究显示，培唑帕尼的血药浓度尤其是 C_{min} 与临床疗效及不良反应密切相关[21]。临床前研究显示，当培唑帕尼血药浓度 >17.5mg/L（40 μmol/L）时可以达到最佳的血管内皮生长因子受体 2（VEGFR2）抑制作用[22]。基于 177 例肾细胞癌患者的数据分析也证实，C_{min}>20.5 mg/L 的患者较 C_{min} 低于该阈值的患者 PFS 更长（52.0 周 vs. 19.6 周，P=0.0038）[23]。而一项纳入 27 例肾细胞癌患者的回顾性研究还证实了培唑帕尼的 C_{min}>20.5 mg/L 还与客观反应率升高相关[24]。

同时，培唑帕尼的 C_{min} 与多种不良反应的发生和严重程度相关，包含高血压、腹泻、ALT 升高、手足综合征和口腔炎。两项研究（n=205）证实了当培唑帕尼 C_{min}>46 mg/L 时不良反应的发生率会显著性的升高，尤其是手足综合征和高血压[23][25]。一项纳入 27 例肾细胞癌患者的回顾性研究也显示，C_{min}>50.3 mg/L 的患者毒性反应（NCI-CTC 3 级以上）发生率显著高于其他患者[24]。

（六）药物相关基因与药理学效应

培唑帕尼是一种多靶点酪氨酸激酶抑制剂，通过抑制血管内皮生长因子受体（VEGFR）1、2 和 3，血小板衍生生长因子（受体）α 和 β，成纤维细胞生长因子受体（FGFR）–1 和 –3，细胞因子受体（Kit）、白细胞介素 –2 受体诱导的 T 细胞激酶（Itk）、白细胞特异性蛋白酪氨酸激酶（LcK）以及跨膜糖蛋白受体酪氨酸激酶（c-Fms）发挥作用。回顾性分析显示，VEGFA、KDR、IL8、NR1I2、HIF1A 等基因中有多个单核苷酸多态性（SNP）与培唑帕尼的药理学效应相关。

VEGFA 是血小板衍生生长因子（PDGF）/ VEGF 生长因子家族的成员，其表达与肿瘤的阶段和进展相关。VEGFA 基因多态性（rs2010963、rs699947、rs833061）与无进展生存期及客观反应率相关。一项针对培唑帕尼及舒尼替尼的回顾性研究（19 例患者接受培唑帕尼治疗）显示，VEGFA–634G>C（rs2010963）、VEGFA–2578A>C（rs699947）、VEGFA–1498C>T（rs833061）均与培唑帕尼患者的 PFS 显著相关，VEGFA–634G>C CC 基因型的患者较 CG + GG 基因型患者 PFS 更长（P<0.0001），VEGFA–2578A>C CC 基因型的患者较 AA +AC 基因型患者 PFS 更长（P<0.0001），VEGFA–1498C>T TT 基因型的患者较 TT +CT 基因型患者 PFS 更长（P<0.0001）[26]。而在另一项较大规模的肾癌患者的回顾性分析显示，VEGFA–634G>C、VEGFA–2578A>C、VEGFA–1498C>T 还与培唑帕尼治疗的客观反应率（RR）相关，VEGA–634G>C 等位基因 G 患者较等位基因 C 患者 RR 更低（n=364，P= 0.03），VEGFA–2578A>C 等位基因 A 患者较等位基因 C 患者 RR 更低（n=357，P= 0.02），VEGFA–1498C>T 等位基因 T 患者较等位基因 C 患者 RR 更低（n=357，P= 0.02）[27]。

激酶插入结构域受体（KDR）是 VEGF 的两个受体之一，由 KDR 基因编码，在

VEGF 诱导内皮细胞的增值、存活、转移以及肾小管的分化和发育中也具有重要作用。健康人群中的全基因组关联研究（GWAS）显示，KDR C482R（rs34231037）与血清可溶性血管内皮生长因子受体 2（sVEGFR2）的浓度相关，可以解释 23% 的差异（$P = 2.7 \times 10^{-37}$）[28]。而在一项纳入 121 例肾细胞癌患者的培唑帕尼临床试验中证实，KDR C482R 具有 G 等位基因的患者不仅具有较低的 sVEGFR2 基线水平，而且与其他基因表型相比，培唑帕尼导致的 sVEGFR2 在 4 周内的下降幅度也更大（平均下降 –3.5ng / ml~ –2.3 ng / ml，$P = 0.01$）[28]。上述研究显示 KDR C482R（rs34231037）在预测培唑帕尼药效学反应中具有一定价值。

IL8（又称 CXCL8）基因编码的蛋白质是 CXC 趋化因子家族的成员，是炎症反应的主要介质。回顾性分析显示，IL8 2767A>T（rs1126647）、IL8–251T>A（rs4073）与培唑帕尼治疗患者的无进展生存期和总生存期显著相关[29]。IL8 2767A>T TT 基因型的患者较 AA + AT 基因型患者 PFS 更短（n=344，P= 0.009），IL8–251T>A AA 基因型的患者较 AT + TT 基因型患者 PFS 更短（n=376，P=0.01）。Chun–Fang Xu 等回顾了两项培唑帕尼的 III 期临床试验，分析了 13 个基因的 27 个单核苷酸多态性与总生存期之间的相关性，发现 IL8 2767A>T 等位基因 T 患者较等位基因 A 患者 OS 更短（n=964，P= 8.8×10^{-5}），IL8–251T>A 等位基因 A 患者较等位基因 T 患者 OS 更短（n=223，P= 0.02）[29].

除了上述基因，在 Chun–Fang Xu 等进行的回顾性分析显示 NR1I2–25385（rs3814055）及 HIF1A 1790AG（rs11549467）也与培唑帕尼的 PFS 和 RR 显著相关[30]。研究显示，NR1I2–25385 等位基因 T 患者较等位基因 C 患者 OS 更短（n=379，P=0.03），HIF1A 1790AG AG 基因型的患者较 GG 基因型患者 PFS 更短（n=357，P=0.03）且 RR 更低（没有观察到 AA 纯合子）。

二、血药浓度监测

（一）适应人群

培唑帕尼药动学特征具有显著的变异性，缺乏易于测量的药效学标志物，相互作用较多，治疗窗较窄且需要长期用药，这些都增加了治疗的不确定性。有两项小规模的临床研究（n=30 和 n=12）显示，TDM 指导下培唑帕尼谷浓度的达标率能增加 50%[21]。故推荐使用培唑帕尼治疗的所有肿瘤患者进行 TDM。

（二）方法与流程

培唑帕尼血药浓度与疗效及毒性的相关性已经确立，TDM 指导的剂量调整在提高有效性和减少不良反应方面意义重大。培唑帕尼主要监测稳态谷浓度）目前常用方法为液相色谱 – 串联质谱法（LC–MS/MS）。相关研究中一般于开始治疗后 12 周内每 4 周监测一次，建议根据血药浓度及不良反应严重程度（是否出现 NCI-CTC 3 级以上不良反应）调整剂量级别，浓度稳定且达标后可调整为每 12 周监测一次[31]。

1. 采集血样 在下次给药前后 2~3 小时内直接肘静脉静脉穿刺采血于采血管中，颠倒混匀。干血纸片法（dried blood spot，DBS）具有采血量少、运输稳定及灵活方便的特点，可替代静脉取样用于培唑帕尼的药物浓度检测[32]。

2. 转移血样 获取血液后，迅速、平稳地转运至实验室，切勿剧烈晃动，防治血细胞破裂造成标本污染。若无法及时转运样本，可放至 4℃保温箱保存。含有培唑帕尼的全血标本在环境温度下 6 小时内是稳定的，血浆标本在环境温度或 4℃可以稳定保持 48 小时。采用干血纸片法时干纸片中的血样可以在室温下稳定存在超过 75 天，这就使自行取样和邮寄送检成为了可能。

3. 处理血样及仪器检测 3000 转每分钟下离心 5 分钟，取上清液送检。采用干血纸片法时血浆浓度 =DBS 浓度 /（1－红细胞比容）。

（三）目标值与结果解读

荷兰癌症研究所药理学专家组（DPOG）总结了多项研究数据，得出培唑帕尼 C_{min} 最佳目标浓度范围为 20.5~46mg/L[21]。TDM 指导下的培唑帕尼剂量调整尚无权威推荐，建议可参照图 10-1 及表 10-1 执行[31]。

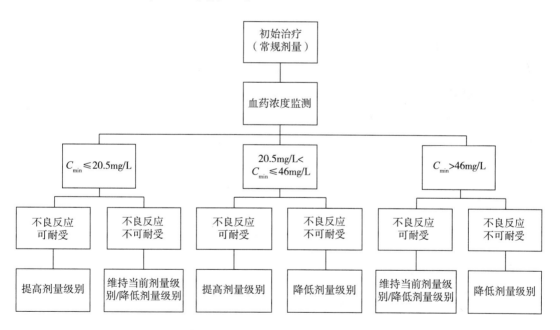

图 10-1 药代动力学指导下培唑帕尼剂量调整流程图

表 10-1　不同剂量级别下的培唑帕尼给药剂量推荐

剂量级别	培唑帕尼剂量	剂量级别	培唑帕尼剂量
−3	200mg qd	+3	400mg/600mg+ 随餐给药
−2	400mg qd	+4	600mg bid+ 随餐给药
−1	600mg qd	+5	600mg/800mg+ 随餐给药
0	800mg qd	+6	800mg bid+ 随餐给药
+1	400mg bid	+7	800mg/1000mg+ 随餐给药
+2	400mg bid+ 随餐给药	+8	1000mg bid+ 随餐给药

三、药物基因组学

（一）药物相关基因检测

1. 主要相关作用靶点基因　药物作用靶点的变异可直接影响药物效应。培唑帕尼为多靶点酪氨酸激酶抑制剂，主要通过与靶蛋白结合而抑制肿瘤的生长和新血管的形成。培唑帕尼虽无明确的靶点基因，但回顾性研究显示有多个 SNP 与其疗效相关（见药物相关基因与药理学效应）。

2. 药动学相关基因　代谢酶和转运蛋白的遗传多态性与培唑帕尼药代动力学（PK）和药效学（PD）的个体差异显著相关。培唑帕尼主要以药物原型发挥抗肿瘤作用，其代谢主要由 CYP3A4 介导。群体药动学研究显示 CYP3A4 * 22 杂合子患者与 CYP3A4 野生型相比培唑帕尼清除率降低 35%（0.18 vs. 0.27 L/h，$P < 0.005$），对于这部分患者，培唑帕尼 600mg/d 的剂量下谷浓度与 CYP3A4 野生型 800mg/d 类似[33]。

体外研究显示培唑帕尼可以抑制 UGT1A1，而 UGT1A1 编码产生的胆红素尿苷二磷酸葡萄糖醛糖基转移酶（bilirubin-UGT）可以将非结合胆红素转化为结合胆红素，并使其溶解和消除。一项对 236 名白种人患者的药物基因组学荟萃分析评估了 UGT1A1 的 TA 重复序列多态性与培唑帕尼治疗期间出现高胆红素血症的相关性[34]。在此分析中，TA7 /TA7 基因型（UGT1A1 * 28 / * 28）（Gilbert 综合征遗传易感型）高胆红素血症的发生率显著性的高于 TA6 /TA6 和 TA6 /TA7 基因型。

（二）方法与流程

目前基因检测的方法主要包括实时荧光定量 PCR 和高通量测序（NGS）。以实时荧光定量 PCR 为例，方法及流程如下。

（1）设计引物及探针，并进行修饰。

（2）基因组 DNA 提取：从 EDTA 抗凝的血样中分离 DNA。

（3）PCR 扩增及直接测序。

（三）结果解读

目前有多个 SNP 与培唑帕尼的疗效相关，常见基因变异及结果解读见表 10-2[35]。

CYP3A4 被认为是人类药物代谢中含量最多、临床意义最重要的酶，也是培唑帕尼的主要代谢酶。CYP3A4 15389 C>T（*22）携带者其培唑帕尼的清除率显著下降，建议该部分患者初始剂量从 600mg/d 开始。

表 10-2 药效学相关基因及表型解读

基因	变异	结果解读
VEGFA	rs2010963	与等位基因 G 相比，等位基因 C 的患者 RR 更高且 PFS 更长
	rs699947	与等位基因 A 相比，等位基因 C 的患者 RR 更高且 PFS 更长
	rs833061	与等位基因 T 相比，等位基因 C 的患者 RR 更高且 PFS 更长
KDR	rs34231037	与基因型 AA 相比，基因型 AG+GG 的患者 RR 更高
IL8（CXCL8）	rs1126647	与等位基因 T 相比，等位基因 A 的患者 OS 及 PFS 更长
	rs4073	与等位基因 A 相比，等位基因 T 的患者 OS 及 PFS 更长
NR1I2	rs3814055	与等位基因 C 相比，等位基因 T 的患者 RR 可能更低
HIF1A	rs11549467	与基因型 AG 相比，基因型 GG 的患者 PFS 更长且 RR 更高

迄今为止，已发现有 60 余种的 UGT1A1 与高胆红素血症相关。TA 重复的数目与高胆红素血症的发生呈负相关，即有 5 个 TA 重复的 UGT1A1 基因型编码的蛋白活性最高，其次是 6 个、7 个，最低活性的是 8 个。UGT1A1 等位基因及表型解读见表 10-3。

表 10-3 UGT1A1 等位基因及表型解读[35]

等位基因	表型解读
1*1	为野生型纯合子强代谢基因型，与其他基因型相比培唑帕尼治疗期间高胆红素血症风险较低
*37	
*6	与野生型纯合子强代谢者相比，培唑帕尼治疗期间高胆红素血症风险相对升高
1*28	
28*28	为慢代谢基因型，与其他基因型尤其是强代谢基因型（1*1，1*28）相比培唑帕尼治疗期间高胆红素血症发生风险明显升高，建议密切监护胆红素变化

四、基于 TDM 或基因检测的临床合理用药

目前培唑帕尼血药浓度的检测方法已经成熟，治疗药物监测（TDM）指导培唑帕尼剂量调整已经显示了一定的安全性及可行性。一项纳入 30 例实体瘤患者的前瞻性、多中心研究中，研究者以 $C_{min} \geqslant 20$ mg/L 为目标，发现有 17 例患者至少有一次 $C_{min}<20$ mg/L，其

中有 10 例患者通过药代动力学指导的剂量调整（日剂量范围为 1000~1800 mg）使 C_{min} 均值从第二周的 13.2mg/L（CV 38.0%）增加到了第八周的 22.9 mg/L（CV 44.9%）（P=0.02），有 13 例患者历次 C_{min} 均不低于 20 mg/L，其中有 9 例患者 C_{min} 均值第二周高至 51.3 mg/L（CV 45.1%）的患者出现了毒性反应（NCI–CTC 3 级以上），随后减量至 600mg 每天或 400mg 每天，这些患者的 C_{min} 均值于第八周降至了 28.2mg/L（CV 25.3%）（P=0.04）[36]。

五、相关 TDM 的研究进展

培唑帕尼固定剂量（800mg 每日 1 次）给药时，个体间药代动力学指标变异度非常大（40%~70%），有大约 16%~20% 的患者不能达到有效阈值（$C_{min} \geqslant 20.5$mg/L），也有部分患者会出现不能耐受的不良反应。

在一项前瞻性、多中心的药代动力学研究中，9 例患者先行接受培唑帕尼 800mg，每日 1 次治疗，之后调整为 400mg，每日 2 次给药，调整后 C_{min} 中位数由 23.2 mg/L 升高到了 41.6mg/L，升高幅度达到了 79%（P=0.004），这为使用标准剂量培唑帕尼后 C_{min} 不达标的患者提供了一种经济有效的调整方案[37]。

COMPARZ 试验的亚洲与非亚洲亚组分析显示，培唑帕尼治疗期间亚洲患者剂量减少和中断的发生率高于非亚洲人群，这也引发了亚洲人群最佳剂量的探讨与研究。日本的一项前瞻性研究纳入了 73 名肾癌或软组织肉瘤患者，旨在重新评估培唑帕尼的起始和维持剂量以及 C_{min} 与其他临床因素（包括白蛋白和 α_1– 酸性糖蛋白水平）之间的关系。在该项研究中，有 31 例患者初始剂量为 400mg/d，31 例患者初始剂量为 600mg/d，11 例患者初始剂量为 800mg/d，最终 400mg 组的中位治疗持续时间为 112 天，600mg 组的中位治疗持续时间为 25 天，400mg 组的中位治疗持续时间为 14 天（P = 0.00174），800mg 组中有 82%（9/11）的患者因不良反应而降低剂量，剂量为 400mg/d 的患者中，有 65%（n=26）的患者 $C_{min} \geqslant 20$mg/L，另外 35% 的患者 $C_{min}<20$mg/L，提示 400mg/d 的剂量有可能是安全有效的，而 Logistic 回归分析显示，临床因素中只有白蛋白水平与有效帕唑帕尼浓度显着相关（OR 值：1.37，P = 0.0234）[38]。

六、相关基因检测的研究进展

除了预测疗效，基因多态性还与培唑帕尼肝损伤的发生和严重程度显著相关。在培唑帕尼单药治疗或与其他药物联合治疗的 31 项临床研究数据的遗传药理学荟萃分析中发现，32% 的 HLA–B*57:01 等位基因携带者和 19% 的非携带者治疗期间出现 ALT > 3×ULN（NCI–CTC 2 级），19% 的 HLA–B*57:01 等位基因携带者和 10% 的非携带者治疗期间出现 ALT > 5×ULN（NCI–CTC 3 级）[39]。在这一数据集内，133/2235（6%）的患者携带 HLA–B*57:01 等位基因。提示对于携带 HLA–B*57:01 等位基因患者需要更加密切监护肝功能的变化。

第三节 舒尼替尼

一、药物简介

舒尼替尼（Sunitinib）是一种小分子、多靶向受体酪氨酸激酶（RTK）抑制剂[40]，本药靶向多个受体激酶，包括血小板衍生生长因子受体（PDGFRα 和 PDGFRβ）、血管内皮生长因子受体（VEGFR1、VEGFR2 和 VEGFR3）、干细胞因子受体（KIT）、Fms 样酪氨酸激酶 –3（FLT3）、1 型集落刺激因子受体（CSF-1R）和神经胶质细胞系衍生的神经营养因子受体（RET）等，通过抑制上述受体酪氨酸激酶，从而预防肿瘤生长、病理性血管形成和肿瘤转移的过程。临床上主要用于不能手术的晚期肾细胞癌，伊马替尼治疗失败或不能耐受的胃肠间质瘤和不可切除的、转移性高分化进展期胰腺神经内分泌瘤成年患者等[41]。

（一）药代动力学特征

舒尼替尼口服给药后 6 ～ 12 小时达到最大血浆浓度。进食对舒尼替尼生物利用度无影响。舒尼替尼及代谢产物（SU12662）蛋白结合率分别为 95% 和 90%，舒尼替尼主要由细胞色素 P450 CYP3A4 代谢，产生的主要活性代谢物（SU12662）被 CYP3A4 进一步代谢[42]。其主要活性代谢物占总暴露量的 23% ～ 37%。主要通过粪便排泄（61%）、尿液排泄（16%）。健康志愿者口服单剂量舒尼替尼后，舒尼替尼和主要活性代谢物的终末半衰期分别为 40 ～ 60 小时和 80 ～ 110 小时。每日重复给药后，舒尼替尼蓄积 3 ～ 4 倍，而其主要代谢物蓄积 7 ～ 10 倍，在 10 ～ 14 天内舒尼替尼和主要活性代谢物达稳态浓度。

群体药代动力学分析的人口学数据表明年龄、体重、肌酐清除率、人种、性别或 ECOG 体力状态评分对舒尼替尼或其活性代谢物的药代动力学没有临床相关性影响。

（二）药效动力学特征

舒尼替尼可抑制 PDGFRα 和 PDGFRβ、VEGFR1、VEGFR2 和 VEGFR3、KIT、FLT3、CSF-1R 和 RET 等[43]。

（三）药物相互作用[44]

舒尼替尼主要经 CYP3A4 代谢，应避免与 CYP3A4 的抑制剂或诱导剂联用，以免影响舒尼替尼的血药浓度。

CYP3A4 抑制剂：CYP3A4 强抑制剂，如酮康唑，可增加舒尼替尼的血浆浓度。健康志愿者服用单剂量苹果酸舒尼替尼，同时给予 CYP3A4 强抑制剂（酮康唑），可导致总体（舒尼替尼及其主要活性代谢产物）的 C_{max} 和 $AUC_{0-\infty}$ 分别增加 49% 和 51%。舒尼替尼与 CYP3A4 酶系强抑制剂（例如：酮康唑、伊曲康唑、克拉霉素、阿扎那韦、茚地那韦、奈法唑酮、那非那韦、利托那韦、沙奎那韦、泰利霉素、伏立康唑）同时应用时，可增加舒尼替尼浓度，葡萄柚也可增加舒尼替尼的血药浓度。如果必须与 CYP3A4 强抑制剂同时应用时，需要考虑降低该药剂量。

CYP3A4 诱导剂：CYP3A4 诱导剂，如利福平，可降低舒尼替尼的血浆浓度。建议选择对此类酶没有或诱导作用最小的合并用药。健康志愿者服用单剂舒尼替尼，同时给予 CYP3A4 强诱导剂（利福平），可导致总体（舒尼替尼及其主要活性代谢产物）的 C_{max} 和 $AUC_{0-\infty}$ 分别降低 23% 和 46%。舒尼替尼与 CYP3A4 酶系诱导剂（例如：地塞米松、苯妥英、卡马西平、利福平、利福布汀、利福喷汀、苯巴比妥、圣约翰草）同时应用时，可降低舒尼替尼浓度。圣约翰草可能会突然降低舒尼替尼的血药浓度，患者在接受舒尼替尼治疗时不能同时服用圣约翰草。如果必须与 CYP3A4 诱导剂同时应用时，需要考虑增加该药剂量。

CYP 抑制和诱导的体外研究：体外研究结果表明舒尼替尼不会诱导或抑制主要的 CYP 酶。对人肝微粒体和肝细胞 CYP 亚型（CYP1A2、CYP2A6、CYP2B6、CYP2C8、CYP2C9、CYP2C19、CYP2D6、CYP2E1、CYP3A4/5 和 CYP4A9/11）的体外研究表明舒尼替尼和其主要活性代谢物不会与依赖这些酶代谢的药物发生有临床意义的相互作用。

BCRP 抑制剂：有关舒尼替尼与 BCRP 抑制剂相互作用的临床数据有限，无法排除舒尼替尼与其他 BCRP 抑制剂相互作用的可能性。

（四）药物不良反应[44]

常见不良反应：皮疹、甲状腺功能减退、腹泻、呕吐、白细胞减少、中性粒细胞减少和血小板减少、四肢疼痛、咳嗽等。

严重不良反应：肝毒性、高血压、QT 间期延长和尖端扭转型室性心动过速、皮肤毒性、严重甲状腺功能减退、肿瘤溶解综合征、颌骨骨坏死等。

（五）血药浓度与药理学效应

根据临床前药代动力学 / 药效学的数据推理显示，有效血药浓度（舒尼替尼 +SU12662）（total trough level，TTL）要在 50~100ng/ml，才能有效的抑制 PDGFR β 和 VEGFR2。与临床前研究结果一致，舒尼替尼的一期临床试验研究结果显示，与 TTL > 50 ng/ml 的患者相比，TTL < 50 ng/ml 的肾癌患者效果明显降低。因此，每个患者 TTL 必须大于 50 ng/ml。由于患者的个体间差异、治疗期间的联合用药等其他因素，导致舒

尼替尼暴露量的差异非常大。舒尼替尼的治疗指数窄、个体间系统暴露量差异大、以及暴露量—疗效呈正相关，这些都支持将 PK 用于舒尼替尼剂量调整的强有力的理由。荷兰一项研究报道，患者每日口服舒尼替尼 37.5 mg，检测患者血浆中有效血药浓度，当 TTL < 50 ng/ml，对于未发生 3 级以及 3 级以上的不良反应的患者，将剂量增至 50 mg；反之，将剂量减至 25 mg。结果发现，按照每天剂量 37.5 mg 服药时，有三分之一的患者体内有效血药浓度低于 50 ng/ml，因此，在没有发生严重不良反应时，需增加剂量[45]。

（六）药物相关基因与药理学效应

口服多靶点酪氨酸激酶抑制剂舒尼替尼可抑制 VEGFR1、2 和 3，PDGFR α 和 β，KIT，FLT3 和 ret 原癌基因（ret）编码的受体[44]。

在既往未经治疗的晚期透明细胞肾细胞癌患者中对 SNP 作为一线舒尼替尼疗效和毒性预测因子的前瞻性评估表明，两个 VEGFR3 错义多态性与 PFS 缩短密切相关，CYP3A5 中的一种功能多态性与毒性导致舒尼替尼减量的风险增加相关。VEGFR3 和 CYP3A5 的多态性可以解释部分，在一些患者中观察到的无应答和低耐受性[46]。

VEGFR3 是 VEGF 的跨膜酪氨酸激酶受体，主要与淋巴管生成有关。尽管最初认为其表达仅限于成年后的淋巴管，但研究不仅证实了 VEGFR3 在肿瘤血管中的表达，而且提示 VEGFR3 是其他促血管生成因子的关键介质。临床前模型甚至报道，VEGFR3 比 VEGFR2 更能与淋巴和远处转移的发生相关。此外，舒尼替尼给药可影响血浆可溶性 VEGFR3 浓度，该变化与舒尼替尼在肾癌患者中的疗效相关[47]。

毒性导致的剂量降低风险与 CYP3A5*1（rs776746）显著相关[41]（即使在多重检验校正后），CYP3A5*1 可促进 CYP3A5 酶表达。CYP3A5 与催化舒尼替尼代谢的关键酶 CYP3A4，共享底物特异性。因此，CYP3A5*1 可能代谢舒尼替尼，并导致活性和长效代谢物 SU12662 的生成增加，导致毒性效应。考虑 CYP3A5*1 等位基因频率的种族差异较大（在非洲或亚洲人群中比在欧洲人群中更常见），这可能是亚洲人群中报告的舒尼替尼毒性较高的根本原因。

探索性研究发现，舒尼替尼 PK 通路中候选基因的 SNP 与舒尼替尼的疗效和毒性相关。已有报道 ABCG2 单倍型（rs2231142 和 rs55930652）中 TT 等位基因拷贝的存在与任何高于 2 级的毒性的发生相，ABCB1 单倍型（rs1128503、rs2032582 和 rs1045642）与手足综合征患病率增加有关。CYP1A1（rs1048943）中的 G 等位基因显示黏膜炎症和白细胞减少的风险均增加。NR1I3 单倍型（rs2307424、rs2307418 和 rs4073054）中 CAG 拷贝的缺失与白细胞减少的风险增加相关。在随后的分析中，vander Veldt 等人报道了 CYP3A5*1（rs776746 上存在 A 等位基因）与 PFS 增加的相关性。CYP3A5*1 等位基因导致 CYP3A5 酶的表达，假设其将舒尼替尼转化为活性代谢物 SU12662。SU12662 的半衰期长于舒尼替尼（80~110 小时 vs. 40~60 小时）。这种向 SU12662 转化的增加可以解释观察到的 CYP3A5*1 载体毒性发生率增加[47]。

二、血药浓度监测

（一）适应人群

舒尼替尼在不同人群中的疗效和不良反应存在明显的差异。比如发生疲劳乏力在亚洲人群中占 18.4%，而在欧洲人群占 58.5%；发生黏膜炎或口腔炎在美国人群中占 22.9%，而在欧洲人群中占 42.1%；发生腹泻在亚洲人群中占 17.6%，而在美国占 34.4%。同时据未统计的数据显示，舒尼替尼在临床上的疗效也存在显著差异[48]，因此推荐使用舒尼替尼治疗的肿瘤患者进行 TDM。

（二）方法与流程

舒尼替尼的起始剂量为每日 50 mg，但如果有临床指征（体能状态较差），允许临床医生选择较低的起始剂量。临床医生也可以根据自己的偏好选择 4 周给药 2 周停药方案或 2 周给药 1 周停药方案。舒尼替尼开始给药后，前 6 周每 2 周审查一次患者，此后至少每 6 周审查一次。接受 2/1 方案的患者在剂量调整前有 2 个周期（42 天）的毒性评估。舒尼替尼剂量调整（增量上调或下调 12.5 mg），以确保每 42 天为 1 周期中，1 ~ 2 级毒性（口腔炎、腹泻和 / 或手足综合征）发生 10 ~ 20 天。毒性低于 1 ~ 2 级可以每天增加 12.5 mg[49]。无论持续时间如何，未单独针对 1 级或 2 级疲乏或高血压进行剂量调整。每 42 天周期发生 1 级或 2 级毒性 >20 天可以降低剂量 12.5 mg/d。任何 3 级毒性都导致舒尼替尼停药，直至症状降至 0 级或 1 级，然后以每日降低 12.5 mg 的剂量重新开始舒尼替尼的治疗。若出现 3 级高血压，治疗方法是加用降压药，如有需要，可暂时停止服用舒尼替尼。舒尼替尼给药后 24 小时（ ±2 小时），每 6 周采集一次用于测定舒尼替尼水平的血液。对于接受 4/2 时间表的受试者，在第 27、28 或 29 天采集血液，对于接受 2/1 时间表的受试者，在第 13、14 或 15 天采集血液。舒尼替尼的半衰期为 40 ~ 60 小时，代谢物的半衰期为 80 ~ 110 小时，这可能导致接受 2/1 方案的患者的稳态水平低于 4/2 方案[50]。

1. **采集血样**　收集外周血 2 ml，置于 EDTA 采血管中。

2. **转移血样**　获取血液后，迅速、平稳地转运至实验室，立即处理标本，如果处理有任何延迟，立即将样品置于湿冰上。

3. **处理血样及仪器检测**　精密量取 50μl 血浆样品，置 1.5 ml EP 试管中。分别加入 50 μl 内标溶液、50 μl 标液，150 μl 纯乙腈，涡旋 30 秒，混合均匀。16000 rpm 4℃ 低温离心 10 分钟。取上清液，进行 HPLC-MS/MS 分析，进样量 5 μl（整个过程严格避光操作）。

（三）目标值与结果解读

2017 年发布的《肿瘤治疗中激酶抑制剂治疗药物监测的实践建议》[51] 中提到，舒尼替尼通过 CYP3A4 代谢为其活性代谢产物 $N-$ 去乙基舒尼替尼（也称为 SU12662）。舒尼替尼的 TDM 通常使用舒尼替尼和 SU12662 的浓度总和（总 C_{min}）进行。剂量限制和 3 级以上的舒尼替尼毒性与总 $C_{min} \geq 100$ ng/ml 相关。≥ 2 级黏膜炎和味觉改变也与总 C_{min} 较高相关。还发现舒尼替尼 AUC 与 3 级及其以上毒性之间存在相关性（$P=0.0005$）。基于上述内容，可以考虑 C_{min} 上限临界值 <100 ng/ml。在肾细胞癌中，AUC 增加与缓解率更高、PFS 和 OS 更长相关。一项荟萃分析发现，在 GIST（$n=401$）和 RCC（$n=169$）中，舒尼替尼及其活性代谢产物 $N-$ 去乙基舒尼替尼的 AUC 均与 PFS 和 OS 显著相关，所有 p 值 <0.01。在另一项 RCC 患者研究（$n=55$）中发现 AUC ≥ 1973(ng·h)/ml 时 OS 增加。C_{min} 与 AUC 相关（$r^2=0.8\sim0.9$），提示 C_{min} 可作为 TDM 的替代物。在 RCC 患者中建议间歇性给药中，建议 PK 控制在 50 ～ 100 ng/ml（在 6 周周期中，每日 50 mg，持续 4 周），根据 PK 线性，外推 GIST 连续给药的目标为 ≥ 37.5 ng/ml（每日 37.5 mg，连续给药）。已在癌症患者中进行 TDM 可行性试验，使用 $C_{min} \geq 50$ ng/ml 作为 PK 目标，允许在治疗 3 周和 5 周后调整剂量。在标准剂量下，三分之一的患者 <50 ng/ml 可以在增加剂量下成功治疗，其他患者达到目标暴露量。证明了以 $C_{min} \geq 50$ ng/ml（舒尼替尼 + 代谢物）作为 TDM 目标的可行性。

三、药物基因组学

（一）药物相关基因检测

（1）主要相关作用靶点基因舒尼替尼是一种 TKIs，主要作用于 VEGFR1-3、PDGFRα、PDGFRβ、KIT、FLT-3、CSF-1R 和 RET 等，具有很强的抑制肿瘤细胞增殖和抗血管生成的双重作用。

（2）药动学相关基因舒尼替尼主要在肝脏的线粒体经细胞色素同工酶 CYP3A4 代谢成活性代谢物 SU12662，进而被代谢成 SU14335 和其他的一些无活性的代谢产物。除 CYP3A4 外，CYP3A5、CYP1A1 等也参与了舒尼替尼的代谢，舒尼替尼是外排转运体的底物，而 P- 糖蛋白和 BCRP 分别由 ABCB1 和 ABCG2 编码，因此，ABCB1 和 ABCG2 影响舒尼替尼的吸收[43]。

（二）方法与流程

首先参照 QIAamp 血清 / 血浆游离核酸纯化试剂盒说明书，提取基因组 DNA。然后进行 PCR 的扩增，对 PCR 的产物凝胶回收及纯化后进行测序反应及纯化。

（三）结果解读

目前，已有研究报道，编码舒尼替尼靶点的蛋白如（VEGFR1，VEGFR2，PDGFRα，FLT3 和 FLT4），新生血管生长途径的蛋白如（VEGFA，FGFR2 和 eNOS），肝药酶（CYP3A5 和 CYP1A1）以及多药耐药外排蛋白如（ABCG2 和 ABCB1），与患者生存率和不良反应的发生具有相关性。但这些研究主要是在北美或者欧洲地区开展的，而在亚洲人群尤其是国内人群中的却很少。因此，选择 CYP3A4（rs35599367），CYP3A5（rs776746），ABCB1（rs2032582，rs1128503 和 rs1045642），ABCG2（rs2231142），FLT3（rs1933437）和 PDGFR（rs1800812）八个相关基因。结果八个突变位点观察值与期望值相吻合，各基因频率达到遗传平衡，研究资料具有群体代表性。值得注意的是，CYP3A4（rs35599367）在中国人群全都是 CC 型，即几乎不发生突变[46]。

四、基于 TDM 或基因检测的临床合理用药

探索性分析报告了舒尼替尼药代动力学和药效学相关基因的 SNP 与舒尼替尼治疗 mRCC 的毒性和疗效之间的统计学显著相关性[46]。CYP1A1、ABCB1、ABCG2、VEGFR2（KDR 的同义词）、FLT3 和 NR1I3 的 SNP 与白细胞减少、黏膜炎症、手足综合征（HFS）或任何 3 级或 4 级毒性的发生风险增加相关。CYP3A5 rs776746（CYP3A5*1）中的 A 等位基因与由于毒性需要更多的舒尼替尼减量相关。Kim 等人报告 VEGF 和 VEGFR2 的 SNP 与舒尼替尼诱导的高血压的患病率和持续时间相关。在舒尼替尼治疗的第一个周期中，eNOS（NOS3 的同义词）和 VEGFA 的多态性与 3 级高血压相关。对于疗效，VEGFR3（FLT4 的同义词）的 SNP 与 PFS 缩短相关，Chu 等[52] 发现 NR1I3、ABCB1 和 CYP3A5 的基因多态性与 PFS 延长相关。根据相关基因与药物疗效的相关性，建议必要时可检测外周血 CYP3A5*3（rs776746）基因型以及肿瘤组织中有无 KIT9 号外显子突变，以指导舒尼替尼的精准治疗。

五、相关 TDM 的研究进展

TDM 常规用于抗癫痫药物、抗生素和抗 HIV 治疗中提供剂量调整指导。TDM 在历史上在细胞毒性化疗中的追踪记录较差，其中药物的半衰期相对较短，并间歇性给药。但是，如果药物水平、毒性和 / 或疗效之间存在相关性，则对长期口服药物进行治疗药物监测是理想情况。稳态时的单次谷浓度避免了测定 AUC 所需的多次采样。

与大多数药物一样，舒尼替尼的全身暴露量在不同患者之间至少相差 3 ~ 4 倍。而且，舒尼替尼的治疗窗相对较窄，30% ~ 46% 接受标准剂量治疗的患者因毒性反应需要减量。Houk[53] 等人对舒尼替尼 6 项临床研究的 meta 分析表明舒尼替尼暴露量增加与临床结局改善相关。临床前实验表明，抑制靶向酪氨酸激酶所需的血浆浓度高于 50 ng/ml。

Ⅰ期研究中，舒尼替尼水平大于 100 ng/ml 时发生 DLT。这些数据表明舒尼替尼 TDM 的潜在目标范围为 50~100 ng/ml。

有研究数据表明，大多数患者可以通过检测达到稳定剂量后的谷浓度，然后在 4~6 个月后重复检测。只有在临床情况发生变化时，如剂量变化、毒性变化或添加可能影响舒尼替尼暴露的合并用药，才应重复测定药物水平。

初步研究表明，在 mRCC 患者中使用毒性作为指导[54]，可以安全显著的改变舒尼替尼的剂量。超过 50% 的患者为达到靶向毒性而调整剂量，使稳定剂量 25~75 mg 的范围扩大了三倍，这与已知的患者间舒尼替尼全身暴露的差异更为吻合。在操作阶段的剂量范围为每日 12.5~87.5 mg。为了在患者之间达到相似的毒性特征，约 50% 的患者需要每日 50 mg 的舒尼替尼剂量，27% 的患者需要 37.5 mg、18% 需要 25 mg 和 7% 的患者需要每天 50 mg 以上的剂量。

一个重要的发现是，在整个毒性调整剂量范围内，患者的药物暴露量相似。换句话说，在调整舒尼替尼剂量达到靶向毒性的患者中，使用较高剂量舒尼替尼的患者与使用较低剂量的患者具有相似的 TTL 水平。使用 TAD，大多数患者（85%）达到的药物水平高于拟定的有效范围 >50 ng/ml。15% 的患者药物水平 > 100 ng/ml，可以说，在这种患者中，减少剂量可能是安全的，特别是在经历了严重的毒性时，无论所服用的剂量是多少[45]。

面对过度毒性时减量是标准的肿瘤学实践，舒尼替尼首次上市后，一个国际专家小组不鼓励舒尼替尼减量，如果减量意味着抗癌作用降低。然而，回顾性分析表明，如果适当进行舒尼替尼减量是安全的。此外，这些相同的研究表明，由于毒性接受减量或改变给药方案的患者比按耐受标准 50 mg 给药 4 周 / 停药 2 周的患者生存期更好，推测毒性可被接受或者最小。[45]

六、相关基因检测的研究进展

研究发现对于服用舒尼替尼的肾癌患者而言，FLT 738TT 携带者需要减量的风险显著低于其他基因型患者（OR0.2，95% CI0.1~0.9，P=0.04）。ABCB1 2677 TT，AT 和 GT 基因型和 PDGFRα GG 携带者与其他基因型相比会发生更为严重的二级或者三级的手足综合征（OR 10.3%, CI 1.3~83.9, P=0.03; OR 9.9,%CI 1.6~61.9, P=0.01）。CYP3A5 6986 GG 携带者发生高血压的风险要小于其他基因型携带者（OR 0.3,%CI 0.1~1.0）。PDGFRα GG 携带者发生血小板减少的风险要大于其他基因型携带者（OR 4.6, %CI 1.1~19.4, P=0.04）。

一项同时在美国、西班牙以及荷兰开展的包含 333 例肾癌患者的多中心前瞻性研究表明，CYP3A5（rs776746）是肾癌患者减量的重要的危险因素[46]。CYP3A5（rs776746）各种基因型的频率在不同的民族间存在差异，相比于欧洲人群，非洲和亚洲后裔更容易存在突变情况。

据报道，在西班牙人群中，与高血压最显著相关的 SNPs 是 ABCB1 等。一项在新加坡的研究，比较相同基因标志物对预测亚洲和高加索的肾癌患者服用舒尼替尼后的不良反应和疗效是否一致，结果表明，ABCB1 和 FLT3 的 SNPs 可以预测亚洲肾癌患者服用舒尼替尼后的不良反应和疗效[45]。

第四节　仑伐替尼

一、药物简介

仑伐替尼（Lenvatinib）是一种口服的多靶点酪氨酸激酶受体抑制剂，除抑制参与肿瘤增殖的其他促血管生成和致癌信号通路相关酪氨酸激酶外，还能够选择性抑制血管内皮生长因子（VEGF）受体的激酶活性，如 VEGF1、VEGF2 和 VEGF3 等。临床上用于治疗局部复发或转移、进展性、放射性碘难治的分化型甲状腺癌（DTC）；与依维莫司联合使用，治疗晚期肾细胞癌（RCC）；也用于不可切除的肝细胞癌（HCC）的一线治疗。

（一）药代动力学特征

仑伐替尼口服给药后，血药浓度达峰时间（t_{max}）通常在给药后 1~4 小时。高脂饮食不影响其吸收程度，但会减慢吸收速率，使中位 t_{max} 从 2 小时延迟至 4 小时。对于实体瘤患者，仑伐替尼单剂量和多剂量每天给药 1 次，剂量范围从 3.2~32mg，仑伐替尼最大血药浓度（C_{max}）和体内 AUC 随剂量成比例增加。仑伐替尼与人血浆蛋白的体外结合范围为98%~99%，仑伐替尼的消除半衰期约为 28 小时。CYP3A 是仑伐替尼的主要代谢酶之一。仑伐替尼主要代谢途径为酶促（CYP3A 和醛氧化酶）和非酶促过程。单次给药仑伐替尼10 天，大约 64% 和 25% 的放射标签分别在粪便和尿液中被清除[55]。

（二）药效动力学特征

仑伐替尼是一种多靶点 TKI，靶向作用于血管内皮生长因子（VEGF）受体 VEGFR1、VEGFR2 和 VEGFR3。除了它们正常的细胞功能，仑伐替尼还抑制参与病理性血管生成，肿瘤生长和癌症进展的其他酪氨酸激酶，包括纤维母细胞生长因子受体（FGFR）1~4，血小板衍生生长因子受体 α（PDGFRα）、KIT 和 RET。体外试验中，其作用于 VEGFR2、VEGFR3 最有效，IC_{50} 分别为 4nmol/L 和 5.2nmol/L，对 VEGFR1 作用效果稍弱，为 22nmol/L；作用于 VEGFR2、VEGFR3 比作用于 FGFR1、PDGFRα/β 选择性高 10 倍左右。

（三）药物相互作用

其他药物对仑伐替尼的影响：CYP3A、P-gp 和 BCRP 抑制剂酮康唑（400mg 剂量 ,18 天）可使仑伐替尼（第 5 天单剂量给药）的 AUC 和 C_{max} 分别增加 15% 和 19% ；P-gp 抑制剂利福平（单剂量 600 mg）可将仑伐替尼（单剂量 24 mg）的 AUC 和 C_{max} 分别增加 31% 和 33%；CYP3A 和 P-gp 诱导剂利福平（600mg/d，21 天）使仑伐替尼（单剂量，15 天）的 AUC 降低 18%，C_{max} 不变。

仑伐替尼对其他药物的影响：CYP3A4 或 CYP2C8 底物仑伐替尼与 CYP3A4 底物咪达唑仑或 CYP2C8 底物瑞格列奈无显著的药物 - 药物相互作用风险；在 CYP 或 UDP- 葡萄糖醛酸转移酶（UGT）底物的体外研究中，仑伐替尼可抑制 CYP2C8、CYP1A2、CYP2B6、CYP2C9、CYP2C19、CYP2D6 和 CYP3A；仑伐替尼在体外可直接抑制葡萄糖醛酸转移酶 UGT1A1、UGT1A4 和 UGT1A9，但基于该酶在组织中的表达，可能只在胃肠道内的体内抑制 UGT1A1。仑伐替尼对 UGT1A6、UGT1A9、UGT2B7 或醛氧化酶表现出小或无的抑制作用。

药物转运系统底物的体外研究：仑伐替尼抑制 OAT1、OAT3、OCT1、OCT2、OATP1B1 和 BSEP, 目前此发现的临床意义还不明确 , 根据体外研究 , 仑伐替尼为 P- 糖蛋白（P-gp）和乳腺癌耐药蛋白（BCRP）的底物。

（四）药物不良反应

仑伐替尼常见的不良反应主要是高血压、心功能不全、动脉血栓栓塞、肝毒性、蛋白尿、肾功能衰竭或肾损害、出血、胃肠道穿孔和瘘管形成、QT 间期延长、低钙血症、可逆性后部白质脑病综合征及胚胎毒性等。高血压的发生率高达 73%, 其中 3 级高血压的发生率为 44%；出现心功能不全的概率为 7%, 主要表现为左或右心室功能减低 , 心力衰竭或肺水肿；动脉血栓栓塞事件的发生率为 5%, 出现 3 级或更高级动脉血栓栓塞事件的概率为 3%；在 1 项 1108 例受试者接受仑伐替尼的临床研究中 , 报道 3 例肝衰竭（包括致命性事件）和 1 例急性肝炎；蛋白尿的发生率为 34%, 发生 3 级蛋白尿的概率为 11%；肾受损事件出现的概率为 14%, 出现更高肾衰或受损的概率为 3%, 在轻度或中度肝 / 肾受损患者建议无剂量调整 , 在有严重肝 / 肾受损患者中 , 推荐剂量是 14mg, 每日 1 次；在接受仑伐替尼治疗的 737 例 DTC 和 HCC 患者中 , 49% 的患者出现腹泻 , 其中 6% 为 3 级；出血事件的发生概率为 35%。

根据其作用机制和动物生殖毒性研究数据 , 仑伐替尼可能导致胎儿毒性。在器官形成期 , 动物实验结果证明仑伐替尼可导致胚胎毒性 , 使用仑伐替尼治疗期间禁止哺乳喂养。有生殖潜能女性在用仑伐替尼治疗期间和完成治疗后至少 2 周使用有效避孕。仑伐替尼可能导致有生殖潜能的男性和女性生育力减低。

对于出现 3 级或以上的高血压、心功能不全、肝损伤、肾衰或受损的患者中断使用仑伐替尼，不良症状消失或减轻至 1 级以下时，方可降低剂量恢复使用。对于危及生命的高血压、4 级心功能不全、肝衰竭、肾病综合征以及出现动脉血栓栓塞事件的患者终止使用仑伐替尼[56]。

（五）血药浓度与药理学效应

在一项日本甲状腺癌患者使用仑伐替尼相关不良反应的研究中，仑伐替尼血浆谷浓度（C_0）与高血压、蛋白尿、手足综合征及腹泻等级之间无显著差异。在服用仑伐替尼 1 年后的维持阶段剂量在 8~14 mg 之间，仑伐替尼随着时间的推移 C_0 迅速降低。仑伐替尼 C_0 升高组天门冬氨酸转氨酶、丙氨酸转氨酶、血清白蛋白、总胆红素水平明显升高，血小板计数明显降低。通过降低仑伐替尼 C_0，可以观察到胆红素水平的降低。结果发现仑伐替尼的 C_0 和毒性之间的阈值可能超过 88 ng/ml，因此，可以通过控制仑伐替尼的剂量以维持较低的 C_0（88ng/ml，最佳反应阈值可能在 42~88ng/ml 范围内），但是还需进一步研究。此外，欧洲药品管理局公布的仑伐替尼欧洲公众评估报告指出，基于模型的 PK、PD 分析表明仑伐替尼 AUC_{0-24} 与肿瘤大小的减少相关。

（六）药物相关基因与药理学效应

仑伐替尼是 CYP3A 和 ATP 结合盒（ABC）转运蛋白 ABCB1 和 ABCG2 的底物。一项在日本甲状腺癌患者中的研究显示：患者服用仑伐替尼后，其调整后的血浆谷浓度（C_0）受 CYP3A4 多态性的影响较大，携带 CYP3A4*1/*1 基因型的患者的仑伐替尼的 C_0 显著高于携带 CYP3A4*1G 等位基因患者的 C_0（P=0.018）。此外，携带 ABCC2-24T 等位基因患者的 C_0 值显著高于和 ABCC2-24C/C 基因型的患者的 C_0 值（P=0.036）。

携带 UGT1A1*6/*6 或 UGT1A1*6/*28 基因型的患者对于仑伐替尼为慢代谢者，其中位剂量显著低于携带 UGT1A1*1/*1 基因型的患者，而携带 UGT1A1 的慢代谢患者的胆红素水平显著更高。在体外，仑伐替尼对尿苷二磷酸-葡萄糖醛酸转移酶 UGT 的最大抑制浓度为 10.6 μmol/L。患者在 UGT1A1 基因近端启动子的 TATAA 盒中出现一个额外的 TA 纯合（[TA]$_7$TAA，名为 UGT1A1*28]，与正常的 [TA]$_6$TAA 相比）。在 UGT1A1*28/*28 个体中，TA 的插入使基因的转录降低到正常值的 20%，导致肝脏胆红素葡萄糖醛酸转移酶活性降低 80%。因此，UGT1A1*28/*28 基因型与异常高的胆红素水平相关。基于以上在一项纳入 46 名甲状腺癌患者的回顾性研究中发现仑伐替尼是 UGT1A1 的弱抑制剂，可升高胆红素。

在两例日本的病例报告中，CYP2C9*1/*3 和 VKORC1-1639G/A 基因型患者在使用华法林时与仑伐替尼之间发生了药物相互作用，使 INR 值增加了 1.5 倍。此外，在 779 例晚期分化和间变性甲状腺癌的遗传分析中，在体外显示了 KDR、KIT 和 PDGFRA 扩增对甲状腺癌细胞对仑伐替尼的敏感性[57]。

二、血药浓度监测

（一）适应人群

推荐使用仑伐替尼治疗的所有肿瘤患者进行 TDM，尤其是仑伐替尼治疗失败或效果欠佳的肿瘤患者。

（二）方法与流程

仑伐替尼血药浓度监测方法还在探索中，少有的相关研究监测稳态时血浆 C_{min}，其检测的方法主要是液相色谱－串联质谱法（LC–MS/MS）。仑伐替尼血药浓度与不良反应的发生率密切相关，因此，定期监测血药浓度以期达到最佳的 C_{min} 目标值是非常必要的。

（三）目标值与结果解读

美国食品药品管理局和欧洲药品管理局推荐靶点处仑伐替尼的平均／中位 C_{min} 为 51.5ng/ml（范围为 10~200ng/ml）。

欧洲药品管理局公布的仑伐替尼欧洲公众评估报告指出[58]，对甲状腺癌关键研究的分析表明，在整个暴露范围内 AUC_{0-24} 在 1410~10700（ng·h）/ml 的无进展生存期相似[59-60]。

三、药物基因组学

仑伐替尼作用靶基因包括：VEGFR1-3、FGFR1-4、PDGFR-α、RET、KIT、KDR、和 PDGFRA。

四、基于 TDM 或基因检测的临床合理用药

一个基于基因检测的合理用药案例（Yagishita[61]等报道）。

背景：仑伐替尼抑制 CYP2C8；（S）－华法林由 CYP2C9 代谢为 7－羟基华法林，由 CYP2C8 代谢为 4－羟基华法林。基于此，报告一例 CYP2C9*1/*3 患者中，华法林和仑伐替尼之间的药物相互作用。

病例：2019 年在日本秋田大学医院，一名 65 岁男性，体重 62kg，因主动脉病变，常规给予华法林维持剂量 4.0mg/d。临床数据显示生化指标正常。他不喝酒也不抽烟，曾服用 30mg/d 阿佐塞米和 2.5mg/d 卡维地洛治疗高血压，25mg/d 阿格列汀和 150mg/d 米格列醇治疗糖尿病，并在开始使用仑伐替尼治疗时服用 100mg/d 别嘌呤醇和 2mg/d 匹伐

他汀。在仑伐替尼管理之前，他的 INR 值是 1.92。对于不能切除的肝癌，他接受了 7 次经导管动脉化疗，但由于发生背侧转移，改为仑伐替尼治疗（T5-7）。在开始仑伐替尼治疗后的第 3 天和第 7 天，他的 INR 值分别为 2.08 和 2.38。仑伐替尼治疗后第 10 天，INR 值为 3.48。因此，华法林的每日剂量减少到 3.5mg/d。在降低华法林剂量后的第 4 天，他的 INR 值为 3.05。在仑伐替尼停药 10 天后，INR 为 2.90。因此，华法林和仑伐替尼的每日剂量分别控制在 3.5 mg/d 和 4 mg/d。基于这些发现，华法林和仑伐替尼之间的药物相互作用被怀疑。

经基因检测，发现该患者是 CYP2C9*1/*3 和 VKORC1‐1639G/A 基因型。使用 HPLC 法监测该患者中每种华法林对映体的血浆谷浓度（C_0）。开始仑伐替尼联合华法林治疗后第 8 天，（R）和（S）华法林的 C_0 值分别为 1.8μg/ml 和 0.67μg/ml。此外，（R）和（S）7-羟基华法林的 C_0 值分别为 11.4 ng/ml 和 168 ng/ml。华法林的 S/R 比值约为 0.4，而（S）华法林与（S）7-羟基华法林的比值为 4.0。此外，采用 HPLC 法测定仑伐替尼的 C_0。仑伐替尼治疗后第 8 天，仑伐替尼的 C_0 为 33.3 ng/ml。根据 Johnson 等人的方法，对该肝癌患者的肝功能进行评估，该患者服用仑伐替尼前的 ALBI 级为 2a，但仑伐替尼治疗后的 ALBI 级没有恶化，而是保持 2a 级。此外，也没有观察到血清白蛋白的降解（从开始治疗到开始仑伐替尼治疗后 227 天，3.5~4 mg/L）[62]。

新发现和结论：CYP2C9*1/*3 和 VKORC1-1639G/a 基因型患者存在仑伐替尼和（S）-华法林之间的药物相互作用。

五、相关 TDM 的研究进展

2012 年 Dubbelman[63] 等开发和验证的 LC-MS/MS 测定法用于量化在人的血浆，尿液和粪便中的仑伐替尼和代谢物。用乙腈提取血浆，尿液和粪便中的仑伐替尼和代谢物，用乙醚提取全血样品，均经色谱柱分离。结果表明，使用 250L 血浆，仑伐替尼及其代谢物的定量范围为 0.25~50.0 ng/ml。使用 250μl、200μl 和 250 mg 的样本量，仑伐替尼在血浆、尿液和粪便的可量化范围分别为 0.25~500 ng/ml，1.00~500 ng/ml 和 0.1ng/ml~25 μg/ml，线性相关良好，相关系数 r^2 为 0.994 或更高。在定量下限时，准确度在平均浓度的 ±20% 以内，回收率（CV）值小于 20%。在其他浓度下，准确度在标准浓度的 ±15% 以内，CV 值低于 15%。这个方法已成功应用于仑伐替尼的质量评价研究中。

2015 年 Yuji Mano[64] 等开发了一种灵敏 LC-MS/MS 法，用于测定人血清中总的和未结合的仑伐替尼。血清样品（0.8ml）在 37℃下用透析器中的磷酸盐缓冲盐水（PBS）透析 18 小时，分别获得透析液、血清中总的仑伐替尼和未结合的仑伐替尼，用有机溶剂萃取后，经色谱柱分离。结果表明，在缓冲液和血清中仑伐替尼的浓度范围分别为 0.0400~16.0 ng/ml 和 0.0800~400 ng/ml。批内和批间可重复性、研究的准确性和精密度均在接受标准之内。

2018 年 Yuji Mano[65] 用 LC–MS/MS 法测定人血浆中仑伐替尼的方法学验证及实验室间交叉验证研究中，在 5 个实验室建立了 7 种 LC–MS/MS 生物分析方法。在这项研究中，方法最初在每个实验室根据生物分析指南进行验证。对于随后的实验室间交叉验证，质量控制样品和临床研究样品的仑伐替尼浓度被盲法测定，来确认分析数据的可比性。采用蛋白质沉淀法、液 – 液萃取法或固相萃取法提取仑伐替尼和内标物，后用 LC–MS/MS 进行多重反应监测。结果表明，在每个实验室开发的分析方法已成功验证，参数在指南推荐的验收标准内。在交叉验证研究中，质量控制样品的准确度在 ±15.3% 以内，临床研究样品的偏差在 ±11.6% 以内。这项研究表明，人血浆中仑伐替尼的浓度可以在实验室和临床研究中进行比较。

2017 年 Ogawa–Morita[66] 等采用 LC–MS/MS 法定量分析人血浆中仑伐替尼。用乙腈萃取血浆中的分析物（仑伐替尼）和内标物（普萘洛尔），经色谱柱分离，基质效应分析显示仑伐替尼的提取率为 15.7%。测定结果表明，仑伐替尼在 9.6~200ng/ml 浓度范围内绘制校正曲线，相关系数（r^2）大于 0.997。批内和批间的准确度在 95.8%~108.3% 之间，仑伐替尼的平均回收率为 66.8%，在所有质量控制浓度水平下的准确度均小于 6.7%，仑伐替尼和普莱洛尔的保留时间分别约为 6.8 分钟和 7.1 分钟，且多重反应监测色谱图在这些保留时间没有干扰峰（信噪比 >5）。检测限（LOD）为 0.96ng/ml，定量限（LOQ）为 9.6ng/ml。总的来说，该试验适用于甲状腺癌吞咽困难患者的 PK 研究。

2019 年 Janssen 等[67] 研究对人血浆中 9 种口服抗癌药物的液相色谱 – 串联质谱分析方法的建立及验证，取下样品后，在 4℃的 2000g 下离心 10 分钟。离心后，分离血浆并在 –20℃下保存，以进行后续分析。6 个批次中，当进样浓度为 10ng/ml、100ng/ml、200ng/ml 时，批间回收率（CV%）分别为 10.1 ~ 16.1、4.4 ~ 5.5、4.4 ~ 11.9。当进样浓度为 100ng/ml 时，批内回收率（CV%）为 4.8。仑伐替尼平均血浆浓度 91.1 ng/ml（校准范围：10~200 ng/ml），保留时间 1.22 分钟。所有分析物的分析内和分析间偏差均在 ±20% 范围内，剩余浓度时偏差在 ±15% 范围内。仑伐替尼在 2~8℃至少稳定 48 小时，在人 K2EDTA 血浆中在室温下稳定 4 小时以上，但样品制备和分析时间应限制在 4 小时内。储备液和工作液分别在 –20℃下稳定至少 8 个月和 5 个月。–70℃的长期稳定仍在继续。

第五节　尼达尼布

一、药物简介

尼达尼布（Nintedanib, NDNB）是一种三重血管激酶抑制剂，能够拮抗血管内皮生长因子（VEGF）、成纤维细胞生长因子（FGF）、血小板生长因子（PDGF）等，通过

VEGFR、FGFR、PDGFR 等介导的信号通路抑制新生血管的形成，从而发挥抗肿瘤作用。临床上主要用于治疗特发性肺纤维化（IPF）和一线化疗后晚期局部转移性或局部复发性的非小细胞肺癌（NSCLC），可显著减少肺功能年下降率（减少幅度可达 50%），从而延缓疾病的进展。

（一）药代动力学特征

尼达尼布口服吸收良好，绝对生物利用度约为 5%，在时间和剂量方面具有线性药动学特征。与空腹状态服药相比，在饭后服药尼达尼布暴露量增加约 20%，并且吸收延迟（空腹中位 t_{max} 为 2.00 小时，餐后：t_{max} 为 3.98 小时）。尼达尼布的药动学特征在 IPF 患者、NSCLS 患者、其他癌症患者和健康志愿者中相似，且可以很好地分布到组织中，平均达峰时间为 3.0 小时（范围 0.5~8 小时），半衰期为 11.7 小时，与血浆蛋白高度结合（约 97.8%），机体总体分布浓度较高。尼达尼布主要通过肝脏代谢，经肝细胞迅速代谢为去甲基酯代谢产物 BIBF1202。临床前研究显示 CYP 酶未被尼达尼布或其代谢产物 BIBF1202 诱导，CYP（以 CYP3A4 为主）的依赖性代谢约占 5%。93.4% 代谢产物约通过胆道系统随粪便排出，排出时间达 120 小时。尼达尼布与 P- 糖蛋白（P-gp）的底物之一，与该转运体存在相互作用。根据群体药动学分析，年龄、体重对尼达尼布暴露量的影响不大，无需调整剂量。肝脏损伤对尼达尼布暴露具有中度影响，不建议中度和重度肝损伤患者使用。

（二）药效动力学特征

尼达尼布作为 TKIs 抑制剂，可有效抑制 VEGFR1、VEGFR2、VEGFR3，PDGFRα、PDGFRβ，FGFR1、FGFR2、FGFR3，RET 激酶受体，FMS 样酪氨酸激酶 3（FLT3）和肉瘤病毒致癌基因（Src）。VEGFR、PDGFR 和 FGFR 是参与调节血管生成和肿瘤细胞存活的多种分子中的 3 种，尼达尼布可竞争性结合于这些细胞内受体激酶结构域上的三磷酸腺苷（ATP）结合位点，阻滞胞内信号传导，抑制这些受体激酶激活后介导的细胞行为。尼达尼布还可通过诱导激活人类肿瘤细胞中的非受体蛋白酪氨酸磷酸酶 1（SHP-1）抑制磷酸化信号转导和转录激活子（p-STAT3）信号通路，阻断肿瘤细胞可溶性微环境中的肿瘤促进信号达到抗肿瘤作用。

尼达尼布不会促进缺氧癌细胞的上皮间质转化（EMT），由于 EMT 可促进癌细胞转移并且与治疗耐药性相关，因此尼达尼布不会诱导化疗耐药性。表明尼达尼布可有效地减缓了 IPF 的疾病进展长达 3 年[68]。

（三）药物相互作用

尼达尼布是 P- 糖蛋白（P-gp）的底物，与强效 P-gp 抑制剂（酮康唑）联用会增加尼达尼布的暴露量（C_{max} 增加 83%，AUC 增加 61%）。因此，临床上应该避免与 P-gp 强效抑制剂（酮康唑或红霉素）或强效诱导剂（利福平、卡马西平）合用。在体外研究中，尼达尼布是 OCT-1、乳腺癌耐药蛋白（BCRP）和 P-gp 的弱抑制剂。在 P-gp 和 CYP3A4 抑制剂共同给药时，可能增加尼达尼布的暴露，应密切监视患者对尼达尼布耐受性。

另外，尼达尼布是一种 VEGFR 抑制剂，可能会增加出血风险。应密切监测接受全剂量抗凝治疗的患者以防出血，必要时调整抗凝治疗[69]。

（四）药物不良反应

尼达尼布总体安全性较好，其最常见不良反应主要表现为腹泻（约 62.4%）、恶心和呕吐、腹痛、食欲减退、体重下降和肝酶升高。FDA 在 2017 年说明书还补充了胃肠道穿孔、出血的风险提示，已知有出血风险的患者应谨慎使用。重度腹泻事件占 3.3%。超过三分之二的患者首次发生腹泻是在治疗的前三个月。腹泻导致 4.4% 的患者永久终止治疗。13.6% 的患者发生转氨酶升高，但多是可逆的，受试者通过减少剂量或者停药，肝功能大都恢复正常，所以患者在服用尼达尼布期间，均应定期检查患者肝功能。出血是尼达尼布另一需要关注的不良反应，约 10% 的患者出现了该不良反应，并且合用抗凝药物等可能会增加患者的出血风险，因此，患者应该定期进行血液测试。另外，尼达尼布胶囊含有凝集素，不能用于大豆或花生过敏患者。

（五）血药浓度与药理学效应

尼达尼布的稳态 C_{max} 存在巨大的个体间差异，这种巨大的个体间变异性主要与人口统计学（年龄、性别）和生物学参数（肝功能不全、低蛋白血症）、药物遗传背景（药物代谢酶、转运体）和药代动力学药物相互作用有关，可能是治疗失败或毒性升高的因素之一。Epstein[70]等研究了尼达尼布在正常环境下和肿瘤细胞可溶性微环境存在的条件下对 NSCLC 细胞的直接影响。

尼达尼布具有吸收滞后、一级吸收和线性消除的单室模型的药代动力学特征。典型 IPF 患者稳态时的吸收率、滞后时间、表观总清除率和表观体积分布的总体估计值分别为 $0.0814h^{-1}$、0.689h、994L/h 和 265L，其 C_{max} 在给药一周内达到稳态。尼达尼布代谢物 BIBF1202 是一种非活性的葡萄糖醛酸盐，两者的药代动力学和协变量效应相似（种族来源的情况除外）。尼达尼布单独使用具有较高的首过效应，但尼达尼布联合 BIBF1202 的总吸收率远远高于尼达尼布的绝对生物利用度（23%vs.5%），造成的原因尚不明确。INPULSIS 试验中，用力肺活量（forced vital capacity, FVC）的年下降率是治疗目标，尼达尼布在不同基线特征定义的患者组中的疗效一致，包括性别、年龄（<65 岁 vs. ≥ 65 岁）、种族（白人 vs. 亚洲人）、预测的 FVC%（70%vs.>70%；80%vs.>80%；<90%vs.>90%）和预测的肺一氧化碳弥散功能（40%vs.>40%）。

在德国开展的一项剂量递增Ⅰ期研究中，给予 61 例晚期实体瘤患者尼达尼布单药口服，分为每日 1 次给药组（尼达尼布单次给药剂量为 50~450 mg）和每日 2 次给药组（尼达尼布单次给药剂量为 150~300 mg），以评估尼达尼布的最大耐受剂量（MTD）和安全性。结果发现尼达尼布 MTD 为 250 mg，每日 2 次，其主要的剂量限制性毒性（DLT）为可逆的肝酶升高，整体耐受性良好。而在日本及英国分别开展的一项剂量递增Ⅰ期研究发现，日本晚期实体瘤患者中尼达尼布 MTD 为 200mg，每日 2 次，高于英国。

单剂量尼达尼布 100 mg 在肝功能不全患者中具有不同的血药浓度，有必要对暴露于尼达尼布的患者（例如，由于亚洲种族、低体重、高年龄或这些危险因素的组合）进行密切的耐受性监测。Marzin[71] 等将肝功能不全的受试者分为 Child-Pugh A（轻度肝功能不全）或 Child-Pugh B（中度肝功能不全），在 Child-Pugh A（$n=8$）患者中尼达尼布的暴露量增加了约 2 倍，在 Child-Pugh B（$n=8$）患者中，尼达尼布的暴露量增加了约 8 倍，且尼达尼布暴露量都高于健康人[72-74]。之后，Schmid[75] 等发现在肝功能不全的分类（LDF）分类为"中度"或"重度"的患者均未纳入药物动力学分析的情况下，乳酸脱氢酶（LDH）被认为是影响尼达尼布血药浓度的新因素，随着 LDH 水平的升高，总表观清除率降低。与高加索人相比，一些亚洲人的亚组尼达尼布 $AUC_{\tau,ss}$ 增加了 50%。与白种人患者相比，日本患者尼达尼布暴露量高 16%，中国、印度和亚洲其他国家和地区患者（韩国人除外）尼达尼布暴露量高 50%。

（六）药物相关基因与药理学效应

尼达尼布可有效抑制 VEGFR、PDGFR、FGFR 和 RET 等激酶受体，这些激酶受体相关基因对成纤维细胞的增殖、分化有显著影响。Hibi M 发现在 36 例术后肺鳞癌复发的患者中，FGFR 基因改变的患者预后明显较差。Takeda 等通过基因组测序发现 CCDC6-RET 融合基因可能是尼达尼布治疗的潜在靶点。Lin X 等在探索人肌腱成纤维细胞（HTFs）转化为成肌纤维细胞的影响中，发现尼达尼布以剂量依赖性方式抑制 HTF 的增殖和迁移，且尼达尼布通过下调 α-SMA 和 Snail 的 mRNA 和蛋白表达来防止 HTF 肌成纤维细胞分化。台湾的一项基于生物信息学和 IPF 成纤维细胞相关基因测序的研究中，将成纤维细胞用 4μm 尼达尼布处理 24 小时，发现尼达尼布治疗后，4 个基因（DDX11、E2F1、NPTX1 和 PLXNA4）的下调可能被上调的 hsa-miR-486-3p 抑制。这些基因表达变化共同可能有助于降低成纤维细胞的增殖和降低 IPF 的危险性。其原因可能是 DDX11 与 IPF 成纤维细胞的增殖呈正相关；PLXNA4 可能通过增强 VEGF 和 bFGF 信号通路促进肿瘤的进展和血管生成；E2F1 转录因子是细胞周期进程中进入 S 期所需的最重要的蛋白质之一，表皮生长因子（EGF）、角质形成细胞生长因子（KGF）和 VEGF 在内的几种生长因子通过增加 E2F1 的表达发挥其增殖生物学活性。另外，Fuse[76] 等的研究中，NTRK 基因作为重排的融合癌基因，NTRK1-G667C 突变赋予尼达尼布更高的敏感性（灵敏度甚至高于野生型 NTRK1）。

且 NTRK1-G667C 和 G595R 突变体都显示出对尼达尼布的耐药性。

尼达尼布是 P-gp 的底物之一，P-gp 是一种药物外向转运糖蛋白，具有能量依赖性"药泵"功能，属于 ABC 家族成员，由 ABCBl（MDRl）基因编码。P-gp 在药物外排中发挥着重要的作用，尤其是 TKIs 类药物。2016 年，Englinger 等通过细胞实验证明尼达尼布是 ABCBl 介导的外排的底物和调节剂。抑制 ABCBl 使 DMS114 / NIN 细胞（一种 FGFR1 驱动的尼达尼布耐药的小细胞肺癌细胞）对尼达尼布以及其他 MDR 底物药物重新敏感。

二、血药浓度监测

（一）适应人群

推荐使用尼达尼布治疗的所有肿瘤患者进行 TDM，尤其是肝功能不全的肿瘤患者。

（二）方法与流程

尼达尼布血药浓度监测方法还在探索中，少有的相关研究监测稳态时血浆 C_{min}，其检测的方法主要是液相色谱 – 串联质谱法（LC-MS/MS）。

Rafael Reis[77] 等采用 LC-MS/MS 法测定非小细胞肺癌患者血浆中，首次研究了人血浆中尼达尼布的生物分析方法。从接受尼达尼布治疗的 NSCLC 患者（n=15）中，在下次给药前 2~4 小时内直接肘静脉静脉穿刺采血 5 ml 于肝素锂管 $C_{min,ss}$。将样品离心（1850g，4℃，10 分钟），收集血浆并转移到试管中，然后在 −20℃下保存，以进行后续分析。结果表明，尼达尼布的平均 $C_{min,ss}$（平均值 ± 标准差）为（15.2 ± 7.7）ng/ml（CV=50.7%）尼达尼布的 LLOQ 为 1 ng/ml。血浆中尼达尼布在 RT 和 4℃下分别稳定 24 小时和 48 小时。且发现代谢产物的 TDM 可能与临床无关。

Janssen[78] 等研究 2019 年对人血浆中 9 种口服抗癌药物的液相色谱 – 串联质谱分析方法的建立及验证，取下样品后，在 4℃的 2000g 下离心 10 分钟。离心后，分离血浆并在 −20℃下保存，以进行后续分析。结果中，尼达尼布（n=3）平均血浆浓度 24.5ng/ml（校准范围：10 ~ 200ng/ml），所有分析物的分析内和分析间偏差均在 ±20% 范围内，剩余浓度时偏差在 ±15% 范围内。尼达尼布在室温下在人 K2EDTA 血浆中的稳定性均超过 4 小时，但样品制备和分析时间应限制在 4 小时内。储备液和工作液分别在 −20℃下稳定至少 8 个月和 5 个月。−70℃的长期稳定仍在继续。

三、药物基因组学

1. 主要相关作用靶点基因 目前已经发现与尼达尼布相关的作用靶点基因有 6 种，

包括 DDX11、E2F1、NPTX1、PLXNA4、CCDC6–RET 和 NTRK1。

2. 药动学相关基因 现有研究发现，P-gp 编码基因 ABCB1 等基因存在多态性，并对尼达尼布的治疗效果、不良反应及耐药情况产生一定的影响。

第六节 瑞戈非尼

一、药物简介

瑞戈非尼（Regorafenib）是细胞膜结合的和胞内的多种激酶的小分子抑制剂，这些激酶参与正常的细胞功能以及肿瘤发生、肿瘤血管生成、肿瘤转移和肿瘤免疫等病理过程。瑞戈非尼适用于治疗既往接受过以氟尿嘧啶、奥沙利铂和伊立替康为基础的化疗，以及既往接受过或不适合接受抗 VEGF 治疗、抗 EGFR 治疗（RAS 野生型）的转移性结直肠癌患者，既往接受过甲磺酸伊马替尼及苹果酸舒尼替尼治疗的局部晚期的、无法手术切除的或转移性的胃肠道间质瘤患者和既往接受过索拉非尼治疗的肝细胞癌患者。

（一）药代动力学特征

给予单次口服剂量 160 mg 后，瑞戈非尼在约 3~4 小时达到约 2.5 mg/L 的平均血浆峰浓度。60 mg 或 100 mg 单剂量给药后，片剂与口服液的平均相对生物利用度分别为 69% 和 83%。与高脂早餐或空腹条件相比，低脂早餐后瑞戈非尼及其主要有药理活性的代谢产物（M-2 和 M-5）浓度更高。

瑞戈非尼与人血浆蛋白的体外蛋白结合率高（99.5%）。M-2 和 M-5 的体外蛋白结合率（分别为 99.8% 和 99.95%）高于瑞戈非尼。瑞戈非尼代谢产物 M-2 和 M-5 是 P-gp 的弱底物。代谢产物 M-5 是弱 BCRP 底物。

瑞戈非尼及其代谢产物 M-2 主要在肝脏中经受 CYP3A4 介导的氧化代谢途径代谢，并经 UGT1A9 介导的葡萄糖醛酸苷化代谢。

瑞戈非尼及其代谢产物 M-2 的平均消除半衰期在 20~30 小时的范围内。M-5 的平均消除半衰期约 60 小时（在 40~100 小时的范围内）。在给药后 12 天内回收了约 90% 的放射性剂量，约 71% 的剂量经粪便排泄（47% 作为母体化合物，24% 作为代谢产物），约 19% 的剂量作为葡萄糖醛酸苷经尿液排泄。

（二）药效动力学特征

瑞戈非尼属多激酶抑制剂。体外试验中，瑞戈非尼及其人体主要的活性代谢物 M-2 和 M-5 在临床使用浓度下均可抑制 RET、VEGFR1、VEGFR2、VEGFR3、KIT、PDGFR-α、PDGFR-β、FGFR1、FGFR2、TIE2、DDR2、TrkA、Eph2A、RAF-1、

BRAF、BRAFV600E、SAPK2、PTK5、Ab1 和 CSF1R 等激酶活性。瑞戈非尼抑制大鼠肿瘤组织血管生成，抑制小鼠异种移植人结直肠癌、人胃肠道间质瘤和肝细胞癌的肿瘤生长，瑞戈非尼能抑制小鼠异种移植和原位移植人结直肠癌模型的肿瘤转移。

（三）药物相互作用

体外数据表明，瑞戈非尼由细胞色素 CYP3A4 和尿苷二磷酸葡萄糖醛酸转移酶 UGT1A9 代谢。瑞戈非尼与 CYP3A4 强抑制剂联用可导致瑞戈非尼的血药浓度增加，以及活性代谢产物 M-2（氮氧化物）和 M-5（氮氧化物和 N- 去甲基）的平均暴露量减少。酮康唑（400 mg，给药 18 天）联合单剂量瑞戈非尼（160 mg，第 5 天给药）给药，可导致瑞戈非尼的平均暴露量（AUC）增加约 33%，活性代谢产物 M-2（氮氧化物）和 M-5（氮氧化物和 N- 去甲基）的平均暴露量减少约 90%。由于尚未研究 CYP3A4 活性的强抑制剂（克林霉素、葡萄柚汁、伊曲康唑、酮康唑、泊沙康唑、泰利霉素和伏立康唑）对瑞戈非尼及其代谢产物的稳态暴露量的影响，建议避免同时使用这些药物。

由于尚未研究强 UGT1A9 抑制剂（甲灭酸、二氟尼柳和尼氟酸）对瑞戈非尼及其代谢产物的稳态暴露量的影响，建议瑞戈非尼治疗期间应避免同时给药。

利福平是一种强 CYP3A4 诱导剂，利福平（600 mg，给药 9 天）联合单剂量瑞戈非尼（160 mg，第 7 天给药）给药，导致瑞戈非尼的 AUC 减少约 50%，活性代谢产物 M-5 的平均暴露量增加 3~4 倍，活性代谢产物 M-2 的暴露量没有变化。其他强 CYP3A4 诱导剂（苯妥英、卡马西平、苯巴比妥和贯叶连翘）可能也促进瑞戈非尼的代谢。应避免同时服用强 CYP3A4 诱导剂，或者应考虑选择无诱导 CYP3A4 可能性或诱导可能性极小的替代合并用药。

体外数据表明，瑞戈非尼及其活性代谢产物 M-2 抑制 UGT1A1 和 UGT1A9 介导的葡萄糖醛酸苷化，而 M-5 仅在体内达到稳态时的浓度下才抑制 UGT1A1。瑞戈非尼给药中断 5 天后给予伊立替康，导致 SN-38（一种 UGT1A1 的底物和伊立替康的活性代谢产物）的 AUC 增加约 44%。同时，也观察到伊立替康的 AUC 增加约 28%。这表明联合使用瑞戈非尼可能增加 UGT1A1 和 UGT1A9 底物的全身暴露量。

瑞舒伐他汀（5 mg）（BCRP 的一种底物）单次给药前给予瑞戈非尼（160 mg，共 14 日），可导致瑞舒伐他汀的暴露量（AUC）均值升高 3.8 倍，C_{max} 升高 4.6 倍。

此结果表明，瑞戈非尼合并用药可能会增加其他 BCRP 底物合并用药（甲氨蝶呤、氟伐他汀及阿托伐他汀）的血浆浓度。因此，建议密切监测患者因 BCRP 底物暴露量增加而出现的相关体征及症状。临床数据表明，瑞戈非尼对于地高辛的药代动力学性质没有影响，因此该药可与地高辛等 P- 糖蛋白底物合并用药，不会出现具有临床意义的药物相互作用。

体外研究表明活性代谢产物 M-2 和 M-5 是 P- 糖蛋白和 BCRP 的底物。BCRP 和

P- 糖蛋白的抑制剂和诱导剂可能妨碍 M-2 和 M-5 的暴露。这些发现的临床意义不明。体外数据表明，在体内达到稳态（峰浓度 8.1μmol）的浓度下，瑞戈非尼是细胞色素 CYP2C8（Ki 值 0.6μmol）、CYP2C9（Ki 值 4.7μmol）、CYP2B6（Ki 值 5.2μmol）的竞争性抑制剂。对 CYP3A4（Ki 值 11.1μmol）和 CYP2C19（Ki 值 16.4μmol）的体外抑制效力不太显著。为评价瑞戈非尼 160 mg 给药 14 天对 CYP2C8（罗格列酮）、CYP2C9（S 型华法林）、CYP 2C19（奥美拉唑）和 CYP3A4（咪达唑仑）的探针底物的药代动力学影响，实施了一项探针底物临床研究。药代动力学数据表明，瑞戈非尼可以与 CYP2C8、CYP2C9、CYP3A4 和 CYP2C19 底物同时给药，而不会发生有临床意义的药物相互作用。

浓度时间曲线显示，瑞戈非尼及其代谢产物可能经历肝肠循环。在与新霉素联合使用的情况下，由于新霉素是一种体内吸收较差、用于根除胃肠微生物菌群的抗菌药物（可能会干扰瑞戈非尼的肝肠循环），尽管瑞戈非尼的暴露量没有受到影响，但是与瑞戈非尼具有类似体内外药理作用的活性代谢产物 M-2 及 M-5 的暴露量则下降了约 80%。与新霉素这种相互作用的临床意义仍有待阐明，但是可能会降低瑞戈非尼的有效性。目前尚未对其他抗生素在药代动力学方面的相互作用进行研究。

瑞戈非尼、M-2 和 M-5 可能经历肝肠循环。考来烯胺和考来胶等胆盐螯合剂可能通过形成不溶性复合物与瑞戈非尼发生相互作用，这种复合物可能影响吸收（或再吸收），从而可能导致暴露量减少。这些潜在相互作用的临床意义不明，但可能导致瑞戈非尼有效性降低。

（四）药物不良反应

在接受瑞戈非尼治疗的患者中最常见的药物不良反应（≥ 30%）为疼痛、手足皮肤反应、无力 / 疲乏、腹泻、食欲下降及进食减少、高血压及感染。在接受瑞戈非尼治疗的患者中最严重的药物不良反应为重度肝损伤、出血及胃肠道穿孔及感染。在瑞戈非尼治疗前及治疗中进行肝功能监测，可根据肝功检测或肝细胞坏死所表现出来的肝脏毒性，暂停用药、降低剂量或停药。

（五）血药浓度与药理学效应

瑞戈非尼主要在肝脏中经受 CYP3A4 介导的氧化代谢途径代谢，其代谢产物 M-2（氮氧化物）和 M-5（氮氧化物和 N- 去甲基化）同样具有有药理活性，且稳态浓度与瑞戈非尼相似。在胃肠间质瘤患者中，皮疹、总胆红素和中位直接胆红素水平随着瑞戈非尼（包含 M-2 和 M-5）暴露量的增加呈现出了剂量依赖性的增加。但目前为止尚无研究证实瑞戈非尼的暴露量与疗效相关。仍需更多研究来挖掘瑞戈非尼暴露量与疗效及不良反应的相关性。目前，瑞戈非尼（母体化合物）最合适的 TDM 目标值为 C_{min} 达到 1.4mg/L[79]。

（六）药物相关基因与药理学效应

瑞戈非尼是一种多激酶抑制剂，目前主要适用于治疗既往接受过以氟尿嘧啶、奥沙利铂和伊立替康为基础的化疗，以及既往接受过或不适合接受 VEGF 治疗、抗 EGFR 治疗（RAS 野生型）的转移性结直肠癌患者。

迄今为止，尚无明确的遗传学标记可以预测瑞戈非尼的疗效和患者的预后。在两项大型的三期临床研究（CORRECT 研究和 CONCUR 研究）显示，无论是 KRAS 还是 BRAF 的基因突变均不能预测疗效。Tabernero 等人针对 CORRECT 研究进行的回顾性分析也证实 KRAS 或者 PIK3CA 的基因突变与 OS（总生存期）或 PFS（无进展生存期）无明确相关性[80]。而与之相反的，一项纳入 654 名转移性结直肠癌患者的多中心研究（REBECCA 研究）显示，KRAS 基因携带者与较短的 OS 相关（HR:1.25，$P = 0.016$）[81]。目前关于 KRAS/PIK3CA 基因突变在预测瑞戈非尼疗效方面的作用尚不明确，需要更多的研究来明确 EGFR 通路基因突变在优化多激酶抑制剂中的真实作用。

二、血药浓度监测

（一）适应人群

体外试验中，瑞戈非尼及其人体主要的活性代谢物 M-2 和 M-5 在临床使用浓度下均可抑制 RET、VEGFR1、VEGFR2、VEGFR3、KIT、PDGFR-α、PDGFR-β、FGFR1、FGFR2、TIE2、DDR2、TrkA、Eph2A、RAF-1、BRAF、BRAFV600E、SAPK2、PTK5、Ab1 和 CSF1R 等激酶活性。目前关于瑞戈非尼及其代谢产物的量效关系尚不明确，尚无明确的 TDM 目标值，故瑞戈非尼的血药浓度监测尚处于研究阶段。

现有临床数据表明，瑞戈非尼的暴露量、安全性或有效性与性别及种族无关。而轻度、中度或重度肾损伤患者与肾功能正常患者相比，瑞戈非尼及其代谢产物 M-2 和 M-5 的暴露量相似。瑞戈非尼主要在肝脏中经受 CYP3A4 介导的氧化代谢途径代谢，并经 UGT1A9 介导的葡萄糖醛酸苷化代谢，药物相互作用较多。在胃肠间质瘤（GIST）患者中的研究发现，随着瑞戈非尼及其代谢产物（M-2 和 M-5）暴露量的升高，皮疹、高胆红素（总胆红素和或直接胆红素）血症的发生率有升高。在临床研究中已经发生了严重的、有时是致命性的肝脏毒性，故在使用瑞戈非尼片治疗中，应根据肝功能检测或肝细胞坏死所表现出来的肝脏毒性的严重程度和持续性，暂停后降低剂量或停药。由于肝功能 Child-Pugh B 患者数据有限，药品标签不能提供剂量调整建议（Child-Pugh C 患者不建议使用）。故针对 Child-Pugh B 患者，已经发生药物相关的肝功能检查异常但尚不需停药的患者，或者存在明确药物相互作用的患者可考虑通过血药浓度监测评估不良反应风险，指导后续治疗。

（二）方法与流程

瑞戈非尼经 CYP3A4 代谢，主要代谢产物 M-2（氮氧化物）和 M-5（氮氧化物和 N-去甲基化），有药理活性，稳态浓度与瑞戈非尼相似，代谢产物也应纳入血药浓度监测。目前已有多种方法被开发用于定量检测酪氨酸激酶抑制剂的浓度。瑞戈非尼及其代谢产物常用的检测方法包括 HPLC-UV、HPLC-MS/MS 和 UPLC-MS/MS。高效液相色谱与质谱联用（HPLC-MS）已成为大多数药物定量监测的主要参考方法，这两种技术的联用可以将色谱法的优势（分离选择性和效率较高）与质谱仪的优势（可获得结构信息，提高选择性）相结合。而 UPLC-MS/MS 灵敏度及选择性更高，检测更为迅速且可同时检测多种肿瘤靶向药物，目前已在瑞戈非尼及其代谢产物 M-2 的检测中进行了验证。下面以 HPLC-MS 为例，介绍瑞戈非尼的血药浓度监测。

1. 制备血浆样品 采用蛋白质沉淀法处理血液样品，样品可在室温下（37℃以内）解冻，解冻后旋涡混合。在 10℃下以 4000 转 / 分的转速离心约 10 分钟，取上清液进行分析。

2. 测定及数据分析 进样并记录色谱图，采用相应软件进行浓度、准确度及精密度。

（三）目标值与结果解读

瑞戈非尼的最佳 TDM 目标尚不明确，目前瑞戈非尼（不包括 M-2 和 M-5）最有希望的 TDM 目标是 C_{min} 达到 1.4mg/L。

三、药物基因组学

（一）药物相关基因检测

1. 主要相关作用靶点基因 作为一种多激酶抑制剂（MKI），瑞戈非尼可阻断涉及血管生成，增殖，肿瘤微环境和转移的多种蛋白激酶的活性，包括血管内皮生长因子受体 VEGFR1-3、TIE2、KIT、RET、RAF-1、BRAF、PDGFR 和 FGFR。蛋白质表达分析显示，瑞戈非尼的蛋白质表达模式较索拉非尼更为复杂，这使寻找作用靶点更具挑战性，目前瑞戈非尼尚无明确的靶点基因。

2. 药动学相关基因 肝毒性及高胆红素血症是瑞戈非尼的常见不良反应。UGT1A1编码产生的胆红素尿苷二磷酸葡萄糖醛糖基转移（bilirubin-UGT）可以将非结合胆红素转化为结合胆红素，并使其溶解和消除。该基因的表型与高胆红素血症的发生相关，一般情况下 UGT1A1*28/*28（Gilbert 综合征遗传易感型）高胆红素血症的发生率显著性的高于 UGT1A1*1/*1 和 UGT1A1*1/*28 基因型。瑞戈非尼及其活性代谢产物 M-2 抑制 UGT1A1 和 UGT1A9 介导的葡萄糖醛酸苷化，而 M-5 仅在体内达到稳态时的浓度下才抑制 UGT1A1。体外研究显示，UGT1A1*28/*28 表型的 IC_{50} 值较 UGT1A1*1/*28 表型及 UGT1A1*1/*1 表型更低，而 UGT1A1*28/*28 表型的 C_{max}/IC_{50} 比值较 UGT1A1*1/*28 及 UGT1A1*1/*1 更高，该研究显示 UGT1A1*28/*28 表型高胆红素血症风险相对较高，但仍需临床研究予以证实[82]。

瑞戈非尼可通过 OATP1B1 及 ABCG2 转运蛋白从血液转运至肝脏。日本进行了一系列关于 ABCG2、SLCO1B1（OATP1B1 编码基因）基因多态性与瑞戈非尼不良反应相关性的临床研究，初始研究显示 ABCG2421C>A 突变与瑞戈非尼的不良反应无明显相关性，而 SLCO1B1*1b（rs2306283-G）单倍型携带者与非携带者（rs2306283-G/rs4149056-T）在瑞戈非尼治疗期间丙氨酸转氨酶（ALT）升高以及总胆红素（≥ 2 级）升高的发生率无统计学差异，但天门冬氨酸氨基转移酶（AST）升高及贫血的发生率更低（发生率分别为 8% vs. 42%，P=0.03；16% vs. 50%，P=0.048）[83]。在后续的研究中显示，ABCG2 基因多态性与瑞戈非尼的血清浓度无关，而 SLCO1B1521 T>C 携带者，OATP1B1 功能较 T/T 组降低，而瑞戈非尼血清浓度则较 SLCO1B1521 T/T 组升高，尽管相关差异不具有统计学意义，仍提示 SLCO1B1 基因多态性对瑞戈非尼的药动学（尤其是 C_{max}）有较大影响，可以进一步研究[84]。

（二）方法与流程

目前基因检测的方法主要包括实时荧光定量 PCR 和 NGS。NGS 具有高通量和高分辨率等特点，目前已广泛应用于遗传学标志物的临床检测，在搜寻瑞戈非尼药效学相关基因及药动学相关基因检测方面具有重要意义。现以 NGS 为例，方法及流程如下。

1. **样本采集** 采集包含基因组 DNA 的生物样本，包括但不限于全血、唾液、干血片、组织和已提取的 DNA 等。

2. **核酸抽提及质控** 核酸抽提及质控：针对不同的样本类型，需选用不同的 DNA 提取方法和试剂。原则上优先采用由国家药品监督管理局（National Medical Products Administration，NMPA）批准上市的试剂盒进行基因组 DNA 提取。

3. **文库制备及质控** 可使用基于扩增子的方法或基于杂交捕获的方法进行文库制备。

4. **NGS 测序及质控** 构建好的文库将在高通量测序仪上进行上机测序，测序完成后需要对原始数据进行质控，再进行后续的生物信息分析。

5. **数据分析及变异解读** 使用软件进行数据分析，并对结果进行解读。

（三）结果解读

现有研究显示 UGT1A1 及 SLCO1B1 基因多态性与瑞戈非尼的不良反应相关，可考虑进行相关检测，基因检测结果见表 10-4 和表 10-5。

表 10-4　UGT1A1 等位基因及表型解读 [81][85]

等位基因	表型解读
1*1	为野生型纯合子强代谢基因型，与其他基因型相比瑞戈非尼治疗期间高胆红素血症风险较低
1*28	与野生型纯合子强代谢者相比，瑞戈非尼治疗期间高胆红素血症风险相对升高
28*28	为慢代谢基因型，与其他基因型相比瑞戈非尼治疗期间高胆红素血症发生风险明显升高

表 10-5　SLCO1B1 单倍型解读 [83]

基因型	解读
SLCO1B1*1b 等位基因携带者	AST 升高及贫血的发生率较其他单倍型低
SLCO1B1*1b 等位基因非携带者	AST 升高及贫血的发生率较 SLCO1B1*1b 单倍型高

四、基于 TDM 或基因检测的临床合理用药

目前瑞戈非尼及其活性代谢产物血药浓度的适宜检测指标尚不明确，尚无 TDM 指导瑞戈非尼的相关研究。而限于瑞戈非尼作用靶点较多且蛋白质表达模式较为复杂，目前也未发现适宜的遗传学标记。

五、相关 TDM 的研究进展

日本一项研究共纳入了 14 例转移性结直肠癌和 4 例胃肠间质瘤患者，在口服 160mg/d 瑞戈非尼的患者中，瑞戈非尼及其代谢产物 M-2、M-5 谷浓度范围分别是 318~9467ng/ml，48~3594 ng/ml 和 38~3796ng/ml，血药浓度差异显著，这可能与疗效差异相关，也突出了进行 TDM 的重要性 [86]。此外，该项研究显示 M-2 和 M-5 的 C_t / D（谷浓度 / 剂量）值与皮肤毒性显著相关（分别为 $P = 0.0193$ 和 0.001），这也显示了对瑞戈非尼代谢产物尤其是 M-5 进行监测具有重要意义，但限于该项研究样本量小且为观察性研究，故未能得出瑞戈非尼的药物治疗浓度范围以及不良反应预测阈值。

六、相关基因检测的研究进展

瑞戈非尼及其代谢产物 M-2 均通过 CYP3A4 介导的氧化代谢途径代谢，因而 CYP3A4 的基因或蛋白多态性可能与瑞戈非尼的代谢差异相关。在一项体外研究中，共纳入了 27 种 CYP3A4 蛋白变异体在瑞戈非尼代谢能力上的差异，与野生型 CYP3A4.1 相比，CYP3A4.20 变异体未检测到代谢活性，五种变异体（CYP3A4.5，.16，.19，.24，.29）代谢能力与野生型类似，四种变异体（CYP3A4.14,.15,.28,.31）代谢活性较野生型更高，

而其他的变异体的代谢活性较野生型显著下降，该研究是第一项针对 27 种 CYP3A4 蛋白变异体活性差异的研究，仍需更多临床研究进行验证[87]。

由于瑞戈非尼作用于多个靶点，可以将在药物作用中发挥作用的蛋白质的编码基因突变也纳入评估范围，采用组合筛查的方法寻找最优的药效学预测基因。在个案报道中，KDR c.2881C > T 突变的患者每日仅使用 40mg 的瑞戈非尼在良好耐受的基础上取得了较好的疗效，较好的验证了上面的研究思路[88]。

第七节　索拉非尼

一、药物简介

索拉非尼（Sonafenib）是一种新型多靶点抗肿瘤药物，它具有双重的抗肿瘤作用：既可通过阻断由 RAFlMEK/ERK 介导的细胞信号传导通路而直接抑制肿瘤细胞的增殖，还可通过抑制 VEGFR 和 PDGF 受体而阻断肿瘤新生血管的形成，间接地抑制肿瘤细胞的生长[89]。主要适用于治疗不可切除的 HCC 患者、晚期 RCC 患者以及治疗放射性碘治疗无效的局部复发或转移性、进展性、分化型 DTC 患者[90]。

（一）药代动力学特征[91]

索拉非尼的平均消除半衰期约为 25 ~ 48 小时。与单次给药相比，重复给药 7 天达到 2.5~7 倍的蓄积。给药 7 天后，索拉非尼血药浓度达到稳态，平均血药浓度的峰谷比小于 2。

与口服溶液相比，服用索拉非尼片剂平均相对生物利用度为 38%~49%。口服给药后，索拉非尼在约 3 小时内达到血浆峰浓度。中等脂肪膳食（30% 脂肪；700kcal）的生物利用度与空腹状态下相似。高脂餐（50% 脂肪；900 kcal）时，索拉非尼的生物利用度降低了 29%。建议索拉非尼不与食物同服。当口服剂量超过 0.4 g 每日 2 次时，平均 C_{max} 和 AUC 的升高不成线性关系。在体外，索拉非尼与人血浆蛋白的结合率为 99.5%。

索拉非尼主要通过肝脏 CYP3A4 进行氧化代谢。除此之外，还通过 UGT1A9 进行葡萄糖醛酸化[92]。

血药浓度达到稳态时，索拉非尼在血浆中约占全部血液分析物的 70% ~ 85%。目前已发现索拉非尼的 8 种代谢产物，其中 5 种已在血浆中检测到。索拉非尼的主要循环代谢产物吡啶 N- 氧化物在稳态时约占循环分析物的 9% ~ 16%，其体外效力与索拉非尼相似。口服 100 mg 索拉非尼溶液制剂后，96% 的药物在 14 天内被消除，其中 77% 的剂量以葡萄糖醛酸化代谢物的形式经粪便排泄，19% 的剂量以葡萄糖醛酸化代谢物的形式经尿液排泄。有 51% 的原型药物随粪便排泄，尿液中未发现原型药物。

肾损害和肝损害不影响索拉非尼的药代动力学，无需调整剂量。

（二）药效动力学特征[91]

索拉非尼是多种激酶抑制剂体外试验显示，可抑制肿瘤细胞增殖和抗血管生成作用。索拉非尼抑制肿瘤细胞的靶部位 CRAF、BRAF、c-Kit、FLT-3 和肿瘤血管靶部位的 CRAF、VEGFR-2、VEGFR-3、PDGFR-P。RAF 激酶是丝氨酸/苏氨酸激酶，而 c-Kit、FLT-3、VEGFR-2、VEGFR-3、PDGFR-β 为酪氨酸激酶，这些激酶作用于肿瘤细胞信号通路、血管生成和凋亡。体内试验显示，在多种人癌移植裸鼠模型中，如人肝细胞癌、肾细胞癌中，可抑制肿瘤生长和血管生成。

多项研究表明，CBX4 异常表达与肝癌、乳腺癌、骨肉瘤等恶性肿瘤发生密切相关，这些结果提示在肝细胞癌中，CBX4 可能是索拉非尼耐药机制的重要参与蛋白。

（三）药物相互作用[3]

索拉非尼的溶解度具有 pH 依赖性，pH 越高，溶解度越低。然而，质子泵抑制剂奥美拉唑以 40 mg 每日 1 次的剂量给药 5 天，未导致索拉非尼单次给药暴露发生有临床意义的变化，无需调整索拉非尼的剂量。

索拉非尼主要通过肝脏 CYP3A4 代谢，因此，CYP3A4 的抑制剂和诱导剂可能会改变索拉非尼的代谢。利福平与索拉非尼持续联合应用可导致索拉非尼的平均 AUC 降低 37%。如果可能，避免同时使用强效 CYP3A4 诱导剂（卡马西平、地塞米松、苯巴比妥、苯妥英、利福平、利福布汀、圣约翰草），因为这些药物可加快索拉非尼的代谢，因而降低索拉非尼的药物浓度。酮康唑是 CYP3A4 和 P- 糖蛋白的强抑制剂，400 mg 每日 1 次给药 7 天未改变健康志愿者单次口服 50 mg 索拉非尼的平均 AUC，所以 CYP3A4 抑制剂与索拉非尼在临床药代动力学方面不太可能存在相互作用。

在单次口服索拉非尼 400 mg 的健康志愿者中，新霉素口服给药 1 g，每日 3 次，持续 5 天，可使索拉非尼的平均 AUC 降低 54%。尚未研究其他抗生素对索拉非尼药代动力学的影响。

索拉非尼在体外抑制 CYP2B6、CYP2C8 和 CYP2C9 的效力相似。然而，在临床药代动力学研究中，索拉非尼 400 mg 每日 2 次与环磷酰胺（CYP2B6 底物）或紫杉醇（CYP2C8 底物）合并给药未导致具有临床意义的抑制。这些数据表明，索拉非尼 400 mg 每日 2 次的推荐剂量可能不是 CYP2B6 或 CYP2C8 的体内抑制剂。此外，与安慰剂相比，索拉非尼与华法林（CYP2C9 底物）合并治疗未导致 PT、INR 的变化。因此，预期索拉非尼对 CYP2C9 的临床相关体内抑制风险也较低。但是，服用华法林或苯丙香豆素的患者应定期检查 INR。

索拉非尼与咪达唑仑、右美沙芬或奥美拉唑（分别为细胞色素 CYP3A4、CYP2D6 和 CYP2C19 的底物）联合给药未改变这些药物的暴露量。这表明索拉非尼既不是这些细胞色素 P450 同工酶的抑制剂，也不是其诱导剂。因此，索拉非尼与这些酶底物在临床药代动力学方面不太可能存在相互作用。

在临床试验中，索拉非尼和其他常规剂量的抗肿瘤药物进行了联合应用，包括吉西他滨、顺铂、奥沙利铂、紫杉醇、卡铂、卡培他滨、多柔比星、多西他赛、伊立替康和环磷酰胺。索拉非尼不会对吉西他滨、顺铂、卡铂、奥沙利铂或环磷酰胺的药物代谢产生临床相关影响。

（四）药物不良反应[91]

索拉非尼常见不良反应涉及心血管系统、胃肠道系统、皮肤等组织和器官，包括 QT 间期延长，心肌缺血、梗死，高血压，胃肠道穿孔，腹泻，皮疹，手足皮肤反应等。其中，高血压、手足皮肤反应是索拉非尼的特征不良反应。

（五）血药浓度与药理学效应

索拉非尼的血药浓度与药物疗效和不良反应的相关性明确。早期临床试验表明，索拉非尼治疗的患者中较高的谷底水平可适度预测 PFS 延长。此外，还观察到 C_{min} 与皮肤毒性、手足皮肤反应和高血压之间存在弱相关性。在一项对 58 例接受索拉非尼治疗的晚期或转移性实体瘤患者的研究中，累积的索拉非尼暴露量而不是索拉非尼的每日剂量与毒性发生率显著相关[92-93]。

（六）药物相关基因与药理学效应

索拉非尼是一种新型的多靶向抗癌药物，通过抑制肿瘤细胞增殖（通过抑制 Raf/MEK/ERK 信号途径）和肿瘤血管生成（通过抑制血管内皮生长因子受体 2 与 3 的酪氨酸激酶和血小板衍生生长因子）来防止肿瘤生长[94]。

索拉非尼在人体内经历两种生物转化途径：CYP3A4 介导的氧化和 UGT1A9 介导的葡萄糖醛酸化[6]。索拉非尼是 CYP2B6 和 CYP2C8 的中、强抑制剂，也是 UGT1A1 和 UGT1A9 的强抑制剂。目前，在人类和大鼠中发现了约 20 种不同的 UGTs，根据其序列同源性分为 UGT1 和 UGT2 两个家族。UGT1A1 是肝脏中表达最丰富的 UGT1 亚型，参与胆红素葡萄糖醛酸化。索拉非尼 AUC 和索拉非尼诱导的高胆红素血症可能与 UGT1A1*28 等位基因有关，该等位基因是导致大多数 Gilbert 综合征病例的原因。因此理论上，在 UGT1A1 水平较低的易感个体（Gilbert 综合征患者）中，由于 UGT1A1 抑制，索拉非尼可导致胆红素升高，在这些个体中，高胆红素血症主要是非结合型[95]。

二、血药浓度监测

（一）适应人群

索拉非尼在肝癌患者中的血药浓度波动很大，临床治疗中推荐使用索拉非尼治疗的肿瘤患者进行治疗药物监测。

（二）方法与流程

索拉非尼主要通过肝脏代谢酶 CYP3A4 进行氧化代谢，以及通过 UGT1A9 进行葡萄糖醛酸化代谢。在人肝微粒体的体外研究中已经证明，索拉非尼是 CYP3A4、CYP2C19 和 CYP2D6 的竞争性抑制剂，因此合并用药时会引起药物间的相互作用。个体化的 TDM 可以控制潜在的药物相互作用的发生，并且索拉非尼的血药浓度与药物疗效和药物不良反应的相关性明确，临床进行血药浓度监测具有十分重要意义。

有关索拉非尼的血药浓度测定方法国外已有报道采用 HPLC-UV 检测血浆、血清和腹腔积液中索拉非尼浓度，采用 HPLC-MS 检测微粒体中索拉非尼浓度；国内已有文献利用 HPLC 测定甲苯磺酸索拉非尼片及其在大鼠血浆中的含量。HPLC 检测人血浆索拉非尼浓度，方法简单、检测时间较短，且峰形良好。用于索拉非尼的临床治疗药物监测，方法学确证符合药动学研究的要求，适合索拉非尼的治疗药物监测、药物相互作用和药动学研究[90]。

1. 采集血样 索拉非尼的剂量为 400 mg/d，每日 2 次，用药时间均超过 28 天。于清晨 8 点服药前，采集患者外周血，以确定稳态谷浓度；服药后 0.5、1、1.5、2、4、8、6、12 小时采集静脉血 4 ml，分离血浆备测。

2. 转移血样 获取血液后，迅速、平稳地转运至实验室，切勿剧烈晃动，防治血细胞破裂造成标本污染。若无法及时转运样本，可放至 4℃ 保温箱保存。

3. 处理血样及仪器检测 准确吸取待测血浆样品 1.0 ml 于 10 ml 具塞试管中，80 mg/L 的伊曲康唑内标工作液 50 μl，混匀后加入 10% 碳酸钠溶液 500 μl。再加入乙酸乙酯 4.0 ml、正己烷 1.00 ml，漩涡混匀 2 分钟。转移上层有机相于另一刻度离心管中，氮吹仪中吹干。用 200 μl 流动相复溶，取上清液于自动进样器的样品瓶中，设定 20 μl 进样检测[96]。

（三）目标值与结果解读

2017 年发布的《肿瘤治疗中激酶抑制剂治疗药物监测的实践建议》[9] 中提到在一项对晚期实体瘤患者（$n=54$）的研究中，累积 AUC（从第 0 天到第 30 天计算）为 3161（mg·h）/L 的临界值与发生任何 3 级以上不良事件的最高风险相关（$P=0.018$）。一项研究发现，出现 3 级不良事件的患者中（$n=8$），索拉非尼 C_{min} 高于未出现不良事件的患者（$n=14$），分别为（7.7 ± 3.6）mg/L 和（4.4 ± 2.4）mg/L（$P=0.0083$）。在 2 级以上手足综合征和高血压患者中索拉非尼稳态浓度高于那些没有发生这些不良事件的患者（P 分别为 0.0045 和 0.0453）。手足综合征和高血压的最佳停药浓度分别为 5.78 mg/L 和 4.78 mg/L。在 25 名肝癌患者的队列研究中，索拉非尼及其代谢物的 AUC 比可以更好地预测毒性（$P=0.002$）。同一队列发现，索拉非尼 AUC 与其代谢产物的 AUC 和剂量减少或停药（$P=0.031$）及 PFS 增加（$P=0.048$）之间无显著相关性（$P=0.031$）。一项对日本患者（$n=91$）的研究发现，在索拉非尼 $C_{max} \geq 4.78$ mg/L 时，肝细胞癌患者的 OS 有增加的趋势（12.0 vs. 6.5 个月，$P=0.08$）。目前，根据临床前实验和之前提倡的人体平均暴露量，索拉非尼 TDM 最合适的靶点是 3.75 ~ 4.30 mg/L（仅母体化合物）。

三、药物基因组学

（一）药物相关基因检测

1. 主要相关作用靶点基因　索拉非尼是一种多激酶抑制剂，索拉非尼主要作用于 Raf-1，通过对该靶点的抑制作用进而介导 Ras/Raf/MEK/MARK 信号通路的激活，起到抑制肿瘤细胞增殖的作用。除此之外，索拉非尼还能作用于其他受体酪氨酸激酶包括：血管内皮生长因子受体 VEGFR1、VEGFR2、VEGFR3，血小板源性生长因子受体 PDGFR-b 等，发挥抗血管生成的作用，通过减少瘤体的血管生成，影响肿瘤细胞的血液营养供应从而起到间接的肿瘤抑制作用[97]。

2. 药动学相关基因　体外研究显示索拉非尼可以抑制 UGT1A1，而 UGT1A1 编码产生的胆红素 – 尿苷二磷酸葡萄糖醛酸转移酶可以将非结合胆红素转化为结合胆红素，并使其溶解和消除。1 例接受索拉非尼治疗患者的 UGT1A1 多态性与高胆红素血症的研究反映患者血清胆红素水平升高可能是由于索拉非尼诱导的 UGT1A1 抑制，表现为患者均有 UGT1A1*28 等位基因和潜在肝病的存在[98]。

（二）方法与流程

目前高通量测序技术应用于转录组分析已然成为了肿瘤领域的研究热点，对肿瘤患者的诊断和治疗产生了极大的影响。该测序方法的基本原理是：先进行引物与扩增后的模板杂交，在 DNA 聚合酶、ATP 硫酸化酶、荧光素酶、三磷酸腺苷双磷酸酶、底物荧光素酶和 5′ – 磷酸硫酸腺苷的协同作用下，加入特定的 dNTP，dNTP 与模板配对，上述的聚合酶就可以将其掺入到引物链中并释放出等摩尔数的焦磷酸，焦磷酸可被转化为 ATP 的形式从而促使荧光素合成并释放出荧光信号。被检测到荧光信号就是所测定 DNA 序列。

（三）结果解读

在一个全转录组分析索拉非尼对人肝癌细胞（HepG2）基因表达影响的研究中，测序检测到 PDGFRB 处于表达下降的状态[99]，这可能有助于索拉非尼对肝癌细胞的杀伤作用。除此之外，MAPK 信号通路是一条经典的索拉非尼耐药通路，它在细胞分化、增殖和存活中起重要作用。PDGFRB、DUSP5、CACNA1H、DUSP4 四种基因与 MAPK 信号通路关系密切。研究表明，在白血病毒诱导的肿瘤细胞 -RAW264.7 细胞中 DUSP5 的过表达可抑制促炎肿瘤坏死因子 -α（TNF-α）和白细胞介素 -6（IL-6）的产生，而敲低 DUSP5 增加它们的表达，起到抑制 ERK and NF-κB 信号通路的激活。Ras-Raf-MEK-MAPK-ERK 信号通路是已知的与索拉非尼关系最密切的通路之一。该通路的 Ras 基因被细胞外的酪氨酸激酶受体激活，进而磷酸化下游的 Raf、MED1/2、ERK1/2，活化的 ERK1/2 可启动 Elk-1、ATF、NF-κB、Ap-1、c-fos 和 c-Jun 等基因的转录活化。HCC 细胞中常发现有 Ras-Raf-MEK-MAPK-ERK 信号通路的活化异常。DUSP5 的低表达在肺癌细胞中起到抑制 ERK 的作用，它在本次检测结果中显示表达下降。这提示 DUSP5 可能影响了 Ras-Raf-MEK-MAPK-ERK 信号通路的激活，从而促进索拉非尼的药物作用。

四、基于 TDM 或基因检测的临床合理用药

（一）肝癌

索拉非尼可显著抑制体内外肝癌的生长，其效应呈剂量依赖性。索拉非尼可显著抑制细胞的增殖，在人肝癌亚历山大细胞（PLC /PRF/5）和人肝癌细胞株（HepG2）的 IC_{50} 分别为 6.3 mol/L、4.5 mol/L，亦可显著抑制肝癌细胞内 MEK、ERK 的磷酸化水平。索拉非尼在抑制人肝癌细胞株 HepG2 增殖，诱导其凋亡，髓样细胞白血病 -1 蛋白质（Mcl-1）及人碱性成纤维细胞生长因子 -2（bFGF-2）可能在肝癌细胞的增殖分化中起着重要的作用[12]。索拉非尼治疗肝癌的疗效与患者本身的身体状况和肝功能密切相关，患者有较好的身体状况和肝功能，其生存周期就会更长；体力状态和肝功能状况较差的肝癌患者不建议单独用索拉非尼进行治疗。同时，甲胎蛋白水平可作为肝癌病情的一个重要预测指标。在亚太人群的晚期肝癌患者中，索拉非尼与安慰剂相比可延长生存期，且耐受性良好；索拉非尼可以改善肝癌患者的生存率，提高其生存质量，是肝癌靶向治疗的新途径。同时，索拉非尼治疗中国人中晚期原发性肝癌患者有较好的病情控制和生存获益，不良反应可控。

（二）非小细胞肺癌

由于索拉非尼可以抑制非小细胞肺癌患者 kras 基因突变引起的 Ras/Raf/MEK/ERK

信号通路的上调，显示出独特的抗肿瘤活性。索拉非尼与先前治疗非小细胞肺癌的药物（长春瑞滨、顺铂和吉非替尼）合用治疗非小细胞肺癌，显示出可延缓肿瘤生长的作用。索拉非尼单药治疗非小细胞肺癌显示出良好的效果，临床耐受性良好，对复发性非小细胞肺癌具有抗肿瘤活性，且在治疗过程中未发现其对患者的体力状况和症状带来不良影响。局部进展或复发的非小细胞肺癌患者接受索拉非尼联合吉非替尼治疗的耐受性良好。尽管索拉非尼单药治疗进展期非小细胞肺癌患者显示出临床获益，但是与其他酪氨酸激酶抑制剂一样，与化疗药物联用时并未显示出生存获益[100]。

（三）其他肿瘤

索拉非尼显著抑制人卵巢癌 SKOV-3 细胞的增殖，且其抑制作用呈剂量和时间依赖性。索拉非尼通过阻断肿瘤细胞的 MAPK 通路和影响 VEGFR 表达干扰和阻断肿瘤血供来抑制肿瘤细胞的增殖，为骨肉瘤的治疗提出了新的思路。在其他肿瘤治疗中，索拉非尼与化疗药物联合治疗转移性恶性黑色素瘤疗效较好；治疗甲状腺癌、前列腺癌也显示良好的趋势。

五、相关 TDM 的研究进展

肿瘤的异质性，患者个体差异以及联合用药、合并用药等治疗现状，使抗肿瘤药物治疗不可确定因素增多，化疗药物监测的开展还存在障碍。口服小分子靶向药物多不联合用药，一般用固定剂量给药，且需连续用药 1 ~ 2 周，血药浓度可迅速达稳，避免了化疗药物常见的单周方案、三周方案造成的血药浓度波动。药物浓度达稳态后，只需一次采血测定，即可了解药物在体内的暴露量，免去了多点采样分析。在靶向药物治疗中，一线治疗失败的患者往往面临换用二线治疗。但 Widmer 等[101]发现在治疗失败的人群中，许多患者的血药浓度并未达到理想范围。这说明治疗失败的原因可能来自药效学和药代动力学。根据靶向药物治疗药物监测指导给药剂量，保证患者血药浓度处于理想的范围，或可使一部分患者疗效改善，延长一线治疗时间，避免患者不恰当地过早进行更换治疗。此外，治疗药物监测在药物相互作用方面也有意义。索拉非尼主要通过肝脏代谢酶 CYP3A4 进行氧化代谢，以及通过 UGT1A9 进行葡萄糖醛酸化代谢。在人肝微粒体的体外研究中已经证明，索拉非尼是 CYP3A4、CYP2C19 和 CYP2D6 的竞争性抑制剂，因此合并用药时会引起 DDI。个体化的 TDM 可以控制潜在的药物相互作用的发生。因此索拉非尼的治疗药物监测具有重要的临床意义。

索拉非尼的血药浓度与药物疗效和不良反应的相关性明确。索拉非尼口服生物利用度低，仅为 50% 左右，且受高脂饮食影响，药代动力学过程符合一室模型，与血浆白蛋白结合率高达 98%。索拉非尼在肝经 CYP3A4 代谢后产生 N- 氧化物，N- 去甲基索拉非尼，N– 羟甲基索拉非尼等代谢产物，其中，N– 氧化物的含量最高，活性与原药相当。77% 索拉非尼通过粪便排泄，19% 代谢产物由 UGT1A9 酶糖苷化后随尿液排出。一般剂量下，体内暴露量与给药剂量的关系呈线性关系。高剂量（> 800 mg/d）下，体内暴露量增量小于给药剂量的增量。

国外已有报道采用 HPLC–UV 检测血浆、血清和腹腔积液中索拉非尼浓度，采用 HPLC–MS 检测微粒体中索拉非尼浓度；国内已有文献利用 HPLC 测定甲苯磺酸索拉非尼片及其在大鼠血浆中的含量。Lokesh 等用液相色谱串联质谱法检测人血清中索拉非尼的浓度，线性范围在 5 ~ 2000 ng/ml，检测限为 1 ng/ml。刘伟峰[90] 等人研究采用 HPLC 检测人血浆索拉非尼浓度，在 20 例肝癌患者服用索拉非尼 400 mg/d，每日 2 次后，索拉非尼的平均稳态谷浓度为（1.85 ± 1.07）μg/ml，中位数为 1.49 μg/ml；平均稳态峰浓度为（4.81 ± 2.03）μg/ml，中位数为 5.02 μg/ml；AUC_{0-12} 为（41.28 ± 22.47）（μg·h）/ml，中位数为 40.83（μg·h）/ml。此方法简单、检测时间较短，且峰形良好。并且用于索拉非尼的临床治疗药物监测，方法学确证符合药动学研究的要求，适合索拉非尼的治疗药物监测、药物相互作用和药动学研究。

六、相关基因检测的研究进展

一项在包括 HCC 在内的晚期实体癌白人患者队列中开展的研究发现[102]，UGT1A9 基因启动子区 rs17868320 变异 ≥ 2 级腹泻发生的预测因素。多态性 rs17868320–T 等位基因携带者暴露于较高的毒性风险，对全身药物暴露无任何影响。为了解释这一结果，作者认为与 rs17868320 多态性相关的 UGT1A9 肠道表达增加，可导致索拉非尼代谢物 M–6 的葡萄糖醛酸化率更高。M–6 是粪便中发现的主要索拉非尼衍生物，当其被 UGT1A9 转化为葡萄糖醛酸化形式时，对肠细胞发挥损伤作用，引起腹泻。索拉非尼诱导腹泻的新型预测因素的发现特别令人感兴趣，不仅是对患者生活质量的影响，也是对药物口服吸收的潜在干扰，导致抗肿瘤疗效下降。

另一项涉及接受索拉非尼联合 TACE 治疗的韩国中期 HCC 患者的研究结果表明，UGT1A9 的基因多态性也可能影响手足综合征（HFSR）的发生。这种常见的副作用显示了种族特异性发生率，并可能影响治疗疗效，导致减量或治疗中止。特别是内含子变异体 UGT1A9 rs7574296 的 A 等位基因，其功能影响尚不清楚，与 HFSR 风险增加相关。该初步结果具有重要的临床意义，因为早期检测存在 HFSR 风险的患者将允许以最低的发病率继续延长生命的治疗。另外一种 UGT1A 亚型 UGT1A1 及其启动子多态性 UGT1A1*28（rs8175347）也报告了阳性数据。一项主要涉及白人晚期实体瘤（主要是 HCC）患者的研究发现[98]，UGT1A1*28 变异体是索拉非尼治疗前 2 个月内高胆红素血症风险的临床显著预测因素，因此也是治疗中断风险的临床显著预测因素。UGT1A1*28

等位基因也显示发生任何 3 级或以上毒性的风险增加趋势。这些结果与之前报告的携带一个 UGT1A1*28 多态性等位基因的索拉非尼治疗患者发生重度非结合高胆红素血症的病例报告一致。该基因变异与 UGT1A1 酶的胆红素葡萄糖醛酸化活性显著降低相关，导致胆红素浓度显著升高，索拉非尼也可抑制相同的酶 UGT1A1。因此，在 UGT1A1*28 纯合子患者中使用索拉非尼可能导致急性高胆红素血症和治疗中断的相关风险。临床医生可能需要了解其患者的 UGT1A1*28 状态以便在具有发生高胆红素血症的遗传性遗传倾向的情况下（例如，Gilbert 综合征患者）充分考虑索拉非尼治疗。

索拉非尼转运体机制中的基因变异似乎也会影响药物的利用度和毒性风险，尽管数据相当初步。特别是，一些涉及白人晚期实体瘤（包括 HCC）患者并接受索拉非尼治疗的探索性研究[102]报告了 ABCG2、ABCB1 和 SLCO1B1 基因中一些功能相关的遗传变异体与索拉非尼药代动力学和药效学的相关性。内含子 ABCG2 rs2622604 多态性的 TT 基因型与蛋白表达下降相关，接受索拉非尼治疗且携带 TT 基因型的患者在血浆水平表现出较高的药物暴露趋势。然而，在多变量分析中未证实该趋势，可能是由于人群较小。Tandia 及其同事还报告了 ABCG2 变异体对索拉非尼生物利用度的影响。在他们的分析中，与野生型基因型携带者相比，ABCG2 rs2231137（Val12Met）、ABCG2 rs2231142（Lys141Gln）和 ABCB1 rs2032582（lle1145Ile）多态性的杂合基因型与较低的药物血浆水平相关。另一组关注索拉非尼相关毒性，并根据以底物特异性方式改变 OATP1B1 转运活性的两个 SLCO1B1 多态性报告毒性发生率的显著差异：SLCO1B1 rs2306283（*1b，Asn130Asp）和 SLCO1B1-rs4149056（*5，Val174Ala）。携带至少 1 个 SLCO1B1*1b（rs2306283-G）等位基因的患者表现出腹泻发生率降低和高胆红素血症风险增加；携带 SLCO1B1*5（rs4149056-C）等位基因的患者更易发生血小板减少症，但仅在单变量中发生，在多变量模型中未发生。

第八节　Tivozanib

一、药物简介

Tivozanib 是一种蛋白酪氨酸激酶（TKIs）抑制剂，可有效和选择性地阻断 3 种血管内皮生长因子受体（VEGFR），进而阻断各种 VEGF 诱导的生物学反应及内皮细胞的增殖。临床上主要用于晚期肾细胞癌（RCC）患者的治疗。

（一）药代动力学特征

Tivozanib 口服后达峰时间在 2~24 小时，与空腹时比较，高脂饮食后 Tivozanib 的 C_{max} 降低 23.4%，但药物的 AUC 无明显变化，因此 Tivozanib 可以空腹服用或与食物同服[103-104]。Tivozanib 体内主要与白蛋白结合，蛋白结合率在 99% 以上。体外研究显示，Tivozanib 既不是 P-gp 的底物也不是 P-gp 的抑制剂，但 Tivozanib 是 BCRP 的抑制剂[104]。

Tivozanib 可经 CYP3A4 和 CYP1A1（主要在肝外表达，如肺和肠）代谢，但药物在体内主要以原型存在，没有代谢产物达到或超过药物总体暴露量的 10%。体外研究显示，Tivozanib 的代谢产物还可参与尿苷二磷酸葡萄糖醛酸转移酶介导的生物转化。Tivozanib 的终末半衰期为 4.5~5.1 天，单剂量给药后约 79% 的 Tivozanib 通过粪便排泄，另有 12% 以代谢产物的形式经尿液排泄，尿液中检测不到 Tivozanib 的药物原型[104]。

（二）药效动力学特征

血管内皮生长因子在肿瘤血管生成及血管通透性改变中具有重要作用。Tivozanib 作为 TKIs 抑制剂，可有效和选择性地阻断 3 种血管内皮生长因子受体（VEGFR1，VEGFR2，VEGFR3），进而阻断各种 VEGF 诱导的生物学反应及内皮细胞的增殖。除 VEGFR 以外，最被抑制的酪氨酸激酶为 c-kit，其被 Tivozanib 抑制的敏感性较 VEGFR 低 8 倍[104]。

（三）药物相互作用

Tivozanib 主要经 CYP3A4 代谢，规律使用利福平（一种强 CYP3A4 诱导剂）的人群接受单剂量 Tivozanib 后其平均半衰期由 121 小时缩短到了 54 小时，其 $AUC_{0-\infty}$ 降低了 48%，故 Tivozanib 应谨慎与 CYP3A4 强诱导剂联用[104]。中度的 CYP3A4 诱导剂预计不会明显影响 Tivozanib 的药物暴露。而临床研究中，联合使用酮康唑（一种强 CYP3A4 抑制剂）时，Tivozanib 的血药浓度（C_{max} 和 AUC）未见明显变化，故 CYP3A4 抑制剂影响 Tivozanib 药物暴露的可能性比较小[104]。体外研究显示，Tivozanib 可抑制转运蛋白 BCRP，但临床意义不明，建议谨慎与瑞舒伐他汀联用，或选用不经 BCRP 转运的他汀类药物。如需口服 BCRP 底物，应确保与 Tivozanib 有合适的服药间隔（如 2 小时）[104]。

（四）药物不良反应

Tivozanib 最重要不良反应是高血压，有过量服用出现不可控制的高血压进而导致死亡的报道，Tivozanib 最常见的不良反应包括高血压，发音困难，疲劳和腹泻等，导致 Tivozanib 停药的常见原因为高血压和急性心肌梗死，导致 Tivozanib 减量或中断的常见不良反应包括高血压、腹泻、疲劳[104-105]。

（五）血药浓度与药理学效应

Tivozanib 可选择性抑制 VEGFR，相较于其他 VEGFR 抑制剂（索拉非尼、舒尼替尼、培唑帕尼），其半抑制浓度（IC_{50}）0.16~0.24 nmol/L 更低[4]。肾癌患者每日一次服用 Tivozanib 1340μg 持续 21 天或 28 天，C_{max} 在 67.5~94.3ng/ml 之间，AUC_{0-24} 在 1180~1641

（ng·h）/ml 之间。剂量在 890~1340μg 之间时，药物暴露量与剂量显著相关，剂量在 1790 μg ~ 450 mg 之间时，药物暴露量也具有一定的剂量相关性[104]。与空腹相比，高脂饮食后服用替沃扎尼的 C_{max} 有所下降，但药物总体暴露无明显影响。群体药动学显示，年龄、种族对替沃扎尼的药动学无明显影响。现有研究显示，多种药动学指标可能与 VEGFR 抑制剂的疗效或毒性相关，如服用阿昔替尼或舒尼替尼患者的 OS 与 AUC 相关，服用培唑帕尼患者的 PFS 与药物的谷浓度相关，但目前尚无研究证实药动学指标与替沃扎尼疗效或毒性的相关性[105]。

（六）药物相关基因与药理学效应

替沃扎尼的药动学可能受代谢酶（CYP3A4 和 UGT1A1）的基因多态性影响。其中，基因多态性对 CYP3A4 代谢活性的影响至少能达到 66%，而 UGT1A1 基因 7/7 纯合子则会导致大约 10% 的 UGT1A1 代谢活性降低[106-107]。CYP3A4 和 UGT1A1 的基因多态性与培唑帕尼或索拉非尼药动学的相关性已有报道，但尚无基因多态性与替沃扎尼疗效或不良反应相关性的研究。

二、血药浓度监测

（一）适应人群

推荐使用替沃扎尼治疗的肿瘤患者进行 TDM。

（二）方法与流程

参照 FDA 推荐，可选用液相色谱 – 串联质谱法（LC-MS/MS）进行 Tivozanib 血药浓度测定[108]。

1. 血浆样品准备　用蛋白沉淀法制备血浆样本。

2. 仪器检测　可采用电喷雾电离液相色谱质谱（API-ESI-LC-MS），色谱分离后进行正离子模式下的多重反应监测，计算药动学参数并进行校正。

（三）目标值与结果解读

截止至 2021 年 08 月，目前尚无可供参考的文献数据。

三、药物基因组学

（一）药物相关基因检测

1. 主要相关作用靶点基因　血管内皮生长因子和血小板衍生生长因子的过表达可

促进新生血管的生成，在肾癌的进展中具有重要作用。Tivozanib 通过抑制 VEGFR 发挥作用，药效学分析显示 VEGF-A 及血清可溶性 VEGF-2 水平与 Tivozanib 存在一定的量效关系，但尚无研究证实 Tivozanib 的疗效与基因相关。

2. 药动学相关基因 现有资料显示，Tivozanib 代谢酶（CYP3A4 和 UGT1A1）的遗传多态性的可能与药代动力学变化相关，但尚需进一步研究证实。

（二）方法与流程

NGS 具有高通量和高分辨率等特点，在 Tivozanib 的药物基因组学研究方面具有广阔的前景，其流程如下。

1. 样本采集 采集包含基因组 DNA 的生物样本，包括但不限于全血、唾液、干血片、组织和已提取的 DNA 等。

2. 核酸抽提及质控 核酸抽提及质控：针对不同的样本类型，需选用不同的 DNA 提取方法和试剂。原则上优先采用由 NMPA 批准上市的试剂盒进行基因组 DNA 提取。

3. 文库制备及质控 可使用基于扩增子的方法或基于杂交捕获的方法进行文库制备。

4.NGS 测序及质控 构建好的文库将在高通量测序仪上进行上机测序，测序完成后需要对原始数据进行质控，再进行后续的生物信息分析。

5. 数据分析及变异解读 使用软件进行数据分析，并对结果进行解读。

（三）结果解读

截止至 2021 年 08 月，目前尚无可供参考的文献数据。

四、基于 TDM 或基因检测的临床合理用药

群体药动学显示，女性患者 Tivozanib 的清除率较男性低 25.6%，而体重也与 Tivozanib 的分布容积显著相关[103]。而单剂量研究显示，Tivozanib 在中重度肝损伤患者（Child-Pugh B 级和 C 级）中清除更为缓慢，不同的肝功能损害程度也与药物暴露相关，轻度肝功能损害患者（Child-Pugh A 级）的平均 $AUC_{0-\infty}$ 是正常患者的 1.2 倍，中度肝功能损害患者（Child-Pugh B 级）的平均 $AUC_{0-\infty}$ 是正常患者的 2.6 倍，重度肝功能损害患者（Child-Pugh C 级）的平均 $AUC_{0-\infty}$ 是正常患者的 4.0 倍，基于该项研究，轻度肝功能损害患者无需调整剂量，中度肝功能损害患者可隔日给予 Tivozanib 一次（1340 μg），重度肝损害患者则不建议使用 Tivozanib[104]。

五、相关 TDM 的研究进展

TDM 已经在培唑帕尼、舒尼替尼等多靶点受体酪氨酸激酶抑制剂的个体化治疗中显示了重要的应用价值。Tivozanib 的 TDM 研究尚处于起步阶段，现有研究证实，Tivozanib 的药物代谢动力学受多种因素影响，但尚未确定适宜的药动学监测指标。

六、相关基因检测的研究进展

现有研究未发现 Tivozanib 的疗效或毒性与特定基因相关，但有资料显示 Tivozanib 的药物代谢动力学受相关代谢酶（CYP3A4 和 UGT1A1）的遗传多态性影响，尚需更多研究来证实基因多态性对 tTivozanib 使用的指导意义。

第九节　Vandetanib

一、药物简介

Vandetanib 是用于无法切除的局部晚期或转移性疾病患者的症状性或进行性甲状腺髓样癌治疗的药物，可作用于肿瘤细胞的 EGFR、VEGFR 和 RET 酪氨酸激酶，还可抑制其他酪氨酸激酶和丝氨酸/苏氨酸激酶，选择性地抑制信号通路从而抑制肿瘤生长及血管再生，产生抗肿瘤活性且不会对内皮细胞产生细胞毒性作用。

（一）药代动力学特征

Vandetanib 口服吸收缓慢，通常在给药后中值 6 小时（4~10 小时）达到血浆峰浓度值，多次给药约累积 8 倍，终末半衰期大致为 90~120 小时，口服后血药浓度约 3 个月内达到稳态。健康人服用该药后，终末半衰期大约是 10~12 天，Vandetanib 的暴露不受食物的影响。Vandetanib 在体内与血清白蛋白和 α_1- 酸性糖蛋白紧密结合，蛋白结合率约为 90%，主要经肾脏和肝脏排泄。Vandetanib 经 CYP3A4 代谢生成活性代谢物 N- 去甲基 Vandetanib，还可被肾脏（FMO1）和肝脏（FMO3）中含黄素的单加氧酶（FMOs）代谢，形成代谢物氧化氮 Vandetanib（灭活）。实验证明健康人同时服用伊曲康唑（CYP3A4 抑制药）和 Vandetanib，不影响后者的血药浓度；而同时服用利福平（CYP3A4 诱导药）和 Vandetanib，会减少后者 40% 的血药浓度，因此该药可以与 CYP3A4 抑制药同时使用，而尽量避免与肝细胞色素 CYP3A4 诱导剂同时使用[109]。

对 231 名 MTC 患者进行了群体药代动力学分析，结果显示：300mg 剂量下 Vandetanib 的平均清除率为 13.2L/h，平均分布体积约为 7450L，平均半衰期为 19 天。

（二）药效动力学特征

体外研究表明，Vandetanib 可高效抑制 EGFR 酪氨酸激酶（$IC_{50}=500$ nmol/L）和 VEGFR-2 激酶活性（$IC_{50}=40$ nmol/L），对 VEGFR3 激酶活性（$IC_{50}=108$ nmol/L）也有抑制作用，但对 VEGFR1（$IC_{50}=1600$ nmol/L）的活性明显低。此外，对 RET，BRK，TIE2 以及 EPH 受体和 Src 激酶家族成员的酪氨酸激酶活性也有抑制作用。这些受体酪氨酸激酶参与正常的细胞功能和病理过程，例如肿瘤发生，转移，肿瘤血管生成和肿瘤微环境的维持。Vandetanib 可通过抑制肿瘤细胞和内皮细胞中表皮生长因子（EGF）刺激的受体酪氨酸激酶磷酸化以及内皮细胞中 VEGF 刺激的酪氨酸激酶磷酸化来减少肿瘤细胞诱导的血管生成，肿瘤血管通透性并抑制肿瘤生长和转移[110]。

（三）药物相互作用

CYP3A4 诱导剂如利福平可降低 Vandetanib 的血浆浓度，治疗期间应避免与 CYP3A4 强诱导剂合用。同时避免与圣约翰草同服，其可降低 Vandetanib 的暴露。

Vandetanib 对 OCT2 转运蛋白的影响：Vandetanib 可增加由 2 型有机阳离子转运蛋白（OCT2）转运的二甲双胍的血浆浓度，在一项研究结果中 Vandetanib 可将二甲双胍的 $AUC_{0-\infty}$ 和 C_{max} 分别增加 74% 和 50%，并使肾清除率减少 52%。当与经 OCT2 转运的药物合用时，应谨慎并密切监测其毒性。

Vandetanib 可增加地高辛的浓度，合用时可将地高辛的 AUC_{0-Last} 和 C_{max} 分别增加了 23% 和 29%，应谨慎并密切监测其毒性[111-112]。

避免与抗心律不齐药物（胺碘酮、二吡酰胺、普鲁卡因酰胺、索他洛尔、多非利特等）及其他可能延长 QT 间隔的药物（氯喹、克拉霉素、多拉西酮、格拉尼司琼、氟哌啶醇、美沙酮、莫西沙星和匹莫齐特等）联合使用。

（四）药物不良反应

使用 Vandetanib 较常见的不良反应包括腹泻、皮疹、高血压（高血压危象）、QT 间期延长、头痛和恶心等[113]。其余不良反应还有尖端扭转型室性心动过速、猝死及 QT 期延长（黑框警告）、皮肤反应（包括 Stevens-Johnson 综合征和中毒性表皮坏死症）、间质性肺疾病、缺血性脑血管事件、出血、心力衰竭、甲状腺功能减退症和可逆性后脑白质脑病综合征及胚胎毒性。

其中 Vandetanib 以浓度依赖的方式延长 QT 间期且发生率为 14%，对有低钙血症、低钾血症或 QT 间期延长的患者禁用此药，纠正后可继续用药，但用药期间需监测电解质变化，对 QT 间期延长已纠正的患者，服药期间 QT 间期再次 >500 毫秒时，需停药。肾功能不全患者的 Vandetanib 暴露量增加，应将中至重度肾功能不全患者的起始剂量降低至 200 mg，并监测 QT 间隔。同时，应监测心力衰竭的体征和症状。Vandetanib 可引起胎儿损伤，建议在接受 Vandetanib 治疗时和治疗后 4 个月时避免妊娠。患有尖端扭转型室性心动过速、先天性长 QT 综合征、缓慢性心律失常或无代偿性心力衰竭的患者禁用此药。

另外，在 Vandetanib 的 Ⅲ 期临床试验中，Vandetanib 治疗组对照安慰剂治疗组的腹泻发生率分别为 56%：26%，其中 3 级及更高级别的腹泻发生率为 11%。因此，若患者发生腹泻，应仔细监测血清电解质和心电图以降低风险，并及早发现因脱水而导致的QT 间期延长，严重腹泻应停用 Vandetanib[114]。

（五）血药浓度与药理学效应

Vandetanib 的血药浓度除了与 CYP3A4 诱导剂、经 OCT2 转运的药物等相互作用影响其血浆峰值浓度外，单独使用该种药物时由于年龄、性别、遗传因素或病理生理因素的个体间差异同样会影响 Vandetanib 的血药浓度，从而影响其抗肿瘤活性，甚至带来严重的不良反应。给晚期癌症患者每日服用 300mg Vandetanib 后，稳态 C_{max} 约为 2μM（0.95μg/ml）。在 Vandetanib 治疗日本甲状腺髓样癌患者中的安全性和耐受性研究中，采集血样分析，结果中 $C_{ss,max}$ 为 1315ng/ml，$V_{ss,min}$ 为 1076 ng/ml，$t_{ss,nax}$ 为 5.9 小时，结果显示，Vandetanib 的血浆浓度 – 时间分布相对较低，这与该药物已知的较长的半衰期相密切相关。在利福平存在的情况下，Vandetanib 的活性代谢物 N– 去甲基 Vandetanib 的血浆浓度高于单独使用 Vandetanib 时观察到的血药浓度。与单独使用 Vandetanib 相比，使用利福平时，N– 去甲基 Vandetanib 的 AUC_{504} 和 C_{max} 分别增加了 266.0% 和 414.3%，而t_{max} 未被利福平改变[115-117]。

（六）药物相关基因与药理学效应

Vandetanib 是一种口服小分子多靶点酪氨酸激酶抑制剂（TKI），作用靶点包括RET、VEGFR 和 EGFR，可有效抑制 VEGFR2 酪氨酸激酶，也能抑制 VEGFR3、EGFR 和RET 酪氨酸激酶，治疗乳头状癌、碘难治性分化性甲状腺癌效果较好，其对于 VEGFR2、VEGFR3、EGFR 的 50% 抑制浓度分别为 40 mol/L、110 mol/L、500 mol/L。抑制 VEGFR2可阻滞与 VEGF 相关的所有重要表型反应，包括内皮细胞增殖、迁移存活及血管通透性等。EGFR 信号在促使非小细胞肺癌（NSCLC）等各种类型实体瘤的生长和存活过程中起着关键作用，并且研究证明，肿瘤相关血管内皮细胞可表达 EGFR。RET 信号导致 Ras/有丝分裂因子激活蛋白激酶（MAPK）和磷脂酰肌醇 –3 激酶（PI3K）/Akt 通道的激活，在细胞生长、分化和存活中起着关键作用，并与遗传性 MTC 的发展有关，与阻滞单通道相比，抑制肿瘤生长中涉及的这些不同通道将导致更明显的抗肿瘤活性。RET 可以是点突变、基因重排或者基因融合。RET 基因融合在肺癌、甲状腺癌等常见肿瘤中都出现，常见 KIF5B、CDDC6 和 COA4 基因融合。甲状腺髓样癌（MTC）的发病原因与位于 10 号染色体原癌基因 RET 的突变高度相关[118]；RET 原癌基因是一种酪氨酸激酶受体，是细胞生长分化传导信号的细胞表面分子，主要在神经内分泌细胞和神经细胞中表达。同时表皮生长因子受体（EGFR）对 RET 的激活扮演着关键作用，血管内皮生长因子受体 2（VEGFR2）的过度表达对于 MTC 的转移起着重要影响。在 NSCLC 的体外试验中，对表达 KIF5B-RET 的细胞系使用 Vandetanib 可抑制细胞的增殖[118-120]。

2020.3 版 NCCN 指南中建议新增基因检测的靶点其中包括 RET 重排（卡博替尼、Vandetanib），并将 Vandetanib 作为可选择的靶点药物。一个病例研究发现使用 Vandetanib 治疗 RET 基因融合阳性的 NSCLC 可明显缩小病灶，但用药 3 个月后可能会出现较严重的消化道不良反应，可以适当降低剂量。在 LURET 研究中，Vandetanib 对 RET 重排的晚期 NSCLC 显示出抗肿瘤活性和可控的安全性。在体外，Vandetanib 也被证明可以诱导 CYP3A4。在人肝细胞中，Vandetanib 含量为 2μM 时，CYP1A2、CYP2C9 和 CYP3A4 的肝脏诱导活性值分别增加了 3.0、2.3 和 17.2 倍。

二、血药浓度监测

目前暂无 VandetanibTDM 相关指南规范，在 Vandetanib 血药浓度监测相关研究中常采用 LC-MS/MS 法测定血浆中 Vandetanib 稳态 C_{min}。

Camille Merienne[120] 等采用高效液相色谱 - 质谱联用技术（LC-MS/MS）测定 17 种酪氨酸激酶抑制剂的 C_{min}，其中 Vandetanib 的靶浓度 C_{min} 为 1000~1497ng/ml，达到血浆峰浓度的时间 t_{max} 为 4~10 小时，半衰期为 19 天。这种高通量的分析方法可以快速定量人血浆中的多种 TKI，可以常规用于 TDM、药代动力学研究和阈值定义。

李苏等[121] 采用 LC-MS/MS 法测定人血浆中的 Vandetanib 浓度。首先，取 Vandetanib 血浆 200μl 加入氢氧化钠和 Vandetanib 内标，混匀待测。随后处理血样，经 2000r/min 离心 2 分钟后取上清液 10μl 进样检测。结果显示：6 名中国籍恶性肿瘤患者注射 100mg/m² Vandetanib，其药物浓度时间曲线表现为双指数曲线特征，滴注结束即刻血药浓度值最高为（416.16±71.23）ng/ml，随即进入缓慢消除阶段，在血浆中清除较慢，半衰期较长，表观分布容积较大，主要药动学参数与国外研究报道相似。

三、药物基因组学

（一）药物相关基因检测

目前发现的与 Vandetanib 相关的作用靶点基因有 KIF5B-RET 融合、CCDC6-RET 融合、EGFR 基因和 VEGFR 基因。

目前尚无鉴定 RET 融合的金标准方法，但现有研究中有多种方法在 NSCLC 肿瘤组织中检测到 RET 融合，包括免疫组织化学（IHC）、荧光原位杂交、实时 - 聚合酶链式反应和二代测序（NGS）[122]。

（二）药动学相关基因

现有研究发现[123]，CYA3A4 基因多态性会显著影响 Vandetanib 的生物利用度和血浆药物浓度，在提高药物疗效的同时也可能带来严重的不良反应。C. Jovelet[124] 等使用经验证的 LC-MS /MS 方法，首次证明 Vandetanib 是 P-gp 的底物，P-gp 的基因多态性及其突变也会影响 Vandetanib 的临床疗效。另外，BRCP1、有机阴离子转运多肽 OATP-1B1 和 OATP-1B3 均会影响 Vandetanib 的药动学特征[125]。

参考文献

［1］R. M. van Geel, J. H. Beijnen, J. H. Schellens. Concise Drug Review：Pazopanib and Axitinib［J］. Oncologist, 2012, 17（8）: 1081-1089.

［2］M. Brennan, J. A. Williams, Y. Chen, et al. Meta-Analysis of Contribution of Genetic Polymorphisms in Drug-Metabolizing Enzymes or Transporters to Axitinib Pharmacokinetics［J］. Eur J Clin Pharmacol,, 2012, 68（5）: 645-655.

［3］C. Gay, D. Toulet, P. Le Corre. Pharmacokinetic Drug-drug Interactions of Tyrosine Kinase Inhibitors：A Focus on Cytochrome P450, Transporters, and Acid Suppression Therapy［J］. Hematol Oncol, 2017, 35（3）: 259-280.

［4］M. Garrett, B. Poland, M. Brennan, et al. Population Pharmacokinetic Analysis of Axitinib in Healthy Volunteers［J］. Br J Clin Pharmacol, 2014, 77（3）: 480-492.

［5］J. Ma, D. J. Waxman. Modulation of the Antitumor Activity of Metronomic Cyclophosphamide by the Angiogenesis Inhibitor Axitinib［J］. Mol Cancer Ther, 2008, 7（1）: 79-89.

［6］V. Grunwald, J. Soltau, P. Ivanyi, et al. Molecular Targeted Therapies for Solid Tumors：Management of Side Effects［J］. Onkologie, 2009, 32（3）: 129-138.

［7］B. I. Rini, B. Escudier, P. Tomczak, et al. Comparative Effectiveness of Axitinib Versus Sorafenib in Advanced Renal Cell Carcinoma（Axis）: A Randomised Phase 3 Trial［J］. The Lancet, 2011, 378（9807）: 1931-1939.

［8］巩方鑫. 酪氨酸激酶抑制剂治疗晚期肾癌的研究现状［D］. 重庆医科大学, 2014.

［9］V. Launay-Vacher, G. Deray. Hypertension and Proteinuria：A Class-Effect of Antiangiogenic Therapies［J］. Anticancer Drugs, 2009, 20（1）: 81-82.

［10］T. Mukohara, H. Nakajima, H. Mukai, et al. Effect of Axitinib（Ag-013736）on Fatigue, Thyroid-Stimulating Hormone, and Biomarkers: A Phase I Study in Japanese Patients［J］. Cancer Sci, 2010, 101（4）: 963-968.

［11］R. Igarashi, T. Inoue, N. Fujiyama, et al. Contribution of Ugt1a1 Genetic Polymorphisms Related to Axitinib Pharmacokinetics to Safety and Efficacy in Patients with Renal Cell Carcinoma［J］. Med Oncol, 2018, 35（4）: 51.

［12］Yamamoto Y, Tsunedomi R, Fujita Y, et al. Pharmacogenetics-based area-under-curve model can predict efficacy and adverse events from axitinib in individual patients with advanced renal cell carcinoma ［J］. Oncotarget, 2018,（24）: 17160-17170. doi: 10. 18632/oncotarget. 24715.

［13］Y. Miura, C. K. Imamura, K. Uchino, et al. Individualized Dosing of Axitinib Based on First-Dose Area under the Concentration-Time Curve for Metastatic Renal-Cell Carcinoma［J］. Clin Genitourin Cancer, 2019, 17（1）: e1-e11.

［14］H. Kato, N. Sassa, M. Miyazaki, et al. Association of Axitinib Plasma Exposure and Genetic Polymorphisms of Abc Transporters with Axitinib-Induced Toxicities in Patients with Renal Cell Carcinoma ［J］. Cancer Chemother Pharmacol, 2016, 78（4）: 855-862.

［15］B. Escudier, B. I. Rini, R. J. Motzer, et al. Genotype Correlations With Blood Pressure and Efficacy From a Randomized Phase III Trial of Second-Line Axitinib Versus Sorafenib in Metastatic Renal Cell Carcinoma ［J］. Clin Genitourin Cancer, 2015, 13（4）: 328-337 e323.

［16］R. B. Verheijen, H. Yu, J. H. M. Schellens, et al. Practical Recommendations for Therapeutic Drug Monitoring of Kinase Inhibitors in Oncology［J］. Clin Pharmacol Ther, 2017, 102（5）: 765-776.

［17］M. Murata, Y. Ikeda, G. Hasegawa, et al. Low-Dose Axitinib Rechallenge with Positive Outcomes in a Patient with Metastatic Renal Cell Carcinoma Refractory to Interferon Alpha, Sunitinib, Axitinib, and Nivolumab Therapies: A Case Report［J］. J Med Case Rep, 2019, 13（1）: 98.

［18］M. Herbrink, N. de Vries, H. Rosing, et al. Development and Validation of a Liquid Chromatography-Tandem Mass Spectrometry Analytical Method for the Therapeutic Drug Monitoring of Eight Novel Anticancer Drugs［J］. Biomed Chromatogr, 2018, 32（4）: e4147.

［19］S. Takasaki, M. Tanaka, M. Kikuchi, et al. Simultaneous Analysis of Oral Anticancer Drugs for Renal Cell Carcinoma in Human Plasma Using Liquid Chromatography/Electrospray Ionization Tandem Mass Spectrometry［J］. Biomed Chromatogr, 2018, 32（6）: e4184.

［20］贺佩兰. 阿西替尼及其清洁验证中残留物的 HPLC 分析方法研究［D］. 浙江工业大学, 2019.

［21］Westerdijk K, Desar I M E, SteeghsN, et al. Imatinib, sunitinib and pazopanib: from flat - fixed dosing towards a pharmacokinetically guided personalized dose［J］. British Journal of Clinical Pharmacology, 2020, 86（2）: 258-273.

［22］Kumar R, Knick VB, Rudolph SK, et al.Pharmacokinetic-pharmacodynamic correlation from mouse to human with pazopanib, a multikinase angiogenesis inhibitor with potent antitumor and antiangiogenic activity［J］. Molecular Cancer Therapeutics, 2007, 6（7）: 2012-2021.

［23］Suttle A B, Ball H A, Molimard M, et al. Relationships between pazopanib exposure and clinical safety and efficacy in patients with advanced renal cell carcinoma［J］. British Journal of Cancer, 2014, 111（10）: 1909-1916.

［24］Noda S, Yoshida T, D Hira, et al. Exploratory Investigation of Target Pazopanib Concentration Range for Patients With Renal Cell Carcinoma［J］. Clinical Genitourinary Cancer, 2019, 17（2）: e306-e313.

［25］ Lin Y， Ball H A， Suttle B， et al. Relationship between plasma pazopanib concentration and incidence of adverse events in renal cell carcinoma［J］. Journal of Clinical Oncology， 2011， 29（7）： 345-345.

［26］ Bianconi M， Faloppi L， LoretelliC， et al. Angiogenesis genotyping in the selection of first-line treatment with either sunitinib or pazopanib for advanced renal cell carcinoma［J］. Oncotarget， 2016， 7（25）： 37599-37607.

［27］ Xu C F， Bing N X， Ball H A， et al. Pazopanib efficacy in renal cell carcinoma: evidence for predictive genetic markers in angiogenesis-related and exposure-related genes［J］. Journal of Clinical Oncology， 2011， 29（18）： 2557-2564.

［28］ Maitland M L， Xu C F， Cheng Y C， et al. Identification of a Variant in KDR Associated with Serum VEGFR2 and Pharmacodynamics of Pazopanib［J］. Clinical Cancer Research， 2015， 21（2）： 365-372.

［29］ Xu C F， Johnson T， Garcia-Donas J， et al. IL8 polymorphisms and overall survival in pazopanib- or sunitinib-treated patients with renal cell carcinoma［J］. British Journal of Cancer， 2015， 112（7）： 1190-1198.

［30］ Xu C F， Bing N X， Ball H A， et al. Pazopanib efficacy in renal cell carcinoma: evidence for predictive genetic markers in angiogenesis-related and exposure-related genes［J］. Journal of Clinical Oncology， 2011， 29（18）： 2557-2564.

［31］ Groenland S L， Mathijssen R， Beijnen J H， et al. Individualized dosing of oral targeted therapies in oncology is crucial in the era of precision medicine［J］. European Journal of Clinical Pharmacology， 2019， 75（9）： 1309-1318.

［32］ Wit D， Hartig J， Gel De Rblom H， et al. Dried blood spot analysis for therapeutic drug monitoring of pazopanib［J］. Journal of Clinical Pharmacology， 2016， 55（12）： 1344-1350.

［33］ Bins S， Huitema ADR， Laven P， et al. Impact of CYP3A4*22 on Pazopanib Pharmacokinetics in Cancer Patients［J］. Clin Pharmacokinet， 2019， 58（5）： 651-658.

［34］ Xu CF， Reck BH， Xue Z， et al. Pazopanib-induced hyperbilirubinemia is associated with Gilbert's syndrome UGT1A1 polymorphism［J］. Br J Cancer， 2010， 102（9）： 1371-1377.

［35］ https://www.pharmgkb.org/chemical/PA165291492/variantAnnotation.

［36］ Verheijen R B， Bins S， Mathijssen R H J， et al. Individualized Pazopanib Dosing： A Prospective Feasibility Study in Cancer Patients［J］. Clinical Cancer Research， 2016， 22（23）： 5738-5746.

［37］ Groenland Stefanie L， van Eerden Ruben A G， Verheijen Remy B， et al. Cost-Neutral Optimization of Pazopanib Exposure by Splitting Intake Moments： A Prospective Pharmacokinetic Study in Cancer Patients［J］. Clinical Pharmacokinetics， 2020， 59（7）： 941-948.

［38］ Tanaka H， Hiraga H， Takekuma Y， et al. Possibility for Dose Optimization of Pazopanib from Its Plasma Concentration in Japanese Patients with Cancer［J］. Biol Pharm Bull， 2020， 43（5）： 762-766.

［39］ Xu Chun-Fang， Johnson Toby， Wang Xiaojing， et al. HLA-B*57： 01 Confers Susceptibility to Pazopanib-Associated Liver Injury in Patients with Cancer［J］. Clinical Cancer Research， 2016， 22（6）： 1371-1377.

［40］ https://www.pharmgkb.org/chemical/PA162372840.

［41］Westerdijk K，Desar IME，Steeghs N，et al. Imatinib，sunitinib and pazopanib: From flat-fixed dosing towards a pharmacokinetically guided personalized dose［J］. Br J Clin Pharmacol，2020，86（2）：258-273.

［42］Van Erp NP，Gelderblom H，Guchelaar HJ. Clinical pharmacokinetics of tyrosine kinase inhibitors［J］. Cancer Treat Rev，2009，35（8）：692-706.

［43］Narjoz C，Cessot A，Thomas-Schoemann A，et al. Role of the lean body mass and of pharmacogenetic variants on the pharmacokinetics and pharmacodynamics of sunitinib in cancer patients［J］. Invest New Drugs，2015，33（1）：257-268.

［44］https://www.accessdata.fda.gov/drugsatfda_docs/label/2020/021938s037lbl.pdf.

［45］张媛媛. 中国肾癌患者服用舒尼替尼后 PK、AEs 及 SNPs 的相关性研究［D］. 安徽医科大学，2016：1-79.

［46］Diekstra M H，Swen J J，Boven E，et al. CYP3A5 and ABCB1 polymorphisms as predictors for sunitinib outcome in metastatic renal cell carcinoma［J］. European urology，2015，68（4）：621-629.

［47］Garcia-Donas J，Esteban E，Leandro-Garcia L J，et al. Single nucleotide polymorphism associations with response and toxic effects in patients with advanced renal-cell carcinoma treated with first-line sunitinib：a multicentre，observational，prospective study［J］. The Lancet Oncology，2011，12（12）：1143-1150.

［48］Gao B，Yeap S，Clements A，et al. Evidence for therapeutic drug monitoring of targeted anticancer therapies［J］. J Clin Oncol，2012，30（32）：4017-4025.

［49］石泓哲，李长岭，寿建忠，等. 舒尼替尼治疗晚期肾细胞癌的临床应用［J］. 现代泌尿生殖肿瘤杂志，2011，3（03）：136-139.

［50］Noda S，Otsuji T，Baba M，et al. Assessment of Sunitinib-Induced Toxicities and Clinical Outcomes Based on Therapeutic Drug Monitoring of Sunitinib for Patients with Renal Cell Carcinoma［J］. Clin Genitourin Cancer，2015，13（4）：350‐358.

［51］Verheijen RB，Yu H，Schellens JHM，et al. Practical Recommendations for Therapeutic Drug Monitoring of Kinase Inhibitors in Oncology［J］. Clin PharmacolTher，2017，102（5）：765-776.

［52］Chu Y H，Li H，Tan H S，et al. Association of ABCB1 and FLT3 Polymorphisms with Toxicities and Survival in Asian Patients Receiving Sunitinib for Renal Cell Carcinoma［J］. Plo S one，2015，10（8）：e0134102.

［53］Houk BE，Bello CL，Poland B，et al. Relationship between exposure to sunitinib and efficacy and tolerability endpoints in patients with cancer: Results of a pharmacokinetic/pharmacodynamic meta-analysis［J］. Cancer Chemother Pharmacol，2010，66（2）：357‐371.

［54］Lankheet NA，Kloth JS，Gadellaa-van Hooijdonk CG，et al. Pharmacokinetically guided sunitinib dosing: a feasibility study in patients with advanced solid tumours［J］. Br J Cancer，2014，110(10)：2441-2449.

［55］仑伐替尼说明书［EB/OL］.［2018-10-22］. http://www.accessdata.fda.gov/rugsatfda_docs/abel/2015/

06947s000IbI.pdf.

［56］王凌霄，肖典，周辛波．口服多靶点酪氨酸激酶抑制剂——乐伐替尼［J］．临床药物治疗杂志，2015，13（05）：11–14.

［57］M. Nagahama, T. Ozeki, A. Suzuki, et al. Association of Lenvatinib Trough Plasma Concentrations with Lenvatinib-Induced Toxicities in Japanese Patients with Thyroid Cancer［J］. Med Oncol, 2019, 36（5）: 39.doi：10.1007/s12032-019-1263-3.

［58］Committee for Medicinal Products for Human Use（CHMP）European Medicines Agency Lenvatinib European Public Assessment report, 2015. <http://www.ema.europa.eu/docs/en_GB/document_library/EPAR_Public_assessment_report/human/003727/WC500188676.pdf>.

［59］T. Ozeki, M. Nagahama, K. Fujita, et al. Influence of CYP3A4/5 and ABC Transporter Polymorphisms on Lenvatinib Plasma Trough Concentrations in Japanese Patients with Thyroid Cancer［J］. Sci Rep, 2019, 9（1）: 5404.

［60］Beutler E, Gelbart T, Demina A. Racial Variability in the UDP Glucuronosyl Transferase 1（UGT1A1）Promoter：A Balanced Polymorphism for Regulation of Bilirubin Metabolism?［J］. Proc Natl Acad Sci USA, 1998, 95: 8170–8174.

［61］H. Yagishita, S. Minami, Y. Akamine, et al. Drug Interactions between Warfarin and Lenvatinib in a Patient with the Cyp2c9*1/*3 and Vkorc1-1639g/a Genotype［J］. J Clin Pharm Ther, 2019, 44（6）: 977–980.

［62］N. Pozdeyev, L. M. Gay, E. S. Sokol, et al. Genetic Analysis of 779 Advanced Differentiated and Anaplastic Thyroid Cancers［J］. Clin Cancer Res, 2018, 24（13）: 3059–3068. doi：10. 1158/1078-0432. CCR-18-0373

［63］A. C. Dubbelman, H. Rosing, B. Thijssen, et al. Development and Validation of Lc-Ms/Ms Assays for the Quantification of E7080 and Metabolites in Various Human Biological Matrices［J］. J Chromatogr B Analyt Technol Biomed Life Sci, 2012, 887-888: 25-34.

［64］Y. Mano, K. Kusano. A Validated Lc-Ms/Ms Method of Total and Unbound Lenvatinib Quantification in Human Serum for Protein Binding Studies by Equilibrium Dialysis［J］. J Pharm Biomed Anal, 2015, 114: 82-87.

［65］Y. Mano. Method Validation Studies and an Inter-Laboratory Cross Validation Study of Lenvatinib Assay in Human Plasma Using Lc-Ms/Ms［J］. Pract Lab Med, 2018, 12: e00103.

［66］Ogawa-Morita T, Sano Y, Okano T, et al. Validation of a Liquid Chromatography-Tandem Mass Spectrometric Assay for Quantitative Analysis of Lenvatinib in Human Plasma［J］. Int J Anal Chem, 2017, 2017: 2341876.

［67］J. M. Janssen, N. de Vries, N. Venekamp, et al. Development and Validation of a Liquid Chromatography-Tandem Mass Spectrometry Assay for Nine Oral Anticancer Drugs in Human Plasma［J］. J Pharm Biomed Anal, 2019, 174: 561-566.

［68］K. Mross，M. Stefanic，D. Gmehling，et al. Phase I Study of the Angiogenesis Inhibitor Bibf 1120 in Patients with Advanced Solid Tumors［J］. Clin Cancer Res，2010，16（1）：311–319.

［69］P. M. Ellis. Anti–Angiogenesis in Personalized Therapy of Lung Cancer［J］. Adv Exp Med Biol，2016，893：91–126.

［70］G. Epstein Shochet，L. Israeli–Shani，M. Koslow，et al. Nintedanib（Bibf 1120）Blocks the Tumor Promoting Signals of Lung Fibroblast Soluble Microenvironment［J］. Lung Cancer，2016，96：7–14.

［71］K. Marzin，G. Kretschmar，D. Luedtke，et al. Pharmacokinetics of Nintedanib in Subjects with Hepatic Impairment［J］. J Clin Pharmacol，2018，58（3）：357–363.doi：10. 1002/jcph. 1025.

［72］V. Cottin. The Safety and Tolerability of Nintedanib in the Treatment of Idiopathic Pulmonary Fibrosis［J］. Expert Opin Drug Saf，2017，16（7）：857–865.

［73］C. C. Sheu，W. A. Chang，M. J. Tsai，et al. Gene Expression Changes Associated with Nintedanib Treatment in Idiopathic Pulmonary Fibrosis Fibroblasts：A Next–Generation Sequencing and Bioinformatics Study［J］. J Clin Med，2019，8（3）：308.

［74］Highland KB，Distler O，Maher TM，et al. SENSCIS Trial Investigators. Efficacy and Safety of Nintedanib in Patients with Systemic Sclerosis–associated Interstitial Lung Disease Treated with Mycophenolate：A Subgroup Analysis of The SENSCIS Trial［J］. Lancet Respir Med，2021，9（1）：96–106.

［75］U. Schmid，C. Doege，C. Dallinger，et al. Population Pharmacokinetics of Nintedanib in Patients with Idiopathic Pulmonary Fibrosis［J］. Pulm Pharmacol Ther，2018，48：136–143.

［76］M. J. Fuse，K. Okada，T. Oh–Hara，et al. Mechanisms of Resistance to Ntrk Inhibitors and Therapeutic Strategies in Ntrk1–Rearranged Cancers［J］. Mol Cancer Ther，2017，16（10）：2130–2143.

［77］赵艳艳，冯建博，彭净，等.尼达尼布上市后不良反应信号挖掘与分析［J］.中国医院药学杂志，2019，39（16）：1655–1658.

［78］J. M. Janssen，N. de Vries，N. Venekamp，et al. Development and Validation of a Liquid Chromatography–Tandem Mass Spectrometry Assay for Nine Oral Anticancer Drugs in Human Plasma［J］. J Pharm Biomed Anal，2019，174：561–566.

［79］Verheijen R B，Yu H，Schellens J H，et al. Practical Recommendations for Therapeutic Drug Monitoring of Kinase Inhibitors in Oncology［J］. Clinical Pharmacology & Therapeutics，2017，102（5）：765–776.

［80］Tabernero J，Lenz H J，Siena S，et al. Analysis of circulating DNA and protein biomarkers to predict the clinical activity of regorafenib and assess prognosis in patients with metastatic colorectal cancer：a retrospective，exploratory analysis of the CORRECT trial［J］. Lancet Oncology，2015，16（8）：937–948.

［81］Adenis，Antoine，de，et al. Survival，safety，and prognostic factors for outcome with Regorafenib in patients with metastatic colorectal cancer refractory to standard therapies: results from a multicenter study（REBACCA）nested within a compassionate use program［J］. Bmc Cancer，2016，16：412.

［82］Hisham Q，Avaritt B R，Hartman N R，et al. In vitro UGT1A1 inhibition by tyrosine kinase inhibitors and association with drug-induced hyperbilirubinemia［J］. Cancer Chemotherapy and Pharmacology，2018，82（5）：795-802.

［83］Maeda A，Ando H，Ura T，et al. Association between ABCG2 and SLCO1B1 polymorphisms and adverse drug reactions to regorafenib：a preliminary study. principles and practice of constraint programming，2017，55（5）：409-415.

［84］Maeda A，Irie K，Ando H，et al. Associations among regorafenib concentrations, severe adverse reactions, and ABCG2 and OATP1B1 polymorphisms. Cancer Chemotherapy and Pharmacology，2019，83（1）：107-113.

［85］美国临床医学学院，陈枢青，祁鸣，等. 药物基因组学：在患者医疗中的应用［M］. 杭州：浙江大学出版社，2013：69-71.

［86］Taguchi D，Inoue M，Fukuda K，et al. Therapeutic drug monitoring of regorafenib and its metabolite M5 can predict treatment efficacy and the occurrence of skin toxicities［J］. International Journal of Clinical Oncology，2019：1-10.

［87］Y Li，Lin Q，Pang N，et al. Functional Characterization of 27 CYP 3A4 Protein Variants to Metabolize Regorafenib In Vitro［J］. Basic & Clinical Pharmacology & Toxicology，2019，125（4）：337-344.

［88］Loaizabonilla A，Jensen C E，Shroff S，et al. KDR Mutation as a Novel Predictive Biomarker of Exceptional Response to Regorafenib in Metastatic Colorectal Cancer［J］. Cureus，2016，8（2）：e478.

［89］Wilhelm SM，Adnane L，Newell P，et al. Preclinical overview of sorafenib，a multikinase inhibitor that targets both Raf and VEGF and PDGF receptor tyrosine kinase signaling［J］. Mol Cancer Ther，2008，7：3129-3140.

［90］刘伟峰，曹鹏建，张春芳，等. HPLC 检测人血浆中索拉非尼浓度［J］. 中国现代应用药学，2015，32（02）：182-185.

［91］https://www.accessdata.fda.gov/drugsatfda_docs/label/2020/021923s024lblrpl.pdf.

［92］van Erp NP，Gelderblom H，Guchelaar HJ. Clinical pharmacokinetics of tyrosine kinase inhibitors［J］. Cancer Treat Rev，2009，35（8）：692-706.

［93］Boudou-Rouquette P，Narjoz C，Golmard JL，et al. Early sorafenib-induced toxicity is associated with drug exposure and UGTIA9 genetic polymorphism in patients with solid tumors: a preliminary study［J］. PLoS One，2012，7（8）：e42875.

［94］Blanchet B，Billemont B，Cramard J，et al. Validation of an HPLC-UV method for sorafenib determination in human plasma and application to cancer patients in routine clinical practice［J］. J Pharm Biomed Anal，2009，49（4）：1109-1114.

［95］Peer CJ，Sissung TM，Kim A，et al. Sorafenib is an inhibitor of UGT1A1 but is metabolized by UGT1A9：implications of genetic variants on pharmacokinetics and hyperbilirubinemia［J］. Clin Cancer Res，2012，18（7）：2099-2107.

［96］楼旦. 索拉非尼在肝癌患者治疗中的血药浓度监测［J］. 温州医科大学，2014：1-42.

［97］Noda S，Otsuji T，Baba M，et al. Assessment of Sunitinib–Induced Toxicities and Clinical Outcomes Based on Therapeutic Drug Monitoring of Sunitinib for Patients with Renal Cell Carcinoma［J］. Clin Genitourin Cancer，2015，13（4）：350–358.

［98］Meza–Junco J,Chu QS，Christensen O，et al. UGT1A1 polymorphism and hyperbilirubinemia in a patient who received sorafenib［J］. Cancer Chemother Pharmacol，2009，65（1）：1–4.

［99］梁娜.全转录组分析索拉非尼对人肝癌细胞（HepG2）基因表达的影响［C］.海南医学院，2018.

［100］赵建龙，占辉，杨月，等.索拉非尼的临床应用和药物相互作用［J］.中国临床药理学杂志，2014，30（10）：958–961.

［101］史蒇，李然，赵冰清，等.索拉非尼血药浓度与疗效和不良反应的关系以及在肝细胞癌治疗应用［J］.中国临床药理学杂志，2015，31（17）：1793–1795.

［102］De Mattia E，Cecchin E，Guardascione M，et al. Pharmacogenetics of the systemic treatment in advanced hepatocellular carcinoma［J］. World J Gastroenterol，2019，25（29）：3870–3896.

［103］https://www.ema.europa.eu/en/documents/assessment–report/fotivda–epar–public–assessment–report_en.pdf.

［104］https://www.medicines.org.uk/emc/product/8995.

［105］Fogli S，Porta C，Re M D，et al. Optimizing treatment of renal cell carcinoma with VEGFR–TKIs：a comparison of clinical pharmacology and drug–drug interactions of anti–angiogenic drugs［J］. Cancer Treatment Reviews，2020，84：101966.

［106］Kim E S. Tivozanib：First Global Approval. Drugs，2017，77（17）：1917–1923.

［107］Fountzilas C，Gupta M，Lee S S，et al. A multicentre phase 1b/2 study of tivozanib in patients with advanced inoperable hepatocellular carcinoma［J］. British Journal of Cancer，2020：1–8.

［108］Macba B，Hr A，Ll A，et al. Development and validation of an LC–MS/MS method with a broad linear dynamic range for the quantification of tivozanib in human and mouse plasma，mouse tissue homogenates，and culture medium［J］. Journal of Chromatography B，1125：121723–121723.

［109］S. Johansson，J. Read，S. Oliver，et al. Pharmacokinetic Evaluations of the Co–Administrations of Vandetanib and Metformin，Digoxin，Midazolam，Omeprazole or Ranitidine［J］. Clin Pharmacokinet，2014，53（9）：837–847.

［110］P. Martin，S. Oliver，S. J. Kennedy，et al. Pharmacokinetics of Vandetanib: Three Phase I Studies in Healthy Subjects［J］. Clin Ther，2012，34（1）：221–237.

［111］Martin P，Oliver S，Robertson J，et al. Pharmacokinetic drug interactions with vandetanib during coadministration with rifampicin or itraconazole［J］. Drugs R D，2011，11（1）：37–51.

［112］S. Leboulleux，L. Bastholt，T. Krause，et al. Vandetanib in Locally Advanced or Metastatic Differentiated Thyroid Cancer: A Randomised，Double–Blind，Phase 2 Trial［J］. The Lancet Oncology，2012，13（9）：897–905.

［113］S. Giunti，A. Antonelli，A. Amorosi，et al. Cellular Signaling Pathway Alterations and Potential

Targeted Therapies for Medullary Thyroid Carcinoma［J］. Int J Endocrinol, 2013, 2013: 803171.

［114］M. Schott. Vandetanib in Patients with Locally Advanced or Metastatic Medullary Thyroid Cancer: A Randomized, Double-Blind Phase Iii Trial［J］. Yearbook of Endocrinology, 2012, 2012: 153-155.

［115］Wedge SR, Ogilvie DJ, Dukes M, et al. ZD6474 inhibits vascular endothelial growth factor signaling, angiogenesis, and tumor growth following oral administration［J］. Cancer Res, 2002, 62（16）: 4645-55.

［116］WELLS A.EGF Receptors［J］. Int J Biochem Cell Biol, 1999, 31（6）: 637-643.

［117］A. De Luca, A. Carotenuto, A. Rachiglio, et al. The Role of the Egfr Signaling in Tumor Microenvironment［J］. J Cell Physiol, 2008, 214（3）: 559-567.

［118］Lodish MB, Stratakis CA. RET oncogene in MEN2, MEN2B, MTC and other forms of thyroid cancer［J］. Expert Rev Anticancer Ther, 2008, 8（4）: 625-632.

［119］TONRA JR, DEEVI DS, CORCORAN E, et al. Synergistic Anti-tumor Effects of Combined Epdermal Growth Factor Receptor and Vascular Endothelial Growth Factor Receptor-2 targeted Therapy［J］. Clin Cancer Res, 2006, 12（7）: 2197-2207.

［120］C. Merienne, M. Rousset, D. Ducint, et al. High Throughput Routine Determination of 17 Tyrosine Kinase Inhibitors by Lc-Ms/Ms［J］. J Pharm Biomed Anal, 2018, 150: 112-120.

［121］詹靖, 李苏, 廖海, 等.LC-MS/MS 法测定人血浆中的凡德他尼［J］.中国临床药理学杂志, 2013, 29（02）: 145-147.

［122］Wedge SR, Ogilvie DJ, Dukes M, et al. ZD6474 inhibits vascular endothelial growth factor signaling, angiogenesis, and tumor growth following oral administration［J］. Cancer Res, 2002, 62（16）: 4645-4655.

［123］饶志方.凡德他尼治疗甲状腺髓样癌研究进展［J］.中国药师, 2014, 17（07）: 1217-1220.

［124］C. Jovelet, A. Deroussent, S. Broutin, et al. Influence of the Multidrug Transporter P-Glycoprotein on the Intracellular Pharmacokinetics of Vandetanib［J］. Eur J Drug Metab Pharmacokinet, 2013, 38（3）: 149-157.

［125］M. Minocha, V. Khurana, B. Qin, et al. Co-Administration Strategy to Enhance Brain Accumulation of Vandetanib by Modulating P-Glycoprotein（P-Gp/Abcb1）and Breast Cancer Resistance Protein（Bcrp1/Abcg2）Mediated Efflux with M-Tor Inhibitors［J］. Int J Pharm, 2012, 434（1-2）: 306-314.

第十一章 EGFR/HER2 抑制剂的 TDM 与基因检测

第一节 阿法替尼

一、药物简介

阿法替尼（Afatinib）是一类表皮生长因子受体（EGFR）酪氨酸激酶选择性抑制剂。该物质不可逆地与表皮生长因子受体的半胱氨酸 797 和相应的 HER2 和 HER4 中的半胱氨酸 805 和 803 结合，抑制该受体二聚化后的自身磷酸化及其下游磷酸化信号的传导[1]。临床上用于具有表皮生长因子受体基因敏感突变的局部晚期或转移性非小细胞肺癌（NSCLC）并且既往未接受过 EGFR 酪氨酸激酶抑制剂治疗和铂化疗期间或化疗后疾病进展的局部晚期或转移性鳞状组织学类型的非小细胞肺癌。

（一）药代动力学特征

该药口服给药后大约 2~5 小时可达到最大血药浓度（C_{max}），给药开始 8 天后达到稳态血药浓度，此时药物蓄积达到 2.77 倍（AUC）和 2.11 倍（C_{max}），该药物的半衰期约为 37 小时，血药浓度达到稳态后其血清清除率是 104 ml/min；体外研究发现阿法替尼与血浆蛋白的结合率大约为 95%，阿法替尼剂量范围从 20~50mg 时，平均 C_{max} 和 $AUC_{0-\infty}$ 值有略微超出比例的升高；研究发现饮食对该药物有影响，高脂餐后给药与空腹状态给药相比，阿法替尼的全身暴露量减少 50%（C_{max}）和 39%（$AUC_{0-\infty}$）[1,2]。基于来自各种肿瘤类型的临床试验的群体药代动力学数据，在服用阿法替尼前 3 小时内或之后 1 小时内进餐时，观察到 $AUC_{\tau,ss}$ 平均降低 26%，因此服用该药之前至少 3 小时内并且之后至少 1 小时内不应进食；阿法替尼在体内的酶促代谢反应可忽略不计，其循环代谢产物主要是蛋白质共价化合物，此类药物主要通过胆汁和粪便排泄消除；特殊群体药代动力学研究发现肝损伤患者不影响阿法替尼的药代动力学性质，而肾损伤患者可导致阿法替尼暴露剂量增加、血浆清除率降低[1,2]。

（二）药效动力学特征

阿法替尼可与人表皮生长因子受体 1（EGFR）、表皮生长因子受体 2（HER2）及表皮生长因子受体 4（HER4）发生共价结合，不可逆的抑制此类受体的酪氨酸激酶活性，阻碍其二聚化后的自磷酸化和转磷酸化，从而阻断 ErbB 家族受体下游信号通路传导。在无细胞激酶分析实验研究中发现纳摩尔浓度数量级的阿法替尼就具有显著抑制野生型 EGFR、HER2 和 HER4 的酪氨酸激酶活性，而 ErbB 家族成员 HER3 缺失调控酶活性的关键氨基酸残基，具有更弱的酪氨酸激酶活性。纳摩尔浓度的阿法替尼可阻碍 ErbB 家族的酪氨酸激酶磷酸化和转磷酸化抑制多种细胞的活性；不仅如此，研究发现此浓度的阿法替尼在多种 EGFR 突变的细胞中具有抑制作用，即使在 EGFR 突变患者身上也表现出短暂的抑制作用[1]。

（三）药物相互作用

阿法替尼在体内不经过酶代谢，因此不存在与其相关的抑制或诱导 CYP 酶。由于此药物在 pH1~7.5 的生理 pH 范围内均高度可溶，所以任何诸如质子泵抑制剂、抗酸药物、H_2 受体拮抗剂等药物均不存在相互作用；体外实验研究表明阿法替尼不仅是 BCRP 的底物和抑制剂，也是 P-gp 的底物和抑制剂。研究发现强效 P-gp 抑制剂利托那韦（200mg，每天 2 次）与阿法替尼（20mg）联合用药后，阿法替尼的暴露量分别增加 48%（AUC）和 39%（C_{max}），表明强效 P-gp 抑制剂可增加阿法替尼的暴露，当阿法替尼需要与此类药物合用应谨慎。建议 P-gp 抑制剂应以交错给药方案，即尽可能大的间隔 6 小时（给药 2 次）或 12 小时（给药 1 次），如果不耐受，阿法替尼的每日剂量可减少 10mg，如果停止与 P-gp 抑制剂联合治疗，则可增加到先前剂量；另有研究发现强效 P-gp 诱导剂利福平（600mg，每天 1 次）预处理 7 天，可将阿法替尼暴露量减少 34%（AUC）和 22%（C_{max}），如果需要合用 P-gp 诱导剂，耐受情况下增加 10mg，停用 2~3 天降低到原剂量[1,2]。抗肿瘤药物阿法替尼与标注化疗药物联合应用的研究主要目的是确定其最大耐受剂量，并没有研究相互之间的药动学相互作用。

（四）药物不良反应

1. **感染和侵染** ①非常常见：甲沟炎。②常见：发热。
2. **代谢和营养疾病** ①非常常见：食欲下降。②常见：脱水、低钾血症。
3. **神经系统疾病** 常见：味觉障碍。
4. **眼部疾病** ①常见：结膜炎、干眼症。②不常见：角膜炎。
5. **呼吸系统** ①非常常见：鼻衄。②常见：鼻溢
6. **胃肠道疾病** ①非常常见：腹泻、恶心、呕吐、口腔炎、口腔溃疡。②常见：消化不良、唇炎。③不常见：胰腺炎。
7. **肝胆疾病** 常见：丙氨酸转氨酶升高、天冬氨酸转氨酶升高。
8. **皮肤和皮下组织疾病** ①非常常见：皮疹、痤疮样皮炎、皮肤瘙痒、皮肤干燥。②常见：掌跖感觉丧失性红斑综合征。

9. 肌肉骨骼和结缔组织疾病　常见：肌肉痉挛。

10. 泌尿系统疾病　常见：膀胱炎、肾功能损伤、肾功能衰竭。

11. 新发现不良反应　①指甲疾病包括指甲松离，指甲毒性，指甲折断，嵌甲，指甲凹陷，指甲脱落，指甲变色，甲营养不良，指甲条纹和指甲弯曲。②中毒性表皮坏死松懈症。③Stevenson-Johnson 综合征。

（五）血药浓度与药理学效应

阿法替尼作为表皮生长因子受体酪氨酸激酶选择性抑制剂，其血药浓度与药物不良反应密切相关。在 LUX-Lung 3 试验中研究了阿法替尼血浆谷浓度与终点疗效之间的关系。在这项研究中，取样的最后一天（第 42 天）采集阿法替尼的血浆浓度，采用四分位值分类法，以随机分组的目标病灶直径之和的绝对和百分比变化表示第 6 周肿瘤缩小程度以此研究血药浓度与疗效的关系，研究结果发现阿法替尼血浆谷浓度与肿瘤缩小无相关性。多项试验的汇总数据研究了阿法替尼谷底血浆浓度与不良事件腹泻和皮疹/痤疮严重程度之间的关系，在本分析中根据美国国家癌症研究所不良事件通用术语标准［CTCAE］5.0 版分级来判断治疗期间腹泻和皮疹/痤疮的严重程度，因为阿法替尼治疗的不良反应通常发生在第一周或第二周内，因此在第 15 天检测阿法替尼血药浓度，根据观察到的最大 CTCAE 分级计算患者阿法替尼的中位血浆谷浓度，随着腹泻和皮疹/痤疮的严重程度，阿法替尼血浆波谷浓度的中位数增加，此结果表明阿法替尼暴露越高，出现 CTCAE3 级或更高毒性或 2 级或更高腹泻事件的风险就越大；研究发现服用不同剂量的阿法替尼临床效果相似，但不良反应不同，每天服用 30mg 阿法替尼的患者腹泻发生率明显低于每天服用 40mg 阿法替尼的患者（41% vs. 100%，$P < 0.0001$）。40mg 组有 3 名患者（16%）出现 3 级皮疹，而 30mg 组没有出现[3,4]。药物有效血药浓度在达到治疗作用的同时，也会产生不良反应；监测血药浓度调整给药剂量，规避不良反应，提高治疗效率。

（六）药物相关基因与药理学效应

阿法替尼是种口服选择性酪氨酸激酶抑制剂，被批准用于 NSCLC 患者的治疗。研究发现某些基因多态性可影响阿法替尼血药浓度，采用 24 例健康受试者接受阿法替尼后的血样进行 ABCB1（1236C>T，2677G>T/A，3435C>T）和 ABCG2（34G>A 421C>A）多态性的基因分型。随后，分析了阿法替尼血浆浓度与靶单核苷酸多态性（SNPs）的关系。结果显示在这 5 个多态性中，ABCB1 236CC~3435CC 健康受试者血浆阿法替尼浓度显著高于其他基因型受试者；同时研究也发现 ABCG2 野生型与杂合子组阿法替尼血浆浓度暴露无显著差异[5]。研究发现 EGFR 不同位点的突变均会影响阿法替尼的敏感性或耐药性，目前发现的相关位点有 L861Q、D770 U N711 dupSVD、G719S、S768I、G719C、

L858R、E709G、S768I、V769L、G719X 等[6-8]。除此以外，据报道特殊基因上的 DNA 甲基化也是获得性抗性的关键候选表观遗传驱动因素，已有研究发现 m6A 甲基化可影响阿法替尼的药物效应和患者的预后[9]。另外，对接受阿法替尼治疗的患者血清研究发现血清中的 HGF 的量明显发生变化，进一步研究发现 HGF 水平较低的患者无论其 EGFR 突变状态，其客观反应率 ORR 显著提高，无进展生存期（PFS）、整体生存期（OS）明显延长，HGF 可能在 TKI 获得性耐药起直接作用[10]。

二、血药浓度监测

（一）适应人群

推荐使用阿法替尼治疗的所有肿瘤患者进行 TDM，尤其 EGFR 突变或尼洛替尼治疗失败或效果欠佳的肿瘤患者。

（二）方法与流程

在下次给药前后 2~3 小时内直接采集肘静脉进行阿法替尼血药浓度监测时使用稳态时血浆 C_{min}，其检测的方法主要有高效液相色谱法（HPLC）、质谱法（MS）、液相色谱 – 串联质谱法（LC–MS/MS）等，其中液相色谱 – 串联质谱法准确度较高，常作为首选方法，目前也有新的方法在开发，还没有推广普及如 Elisa。根据文献报道推荐患者服药第 1 个月开始，每周监测 1 次直至第 3 个月，然后每 3 个月监测 1 次。

1. 采集血样 肘静脉静脉穿刺采血 3 ml 于采血管中，颠倒混匀。

2. 转移血样 获取血液后，迅速、平稳地转运至实验室，切勿剧烈晃动，防治血细胞破裂造成标本污染。若无法及时转运样本，可放至 4℃保温箱保存。

3. 处理血样及仪器检测 分离血细胞和血浆，取合适体积血浆进行检测。

（三）目标值与结果解读

目前针对阿法替尼 TDM 的权威指南规范较少，根据说明书推荐临床初始剂量为 40mg/d，治疗期间 C_{min} 为 14.4~27.4ng/ml，根据患者的耐受程度或不良反应可适当增加到 50mg/d 或减少到 30mg/d[11]。

三、药物基因组学

（一）药物相关基因检测

1. 主要相互作用靶点基因 目前发现与阿法替尼相关的作用靶点基因有 EGFR、

HER2、K-ras[1,2,12,13]。

2.药动学相关基因 现有研究发现阿法替尼是 P-gp 的底物和抑制剂，ABCB 可影响阿法替尼的转运及脑部累积，而 ABCG2 对阿法替尼的血药浓度并无影响[14]。

（二）方法与流程

截至 2021 年 8 月，尚无可供参考的数据。

（三）结果解读

截至 2021 年 8 月，尚无可供参考的数据。

四、基于 TDM 或基因检测的临床合理用药

在 LUX-Lung 3 试验分析中发现阿法替尼暴露剂量越高，出现 CTCAE 2 级或更高级别腹泻、3 级或更高级别其他毒性事件的风险越大，而阿法替尼药物不良反应可以通过剂量调整进行管理：在上述不良事件延长的情况下，剂量可减少 10mg，降至 30mg，或最终剂量为 20mg；此研究对阿法替尼剂量减少对谷浓度的影响进行评估，通过剂量修正后，患者在给药第 22~43 天期间血液药物浓度的变异性降低，血药浓度较高的患者阿法替尼给药剂量降低到 30mg，血药浓度较低的患者阿法替尼给药剂量增加到 50mg，说明通过改变药物剂量可以降低血液药物浓度的变异性同时保证患者获得耐受的血液药物浓度[3]。阿法替尼的代谢很少受到药物代谢酶 CYP3A5 及尿苷二磷酸葡萄糖醛酸转移酶亚型 1A1（UGT1A1）的影响。一例临床研究报告发现与其他同类药物相比较，阿法替尼较少的肝脏毒性可以用于其他药物肝脏毒性不耐受的替代治疗，而且其 EGFR 基因检测第 21 外显子 L858 R 突变，第 20 外显子 S768I 突变，随后给予吉非替尼治疗（250mg/d）7 周，血清学检测 AST 和 ALT 迅速升高，分别高达 260U/L 和 594U/L（根据 5.0 版《不良事件通用术语标准》3 级毒性），停药 6 周后，口服厄洛替尼，患者被诊断为肺第四期（cT1aN0M1a）腺癌；血清总胆红素迅速上升至 5.4mg/dl（3 级），分析患者基因型发现该患者具有 CYP3A4 和 UGT1A1 PM，该类患者极易发生受酶代谢调控药物引发的肝脏毒性。随后患者开始每日口服阿法替尼（40mg）治疗，并密切监测肝功能。疾病在这个治疗中得到了很好的控制，5 个月后没有肝功能不全或疾病进展的迹象[1,2,12,15]。

第二节 拉帕替尼

一、药物简介

拉帕替尼（Lapatinib）是一种口服的小分子表皮生长因子受体（epidermal growth

factor receptor，EGFR）和人表皮生长因子受体 –2（human epithelial growth factor receptor 2，HER2）双受体小分子酪氨酸激酶抑制剂（tyrosine kinase inhibitors，TKI），可通过血 – 脑屏障，选择性地作用于受体的胞内区，因此对于缺少胞外区截断 EGFR/HER2 仍具有抑制作用。于 2007 年获 FDA 批准上市，2013 年被在中国上市。目前其在我国的适应证：与卡培他滨联用于治疗先前接受过化疗（包括蒽环类药、紫杉类药、曲妥珠单抗）且 HER2 过度表达的晚期或转移性乳腺癌。与曲妥珠单抗的作用机制不同，拉帕替尼直接作用于细胞内的酪氨酸激酶结构域，可逆地与三磷酸腺苷（ATP）结合位点结合，抑制受体的磷酸化和活化，从而阻断下游区的信号转导，干预肿瘤细胞的增殖、分化等过程。全球范围内，已有众多的临床研究证实了拉帕替尼在新辅助、辅助、晚期一线、二线以及多线、脑转移等多方面治疗 HER2 阳性乳腺癌的有效性和安全性。拉帕替尼联合卡培他滨作为 HER2 阳性晚期乳腺癌二线治疗方案已被美国国家综合癌症网络（National Comprehensive Cancer Networr，NCCN）指南、欧洲肿瘤内科学会（European Society for Medical Oncology，ESMO）指南、中国国家卫生健康委员会《乳腺癌诊疗规范》《新型抗肿瘤药物临床应用指导原则》《乳腺癌合理用药指南》等在内的多个国内外权威指南规范推荐为经典方案。作为一种口服的双靶点小分子双受体可逆性酪氨酸激酶抑制剂，拉帕替尼具有使用方便、毒副作用小等优点[16,17]。

（一）药代动力学特征

口服吸收不完全，而且个体差异较大，约 4 小时后达到 C_{max}，半衰期为 24 小时，每日给药后 6~7 日达到稳态。每日给药 1250mg，C_{max} 为 2.43μg/ml（1.57~3.77μg /ml），AUC 为 36.2（μg·h）/ml［23.4~56（μg·h）/ml］，分开较一日 1 次服用 AUC 增加 1 倍；与食物同服，AUC 增加 3~4 倍，该药与清蛋白及 α_1– 酸性糖蛋白结合率高（>99%）。体外研究证实，该药是乳腺癌抗癌蛋白转运及 P 糖蛋白的底物。单剂量终末相半衰期为 14.2 小时，多次给药后，有效半衰期延长至 24 小时。该药主要在肝脏中被 CYP3A4 和 CYP3A5 代谢，小部分由 CYP2C19 和 CYP2C8 完成，肾脏排泄极微，粪便中回收率约为口服剂量的 27%[18]。

（二）药效动力学特征

拉帕替尼是一种口服的小分子表皮生长因子酪氨酸激酶抑制剂，这种抑制是可逆性的。该药通过多种途径发挥作用，使乳腺癌细胞不能接收到生长所需的信号，它能够同时作用于表皮生长因子受体 EGFR 和 HER2 两个靶点，这种作用方式所产生的抑制肿瘤细胞增殖和生长的生物学效应要远远大于仅抑制其中一个靶点。该药在体外实验中显示了对多种人类肿瘤细胞有活性，在动物实验中还发现，与他莫昔芬联合能够抑制他莫昔芬抵抗的 HER2 过度表达的乳腺癌生长。而后在Ⅰ、Ⅱ期临床试验确立的该药剂量范围为一日口服 500~1600mg，毒副反应可耐受，并证实了对乳腺癌、头颈部癌、膀胱癌、子宫内膜癌等多种实体肿瘤有效，尤其在对曲妥珠单抗抵抗的局部晚期和转移性乳腺癌患者中显示了较好疗效。在体外实验中，对 HER2 过度表达乳腺癌细胞系的生长抑制作用明显[18]。

（三）药物相互作用

（1）在体外，该药在治疗浓度可抑制 CYP3A4 和 CYP2C8，并且主要由 CYP3A4 代谢，抑制此酶活性的药物能显著提高拉帕替尼的血药浓度。酮康唑，一次 0.2g，一日 2 次，7 日后可提高拉帕替尼 AUC 3~7 倍，半衰期延长 1.7 倍。如果必须使用 CYP3A4 抑制药，根据药动学研究，建议减量到一日 500mg。

（2）健康志愿者口服 CYP3A4 诱导剂，一次 100mg，一日 2 次，3 日后改为一次 200mg，一日 2 次，共用 17 日，拉帕替尼 AUC 降低 72%。应避免使用强的 CYP3A4 诱导剂（地塞米松、苯妥英、卡马西平、苯巴比妥等）。

（3）该药能抑制人 P– 糖蛋白，因此该药与作为 P– 糖蛋白转运底物的药物合用，可能增加该药的血药浓度。同时，该药也是人 P– 糖蛋白的转运底物，与抑制 P– 糖蛋白的药物合用时，可能增加该药的血药浓度。

（四）药物不良反应

（1）大于 10% 的不良反应，主要为胃肠道反应，包括腹泻（42%）、恶心、口腔炎和消化不良等；皮肤方面的包括皮疹（31%）、皮肤干燥、红肿、瘙痒、疼痛；其他还有背痛、疲倦、呼吸困难及失眠等。

（2）与卡培他滨合用，不良反应有恶心、腹泻及呕吐、掌跖肌触觉不良等。

（3）极少见但是严重的副作用，如个别患者可出现左心室射血分数下降、间质性肺炎[3]。

（五）血药浓度与药理学效应

目前已有超过 20 种 TKI 被用于治疗多种癌症。TKI 药物都是口服的，只有一个起始剂量，而有些药物显示出广泛的个体内和个体间变异性。这种药代动力学的变异性导致患者之间的药物暴露高度可变，导致许多患者血浆浓度过高或过低。其他因素亦会降低 TKI 的疗效，如预后不良或其他临床因素；药效学因素，如受体突变或缺乏依从性[19]。与许多传统的通过静脉输注的抗癌疗法不同，TKIs 是口服的，因此其生物利用度取决于胃肠道吸收和首次通过代谢。一系列细胞色素 P450 酶参与了这些药物的代谢，其活性可能受到许多因素的影响，如遗传学、药物相互作用、食物摄入和吸烟习惯。此外，一些血栓素激酶是药物转运的底物，即外排泵和摄取泵，广泛地与血浆蛋白结合。最后，一些 TKI 能够抑制自身的转运体和代谢酶，使其在稳定状态下的分布和代谢变得复杂和不可预测[20]。

（六）药物相关基因与药理学效应

拉帕替尼的暴露 – 反应关系尚未确定。据报道，拉帕替尼在 175~1800mg/d 或 500~900mg/d 的剂量范围内耐受良好。在一个 I 期研究中，据报道，大多数受试者的谷浓度平均值在 300~600ng/ml 范围内（n=67 个转移性实体瘤患者）。然而，由于响应数据有限和种群的异质性，结果很难解释。至于最常见的药物相关毒性，腹泻的发生与剂量呈正相关（P=0.03），但与血清浓度无关，这与另一项 I 期研究（n=81）一致，皮疹的出现与剂量和血清浓度均无明显关系。到目前为止，还没有确定有效性或毒性的全面目标。因此，临床上标准剂量（1500mg）下的平均稳态透过率约为 780ng/ml，是目前唯一可用于 TDM 的参考值。但还不能推荐基于此目标用于 TDM 监测[21,22]。

二、血药浓度监测

（一）适应人群

与卡培他滨联用于治疗先前接受过化疗（包括蒽环类药、紫杉类药、曲妥珠单抗）且人表皮生长因子受体 –2（HER2）过度表达的晚期或转移性乳腺癌。

（二）方法与流程

拉帕替尼血药浓度监测使用稳态时血浆 C_{min}，其检测的方法主要有液相色谱 – 串联质谱法，常作为首选方法。

（三）目标值与结果解读

目前针对拉帕替尼 TDM 的权威指南规范较少。Camille Merienne[19] 等总结现有多项研究数据，拉帕替尼治疗乳腺癌的 C_{min} 最佳目标浓度范围为 300~600 ng/ml。

三、药物基因组学

（一）药物相关基因检测

1. **主要相关作用靶点基因**　拉帕替尼是表皮生长因子受体 EGFR 和人表皮生长因子受体 HER2 酪氨酸激酶结构域的有效可逆和选择性抑制剂，通过与受体细胞内 ATP 结合位点竞争性结合发挥作用[23]。

2. **药动学相关基因**　拉帕替尼主要由 CYP3A4（70%）代谢，也由 CYP3A5、

CYP2C19 和 CYP2C8 代谢[24]。

（二）方法与流程

截至 2021 年 8 月，尚无可供参考的文献数据。

（三）结果解读

截至 2021 年 8 月，尚无可供参考的文献数据。

四、相关 TDM 的研究进展

拉帕替尼 TDM 可能有助于减少治疗失败，但目前还没有确定的靶浓度。服用 1200mg 拉帕替尼的患者，每天服用一次，持续 14 天，观察到拉帕替尼浓度为（0.48±0.31）mg/L。

参考文献

[1] Wind, Sven. Clinical Pharmacokinetics and Pharmacodynamics of Afatinib [J]. Clinical pharmacokinetics, 2017, 56（3）: 235-250.

[2] Kucharczuk, Colleen R, et al. Drug-Drug Interactions, Safety, and Pharmacokinetics of EGFR Tyrosine Kinase Inhibitors for the Treatment of Non-Small Cell Lung Cancer [J]. Journal of the advanced practitioner in oncology, 2018, 9（2）: 189-200.

[3] Cheema, Parneet K, et al. Multi-disciplinary proactive follow-up algorithm for patients with advanced NSCLC receiving afatinib [J]. Supportive care in cancer: official journal of the Multinational Association of Supportive Care in Cancer, 2019, 27（3）: 1029-1039.

[4] Zenke, Yoshitaka, et al. Successful treatment with afatinib after grade 3 hepatotoxicity induced by both gefitinib and erlotinib in EGFR mutation-positive non-small cell lung cancer[J]. Lung cancer（Amsterdam, Netherlands）, 2016, 99: 1-3.

[5] Tan, Yanan, et al. Effects of the ABCB1 and ABCG2 polymorphisms on the pharmacokinetics of afatinib in healthy Chinese volunteers [J]. Xenobiotica; the fate of foreign compounds in biological systems, 2020, 50（2）: 237-243.

[6] Wu, Shanggin, et al. The mechanism of acquired resistance to irreversible EGFR tyrosine kinase inhibitor-afatinib in lung adenocarcinoma patients [J]. Oncotarget, 2016, 7（11）: 12404-12413.

[7] Niogret, Julie, et al. Primary Resistance to Afatinib in a Patient with Lung Adenocarcinoma Harboring Uncommon EGFR Mutations: S768I and V769L [J]. Journal of thoracic oncology: official publication of the International Association for the Study of Lung Cancer, 2018, 13（7）: e113.

[8] Watanabe, Masahiro, et al. The Effectiveness of Afatinib in a Patient with Advanced Lung Adenocarcinoma Harboring Rare G719X and S768I Mutations [J]. Internal medicine（Tokyo, Japan）, 2018, 57（7）: 993-996.

［9］ Meng Qianqian. Dissecting the m6A methylation affection on afatinib resistance in non-small cell lung cancer ［J］.The pharmacogenomics journal，2020，20（2）227-234.

［10］ Arrieta, Oscar. Reduction in Hepatocyte Growth Factor Serum Levels is Associated with Improved Prognosis in Advanced Lung Adenocarcinoma Patients Treated with Afatinib: a Phase II Trial ［J］. Targeted oncology，2016，11（5）：619-629.

［11］ Verheijen，Remy B. Practical Recommendations for Therapeutic Drug Monitoring of Kinase Inhibitors in Oncology ［J］. Clinical pharmacology and therapeutics，2017，102（5）：765-776.

［12］ Wang Lei yun. Clinical efficacy and safety of afatinib in the treatment of non-small-cell lung cancer in Chinese patients ［J］.OncoTargets and therapy，2018，11（24）：529-538.

［13］ Tanizaki，Junko. Case report: Durable response to afatinib in a patient with lung cancer harboring two uncommon mutations of EGFR and a KRAS mutation ［J］. Lung cancer（Amsterdam, Netherlands），2016，101：11-15.

［14］ van Hoppe，Stéphanie. Breast cancer resistance protein（BCRP/ABCG2）and P-glycoprotein（P-gp/ABCB1）transport afatinib and restrict its oral availability and brain accumulation ［J］. Pharmacological research，2017，120：43-50.

［15］ Ueda，Hiroto. Successful treatment with afatinib after gefitinib- and erlotinib-induced hepatotoxicity ［J］. Investigational new drugs，2016，34（6）：797-799.

［16］冯焕荣，李青，王海琳.新型靶向治疗药物拉帕替尼的研究进展［J］.现代生物医学进展，2012，12（4）：746-747.

［17］中国拉帕替尼不良反应管理共识专家组.拉帕替尼不良反应管理共识［J］.癌症进展，2019，17（22）：2605-2611.

［18］国家药典委员会.中华人民共和国药典临床用药须知化学药和生物制品卷：2010年版［M］.北京：中国医药科技出版社，2011.

［19］ Merienne C，Rousset M，Ducint D，et al. High throughput routine determination of 17 tyrosine kinase inhibitors by LC-MS/MS ［J］.J Pharm Biomed Anal，2018，150：112-120.

［20］ Josephs DH, Fisher DS, Spicer J，et al. Clinical Pharmacokinetics of Tyrosine Kinase Inhibitors:Implications for Therapeutic Drug Monitoring ［J］. Ther Drug Monit，2013，35（5）：562-587.

［21］ Burris HA 3rd，Hurwitz HI，Dees EC，et al. Phase I safety, pharmacokinetics, and clinical activity study of lapatinib（GW572016），a reversible dual inhibitor of epidermal growth factor receptor tyrosine kinases, in heavily pretreated patients with metastatic carcinomas ［J］. J Clin Oncol，2005，23（23）：5305-5313.

［22］ Yamamoto N，Ryoo BY，Keam B，et al. A phase I and pharmacokinetic study of oral lapatinib administered once or twice daily in patients with solid malignancies ［J］. Invest New Drugs，2020，38（2）：445-456.

［23］ Opdam FL，Guchelaar HJ，Beijnen JH，et al. Lapatinib for Advanced or Metastatic Breast Cancer ［J］. Oncologist，2012，17（4）：536-542.

［24］ Josephs DH，Fisher DS，Spicer J，et al. Clinical Pharmacokinetics of Tyrosine Kinase Inhibitors: Implications for Therapeutic Drug Monitoring ［J］. Ther Drug Monit，2013，35（5）：562-587

第十二章　内分泌治疗药物的 TDM 与基因检测

第一节　他莫昔芬

一、药物简介

他莫昔芬（Tamoxifen，TAM）为人工合成的非甾体类抗雌激素药，其通过与雌激素竞争雌激素受体，减少雌激素与受体有效结合，达到抗雌激素的效应。临床上常用于复发性或转移性乳腺癌，早期乳腺癌术后的辅助治疗。其常见不良反应为潮热、体重增加等[1,2]。

（一）药代动力学特征

他莫昔芬口服吸收迅速。口服本药 20mg 后，6~7 小时在血中浓度达到最高浓度 0.14μg/ml。给药 4 天或更长时间后，由于肠肝循环，血药浓度可出现第 2 次高峰。大部分以结合物形式由粪便排出（约占 4/5），少量从尿液排出（约 1/5）。半衰期 α 相为 7~14 小时，β 相大于 7 天。本药口服后 13 天时仍可以从粪便中检测得到。

（二）药效动力学特征

他莫昔芬为化学合成的非甾体抗雌激素类抗癌药，其结构与雌激素相似，存在 Z 型和 E 型两个异构体。两者物理化学性质各异，生理活性也不同，E 型具有弱雌激素活性，Z 型具有抗雌激素作用。如果乳腺癌细胞内有雌激素受体（estrogen receptor, ER），则雌激素进入肿瘤细胞内，与其结合，促使肿瘤细胞的 DNA 和 m-RNA 的合成，刺激肿瘤细胞生长。而他莫昔芬 Z 型异构体进入细胞内，与 ER 竞争结合，形成受体复合物，阻止雌激素作用的发挥，从而抑制乳腺癌细胞的增殖。

他莫昔芬治疗晚期乳腺癌有效，国外将他莫昔芬列为绝经期妇女晚期乳腺癌姑息疗法的第一线药物，其疗效略优于其他同类激素，而不良反应明显较低。此外，雌激素受体或孕激素受体阳性者较易出现疗效，接受过化疗患者不影响疗效。

（三）药物相互作用

1. 氟尿嘧啶、环磷酰胺、甲氨蝶呤、长春新碱、多柔比星结果　以上药物与他莫昔芬合用可提高疗效。

2. **甲磺酸溴隐亭结果** 他莫昔芬可以提高甲磺酸溴隐亭的多巴胺能作用。

3. **阿曲库铵结果** 有资料显示，他莫昔芬可延长阿曲库铵的神经肌肉阻滞作用。

4. **抗凝血药（华法林、香豆素类抗凝药）结果** 他莫昔芬可增强抗凝药作用。处理：合用时密切监测。

5. **丝裂霉素结果** 合用可使发生溶血性血尿综合征的风险增加。

6. **雷藤内酯结果** 合用可导致小鼠肿瘤生长加快。处理：合用时应谨慎。

7. **别嘌醇结果** 合用可加重他莫昔芬肝毒性。

8. **其他细胞毒性药物结果** 合用可增加发生血栓栓塞的风险。

9. **他克莫司结果** 体外试验研究结果显示，他莫昔芬可能抑制他克莫司的代谢。

10. **抗酸药、西咪替丁、法莫替丁、雷尼替丁结果** 以上药物可改变胃内 pH 值，使他莫昔芬肠衣提前分解，对胃产生刺激作用。处理：合用时与上述药物应间隔 1~2 小时。

11. **雌激素结果** 雌激素可影响他莫昔芬治疗效果。

（四）药物不良反应

他莫昔芬不良反应在治疗初期骨和肿瘤疼痛可一过性加重，继续治疗可逐渐减轻。少数患者有不良反应。其中胃肠道反应：食欲不振，恶心，呕吐，腹泻；生殖系统：月经失调，闭经，阴道出血，外阴瘙痒，子宫内膜增生，内膜息肉和内膜癌；皮肤：颜面潮红，皮疹，脱发；骨髓：偶见白细胞和血小板减少；肝功：偶见异常；眼睛：长时间（17 个月以上）大量（每天 240 ~ 320mg）使用可出现视网膜病或角膜浑浊。罕见的、需引起注意的不良反应：精神错乱，肺栓塞（表现为气短），血栓形成，无力，嗜睡。

（五）药物相关基因与药理学效应

根据 PharmGKB 数据库中他莫昔芬相关基因的证据级别以及国内临床实践经验，影响他莫昔芬疗效的主要相关基因为 CYP2D6、ERS1、ERS2、F2 和 F5，其中后四者均无与药物相关基因多态性[3]。国内有相关文献通过分析乳腺癌术后服用他莫昔芬辅助治疗的绝经前、雌激素受体阳性患者 CYP2D6 基因多态性，探讨其与他莫昔芬活性代谢产物 4- 羟 -N- 去甲基他莫昔芬血药浓度及他莫昔芬副反应发生的相关性。结论提示乳腺癌患者的 CYP2D6 基因多态性可影响他莫昔芬活性代谢产物 4- 羟 -N- 去甲基他莫昔芬的血药浓度，而他莫昔芬治疗副反应的发生与 CYP2D6 基因多态性有关，根据 CYP2D6 基因型指导绝经前、雌激素受体阳性乳腺癌患者他莫昔芬的个体化合理用药是可行的[4]。

二、血药浓度监测

（一）适应人群

推荐使用他莫昔芬治疗的所有肿瘤患者进行 TDM，尤其是 ER 检查结果呈阳性、服用他莫昔芬治疗半年以上、确诊为绝经后乳腺癌患者。他莫昔芬临床应用多年，绝大多数患者都伴有药物不良反应（潮热、子宫内膜增生等）[5]，且在稳态情况下，他莫昔芬血药，浓度个体差异性较大。因此，监测血药浓度是必要的。

（二）方法与流程

目前有关于他莫昔芬及代谢产物检测方法的一些报道，高效液相色谱紫外法常用于他莫昔芬含量及血浆浓度的测定，但因灵敏度及特异性低，限制了同时测定代谢产物的能力[6]；如采用荧光检测器，虽然能提高液相色谱检测的灵敏度，并能同时检测他莫昔芬及主要代谢产物，但样本处理繁杂，需对样本进行紫外照射处理；液质联用技术的出现则大大提高了检测的灵敏度和特异性，但大多数样品的前处理需采用有机溶剂萃取法虽然有采用简便蛋白沉淀法的报道，但检测系统中采用了在线固相萃取系统，增加了仪器配置。胡东莉等采用液 – 质联用法，能同时检测他莫昔芬及其多个代谢产物浓度，样本处理上简便，只需固相萃取，不需要额外的仪器设备如在线自动前处理系统，并且将建立的检测方法应用于临床乳腺癌患者连续服药后他莫昔芬及各代谢产物浓度的检测评估，方法灵敏、简便、重复性好[7]。

（1）采集血样。

（2）血浆分离。

（3）色谱条件：采用 Thermo hypurityC18（150mm × 2.1mm，5μm）色谱分析柱，前置预柱，保护柱芯（4.0mm × 2.0mm），流动相为 10mmol/L 甲酸胺 – 乙腈（40 : 60，V/V），柱温 30℃，流速为 0.3ml/min，进样体积为 10μl。

（4）质谱条件：源电压：4.5kV；源温度：450℃；GS1 气体流速：35psi；GS2 气体流速：35psi；碰撞池气体流速：6.0psi；帘气流速：10psi。

（5）样品预处理：取同相萃取柱一批，先用 1ml 甲醇过柱净化处理 3 分钟，再用 1ml 0.1% 甲酸水充分活化 5 分钟；将 1 ml 血浆样品加入 100μl 40ng/ml Tam-d5 内标溶液 13000 r/min 高速离心后，将上清样转移至固相萃取柱中，5 分钟过柱完毕；先用 0.1% 甲酸水 1 ml 淋洗 3 分钟，去除杂质，然后用 1ml 甲醇充分洗脱 10 分钟，并收集于干净试管中，用氮气挥干，残渣用 100μl 流动相充分溶解、离心、取上清液转移至进样瓶中，10μl 进样分析。

（三）临床意义

在临床上广泛用于乳腺癌和卵巢癌治疗，尤其适用于 ER+ 和孕酮受体阳性（PR+）的乳腺癌患者的治疗，并且绝经前后患者均可使用，目前在全球 120 多个国家都有应用。而个体间的差异使得约 30% ～ 50% 的乳腺癌患者在进行 TAM 辅助治疗后的效果较差或治疗失败[8]。目前针对他莫昔芬 TDM 的权威指南规范较少。

三、药物基因组学

（一）药物相关基因检测

1. 主要相关作用靶点基因[3] 目前已经发现与他莫昔芬相关的基因有 6 种，包括 CYP2D6、ABCB1、RRAS2、E2F7、ESR2 和 ESR1，其中 CYP2D6 相关研究较多、证据较充分，而 ESR1、ESR2、F2 和 F5 基因在各国药物说明书中有相关的描述（表 12-1）。

表 12-1 目前已发现与他莫昔芬相关的基因

基因	染色体定位	主要功能	药物相关性	来源
CYP2D6（细胞色素酶 CYP450 第二亚家族 D 成员 6）	Chr22q13.1	CYP 酶系中重要的一种氧化代谢酶，参与多种药物的代谢	CYP2D6 的基因多态性影响他莫昔芬的效应和不良反应的发生	DPWG HCSC PharmGKB
ESR1（雌激素受体 1）	Chr6q25.1	雌激素受体 α，具有调节雌激素水平的作用	雌激素受体阳性的患者可能更能从他莫昔芬的治疗中获益	FDA HCSC
ESR2（雌激素受体 2）	Chr14q23.2	雌激素受体 β，具有调节雌激素水平的作用	雌激素受体阳性的患者可能更能从他莫昔芬的治疗中获益	FDA HCSC
F2[凝血因子 Ⅱ（凝血酶）]	Chr11p11	先天性血栓易感基因	他莫昔芬治疗可能增加血栓发生的风险	FDA
F5[凝血因子 Ⅴ（促凝血蛋白原）]	Chr1q23	先天性血栓易感因素	他莫昔芬治疗可能增加血栓发生的风险	FDA FDA

2. 药动学相关基因 现有研究发现，rs16947、rs1065852 和 rs28371725 编码基因 CYP2D6 基因存在多态性，并对他莫昔芬的治疗效果、不良反应及耐药情况产生一定的影响[9]。

（二）方法与流程

1. 实验方法

（1）样本血液的采集及保存：所有受试者在入组时即采集 5 ml 外周静脉血液于 PT

管抗凝，轻摇后放置于 –20℃医用冰箱保存。

（2）DNA 的提取：利用血液基因组 DNA 提取试剂盒并严格按照试剂盒使用说明书提取 DNA，提取的 DNA 放置于 –20℃医用冰箱保存。

（3）处理 DNA 及仪器检测。

（4）随访数据收集：对纳入的患者采取门诊复查记录以及电话咨询方式进行随访，规定随访时间为 36 个月。整个研究设定的随访主要的终止指标为无病生存率（diease-free survival, DFS），DFS 包括在随访过程中患者出现肿瘤的复发、肿瘤的转移以及死于乳腺癌疾病事件的发生，而对于随访不满 36 个月的患者及失访和死亡与乳腺癌疾病无关事件的发生定为截尾数据。

2. 技术路线 按纳入标准纳入患者→采集并收集外周血液→提取基因 DNA →应用 PCR-RFLP 方法检测 CYP2D6 位点多态性→分析基因多态性→长期随访患者收集整理数据→分析 CYP2D6 位点多态性与他莫昔芬治疗的相关性。

（三）结果解读

CYP2D6 基因的 SNP rs16947 与 4-OH-N-D-TAM 和 4' OH-N-D-TAM 在血液中的浓度相关。因此，该位点可能参与了他莫昔芬在体内代谢的过程，在乳腺癌患者使用他莫昔芬前，检测分析 CYP2D6 基因型以及其相应的代谢类型，预测他莫昔芬的疗效，对指导临床患者他莫昔芬用药具有重要意义。

四、基于 TDM 或基因检测的临床合理用药

乳腺癌肿瘤组织中雌激素受体（ER）阳性，是他莫昔芬治疗成败的关键。而 CYP2D6 在他莫昔芬的代谢中起着决定性作用，是唯一负责将 N- 去甲基噻莫昔芬进行生物转化为内皮昔芬（Endoxifen）的酶。而基于 CYD2D6 代谢型，建议 IM 型的患者，应避免与 CYP2D6 抑制剂联用；绝经妇女可考虑使用芳香化酶抑制剂。而 PM 型的患者，为弱代谢型，该类患者乳腺癌复发风险较高，绝经后妇女可考虑使用芳香化酶抑制剂。

五、相关 TDM 的研究进展

在早期和转移性乳腺癌中，他莫昔芬在抗雌激素治疗中占主导地位。大约 90% 的他莫昔芬由 CYP3A4/5 代谢成为 N- 去甲基噻莫昔芬，另外 10% 由 CYP2D6 代谢转化为与雌激素受体 ER 的亲和力是他莫昔芬的 5~100 倍的活性代谢产物 4- 羟基 - 他莫昔芬，两种代谢物最终转化为最有效的次生代谢物（内皮昔芬）Endoxifen，CYP2D6 涉及他莫昔芬向 4- 羟基 - 他莫昔芬和 N- 去甲基噻莫昔芬的转化，以及 4- 羟基 - 他莫昔芬向内啡肽的转化以及从 N- 去甲基噻莫昔芬向内皮昔芬的转化。尽管许多酶都参与了这种复

杂的代谢途径，但 CYP2D6 是唯一负责将 *N*– 去甲基噻莫昔芬生物转化为 Endoxifen 的酶。在不同种群人中，CYP2D6 等位基因变异不同，可以将个体分类为四种主要的预测表型：超快速代谢者（UM，全活性等位基因重复），正常代谢者（NM，具有两个全活性等位基因），中间代谢者（IM，具有两个低活性等位基因或一个低活性等位基因和一个非活性等位基因的组合）和弱代谢者（PM，具有两个非功能性等位基因）。临床药物遗传学实施协会（CPIC）编写的最新临床指南建议，有关他莫昔芬治疗以 UM（AS：> 2.0）和 NM（AS：1.5~2.0）中的 20 mg 标准剂量开始他莫昔芬治疗。对于 NM 或 IM（AS：1.0）和 IM（AS：0.5），该指南建议考虑替代内分泌治疗，例如，绝经后患者的芳香化酶抑制剂，以及绝经前女性的芳香化酶抑制剂抑制卵巢功能。然而，在这些情况下，如果禁忌使用芳香化酶抑制剂，作者建议考虑使用 40mg 的他莫昔芬。对于 PM（AS:0），应优先考虑其他激素治疗，例如芳香酶抑制剂，在 PM（AS:0）中不建议使用更高剂量的他莫昔芬（40mg/d），因为内皮昔芬的浓度不能正常化（与 NM 比较）[10]。而在中国人群中 CYP2D6 突变频率最高的是 CYP2D6*10（即 CYP2D6 外显子 1 第 188 位单核苷酸 C → T 的点突变），能表达活性降低且不稳定的代谢酶。研究中根据四引物法 PCR 原理，CYP2D6*1/*1 型表现为 433 和 180bp，CYP2D6*10*10 型表现为 433 和 290bp，CYP2D6*1/*10 型表现为 433、290 和 180bp。研究显示，接受 4 个月他莫昔芬（20mg/d，口服）治疗的乳腺癌患者中，CYP2D6*10*10 和 CYP2D6*1/*10 的血浆 Endoxifen 浓度与 CYP2D6*1/*1 相比明显降低，因此对 CYP2D6 弱代谢型的患者没有必要增加他莫昔芬剂量，因为增加剂量不会使活性代谢产物 Endoxifen 血药浓度，而对强代谢型患者，即使较小剂量他莫昔芬同样有效。另外，在一项随机研究中，CYP2D6*10*10 的血浆 4 羟基 - 他莫昔芬浓度与 CYP2D6*1/*10 和 CYP2D6*1/*1 相比明显降低，因此 CYP2D6*10*10 型基因携带者较为不适宜使用他莫昔芬治疗，或者需要较大剂量才可达到有效血药浓度，但必须考虑到严重的副作用及药物加量风险[11]。

同样，将 CYP3A5 基因分为 CYP3A5*3/*3 型表现为 168 和 125bp，CYP3A5*1*1 型表现为 148，125 和 20bp，CYP3A5*1/*3 型表现为 168，148，125 和 20bp。研究发现 CYP3A5*1*1 和 CYP3A5*1/*3 两组他莫昔芬浓度较 CYP3A5*3/*3 低[12]。

但是，他莫昔芬的代谢途径比仅这两个平行途径更为复杂，因为已经发现了许多新的他莫昔芬代谢物。因此他莫昔芬治疗主要依赖 CYP2D6 基因型和 CYP3A5 是有争议的。除此之外，年龄、体重指数、食物，昼夜节律和季节性变化、性别、抽烟等因素也可引起他莫昔芬活性代谢产物的血药浓度，需要进一步研究。

六、相关基因检测的研究进展

他莫昔芬（TAM）的体内代谢主要经过 CYP 酶系，包括 CYP2D6，CYP3A，CYP2B6 和 CYP2C19。CYP3A4 主要产生 *N*– 去甲基 TAM，而 CYP2D6 产生 4- 羟基 TAM。

因为 4- 羟基 TAM 对雌激素受体（ER）的亲和力比 TAM 高 25~50 倍，所以 4- 羟基 TAM 被认为是最有效的抗雌激素之一，4- 羟基 TAM 是抑制雌激素通过 ER 作用的主要化合物。另一方面，*N*- 去甲基 TAM 是生物学上较弱的抗雌激素剂，而他莫昔芬通过异种受体（SXR）诱导 CYP3A4 和 MDR1 基因表达，而 CYP3A4 的激活优先将 TAM 代谢为 *N*- 去甲基 TAM，并相对降低 4- 羟基 TAM 的水平，这可能导致 TAM 耐药[13]。

关于 CYP2D6 的回顾性临床数据表明 CYP2D6 的特定单核苷酸多态性（SNP）可能导致酶活性无效或降低，从而导致这些个体在接受他莫昔芬治疗 HR 阳性乳腺癌时的不良结局[14]。ER 受体阳性的早期乳腺癌患者中，代谢基因型（CYP2D6*4/*4）较差的女性复发风险较高，潮热的发生率较低。同时在没有接受化学疗法的患者中发现 CYP2D6*4/*4 基因型与无复发恶化和无病生存期的趋势相关，但相关的数据并没有转化为总体的生存差异。一项针对中国女性患者的研究显示携带纯合 CYP2D6*10/*10 基因型的患者血清中 4- 羟基 – 他莫昔芬的含量相对于野生型降低。相对于野生型，经他莫昔芬治疗的具有 CYP2D6*10/ *10 基因型表达的妇女中无病生存率降低。

在目前查得的数据，CYP2B6 在他莫昔芬的代谢中没有任何作用，或者可能只是次要的作用。而关于 CYP2C19 的现有证据有限且相互矛盾，因此目前在临床试验之外尚无测试该基因型的作用。所以 CYP2C19 和 CYP2B6 目前与他莫昔芬疗效间的的关系仍不可知。

其他基因方面也有研究，在一项关于他莫昔芬与基因的研究[15]中分析了针对 16487 个基因的超过 56，670 种 RNA 干扰试剂对他莫昔芬细胞反应的影响。八种引起耐药的低表达与他莫昔芬治疗的患者预后较差有关的基因是 BAP1、CDK10、NF1、NIPBL、PTEN、RARG、SMC3 和 UBA3。六种引起敏感性的低表达与他莫昔芬治疗的乳腺癌患者的良好预后相关的基因是 EDF1、KRAS、PDPK1、RAF1、TMPRSS2 和 TPM4。

而在关于乳腺癌细胞中依旧没有放弃研究基因与他莫昔芬的关系。一项 miRNA 与靶向疗法的结合可能是克服耐药性的潜在策略的研究中证实抑制 miRNA-519a 使他莫昔芬耐药（TAMR）细胞对他莫昔芬敏感，而在野生型（WT）细胞中过表达 miRNA 则赋予了他莫昔芬耐药性。在 ER+ 患者中，升高的 miRNA-519a 水平与靶基因的表达呈负相关，与较差的无病生存率呈正相关[16]。在 ER 中也有相应的基因型与 TAM 的药物效果相关，ERRγ 信号传导与 ER+，TAM 治疗的乳腺癌中的 DMFS 差有关，并且 ESRRG、EEF1A2 和 PPIF 包含一个 3 基因信号传导节点，在活跃的 ERK/MAPK 途径的背景下，可能有助于 TAM 抗性[17]，另外 2018 年山东大学齐鲁医院乳腺外科发现 miR-92a-3p 可用作早期检测癌症和监测内分泌治疗效果的潜在生物标志物[18]。

第二节 来曲唑

一、药物简介

来曲唑（Letrozole）是高选择性的非甾体类芳香酶抑制药类抗肿瘤药。本药通过竞争地与 CYP450 酶亚单位的血红蛋白结合来抑制芳香化酶，导致雌激素在所有组织中的生物合成减少，从而消除雌激素对肿瘤生长的刺激作用。来曲唑可用于绝经后早期乳腺癌或已经接受他莫昔芬辅助治疗 5 年的绝经后早期乳腺癌的辅助治疗，以及绝经后雌激素受体阳性、孕激素受体阳性或受体状态不明的晚期乳腺癌的治疗。其不良反应主要有关节痛、肌痛、骨折、高血压、恶心、呕吐等[3]。

（一）药代动力学特征

来曲唑在胃肠道吸收完全，平均绝对生物利用度为 99.9%，不受进食影响。60% 的来曲唑与血浆蛋白结合，主要是白蛋白（55%）。来曲唑在红细胞中的浓度是其血浆浓度的 80%。应用 ^{14}C 标记的来曲唑 2.5mg 后，血浆中 82% 的放射活性物质为原型药物，因此全身的代谢产物很少。来曲唑在组织中分布迅速、广泛，稳态时的表观分布容积为（1.87 ± 0.47）L/kg。来曲唑主要经细胞色素 P450 同工酶 CYP3A4 和 CYP2A6 代谢，主要的消除途径是转变为无药理活性的甲醇代谢物（清除率 =2.1L/h）。几乎所有代谢产物和约 5% 原药通过肾脏排泄。血浆的终末半衰期为 75~110 小时。每日应用来曲唑 2.5mg，在 2~6 周内可达到稳态水平。稳态水平的血浆浓度比单次应用来曲唑的血浆浓度高近 7 倍，比根据单次用药推算出的稳态浓度高 1.5~2 倍，表明每日应用来曲唑 2.5mg 的药代动力学存在轻度的非线性关系。因为治疗中能长期保持稳态水平，因此推断没有来曲唑的持续蓄积作用。

（二）药效动力学特征

来曲唑是新一代芳香化酶抑制剂，为人工合成的苄三唑类衍生物，具有选择性，竞争地与 CYP450 酶亚单位的血红蛋白结合来抑制芳香化酶，导致雌激素在所有组织中的生物合成减少，从而消除雌激素对肿瘤生长的刺激作用。体内外研究显示，来曲唑能有效抑制雄激素向雌激素转化，而绝经后妇女的雌激素主要来源于雄激素前体物质在外周组织的芳香化，故来曲唑特别适用于绝经后的乳腺癌患者。来曲唑的体内活性比第一代芳香化酶抑制剂氨鲁米特强 150 ~ 250 倍。由于其选择性较高，不影响糖皮质激素、盐皮质激素和甲状腺功能，大剂量使用对肾上腺皮质类固醇类物质分泌无抑制作用，因此具有较高的治疗指数。各项临床前研究表明，来曲唑对全身各系统及靶器官没有潜在的毒性，具有耐受性好、药理作用强的特点。与其他芳香化酶抑制剂和抗雌激素药物相比，来曲唑的抗肿瘤作用更强。

（三）药物相互作用

来曲唑主要通过肝脏代谢，由细胞色素 P450 酶 CYP3A4 和 CYP2A6 介导来曲唑的代谢清除。因此，影响 CYP3A4 和 CYP2A6 的药物会影响来曲唑的全身消除。来曲唑与其代谢酶 CYP3A4 的亲和力较低，因为该酶在一般临床情况下来曲唑稳态血浆浓度的 150 倍以上时尚无法达到饱和。

1. 可能会提高来曲唑血清浓度的药物　CYP3A4 和 CYP2A6 抑制剂的作用会减少来曲唑的代谢，从而增加来曲唑的血浆浓度，合并给药这些酶的强抑制剂（CYP3A4 强抑制剂）：包括但不限于酮康唑、伊曲康唑、伏立康唑、利托那韦、克拉霉素和泰利霉素；CYP2A6（甲氧沙林）可能增加来曲唑的暴露。因此，对服用 CYP3A4 和 CYP2A6 强抑制剂的患者应谨慎。

2. 可能会降低来曲唑血清浓度的药物　CYP3A4 和 CYP2A6 诱导剂的作用会增加来曲唑的代谢，从而降低来曲唑的血浆浓度，合并给药 CYP3A4 诱导剂（例如：苯妥英、利福平、卡马西平、苯巴比妥和圣约翰草）可能减少来曲唑的暴露。因此，对服用 CYP3A4 强诱导剂的患者应谨慎。没有已知的 CYP2A6 的药物诱导剂。该药（2.5mg）与他莫昔芬 20mg 每天 1 次同时给药导致来曲唑血浆浓度平均下降 38%。该药作为乳腺癌二线治疗的临床试验表明，如果在他莫昔芬给药之后立即服用该药，即不会提高该药的治疗作用，也不会导致不良反应增多。这一相互作用的机制尚不清楚。

3. 可能会被来曲唑改变全身血清浓度的药物　在体外试验中发现，来曲唑会抑制细胞色素 P450 同工酶 CYP2A6，并且中度抑制 CYP2C19，但其临床意义尚不清楚。因此，当来曲唑与主要依靠 CYP2C19 消除并且治疗窗较窄的药物（苯妥英、氯吡格雷）同时使用时应该谨慎。尚不知治疗窗狭窄的 CYP2A6 底物。该药与西咪替丁（CYP2C19 和 CYP3A4 的已知非特定性抑制剂）和华法林（CYP2C19 的敏感底物并且治疗窗狭窄，在来曲唑的目标人群中通常联合使用）的相互作用临床研究表明，该药与这些药物同时使用不会引起临床显著的药物相互作用。临床试验数据库的审查结果表明，没有与其他常用处方药物发生其他临床相关的相互作用的证据。目前还没有来曲唑与其他抗肿瘤药物合用的临床经验的资料。

（四）药物不良反应

药物来曲唑在所有晚期乳腺癌患者一线治疗和二线治疗，以及早期患者辅助治疗和接受他莫昔芬标准治疗后的后续强化辅助治疗试验中都显示良好的安全性。约 75% 接受辅助治疗（来曲唑和他莫昔芬对照组，中位治疗持续时间 60 个月）、80% 接受后续强化辅助治疗的患者（来曲唑和安慰剂对照组，中位治疗持续时间 60 个月）和三分之一接受该药治疗的晚期转移以及新辅助治疗患者发生不良反应。临床研究中观察到的不良反应均为轻度到中度。大多数不良反应是由雌激素缺乏所致。临床试验中最常见的不良反应为热潮红、关节痛、恶心和疲劳，很多不良反应是因为雌激素缺乏所致的正常药理作用，如热潮红、脱发和阴道出血。

（五）血药浓度与药理学效应

根据来曲唑药代动力学特征，推断来曲唑没有持续蓄积作用，因此不建议对该药进行常规血药浓度监测。

（六）药物相关基因与药理学效应

FDA 和 HCSC 说明书均指出来曲唑用于经他莫昔芬辅助治疗后，绝经后雌激素受体阳性妇女的早期的浸润性乳腺癌的辅助治疗，强调用药前必须检测乳腺癌肿瘤组织中的雌激素受体（ER）。PharmGKB 数据库中指出 CYP19A1、CYP2A6、ESR1 等基因多态性与来曲唑代谢以及疗效的相关性，但证据级别较低，因此 FDA 和 HCSC 均未建议相应的基因检测。综上，建议用药前必须检测乳腺癌肿瘤组织中雌激素受体（ER）是否为阳性，以指导来曲唑的精准治疗。而 CYP19A1、CYP2A6、ESR1 等基因多态性与来曲唑药理学效应的相关性是目前研究的方向[3]。

二、血药浓度监测

（一）适应人群

同时接受其他药物治疗的患者，因存在较多的药物相互作用，可根据血药浓度调整量。

（二）方法与流程

目前，生物介质中来曲唑的测定方法[19]有高效液相色谱法（HPLC）[20, 21]、酶免疫分析法[22]和高效液相 - 串联质谱法[23]等酶免疫分析法在分析过程中会生成很多交联反应代谢物影响其准确性和重现性；高效液相 - 串联质谱仪器普及难度大，不适于多数实验室采用；HPLC 法具有准确度高、重现性好、

成本较低等优点，是检测来曲唑浓度的常用方法。目前采取的来曲唑血药浓度分析多是来源于生物等效性试验，未广泛运用于临床实践。

1. **采集血样**　在给药后 2 小时从肘静脉取血 5ml。

2. **处理血样**　标本置于肝素化试管中，立即离心分离血浆，−20℃保存。

3. **分析血样及仪器检测**　取合适体积血浆进行检测。

文献报道来曲唑及其主要代谢产物在体外可导致 CYP2A6 底物浓度小幅度升高，CYP2A6 在药物代谢过程中并不起主要作用，当来曲唑浓度接近血浆稳态浓度 100 倍时，并未对地西泮（CYP2C19 的底物），代谢产生明显的影响[24]。

三、药物基因组学

（一）药物相关基因检测

1. **主要相关作用靶点基因**　目前已经发现与来曲唑相关的作用靶点基因有 10 种，包括 CYP19A1、CYP2A6、ESR1、GLDN、HLA-DQA1、PGR、TNFRSF11A、TNFRSF11B 和 TNFSF11。FDA 和 HCSC 提及了 ESR1、ESR2 和 PGR，但未提出相应基因检测[3]（表 12-2）。

表 12-2　目前已发现与来曲唑相关的作用靶点基因

基因	染色体定位	主要功能	药物相关性	来源
ESR1（雌激素受体 1	Chr6q25.1	雌激素受体 α，具有调节雌激素水平的作用	ESR1 与乳腺癌的发生、进展、转移及治疗反应等密切相关	FDA HCSC
ESR2（雌激素受体 2）	Chr14q23.2	雌激素受体 β，具有调节雌激素水平的作用	ESR2 与乳腺癌的发生、进展、转移及治疗反应等密切相关	HCSC
PGR（类固醇受体超家族成员之一）	Chr11q22-q23	编码蛋白介导孕激素的生理作用	来曲唑用于激素受体 PGR 阳性的乳腺癌患者	FDA HCSC

2. **药动学相关基因**　现有研究发现，rs700519、rs10046 和 rs4646 编码基因 CYP19A1、CYP2A6 等基因存在多态性，并对来曲唑的治疗效果、不良反应及耐药情况产生一定的影响[19]。

（二）方法与流程

1. **实验方法**

（1）样本血液的采集及保存：所有受试者在入组时即采集 5 ml 外周静脉血液于 PT 管抗凝，轻摇后放置于 –20℃医用冰箱保存。

（2）DNA 的提取：利用血液基因组 DNA 提取试剂盒并严格按照试剂盒使用说明书提取 DNA，提取的 DNA 放置于 –20℃医用冰箱保存。

（3）处理 DNA 及仪器检测。

（4）随访数据收集：对纳入的患者采取门诊复查记录以及电话咨询方式进行随访，

规定随访时间为36个月。整个研究设定的随访主要的终止指标为无病生存率（diease-free survival, DFS），DFS 包括在随访过程中患者出现肿瘤的复发、肿瘤的转移以及死于乳腺癌疾病事件的发生，而对于随访不满 36 个月的患者及失访和死亡与乳腺癌疾病无关事件的发生定为截尾数据。

2. 技术路线 按纳入标准纳入患者→采集并收集外周血液→提取基因 DNA →应用 PCR-RFLP 方法检测 CYP19rs10046 位点多态性→分析基因多态性→长期随访患者收集整理数据→分析 CYP19rs10046 位点多态性与来曲唑治疗的相关性。

（三）结果解读

CYP19rs10046 目的片段酶切出现 30bp、172bp 和 202bp 三条亮带代表基因型 TC，出现 30bp、172bp 两条亮带代表基因型 CC，而只出现 202bp 一条亮带的为基因型 TT。根据 Hardy-Weinbery 平衡法则判断样本基因型分布是否符合 Hardy-Weinbery 平衡法则，在遗传学中是否符合良好的群体代表性；为分析入组患者的一般资料的各项因素中 CYP19rs10046 位点 3 组基因型的分布是否有差异，从而构成影响入组乳腺癌患者预后的偏差因素；观察基因型分布与患者不良反应和 DFS 的相关性；来判断 CYP19 基因多态性与来曲唑治疗的相关性，从而指导来曲唑个体化内分泌治疗[25]。

四、基于 TDM 或基因检测的临床合理用药

来曲唑为作用于芳香化酶的非甾体类吡咯型酶抑制剂，通过抑制芳香化酶从而显著降低雌激素的生成，抑制雌激素依赖的肿瘤生长。而来曲唑在肝脏通过 CYP3A4 和 CYP2A6 的生物转化，生成代谢产物甲醇。由于 CYP 酶个体间的基因多态性，致使不同个体服用相同剂量的来曲唑后产生明显药物浓度差异。

有研究发现，乳腺癌绝经期的妇女可通过 CYP2A6 基因多态性来预测来曲唑的血药浓度[26]。通过对乳腺癌绝经期的妇女基因检测并分型，可分为正常代谢型，中代谢型以及慢代谢型。而基因型的不同带来显著的血药浓度差异。在其接下来的研究中证实，非正常代谢型的患者其代谢缓慢，血药浓度较高，服用同等剂量的来曲唑较正常代谢型患者有更好的疗效。因此，可通过检测患者 CYP 基因型来预测来曲唑的治疗效果，规避或减轻药物不良反应有着重要意义。但目前缺乏通过检测基因型指导临床合理用药相关基础研究和文献报道。

Tanii 等通过研究 CYP2A6 的基因多态性发现，随着 CYP2A6 突变基因的增多，受试者的来曲唑清除率明显降低，其可具有更高血药浓度，该实验结果差异存在统计学差异，但在临床实际应用中，缺乏临床实例支持[27]。

五、相关 TDM 的研究进展

来曲唑是一种口服、新型、高选择性的芳香化酶抑制剂，在国外已普遍用于临床并取得了许多新的研究进展。来曲唑口服给药能迅速和完全吸收，生物利用度为 99.9%。静脉或口服来曲唑 2.5mg，两者血药浓度基本相同。健康绝经后妇女口服来曲唑 2.5mg，最大血清浓度（115nmol/L）见于给药后 1 小时。分布容积为 1.87 L/kg。进食时服药可使来曲唑吸收速率减慢。稳态血浆浓度见于给药后 2 ~ 6 周，多次给药能很快达到稳态血药浓度。来曲唑对血清雌激素的抑制作用取决于来曲唑的用量，当 0.1mg 来曲唑抑制雌激素最长时间为 10 小时，此后雌激素逐渐恢复至正常水平，但 0.5mg 和 2.5mg 剂量来曲唑可维持最大抑制时间 24 小时以上。进一步研究表明，采用 0.1 ~ 5.0mg 来曲唑治疗，能使血清雌激素水平降低 75% ~ 95%。但当来曲唑剂量达 2000 mg/kg 时，对啮齿动物有轻度急性毒性[28]。近年来有研究报道 CYP2A6 基因多态性对来曲唑药代动力学、药效学有一定影响。来曲唑在体内被缓慢代谢为非药理活性的甲醇代谢物，与葡萄糖醛酸结合经肾排泄是其主要清除途径，在肝微粒酶体系中只有 CYP2A6 和 CYP3A4 参与该途径，其各自的 V_{max}/K_m 值分别为 0.48nl/（min·nmol）和 0.24 nl/（min·nmol），将受试者 CYP2A6 基因分为正常代谢型（野生型），中代谢型和慢代谢型，检测其血药浓度，结果显示非野生型患者代谢明显变慢，血药浓度较高[29]。进一步研究发现来曲唑血药浓度在个体间存在的高变异性（> 10 倍）除 CYP2A6 基因多态性外还与体重指数（BMI）及年龄相关，但在安全性及临床疗效上，这些因素引起的血药浓度差异无统计学意义，有待进一步研究。

六、相关基因检测的研究进展

目前已经发现的与来曲唑相关基因的有 CYP2A6、CYP19A1、ESR1、ESR2、TNFRSF11A、TNFRSF11B、TNFSF11、PGR、HLA-DQA1、GLDN 等。

刘一等研究发现，CYP2A6 基因全长 6kb，包括 9 个外显子，位于 19q12~19q13.2 之间[29]。迄今为止，人们已经发现了 30 余种 CYP2A6 的等位基因。Tanii 等研究影响来曲唑药代动力学参数的因素，以 CYP2A6 基因多态性作为重要考察目标。发现 CYP2A6 基因突变显著影响清除率，携带 1~2 个 CYP2A6 突变基因的受试者清除率均减少，为野生型的 84.3% 和 44.8%，证明 CYP2A6 突变型显著减缓来曲唑代谢[27]。

在 1 项评估 CYP19 基因多态性对来曲唑的临床疗效影响的研究中，患者为激素受体阳性晚期乳腺癌患者，结果中与野生型基因患者相比，携带 CYP19 基因 3'-端非编码区域的 rs4646 号突变位点的患者对来曲唑治疗的响应率显著提高[30]。然而，Garcia-Casado 等研究结果显示，与野生型患者相比，拥有 rs464 号突变的患者的无进展生存时间（PFS）明显更短[31]。CYP19A1 基因多态性与来曲唑临床疗效显著相关，CYP19A1 基因也可以作为潜在的工具预测其使用来曲唑治疗转移性乳腺癌的疗效。

而 ESR1 和 ESR2 基因分别编码的 ERα 和 ERβ 负责雌激素的作用，并且是选择性雌激素受体调节剂（SERM）的治疗靶标。Leyland-Jones 等进行的研究结果显示骨 AE 与 ESR1 rs2077647（T> C）基因型变异的关联在统计学上有显着的差异性治疗效果[32]。最近的一项研究显示携带 ESR1 rs2234693（Pvu Ⅱ）C 等位基因的妇女因是激素替代疗法导致全因死亡率的风险降低。ESR1 rs2077647 与骨不良事件的风险降低有关。而一种 ESR2 的单核苷酸多态性（SNP）与绝经后内分泌反应性乳腺癌患者的潮热或盗汗早期发作的风险更高相关。在来曲唑治疗的患者中，罕见的 ESR1 纯合多态性与较低的复发率相关，ESR1 和 ESR2 的相关 SNP 与骨不良事件相关。参与雌激素信号传导和合成的基因 ESR1 和 ESR2 有可能影响乳腺癌的复发和副作用，这为治疗策略提供了新的思考方向，治疗策略不仅可以整合致癌驱动因子，而且可以整合与雌激素活性相关的 SNP 来寻找更好的治疗效果与不良反应。

另外有证据表明 TNFRSF11B 和来曲唑不良反应的发生率有相关性。而 TNFSF11 与来曲唑的功效有相关性，见表 12-3。

表 12-3 其他具有意义的基因型[33]

证据等级	基因型	基因	相关性质
3 级	rs2073418	TNFRSF11B	毒性
3 级	rs7984870	TNFSF11	效果

所以和来曲唑毒性和不良反应相关的基因有：CYP19A1、ESR1、ESR2 和 TNFRSF11B，与其代谢和药动学相关的有：CYP2A6，与其效应相关的有：CYP19A1 和 TNFSF11。

第三节　阿比特龙

一、药物简介

阿比特龙（Abiraterone）是一种雄激素生物合成抑制剂，可抑制 17α-羟化酶 /C17,20-裂解酶（CYP17），后者在睾丸、肾上腺和前列腺肿瘤组织中表达并且是雄激素生物合成所必需的。临床上与泼尼松或泼尼松龙联用于治疗转移性去势抵抗性前列腺癌（mCRPC），还可联用于治疗新诊断的高风险转移性内分泌治疗敏感性前列腺癌（mHSPC），包括未接受过内分泌治疗或接受内分泌治疗最长不超过 3 个月的患者。

（一）药代动力学特征

1. 吸收　mCRPC 患者口服该药后，阿比特龙中位达峰时间为 2 小时。稳态下观察到阿比特龙蓄积，其暴露量（稳态 AUC）是 1000mg 该药单次给药的 2 倍[34]。

在 mCRPC 患者中，1000mg 每日 1 次剂量下 C_{max} 和 AUC 稳态值（均数 ±SD）分别为（226±178）ng/ml 和（993±639）（ng·h）/ml。在剂量范围 250~1000mg 内，未观察到剂量比例性的重大偏离[35]。剂量从 1000mg 增至 2000mg 时，暴露量没有显著增加（平均 AUC 增加 8%）。

阿比特龙与食物同时服用时，阿比特龙全身暴露量升高。阿比特龙与低脂餐（7% 脂肪，300cal）同时服用时，阿比特龙 C_{max} 和 $AUC_{0-\infty}$ 分别增加至 7 倍和 5 倍左右；该药与高脂餐（57% 脂肪，825cal）同时服用时，这些值分别增加至 17 倍和 10 倍左右[36]。

2. 分布　阿比特龙与人血浆蛋白、白蛋白和 α_1- 酸性糖蛋白高度结合（>99%）。稳态表观分布容积（均数 ±SD）为（19669±13358）L。体外研究显示在临床相关浓度范围下，该药和阿比特龙均不是 P- 糖蛋白（P-gp）的底物，而该药是 P- 糖蛋白的抑制剂[37]。

3. 代谢　口服 [14]C- 醋酸阿比特龙胶囊后，醋酸阿比特龙被水解成阿比特龙（活性代谢物）。此过程可能是在酯酶（尚未鉴别酯酶）作用下转化，而不是由 CYP 介导。阿比特龙在人血浆中的两个主要循环代谢物为硫酸阿比特龙（无活性）和 N- 氧化硫酸阿比特龙（无活性），各占暴露量的 43% 左右。CYP3A4 和 SULT2A1 参与 N- 氧化硫酸阿比特龙形成，且 SULT2A1 也参与硫酸阿比特龙形成。

4. 排泄　在 mCRPC 患者中，阿比特龙在血浆中的平均末端半衰期（均数 ±SD）为（12±5）小时。口服 [14]C- 醋酸阿比特龙后，从粪便和尿液中分别排泄约 88% 和 5% 放射性剂量[38]。粪便中存在的主要化合物为该药原型和阿比特龙（分别接近给药剂量的 55% 和 22%）。

（二）药效动力学特征

醋酸阿比特龙在体内可转化为阿比特龙（一种雄激素生物合成抑制药），通过抑制 CYP17（该酶存在于睾丸、肾上腺、前列腺肿瘤组织，为雄激素合成的必需物质）而发挥作用。

CYP17 催化两个连续反应：①通过 17α- 羟化酶催化孕烯醇酮和黄体酮转化为各自的 17α- 羟基衍生物；②随后在 C17,20- 裂解酶催化下分别形成脱氢表雄酮和雄烯二酮。脱氢表雄酮和雄烯二酮均为雄激素，且为睾酮的前体。阿比特龙对 CYP17 的抑制作用亦可导致肾上腺盐皮质激素生成增加。

（三）药物相互作用[39,40]

根据体外数据，阿比特龙是 CYP3A4 的底物。治疗期间应避免使用强效 CYP3A4 诱导剂（苯妥英钠、卡马西平、利福平、利福布汀、利福喷汀、苯巴比妥、圣约翰草、贯叶连翘），除非没有其他替代治疗方案。

在另一项健康受试者的药代动力学相互作用临床研究中，与酮康唑（一种强效 CYP3A4 抑制剂）联合使用未对阿比特龙的药代动力学产生具有临床意义的影响。

阿比特龙是肝脏药物代谢酶 CYP2D6 和 CYP2C8 的强抑制剂，CYP2C9 和 CYP3A4/5 的中度抑制剂。在研究该药（加泼尼松）单剂量给药对 CYP2D6 底物右美沙芬影响的一项试验中，右美沙芬的全身暴露量（AUC）增加了约 2.9 倍。右美沙芬的活性代谢物右啡烷的 AUC 增加了约 33%。

阿比特龙与经 CYP2D6 活化或代谢的药物（特别是治疗指数较窄的药物）联合使用时需谨慎，应当考虑降低治疗指数较窄的药物的剂量。经 CYP2D6 代谢的药物包括美托洛尔、普萘洛尔、地昔帕明、文拉法辛、氟哌啶醇、利培酮、普罗帕酮、氟卡尼、可待因、羟考酮、曲马多等（后三种药品需要通过 CYP2D6 形成活性镇痛代谢物）。

根据一项在健康受试者中开展的 CYP2C8 药物间相互作用的试验，吡格列酮与该药 1000mg 单剂量联合给药后，吡格列酮的 AUC 增加 46%，吡格列酮的活性代谢物 M-Ⅲ 和 M-Ⅳ 的 AUC 各降低 10%。尽管这些结果显示该药与主要经 CYP2C8 消除的药物联合使用时，该药暴露量的增加不具有临床意义，但两种药物联合应用时，应监测患者是否会发生治疗指数窄的 CYP2C8 底物引起的毒性反应。

体外研究表明，该药的主要代谢物硫酸阿比特龙和氮氧化硫酸阿比特龙能够抑制肝脏摄取转运蛋白 OATP1B1，因此可能增加经 OATP1B1 消除的药物的浓度。基于转运蛋白的药物相互作用尚无临床研究数据。与已知延长 QT 间期的药物联合使用，由于去势治疗可延长 QT 间期，因此阿比特龙与已知可延长 QT 间期的药物或可以诱导尖端扭转性室性心动过速的药物联合使用时应谨慎，如ⅠA 类（奎尼丁、丙吡胺）或Ⅲ类（胺碘酮、索他洛尔、多非利特、伊布利特）抗心律失常药品、美沙酮、莫西沙星、抗精神病药物等[41]。

螺内酯可与雄激素受体结合可能增加前列腺特异性抗原（PSA）水平。不推荐与阿比特龙联合使用。

（四）药物不良反应[42]

由于作用机制导致的药效动力学效应，该药可能会引起高血压、低钾血症和体液潴留。临床最常见的不良反应是外周水肿、低钾血症、高血压和尿路感染。其他重要的不良反应包括心脏疾病、肝脏毒性、骨折和过敏性肺泡炎。通常，盐皮质激素不良反应经处理后可以得到有效的控制。联合应用皮质类固醇能够降低这些药物不良反应的发生率和严重程度。

（五）用法用量

1. 成人常规剂量　对于 mCRPC 患者，口服给药，推荐剂量为一次 1000mg，一日 1

次，与泼尼松或泼尼松龙（口服，一次 5mg，一日 2 次）联用；对于 mHSPC 患者，口服给药，推荐剂量为一次 1000mg，一日 1 次，与泼尼松或泼尼松龙（口服，一次 5mg，一日 1 次）联用。

2. 肾功能不全时剂量 肾功能损害者无需调整剂量。

3. 肝功能不全时剂量 轻度肝功能损害（Child-Pugh 分级为 A 级）者无需调整剂量。中度肝功能损害（Child-Pugh 分级为 B 级）者推荐剂量为一次 250mg，一日 1 次；如中度肝功能损害者用药后出现丙氨酸氨基转移酶（ALT）和（或）天门冬氨酸氨基转移酶（AST）大于正常值上限（ULN）的 5 倍或总胆红素大于 ULN 的 3 倍，应停药，且不可再次使用本药。

（六）血药浓度与药理学效应

醋酸阿比特龙治疗转移性去势抵抗性前列腺癌（mCRPC）的临床研究见表 12-4。

表 12-4　醋酸阿比特龙治疗转移性去势抵抗性前列腺癌（mCRPC）的临床研究

人群	样本量	研究结果	研究类型
日本	48	PSA 反应率为 62.5%，PR 为 22.2%，SD 为 40.9%；平均 PFS 为 253 d	Ⅱ期多中心临床
意大利	265	平均 PFS 为 7 个月，平均 OS 为 17 个月；最常见的（> 1%）3～4 级毒性反应分别为贫血（4.2%）、疲劳（4.2%）和骨痛（1.5%）	回顾性研究
中国	64	AA 治疗组相比于米托蒽醌治疗对照组，OS 延长 5 个月，PFS 延长，PSA 反应率 40.62%	回顾性研究
比利时	368	PSA 反应率 37.4%，平均 PFS 为 5.8 个月，平均 OS 为 15.1 个月	回顾性研究
美国、加拿大、澳大利亚等 34 个国家	1088	AA 治疗组相比对照组，平均 PFS 延长 8.3 个月，无严重疼痛时间延长 10 个月，无生命质量恶化时间延长 4.4 个月	Ⅲ期临床试验
法国	306	治疗与 PSA 降低显著相关	多中心临床研究
韩国、中国台湾、	82	PSA 反应率 43%，平均 OS 为 11.8 个月，PR 为 4%	Ⅱ期临床试验
丹麦	73	PSA 反应率 39%，平均 PFS 为 4.9 个月，平均 OS 为 13.2 个月	回顾性研究
日本	27	AA 治疗与 PSA 反应相关，AA 血浆平均达峰时间为 2～3 h	Ⅰ期临床

注：AA：醋酸阿比特龙；OS：总体生存期；PFS：无进展生存期；PR：部分有效率；PSA 反应率：血清总前列腺特异性抗原降低 > 50%；SD：疾病稳定率

阿比特龙的生物利用度低，主要受食物摄入量的影响。并且观察到的患者间药物血药浓度差异很大（40.5%~140.6%），其体内变异率为33%。阿比特龙的 C_{min} 最低值为 8.4ng/ml，研究显示：阿比特龙谷浓度与前列腺特异性抗原（PSA）减少和生存增加之间存在关联。在治疗开始3个月后血浆谷阿比特龙浓度与前列腺特异性抗原应答的关系中有反应组阿比特龙的中位谷浓度12.0 ng/ml（9.4~15.6 ng/ml）明显高于无反应组8.0 ng/ml（5.8~11.6 ng/ml）。在高血药浓度阿比特龙的患者中，中位无进展生存期（PFS）与关键随机试验中报道的中位 PFS 接近（分别为12.2个月和16.5个月）。相反，在低阿比特龙暴露组，中位 PFS 仅为7.4个月。因此，阿比特龙 C_{min} 可能是 PSA 反应和 PFS 的关键因素。

综上所述，阿比特龙血药浓度个体间变化率大，个体内变化率低，治疗指数狭窄，以及治疗剂量和抗肿瘤效果之间呈正相关。因此阿比特龙在临床使用中建议进行 TDM，为临床科学个体化用药提供参考，减少不良反应的发生，提高药物治疗的安全性及有效性。

（七）药物相关基因与药理学效应

前药醋酸阿比特龙酯容易通过水解转化为阿比特龙。此后，阿比特龙广泛地通过几种途径代谢，主要通过 SULT2A1 代谢为硫酸阿比特龙，通过 SULT2A1 和 CYP3A4 代谢为正氧化物硫酸阿比特龙，代谢产物能选择性地抑制 17α-羟化酶/C17，20 裂解酶（CYP17A1）的活性。

二、血药浓度监测

（一）适应人群

推荐使用阿比特龙治疗的所有肿瘤患者进行 TDM，阿比特龙经 CYP3A4 代谢，CYP3A4 是临床多种常用药物的代谢酶，临床上也有多种常见 CYP3A4 诱导剂和抑制剂，可能对阿比特龙的治疗产生影响，当某些联合用药（尤其是治疗窗狭窄的药物）无法避免时尤其应该对其进行药物治疗监测，以减少不良反应的发生。

（二）方法与流程

阿比特龙血药浓度监测使用稳态时血浆 C_{min}，其检测的方法主要有高效液相色谱法（HPLC）、质谱法（MS）、液相色谱-串联质谱法（LC-MS/MS）等，其中液相色谱-串联质谱法准确度较高，常作为首选方法。在大范围的浓度范围内（Abi 和代谢物的范围为0.5~100ng/ml，葡萄糖醛酸苷的范围为0.05~10.00 ng/ml）验证了线性度、精密度和准确性。该方法具有灵敏度、准确性（87%~106%）和重现性（CV < 10.7%）。

1. **采集血样** 在下次给药前后 2-3 小时内直接肘静脉静脉穿刺采血 3 ml 于采血管

中,颠倒混匀。

2. 转移血样　获取血液后,迅速、平稳地转运至实验室,切勿剧烈晃动,防治血细胞破裂造成标本污染。若无法及时转运样本,可放至4℃保温箱保存。

3. 处理血样及仪器检测　4℃离心取血浆,-80℃下冷冻直至检测分析。

(三)目标值与结果解读

目前针对阿比特龙TDM的权威指南规范较少。现仅提到阿比特龙最低C_{min}>8.4 ng/ml,未提到高限值。

三、药物基因组学

(一)药物相关基因检测

1. 主要相关作用靶点基因　目前已经发现与阿比特龙相关的作用靶点基因有3种,包括CYP17、3β-羟化类固醇脱氢酶/异构酶和雄激素受体剪切变异体7(AR-V7)。一项研究结果显示AR-V7的表达与mCRPC患者阿比特龙治疗效果密切相关,并且检测AR-V7可以作为mCRPC患者是否选用阿比特龙治疗的重要依据。

2. 药动学相关基因　现有研究发现,大约10%~20%的mCRPC患者体内存在Wnt信号通路调控基因的体细胞突变,主要包括CTNNBl和RSP02的激活突变和APC、RNF43和ZNRF3的失活突变。近年来文献报道指出传统及新型内分泌治疗会诱发经典Wnt信号通路的活化,从而促使非雄激素依赖性前列腺癌细胞生长,另外,非经典Wnt/Ca²⁺信号通路的活化也会导致机体对恩杂鲁胺在内的雄激素受体拮抗剂出现耐药。存在Wnt信号通路活化的mCRPC患者接受阿比特龙或恩杂鲁胺治疗的效果较差。亦有研究提示在mCRPC中,RBl基因突变/缺失与更差的生存期及阿比特龙或恩杂鲁胺更短的治疗时间有关[43]。

有新的研究提示阿比特龙的代谢产物D4A在前列腺癌中抗癌作用更强。

(二)方法与流程[44-46]

基于NGS技术的基因检测流程可以分为6个环节,即样本获取及处理、核酸抽提、文库构建、上机测序、数据分析、变异解读及临床检测报告出具。

1. 样本获取及处理　胚系突变检测一般使用血液、唾液、口腔拭子等样本,目前以血液为主。肿瘤检测一般使用手术或穿刺获得的肿瘤样本。由于前列腺癌病程较长,手术存档标本保存年限长、质量差导致NGS检测失败,二次穿刺获取新鲜肿瘤组织难度大,患者接受度低,在mCRPC阶段可以抽取血浆ctDNA进行检测。

2. 核酸抽提　针对不同的样本类型,需要使用不同的DNA提取方法和试剂,优先采用中国 NMPA 批准上市的试剂盒进行 DNA 提取。DNA 的质量控制需要从纯度、浓度及片段化程度进行充分评估。提取后的剩余样本建议长期保存或保留至报告结果产生后按流程销毁。

3. 文库构建及质控　文库制备可采用基于扩增子的方法和基于杂交捕获的方法，需考虑适用样本、DNA 起始量等因素选择合适的文库制备试剂盒，需从 DNA 浓度及片段大小等方面对文库进行质控。

4. 上机测序　构建好的文库在高通量测序仪上进行上机测序，测序完成后需要对原始数据进行质控，一般参考 Q30 值，再进行后续的生物信息分析。

5. 数据分析　质控后的原始数据常规的分析流程包括数据比对、变异识别、变异注释等，不同类型的变异采用特定的生物信息学分析方法，数据比对、去冗余之后需要对测序深度等检测指标进行质控。

6. 变异解读及临床检测报告出具　变异解读是检测结果分析的关键步骤。变异分类建议根据致病性分为 5 类：5 类 – 致病性、4 类 – 可能治病性、3 类 – 意义未明、2 类 – 可能良性及 1 类 – 良性。

（三）结果解读[47, 48]

1.《NCCN 指南》显示，BRCA1/2 基因有害突变的携带者在 65 岁之前罹患前列腺癌的风险增加，特别是 BRCA2 胚系突变患者有更高的早发前列腺癌和前列腺癌死亡风险。

2.《2020 年版中国前列腺癌患者基因检测专家共识》推荐 BRCA1/2 胚系突变的携带者从 40 岁起每年行基于前列腺特异性抗（prostate-specificantigen，PSA）的前列腺癌筛查。

四、基于 TDM 或基因检测的临床合理用药

（1）国际指南、共识及大型临床研究均发现 HRR 基因突变前列腺癌患者对奥拉帕利（olaparib）等多聚腺苷二磷酸核糖聚合酶［poly（ADP–ribose）polymerase，PARP］抑制剂敏感；《NCCN 指南》推荐 HRR 基因突变的 CRPC 患者接受 olaparib 治疗（1 类推荐），推荐卢卡帕尼（rucaparib）作为 BRCA 突变的 CRPC 的治疗方案（2A 类推荐）。

（2）美国 FDA 已批准 olaparib 用于治疗经新型内分泌治疗后进展且携带 HRR 突变的 mCRPC 患者（ATM、BRCA1、BRCA2、BARD1、BRIP1、CDK12、CHEK1、CHEK2、FANCL、PALB2、RAD51B、RAD51C、RAD51D、RAD54L），批准 rucaparib 治疗经新型内分泌治疗和多西他赛化疗后进展且携带 BRCA 突变的 mCRPC 患者。

（3）《NCCN 指南》建议通过检测错配修复及 MSI 筛选出的 dMMR 及高微卫星不稳定（microsatelliteinstability–high，MSI–H）型前列腺癌患者再考虑帕博利珠单抗（Pembrolizumab）治疗。

五、相关 TDM 的研究进展

现有研究发现，干血浆斑点（DPS）法联合液相色谱串联质谱（LC–MS/MS）分析方法，使用高分辨率台式质谱仪，用 DPS 的氘化内标（abirateroneD4）同时定量阿比特龙和代谢产物 D4A。具有所需的特征，包括容易收集、运输、储存，并克服了干血液斑点分析中已知的血液血细胞比容水平问题。

六、相关基因检测的研究进展

大量患有前列腺癌的男性，尤其是那些具有导管内组织学的男性，携带生殖系突变，可能会影响治疗决策和其他肿瘤的筛查。对于尚未被接受种系遗传学测试的所有转移性前列腺癌男性患者，我们建议使用包括 mutL 同源物 1（MLH1），mutS 同源物 2（MSH2），mutS 同源物 6（MSH6）在内的一组基因进行遗传咨询和种系测试[45,46]。

在转移性 CRPC 的男性中，患者具有至少 BRCA1，BRCA2 或 ATM 的改变，并且在先前接受下一代激素治疗期间疾病已进展，最初分配给奥拉帕利的男性患有与接受阿比特龙的患者相比，存活时间显着延长[49,50]。

随机试验表明，与单用 ADT 分类，ADT 联合阿比特龙 + 泼尼松可延长极高危局限性或转移性去势敏感性前列腺癌患者的总体生存期。

第四节　阿帕鲁胺

一、药物简介

阿帕鲁胺（Apalutamide）是 FDA 批准的首个治疗非转移性去势抵抗前列腺癌（NM-CRPC）的药物，属于第二代高选择性雄激素受体拮抗剂。本药能防止雄激素与受体结合，阻止雄激素受体向肿瘤细胞的细胞核中转移，抑制雄激素促进肿瘤细胞生长的作用，从而治疗非转移性去势抵抗前列腺癌。主要被 CYP2C8 和 CYP3A4 酶代谢，形成活性代谢物 ARN000308[51]。临床上主要用于治疗有高危转移风险的非转移性去势抵抗性前列腺癌成年患者。其不良反应主要有皮疹、腹泻、乏力、恶心、呕吐、高血压、血尿和甲状腺功能减退等。

（一）药代动力学特征

阿帕鲁胺在胃肠道平均绝对口服生物利用度约为 100%。健康受试者在空腹和高脂肪膳食（500~600cal 脂肪、250cal 碳水化合物和 150cal 蛋白质）条件下接受阿帕鲁胺给药后，C_{max} 和 AUC 没有临床相关变化。随餐服用后，中位 t_{max} 延迟了约 2 个小时。按推荐剂量给药后，阿帕鲁胺在 4 周后达到稳态，平均蓄积比约为 5 倍。稳态时阿帕鲁胺的平均表观分布容积约为 276 L。阿帕鲁胺和 *N*- 去甲基阿帕鲁胺与血浆蛋白结合的比例分别为 96% 和 95%，浓度依赖性。阿帕鲁胺单次给药后的 CL/F 为 1.3 L/h，每日一次给药后，稳态时升高至 2.0 L/h，这可能是由于阿帕鲁胺自身诱导所致。在稳态下，阿帕鲁胺的平均有效半衰期约为 3 天。阿帕鲁胺主要经 CYP2C8 和 CYP3A4 代谢，形成活性代谢物 *N*- 去甲基阿帕鲁胺。单次给药后，估计 CYP2C8 和 CYP3A4 在阿帕鲁胺代谢中起到的作用分别占 58% 和 13%，但在稳态下分别变为 40% 和 37%。单次口服放射性标记的阿帕鲁胺 240 mg 后，阿帕鲁胺占总 AUC 的 45%，*N*- 去甲基阿帕鲁胺占 44%。单次口服放射性标记的阿帕鲁胺 70 天内，在尿液中回收了剂量的 65%（1.2% 为原型阿帕鲁胺，2.7% 为 *N*- 去甲基阿帕鲁胺），在粪便中回收了 24%（1.5% 为原型阿帕鲁胺，2% 为 *N*- 去甲基阿帕鲁胺）。

（二）药效动力学特征

阿帕鲁胺为雄激素受体（AR）抑制剂，可直接与 AR 的配体结构域结合。阿帕鲁胺可抑制 AR 核转位及 DNA 结合，并阻止 AR 介导的转录。主要代谢物 *N*- 去甲基阿帕鲁胺是一种活性较弱的 AR 抑制剂，在体外转录报告基因检测中其活性为阿帕鲁胺的三分之一。在前列腺癌小鼠异种移植模型中，阿帕鲁胺可使肿瘤细胞增殖减少并且促进其凋亡，从而减小肿瘤体积。

（三）药物相互作用

1. 其他药物对阿帕鲁胺的影响

（1）强效 CYP2C8 抑制剂　240 mg 单剂量阿帕鲁胺与吉非罗齐（一种强效 CYP2C8 抑制剂）合用后，阿帕鲁胺的 C_{max} 降低了 21%，而 AUC 增加了 68%。预计吉非罗齐可使阿帕鲁胺稳态时的 C_{max} 增加 32%，AUC 增加 44%。预计可使活性成分（游离阿帕鲁胺加效价调整的游离 *N*- 去甲基阿帕鲁胺的总和）稳态时的 C_{max} 增加 19%，AUC 增加 23%。

（2）强效 CYP3A4 抑制剂　240 mg 单剂量阿帕鲁胺与伊曲康唑（一种强效 CYP3A4 抑制剂）合用后，阿帕鲁胺的 C_{max} 降低了 22%，而 AUC 相似。预计酮康唑（一种强效 CYP3A4 抑制剂）可使单剂量阿帕鲁胺的 AUC 增加 24%，但对 C_{max} 无影响。预计酮康唑可使阿帕鲁胺稳态时的 C_{max} 增加 38%，AUC 增加 51%。预计可使活性成分稳态时的 C_{max} 增加 23%，AUC 增加 28%。

（3）CYP3A4/CYP2C8 诱导剂　预计利福平（一种强效 CYP3A4 诱导剂和中效 CYP2C8 诱导剂）可使阿帕鲁胺稳态时的 C_{max} 降低 25%，AUC 降低 34%。预计可使活性成分稳态时的 C_{max} 降低 15%，AUC 降低 19%。

2. 阿帕鲁胺对其他药物的影响

（1）CYP 底物　体外研究表明，阿帕鲁胺和 N- 去甲基阿帕鲁胺是 CYP3A4 和 CYP2B6 的中效至强效诱导剂、CYP2B6 和 CYP2C8 的中效抑制剂以及 CYP2C9、CYP2C19 和 CYP3A4 的弱效抑制剂。在治疗相关浓度下，阿帕鲁胺和 N- 去甲基阿帕鲁胺不会影响 CYP1A2 和 CYP2D6。该药与单剂量口服敏感性 CYP 底物合用时，导致咪达唑仑（CYP3A4 底物）的 AUC 降低 92%，奥美拉（CYP2C19 底物）的 AUC 降低 85%，S-华法林（CYP2C9 底物）的 AUC 降低 46%。该药没有引起 CYP2C8 底物暴露量发生临床显著变化。

（2）P-gp、BCRP 和 OATP1B1 底物　该药与单剂量口服转运体底物合用时，导致非索非那定（P-gp 底物）的 AUC 降低 30%，瑞舒伐他汀（BCRP/OATP1B1 底物）的 AUC 降低 41%，但对 C_{max} 没有影响。

（3）UGT 底物　阿帕鲁胺可能诱导 UGT。该药与作为 UGT 底物的药物合用时，可能降低这些药物的暴露量。

（4）OCT2、OAT1. OAT3 和 MATE 底物　在体外，阿帕鲁胺和 N- 去甲基阿帕鲁胺可抑制有机阳离子转运体 2（OCT2）、有机阴离子转运体 3（OAT3）和多药及毒素外排转运蛋白（MATE），但不抑制有机阴离子转运体 1。预计阿帕鲁胺不会引起 OAT3 底物暴露量发生临床显著变化。

（四）药物不良反应

阿帕鲁胺的不良反应，心血管系统：心肌梗死、心肺骤停、高血压、潮热、缺血性心脏病、心力衰竭；代谢/内分泌系统：体重减轻、甲状腺功能减退、高胆固醇血症、高血糖症、高甘油三酯血症、高钾血症；消化系统：腹泻、恶心、呕吐、食欲减退；血液系统：贫血、血细胞减少、淋巴细胞减少；关节痛、骨折、血尿、脑出血、癫痫发作，皮疹、瘙痒感染、乏力、外周水肿、跌倒等。

二、血药浓度监测

截止至 2021 年 8 月，目前无相关指南、文献等资料研究数据可供参考。

三、药物基因组学

阿帕鲁胺作为新一代的非甾体类雄激素受体（AR）的特异性拮抗剂，其相较于其他特异性 AR 拮抗剂，在体内具有更好的治疗效果且在副作用方面更为安全。而阿帕鲁胺在体内主要经细胞色素 P450 酶代谢，Ronald 等[52]体外研究发现，该代谢主要经 CYP2C8 介导（58%），其次依靠 CYP3A4（13%）介导。Megan 等[53]的研究表明年龄（18~94

岁）、种族、轻至中度肾功能障碍和轻中度肝功损害对对阿帕鲁胺或 *N*- 去甲基 – 阿帕鲁胺的药代动力学没有明显的临床显著影响。

从药物相互作用来看，Megan 等[53] 研究发现阿帕鲁胺是强 CYP3A4 和 CYP2C19 的诱导剂，CYP2C9 及 P- 糖蛋白等的弱诱导剂。因此再与上述的酶底物药品联合应用时，可能减少上述底物的暴露量，需要临床警惕。而阿帕替尼与强效的 CYP2C8，CYP3A4 抑制剂合用时，会增加阿帕替尼及其活性代谢产物的稳态暴露量，合用时不需要调整起始剂量，但为了避免不良反应的发生，需要减少该药物的后续维持剂量。

但截至 2021 年 8 月，目前相关指南、文献等资料研究数据未提供相关基因的检测方法与目标值。

参考文献

[1] 卫生部合理用药专家委员会.中国医师药师临床用药指南.2 版［M］.重庆：重庆出版社，2019：359–361.

[2] 扬子江药业集团有限公司.枸橼酸他莫昔芬说明书.2015.

[3] 王辰，姚树坤，主编.精准医学：药物治疗纲要：1 版［M］.北京：人民卫生出版社，2016：159–161.

[4] 杨汐.CYP2D6 基因多态性与他莫昔芬活性代谢产物 Endoxifen 血药浓度的相关性研究［D］.西南医科大学，2012.

[5] 朱余兵，赵拯，刘赟心.他莫昔芬及其代谢物血药浓度与 ER 阳性乳腺癌患者子宫内膜增生的相关性研究［J］.中国药房，2017，28（20）：2768–2771.

[6] 孙颖，窦桂芳，孟志云，等.液 – 质联用法测定乳腺癌患者体内他莫昔芬及其活性代谢物 4- 羟基三苯氧胺的含量［J］.中国临床药理学杂志，2006，22（4）：299–302.

[7] 胡东莉，陈尧，沈杰，等.UPLC–MS/MS 同时测定血浆样品中他莫昔芬及代谢产物的浓度和应用［J］.中国临床药理学与治疗学，2012，17（7）：773.

[8] 过怿赟，张翠峰，梁大虎，等.HPLC–MS/MS 同时测定乳腺癌患者血浆样品中他莫昔芬及代谢产物的浓度和应用［J］.海峡药学，2017，29（011）：40–46.

[9] 陈艳波，孔德嘉，张金锋，等.乳腺癌患者 CYP2D6 基因多态性与他莫昔芬代谢相关性研究［J］.实用肿瘤学杂志，2019，33（2）：5.

[10] Sanchez–Spitman AB，Swen JJ，Dezentje VO，et al. Clinical pharmacokinetics and pharmacogenetics of tamoxifen and endoxifen［J］. Expert Rev Clin Pharmacol，2019，12（6）：523–536.

[11] 杨汐，罗波，吴斌.乳腺癌患者 CYP2D6 多态性与 Endoxifen 血药浓度的相关性分析［J］.中华肿瘤防治杂志，2013，20（12）：922–925.

[12] 张宇馨，李亚芬，陈冰，等.中国人 CYP3A5 和 CYP2D6 基因多态性与他莫昔芬及其活性代谢物血药浓度的相关性［J］.中国药师，2010，13（9）：1229–1232.

[13] Nagaoka R，Iwasaki T，Rokutanda N，et al. Tamoxifen activates CYP3A4 and MDR1 genes through steroid and xenobiotic receptor in breast cancer cells［J］. Endocrine，2006，30（3）：261–268.

［14］Singh MS，Francis PA，and Michael M. Tamoxifen，cytochrome P450 genes and breast cancer clinical outcomes［J］. Breast，2011，20（2）：111–118.

［15］Mendes-Pereira AM，Sims D，Dexter T，et al. Genome-wide functional screen identifies a compendium of genes affecting sensitivity to tamoxifen［J］. Proc Natl Acad Sci USA，2012，109（8）：2730–2735.

［16］Ward A，Shukla K，Balwierz A，et al. MicroRNA-519a is a novel oncomir conferring tamoxifen resistance by targeting a network of tumour-suppressor genes in ER+ breast cancer［J］. J Pathol，2014，233（4）：368–379.

［17］Madhavan S，Gusev Y，Singh S，et al. ERR γ target genes are poor prognostic factors in Tamoxifen-treated breast cancer［J］. J Exp Clin Cancer Res，2015，34（1）：45.

［18］Cun J and Yang Q. Bioinformatics-based interaction analysis of miR-92a-3p and key genes in tamoxifen-resistant breast cancer cells［J］. Biomed Pharmacother，2018，107：117–128.

［19］赵玉婷，徐世希，王胜峰，等. HPLC 法测定人血浆中来曲唑浓度及人体相对生物利用度［J］. 中国医药指南，2010（4）：28–29，59.

［20］Shaban M，Ghaffary S，Hanaee J，et al. Synthesis and characterization of new surface modified magnetic nanoparticles and application for the extraction of letrozole from human plasma and analysis with HPLC-fluorescence［J］. J Pharmaceut Biomed，2021，193（2）：113659.

［21］Zarghi A，Foroutan SM，Shafaati A，et al. Quantification of carvedilol in human plasma by liquid chromatography using fluorescence detection：Application in pharmacokinetic studies［J］. J Pharmaceut Biomed，2007，44（1）：250–253.

［22］Pfister CU，Duval M，Godbillon J，et al. Development，Application and Comparison of an Enzyme Immunoassay and a High-Performance Liquid Chromatography Method for the Determination of the Aromatase Inhibitor CGS 20 267 in Biological Fluids［J］. J Pharm Sci，1994，83（4）：520–524.

［23］Trdam T，Roskar R，Trontelj J，et al. Determination of raloxifene and its glucuronides in human urine by liquid chromatography‐tandem mass spectrometry assay［J］. J Chromatogr B，2011，879（23）：2323–2331.

［24］李玲，严谨，邓晓兰，等. 来曲唑片在健康男性受试者中的生物等效性研究［J］. 肿瘤药学，2011，1（1）：64–68.

［25］吴畏. CYP19 基因多态性与乳腺癌患者来曲唑治疗相关性研究［J］. 西南医科大学，2014：1–53.

［26］Desta Z，Kreutz Y，Nguyen AT，et al. Plasma letrozole concentrations in postmenopausal women with breast cancer are associated with CYP2A6 genetic variants，body mass index，and age［J］. Clin Pharmacol Ther，2011，90（5）：693–700.

［27］Tanii H，Shitara Y，and Horie T. Population pharmacokinetic analysis of letrozole in Japanese postmenopausal women［J］. Eur J Clin Pharmacol，2011，67（10）：1017–1025.

［28］徐兵河. 乳腺癌内分泌治疗新药来曲唑研究进展［J］. 实用癌症杂志，2000，15（3）：333–335.

［29］刘一，杨海娟，杨巍，等. 细胞色素 P450 2A6 基因多态性与来曲唑药代动力学和药效学的相关性研究［J］. 中国临床药理学杂志，2015，31（6）：474–477.

［30］Oesterreich S，Henry NL，Kidwell KM，et al. Associations between genetic variants and the effect of letrozole and exemestane on bone mass and bone turnover［J］. Breast Cancer Res Treat，2015，154（2）：263-273.

［31］Garcia-Casado Z，Guerrero-Zotano A，Llombart-Cussac A，et al. A polymorphism at the 3'-UTR region of the aromatase gene defines a subgroup of postmenopausal breast cancer patients with poor response to neoadjuvant letrozole［J］. BMC Cancer，2010，10：36.

［32］Leyland-Jones B，Gray KP，Abramovitz M，et al. ESR1 and ESR2 polymorphisms in the BIG 1-98 trial comparing adjuvant letrozole versus tamoxifen or their sequence for early breast cancer［J］. Breast Cancer Res Treat，2015，154（3）：543-555.

［33］https://www.pharmgkb.org/chemical/PA450196/clinical Annotation.

［34］刘谋泽，燕强勇，周冬初. 阿比特龙的药理作用及临床研究进展［J］. 中国新药与临床杂志，2017，36（2）：65-70.

［35］Slg A，Mvn B，Amb C，et al. Concomitant intake of abiraterone acetate and food to increase pharmacokinetic exposure：real life data from a therapeutic drug monitoring programme［J］. Eur J Cancer，2020，130：32-38.

［36］Benoist GE，Hendriks RJ，Mulders PF，et al. Pharmacokinetic Aspects of the Two Novel Oral Drugs Used for Metastatic Castration-Resistant Prostate Cancer：Abiraterone Acetate and Enzalutamide［J］. Clin Pharmacokinet，2016，55（11）：1369-1380.

［37］Groenland SL，Merel VN，Verheijen RB，et al. Therapeutic Drug Monitoring of Oral Anti-Hormonal Drugs in Oncology［J］. Clin Pharmacokinet，2019，58（3）：299-308.

［38］Mvna B，Nv A，Ndv A，et al. Development and validation of an UPLC-MS/MS method for the therapeutic drug monitoring of oral anti-hormonal drugs in oncology［J］. J Chromatogr B，2019，1106：26-34.

［39］Patrick，Caron，Véronique，et al. An LC-MS/MS method for quantification of abiraterone，its active metabolites D（4）-abiraterone（D4A）and 5α-abiraterone，and their inactive glucuronide derivatives［J］. J Chromatogr B，2019，1104：249-255.

［40］郭鹏. Nature：阿比特龙的代谢产物 D4A 在前列腺癌中抗癌作用更强［J］. 现代泌尿外科杂志，2015，20（9）：672.

［41］王硕，杜鹏，杨勇. AR-V7 表达与去势抵抗性前列腺癌阿比特龙治疗敏感性的相关性研究［J］. 中华泌尿外科杂志，2020，41（3）：5.

［42］Ab A，Mka B，Ta A，et al. Bioanalytical evaluation of dried plasma spots for monitoring of abiraterone and（4）-abiraterone from cancer patients［J］. J Chromatogr B，2019，1126-1127.

［43］吴开杰，樊俊杰. Eur Urol：Wnt 信号通路的活化与 mCRPC 对阿比特龙及恩杂鲁胺一线治疗的耐药相关［J］. 现代泌尿外科杂志，2020，25（2）：181-196.

［44］中国抗癌协会泌尿男生殖系肿瘤专业委员会，中国临床肿瘤学会前列腺癌专家委员会. 中国前列腺癌患者基因检测专家共识（2019 年版）［J］. 中国癌症杂志，2019，29：553-560.

［45］Jasin M，Rothstein R. Repair of Strand Breaks by Homologous Recombination［J］. CSH Perspect Biol，2013，5（11）：a012740.

［46］Venkitaraman，Ashok R. Linking the cellular functions of BRCA genes to cancer pathogenesis and treatment［J］. Annu Rev Pathol，2009，4（1）：461-487.

［47］《临床分子病理实验室二代基因测序检测专家共识》编写组. 临床分子病理实验室二代基因测序检测专家共识［J］. 中华病理学杂志，2017，46（3）：4.

［48］《基于下一代测序技术的 BRCA 基因检测流程中国专家共识》编写组. 基于下一代测序技术的 BRCA 基因检测流程中国专家共识［J］. 中华病理学杂志，2018，047（006）：401-406.

［49］Pircher A and Heidegger I. Olaparib for Metastatic Castration-Resistant Prostate Cancer［J］. New Engl J Med，2020，383（9）：890-891.

［50］Hussain M，Mateo J，Fizazi K，et al. Survival with olaparib in metastatic castration-resistant prostate cancer［J］. New Engl J Med，2020，383（24）：2345-2357.

［51］陈本川. 治疗前列腺癌新药——阿帕鲁胺（apalutamide）. 医药导报，2018，37（10）：1295-1298.

［52］Vries RD，Jacobs F，Mannens G，et al. Apalutamide Absorption, Metabolism, and Excretion in Healthy Men, and Enzyme Reaction in Human Hepatocytes［J］. Drug MetabDispos，2019，47（5）：453-464.

［53］May MB，Glode AE. Apalutamide: A new agent in the management of prostate cancer［J］. J Oncol Pharm Pract，2019，25（8）：1968-1978.

第十三章　其他分子靶向药物的 TDM 与基因检测

第一节　依维莫司

一、药物简介

依维莫司（Everolimus）是雷帕霉素的 40-O-2-（羟乙基）衍生物，为哺乳动物雷帕霉素靶蛋白（mammalian target of rapamycin，mTOR）的选择性抑制剂。临床上主要用于：既往接受舒尼替尼或索拉非尼治疗失败的晚期肾细胞癌成人患者；不可切除的、局部晚期或转移性的、分化良好的（中度分化或高度分化）进展期胰腺神经内分泌瘤成人患者；无法手术切除的、局部晚期或转移性的、分化良好的、进展期非功能性胃肠道或肺源神经内分泌肿瘤（neuroendocrine tumor，NET）成人患者；需要治疗干预但不适于手术切除的结节性硬化症（tuberous sclerosis，TSC）相关的室管膜下巨细胞星形细胞瘤（subependymal giant cell astrocytoma，SEGA）成人和儿童患者；不需立即手术治疗的结节性硬化症相关的肾血管平滑肌脂肪瘤（tuberous sclerosis accompanying renal angiomyolipoma，TSC-AML）成人患者。

（一）药代动力学特征

依维莫司口服吸收迅速，约 1~2 小时血药浓度达到峰值（C_{max}），口服生物利用度约为 16%。每日给药 1 次，2 周内达稳态[1]。高脂饮食可降低 C_{max}，但食物对吸收后阶段的药时曲线无明显影响。健康受试者和中度肝功能受损患者的血浆蛋白结合率均为约 74%。依维莫司主要在肠道和肝脏通过细胞色素 CYP3A4、3A5 和 2C8 酶代谢，其中 CYP3A4 是最重要的代谢酶。在人血中已检测到依维莫司的 6 个主要代谢产物，包括 3 个单羟基化代谢产物、2 个水解开环产物和 1 个依维莫司磷脂酰胆碱共轭化合物，其中最重要的代谢物是羟基依维莫司。患者单次口服 3mg 放射标记的依维莫司后，80% 的放射活性物经粪便排出，5% 经尿排泄。在尿和粪便中均没有检测出母体药物。依维莫司平均消除半衰期约为 30 小时。依维莫司在体内的吸收、分布、消除过程受到多种因素影响，如肝功能、合并用药、种族、饮食等。依维莫司的药动学研究在各类人群开展了研究，如健康受试者、实体器官移植患者、晚期实体瘤患者和肝功能损害患者。在成人患者中依维莫司的药动学不受年龄、性别和体质量的影响[2]。

（二）药效动力学特征

磷脂酰肌醇 -3- 羟激酶（phosphatidylinositol-3-kinase，PI3K）和 Akt（蛋白激酶 B）信号通路在信号传导上起着重要作用，可活化下游的激酶链。mTOR 正是哺乳动物 PI3K 通路的下游效应物，是一种丝氨酸 / 苏氨酸蛋白激酶，属于 PI3K 相关激酶（phosphatidylinositol kinase related kinases，PIKKs），它通过调节其他激酶，如 40S 核糖体 6 激酶（S6K）、细胞周期依赖蛋白激酶（cyclin-dependent protein kinases，CDPK）以及真核细胞翻译起始因子（4EB）的磷酸化，在蛋白翻译过程中起重要的调节作用，影响细胞的代谢、生长与增殖[3]。依维莫司是一种 mTOR 抑制剂，能与细胞内的 FK506 结合蛋白 -12（FK506 binding protein-12，FKBP-12）结合，形成抑制性复合物 mTORC1，从而抑制 mTOR 激酶激活，影响 mTOR 对下游效应物的调节作用。此外，依维莫司还能抑制缺氧诱导因子（hypoxia inducible factor，HIF）如 HIF-1 和血管内皮生长因子的表达[4]。因此，依维莫司通过阻断细胞中 PI3K-Akt-mTOR 传导通路，实现了抑制肿瘤细胞生长、肿瘤细胞营养代谢及肿瘤血管生成的三重抗肿瘤作用。

（三）药物相互作用

依维莫司是 CYP3A4 底物，也是多种药物外排泵 P-gp 的底物和中效抑制剂。在体外，依维莫司是 CYP3A4 的竞争性抑制剂和 CYP2D6 的混合抑制剂。因此与许多药物存在相互作用，可改变自身或其他药物的血浆浓度，从而产生相应的临床效应。

依维莫司不应与 CYP3A4 强效抑制剂合并用药，如：酮康唑（C_{max} 和 AUC 分别增加 3.9 倍和 15.0 倍）、红霉素（C_{max} 和 AUC 分别增加 2.0 倍和 4.4 倍）、维拉帕米（C_{max} 和 AUC 分别增加 2.3 倍和 3.5 倍）、环孢素（C_{max} 和 AUC 分别增加 1.8 倍和 2.7 倍、伊曲康唑、克拉霉素、阿扎那韦、奈法唑酮、沙奎那韦、泰利霉素、利托那韦、茚地那韦、奈非那韦、伏立康唑。当与 CYP3A4 和 / 或 P-gp 中效抑制剂（氨普那韦、呋山那韦、阿瑞匹坦、红霉素、氟康唑、维拉帕米、地尔硫䓬、环孢素）合并用药时应谨慎。如患者需要合并使用中效 CYP3A4 和 / 或 P-gp 抑制剂，可将依维莫司剂量下调。同时，在依维莫司的治疗过程中应该避免食用已知会抑制细胞色素 P450 和 P-gp 活性的西柚、西柚汁和其他食物。

另外，依维莫司作为 CYP3A4 的竞争性抑制剂，从理论上讲可降低 CYP3A4 底物的血药浓度。但研究表明，依维莫司与羟甲基戊二酸单酰辅酶 A（HMG-CoA）还原酶抑制剂阿托伐他汀（CYP3A4 底物）、普伐他汀（非 CYP3A4 底物）之间没有具临床意义的药代动力学相互作用。同时口服咪达唑仑（敏感的 CYP3A4 底物）和依维莫司导致咪达唑仑 C_{max} 上升 25%，咪达唑仑 AUC_{0-inf} 上升 30%。依维莫司使抗癫痫药（AED）卡马西平、氯巴占和氯巴占的代谢物 N- 去甲基氯巴占的给药前浓度升高了大约 10%。这些 AED 的给药前浓度升高在临床上不太可能有重大意义，对于治疗指数狭窄的 AED（卡马西平），可能需要考虑调整剂量。依维莫司和依西美坦合并给药使依西美坦的 C_{min} 和 C_{2h} 分别升高了 45% 和 71%，依维莫司与长效奥曲肽合用使奥曲肽 C_{min} 上升约 50%，但目前未发现联用对患者使用依维莫司的疗效反应有显著的临床影响。

（四）药物不良反应

依维莫司常见副作用包括口腔炎、皮疹、非感染性肺炎、感染、代谢异常等，其中口腔炎、感染和代谢异常最为常见。基于美国 FAERS 数据库分析，依维莫司不良事件排名前 3 位的分别是死亡 382 例、口腔炎 168 例、恶性肿瘤恶化 154 例，三者所占比例为 37.68%。对于非感染性肺炎是临床医生颇为关注的不良反应，据文献报道其不良反应发生率为 6.1%~13.5%。

1. 口腔炎　口腔炎包括口腔溃疡和口腔黏膜炎。在临床试验中，发生率大约为 44%~86%。4%~9% 的患者报告了 3 级或 4 级口腔炎。口腔炎大部分在治疗的前 8 周内发生。在一项包括 92 名绝经后乳腺癌患者的单臂研究中，在依维莫司联合依西美坦治疗的前 8 周内使用局部的、不含乙醇的皮质类固醇口腔溶液作为漱口水。在该研究中观察到口腔炎的发生率及严重程度均出现有临床意义的下降。

2. 感染　依维莫司具有免疫抑制性，因此患者易于感染细菌、真菌、病毒或原虫，包括机会致病菌导致的感染。曾在使用依维莫司治疗的患者中报告过局部感染和全身性的感染（包括肺炎、分枝杆菌感染）、其他细菌感染和侵入性真菌感染（曲霉菌病、念珠菌病或耶氏肺孢子虫肺炎）、病毒感染（包括乙型肝炎病毒再激活）。少数为重度，在成人及儿科患者中偶尔发生致命性感染。在依维莫司的治疗患者中，曾报告耶氏肺孢子虫肺炎的病例，部分病例为死亡结局。耶氏肺孢子虫肺炎可能与同时使用皮质类固醇或其他免疫抑制剂有关。在临床试验和上市后自发报告中曾发现依维莫司引起乙型肝炎病毒再激活的严重病例，其中包括死亡的病例。在免疫抑制期间，感染再激活是一种预期事件。

3. 非感染性肺炎　非感染性肺炎是雷帕霉素衍生物（包括依维莫司）的类效应。在临床试验中，该药治疗患者中有 19% 的患者报告有非感染性肺炎。常见药物毒性反应标准（CTC）3 级和 4 级的非感染性肺炎发生率分别为 4.0% 和 0.2%。曾观察到个例死亡。即使在减量的情况下亦有发生肺炎的报告。

4. 代谢异常　①血糖：依维莫司治疗患者中已有高血糖症的报告。②血脂：依维莫司治疗患者中曾有血脂异常（包括高胆固醇血症和高甘油三酯血症）的报告。

5. 肾功能　在临床试验和上市后自发报告中曾发现依维莫司引起急性肾衰（包括死亡结局的病例）、血肌酐增加和蛋白尿。

6. 生殖毒性　在临床试验和上市后自发报告中曾发现依维莫司引起闭经（包括继发性闭经）。在孕妇中没有足够的使用依维莫司治疗的信息。尚不清楚对人类的潜在风险。动物实验显示依维莫司有生殖毒性，包括胚胎毒性和胎儿毒性。

（五）药物相关基因与药理学效应

依维莫司主要在肠道和肝脏通过细胞色素 CYP3A4、3A5 和 2C8 酶代谢。涉及 mTOR 抑制剂的药物基因学主要关注 CYP3A4、CYP3A5 和 ABCB1 基因中的 SNP 对这些药物代谢和药代动力学的影响。

有研究发现 CYP3A4*22 等位基因影响依维莫司血浆浓度，CYP3A4 rs35599367 变异（CYP3A4*22 等位基因）携带者比野生型患者具有更高的依维莫司血药浓度[5]。而有研究证明，编码 ABCB1、CYP3A5、CYP2C8 基因多态性对依维莫司药代动力学没有临床相关影响[6]。

二、血药浓度监测

（一）适应人群

推荐所有患者进行常规的依维莫司全血谷浓度监测。尤其是患者具有一定程度的肝功能受损或同时使用有相互作用的药物时。

（二）方法与流程

依维莫司血药浓度监测使用稳态时全血谷浓度。依维莫司的监测方法有酶联免疫法（ELISA）、荧光偏振免疫法（FPIA）和高效液相色谱－串联质谱法（HPLC-MS/MS），高效液相色谱－串联质谱法（LC-MS/MS）具有明显优势，准确度较高。根据文献推荐，依维莫司第一次给药后 6 天应监测稳态浓度，并在剂量改变、开始或调整同时给药的 CYP3A4 和 / 或 P-gp 抑制剂或诱导剂后、肝功能改变后，监测依维莫司稳态浓度。

如果可能，在治疗期间的 TDM 中应使用相同的分析方法和实验室[7]。

1. **采集血样**　于下次给药前 1 小时内进行取样，并应在每天固定时间用药，空腹用药为最佳。如因实际情况或医疗原因不能做到空腹用药，依维莫司可与食物同服，但为了检测结果稳定，需一直保持与食物同服，以减少波动。

2. **血样保存**　依维莫司通常测定全血谷浓度，抗凝剂首选 EDTA。血样在 –80℃条件下可以稳定至少 8 个月。血样可进行 ≤ 3 次反复冻融，提取处理后的样本在 –20℃条件下可保存 1 周，室温放置可稳定 48 小时。

3. **处理血样及仪器检测**　分离血细胞和血浆，取合适体积血浆进行检测。

（三）目标值与结果解读

调整剂量以使谷浓度达到 5~15ng/ml。如果谷浓度低于 5ng/ml，按 2.5mg 的幅度增加日剂量；如果谷浓度大于 15ng/ml，按 2.5mg 的幅度降低日剂量。如果接受最低可用规格剂量的患者需要下调剂量，则应每隔一日给药 1 次。

三、药物基因组学

（一）药物相关基因检测

（1）主要相关作用靶点基因依维莫司涉及的主要蛋白及相应基因为 mTOR，又称 FRAP（FKBP rapamycin associated protein），由 FRAP1（或 mTOR）基因编码；FK-BP12（FKBP12）；p70s6K（RPS6KB1）以及 RPTOR。

（2）药动学相关基因现有研究发现，P-gp 编码基因 ABCB1、CYP 3A4/CYP 3A5 等基因存在多态性，并对依维莫司的治疗效果、不良反应及耐药情况产生一定的影响。

（二）方法与流程

使用血液试剂盒从 EDTA 血液中提取患者 DNA，使用 ABI PRISM 7500 序列检测系统进行分型。

（三）结果解读

有研究发现，CYP 3A4*22 等位基因影响依维莫司血浆浓度，CYP 3A4 rs35599367 变异（CYP 3A4*22 等位基因）携带者比野生型患者具有更高的依维莫司血药浓度[8]。

四、基于 TDM 或基因检测的临床合理用药

（一）肝功能受损

对于重度肝功能受损（Child-Pugh C 级）的室管膜下巨细胞星形细胞瘤患者，该药的起始剂量需降低大约 50%。对于轻度（Child-Pugh A 级或中度 Child-Pugh B 级）肝功能受损的室管膜下巨细胞星形细胞瘤患者，可能无需调整推荐起始剂量，但是后续给药应基于治疗药物监测。

（二）药物相互作用

（1）使用该药的患者，需避免同时使用 CYP3A4 强效抑制剂（酮康唑、伊曲康唑、克拉霉素、阿扎那韦、奈法唑酮、沙奎那韦、泰利霉素、利托那韦、茚地那韦、奈非那韦、伏立康唑）。

（2）对于需要使用中效 CYP 3A4 和 / 或 P-gp 抑制剂（例如，氨普那韦、呋山那韦、

阿瑞匹坦、红霉素、氟康唑、维拉帕米、地尔硫䓬、环孢素）的患者：将该药剂量降低大约 50%。如果接受最低可用规格剂量的患者需要下调剂量，则应每隔一日给药 1 次。应在降低剂量后的 1~2 周，评估依维莫司谷浓度。在停用中效抑制剂 2~3 天后，该药剂量应恢复到开始使用中效 CYP3A4 和 / 或 P-gp 抑制剂之前的剂量水平，并在大约 2 周后再次评估依维莫司谷浓度。避免食用已知会抑制 CYP450 和 P-gp 活性的食物或营养补充剂（西柚、西柚汁）。

（3）如果有替代治疗可用，应避免同时使用强效 CYP3A4 诱导剂（苯妥英、卡马西平、利福平、利福布丁、利福喷汀、苯巴比妥）。对于需要使用强效 CYP3A4 诱导剂的患者：同时使用强 CYP3A4 诱导剂（酶诱导性抗癫痫药卡马西平、苯巴比妥和苯妥英）的 SEGA 患者在开始治疗时可能需要增加该药的剂量以达到谷浓度 5~15 ng/ml。将该药的日剂量翻倍并评估耐受性。在剂量翻倍的大约 2 周后评估依维莫司谷浓度。必要时按增幅 1~4 mg 进一步调整剂量以维持谷浓度。对于在开始依维莫司治疗时没有同时接受强诱导剂的 SEGA 或癫痫患者，加用一种强诱导剂可能需要提高该药剂量。将该药的日剂量翻倍并评估耐受性。在剂量翻倍的大约 2 周后评估依维莫司谷浓度。必要时按增幅 1~4 mg 进一步调整剂量以维持谷浓度。同时加用另一种强效 CYP3A4 诱导剂可能无需额外调整剂量。在启用额外的诱导剂大约 2 周后评估依维莫司谷浓度。必要时按增幅 1~4 mg 进一步调整剂量以维持谷浓度。如果停用多种强效 CYP3A4 诱导剂中的某一种，可能无需额外调整剂量，但需在终止这一诱导剂大约 2 周后评估依维莫司谷浓度。如果停用所有强诱导剂，该药剂量在恢复至开始使用强 CYP3A4 诱导剂之前的剂量之前应该考虑至少 3~5 天的洗脱期（这是去除重要的酶诱导作用的合理时间），并且在约 2 周后评估依维莫司谷浓度。避免食用已知会诱导 CYP450 活性的食物或营养补充剂（圣约翰草）

（三）遗漏剂量

该药在正常服用时间后 6 小时内均可补服遗漏剂量，超过 6 小时后应跳过该剂量，次日按正常时间服用该药。不可将剂量翻倍以弥补遗漏剂量。

五、相关 TDM 的研究进展

（1）有日本的病例研究发现，治疗转移性肾细胞癌时依维莫司引起间质性肺炎的毒性范围可能低于其他不良事件，有待扩大病例数的进一步研究[9]。

（2）有研究报道在乳腺癌患者中依维莫司血药浓度与抗肿瘤作用直接相关；另有研究报道在肾细胞癌患者中依维莫司高水平组的治疗失败时间（TTF）和 PFS 与依维莫司低水平组无显著差异。推测依维莫司血液水平与抗肿瘤作用之间的关系可能因癌症类型的不同而不同，有待进一步的实验证明[10]。

六、相关基因检测的研究进展

（1）依维莫司通过与 FKBP12 形成复合体，抑制 mTOR 的活性。FKBP12-EVR 复合体通过减弱 mTORC1 和 RAPTOR 之间的相互作用变构抑制 mTORC1 活性和信号传导。mTORC1 的抑制是普遍存在的，而 mTORC2 的抑制具有组织特异性。有研究提出，这种差异可能是由于 FKBPs 表达水平不同造成的。特别是与雷帕霉素对 mTORC2 抑制不敏感的细胞相比，对 mTORC2 抑制反应敏感的细胞有更高的 FKBP12-FKBP51 比值[11]。

（2）ABCB1 rs1045642 与黏膜炎发病风险相关，PIK3R1 rs10515074 与 RAPTOR rs9906827 与高血糖、非感染性肺炎发病风险相关。此外，RAPTOR rs9906827 与 PFS 相关。

（3）依维莫司为 mTOR 的选择性抑制剂，作用于 PI3K/AKT/mTOR 通路。有研究发现，PI3K/AKT/mTOR 通路基因中多个 SNPs 与治疗毒性及预后相关。有研究表明，AKT 磷酸化增强与接受依维莫司治疗的淋巴恶性肿瘤患者的淋巴管内皮细胞的 PI3K 突变有关。对依维莫司的低敏感性可能归因于 PIK3CA 突变和 AKT 磷酸化之间的关联，因此，PIK3CA 遗传特征和 AKT 磷酸化状态在临床中具有重要意义。这些结果与 bolaro-2 临床试验的基因改变和依维莫司疗效分析一致。有临床试验报道，PIK3CA 突变型 ERBB2 阳性乳腺癌患者使用依维莫司治疗后，疾病进展的风险降低。但是又有临床试验报道，无论 PIK3CA 突变与否，伊维莫司的 PFS 收益均保持不变。这些结果表明 PIK3CA 基因型并不是伊维莫司疗效的预测因素，并强调了 p-mTOR、p-AKT 和 p-ERK1/2 的磷酸化状态作为依维莫司反应或耐药的预测生物标志物的重要性和重要性。因此 PIK3CA 基因多样性是否存在对依维莫司疗效的影响有待进一步研究明确。

第二节 伊布替尼

一、药物简介

伊布替尼（Ibrutinib）是第一个获批上市的小分子布鲁顿酪氨酸激酶（Bruton's tyrosine kinase，BTK）抑制剂，通过靶向抑制 BTK 信号通路阻止细胞的增殖和进展。临床上主要用于治疗套细胞淋巴瘤、慢性淋巴细胞白血病、小淋巴细胞淋巴瘤、华氏巨球蛋白血症等。

（一）药代动力学特征

健康受试者空腹服用伊布替尼的绝对生物利用度为 2.9%，吸收中位 t_{max} 为 1~2 小时。

相比整夜禁食，与高脂高热量食物同服后伊布替尼的 C_{max} 增加 2~4 倍，AUC 增加 2 倍。

伊布替尼在体外与人血浆蛋白的可逆结合率为 97.3%，在 50~1000ng/ml 范围内无浓度依赖性，稳态表观分布容积（$V_{d,ss}/F$）约为 10000 L。

伊布替尼主要通过 CYP3A 代谢，一小部分通过 CYP2D6 代谢，活性代谢产物为二氢醇类化合物 PCI-45227，抑制活性约为原型药的 1/15。伊布替尼空腹状态下静脉清除率为 62 L/h，进食状态下为 76 L/h，$t_{1/2}$ 为 4~6 小时。

伊布替尼主要以代谢后经粪便（80%）及尿液（< 10%）排泄，仅少部分以原型经粪便排泄（< 1%）。

（二）药效动力学特征

伊布替尼作为 BTKs 抑制剂，通过与 BTK 活性位点的半胱氨酸 –481（Cys–481）高度特异性共价结合，不可逆地抑制 BTK 的活性；同时还可通过减少分泌细胞趋化因子及促炎细胞因子，下调抗凋亡蛋白 B 淋巴细胞瘤 –2 基因（bcl–2）家族的表达水平[12]。

伊布替尼还可抑制胶原诱导的血小板聚集，但不能有效抑制二磷酸腺苷（ADP）、花生四烯酸、利托霉素和凝血酶受体激活肽 –6（TRAP–6）诱导的血小板聚集。

（三）药物相互作用

伊布替尼主要经 CYP3A 代谢，因此受 CYP3A 诱导剂、抑制剂影响明显。

与强效或中效 CYP3A 抑制剂（酮康唑、伏立康唑和红霉素）同时给药时，伊布替尼的暴露量增加，需调整伊布替尼剂量。

与强效或中效 CYP3A 诱导剂（利福平、依法韦仑）同时给药可降低伊布替尼的暴露量。

体外研究表明，在临床剂量下伊布替尼和 PCI-45227 与 CYP 主要底物（CYP1A2、2B6、2C8、2C9、2C19、2D6 或 3A）几乎不存在相互作用。

体外研究表明临床剂量的伊布替尼可能抑制 BCRP 和 P-gp 转运，如与治疗窗窄的口服 P-gp 或 BCRP 底物（地高辛、甲氨蝶呤）合用，可能会增加后者的浓度。

（四）药物不良反应

伊布替尼治疗中发生的不良反应多为 1~2 级，≥ 3 级不良反应发生率低，且随治疗时间延长而减少，因不良反应停药率低[12]。

伊布替尼治疗过程中具有临床意义的不良反应包括出血、感染、血细胞减少、间质性肺疾病、心律失常类疾病、白细胞增多症、高血压、继发恶性肿瘤、肿瘤溶解综合征等。上市后来自自发报告的不良反应有室性快速性心律失常、肝衰竭、肝硬化、间质性肺疾病、肿瘤溶解综合征、速发过敏反应性休克、血管性水肿、荨麻疹、Stevens-Johnson 综合征、脆甲、脂膜炎、乙型肝炎再激活、周围神经病。

（五）血药浓度与药理学效应

目前伊布替尼产生药物效应或毒性反应的目标浓度或 AUC 尚不明确，由于药物在血中的累积有限，因此伊布替尼的 TDM 应基于 AUC 而非谷浓度 C_{min} [13]。荷兰癌症研究所药理学专家组 2017 年发布的《肿瘤治疗中激酶抑制剂治疗药物监测的实践建议》中提到伊布替尼尚未发现药物暴露量 – 安全关系。I 期临床试验显示，伊布替尼 2.5mg/（kg·d）以上剂量（相当于平均体重 70kg 以上时，≥ 175mg/d），BTK 活性位点的结合率可达最大。当 AUC 达 160（ng·h）/ml 时，即能显示完全的靶点抑制。在没有明确的药代动力学阈值的情况下，针对套细胞淋巴瘤，伊布替尼推荐剂量 560 mg，每日 1 次给药时，TDM 的 AUC 可达（953 ± 705）（ng·h）/ml；针对慢性淋巴细胞白血病，伊布替尼推荐剂量 420mg，每日 1 次给药时，TDM 的 AUC 可达（680 ± 517）（ng·h）/ml（未见谷浓度 C_{min} 报道）[14]。

（六）药物相关基因与药理学效应

截止至 2021 年 8 月，目前尚无可供参考的文献数据。

二、血药浓度监测

截止至 2021 年 8 月，目前尚无可供参考的文献数据。

目前尚未建立伊布替尼血药浓度监测的标准方法，但已有研究采用液相色谱 – 串联质谱法（LC-MS/MS）、超高效液相色谱 – 串联质谱（UPLC-MS/MS）法对伊布替尼进行血药浓度测定[15-17]。

三、药物基因组学

截止至 2021 年 8 月，目前尚无可供参考的文献数据。

伊布替尼在体内主要通过 CYP3A 和 CYP2D6 代谢，但目前尚无证据表明这些基因与伊布替尼存在疗效和毒性的相关性。

第三节　哌柏西利

一、药物简介

哌柏西利（Palbociclib，商品名 IBRANCE）是首个 CDK4/6 抑制剂，用于治疗 HR+/HER2– 的晚期或转移性乳腺癌，并与芳香化酶抑制剂联用作为绝经后妇女的初始内分泌治疗，或与氟维司群（fulvestrant）联用于内分泌治疗后疾病进展的妇女[18-20]。

（一）药代动力学特征

哌柏西利的药动学数据是在包括晚期乳腺癌在内的实体瘤患者和健康受试者中获得的。

1. 吸收 哌柏西利一般在口服后 6~12 小时达到平均 C_{max}，即 t_{max} 为 6~12 小时。口服 125mg 哌柏西利的平均绝对生物利用度达 46%。在 25~225 mg 剂量范围内，AUC 和 C_{max} 总体上随着剂量的增加而成比例增加。每日给药一次，重复给药 8 日内即可达稳态，且哌柏西利的中位蓄积率为 2.4（1.5 ~ 4.2）。食物对哌柏西利吸收的影响：在禁食条件下，约 13% 的人对哌柏西利的吸收和药物暴露处于非常低的水平。在这一小部分人群中，食物摄入可增加哌柏西利的暴露量，但并未在临床上改变其余人群的哌柏西利暴露量。因此，食物摄入可减少哌柏西利暴露量在不同受试者之间的差异，这也是哌柏西利需要与食物同服的证据之一。与通宵禁食后给予哌柏西利相比，联合高脂高热量饮食（800~1000cal，包括分别来自蛋白质、碳水化合物和脂肪的 150、250 和 500~600cal）后的哌柏西利 AUC_{inf}（零到无限时间的血药浓度 – 时间曲线下面积）和 C_{max} 分别增加了 21% 和 38%；联合低脂低热量饮食（400~500cal，包括分别来自蛋白质、碳水化合物和脂肪的 120、250 和 28~35cal）后的哌柏西利 AUC_{inf} 和 C_{max} 分别增加了 12% 和 27%；联合中脂及标准热量饮食（500~700cal，包括分别来自蛋白质、碳水化合物和脂肪的 75~105、250~350 和 175~245cal）后的哌柏西利 AUC_{inf} 和 C_{max} 分别增加了 13% 和 24%（进食安排在服用哌柏西利前 1 小时和服用哌柏西利后 2 小时）。

2. 分布 哌柏西利与人体血浆蛋白的体外结合率约为 85%，并且在哌柏西利的血药浓度位于 500~5000ng/ml 时不存在浓度依赖性。几何平均表观分布容积（V_d/F）为 2583 L，变异系数（CV）为 26%。

3. 代谢 体外和体内研究表明，哌柏西利是通过人体肝脏代谢的。在给予 125mg 单剂量的 [^{14}C] 哌柏西利后，可观察到哌柏西利主要是通过氧化反应和磺化反应两个途径代谢的，其次是酰基化反应和葡萄糖醛酸化作用。服药后，哌柏西利主要以原型存在（23%）。主要的代谢产物是哌柏西利的葡萄糖苷结合物，但其仅占给药量的 1.5%。哌柏西利被代谢后，仍可在粪便和尿液中检测到具有放射性的原型药物，分别占 2.3% 和 6.9%。在粪便中，哌柏西利的磺胺酸结合物是主要的药物相关成分，占给药量的 26%。使用人肝细胞、肝细胞质和 S9 片段以及重组 SULT 酶进行的体外实验表明，CYP3A 和 SULT2A1 为参与哌柏西利代谢的主要代谢酶类。

4. 排泄 哌柏西利的平均表观口服清除率（CL/F）为 63.1 L/h（29% CV），晚期乳腺癌患者的血浆清除半衰期为（29±5）小时。6 名健康男性受试者口服单次剂量的 ^{14}C 哌柏西利，15 天后，91.6% 的药物仍可被检测到；粪便是哌柏西利的主要排泄途径，占给药量的 74.1%，17.5% 的药物通过尿液排泄。大部分代谢物质可被排出体外[21]。

（二）药效动力学特征

采用实时心电图（ECGs）评估哌柏西利对 77 例乳腺癌患者校正后 QT 间期（QTc）的影响，以研究药代动力学数据的变化。结果表明，在 125 mg/d 剂量下，哌柏西利对 QTc（即 >20 毫秒）没有较大的影响。

（三）药物相互作用

哌柏西利在体内主要通过 CYP3A 和 SULT2A1 代谢，同时也是一种 CYP3A 的时间依赖性抑制剂。

1. CYP3A 抑制剂 同时使用哌柏西利和强 CYP3A 抑制剂可使健康受试者体内哌柏西利的血药浓度增加 87%。因此，在应用哌柏西利时，应避免同时使用强 CYP3A 抑制剂（克拉霉素、英地那韦、伊曲康唑、酮康唑、洛匹那韦/利托那韦、奈法唑酮、奈非那韦、泊沙康唑、利托那韦、沙奎那韦、替拉帕韦、特利红霉素和伏立康唑）以及葡萄柚或葡萄柚汁。若不能避免哌柏西利与强 CYP3A 抑制剂的联合用药，则应减少哌柏西利的剂量。

2. CYP3A 诱导剂 同时使用哌柏西利和强 CYP3A 诱导剂可使健康受试者体内哌柏西利的血药浓度降低 85%。因此，在应用哌柏西利时，应避免同时使用强 CYP3A 诱导剂（苯妥英钠、利福平、卡马西平、恩扎鲁他胺和圣约翰草）。

3. 其他可能与哌柏西利产生相互作用的药物 与单用咪达唑仑相比，哌柏西利联合咪达唑仑可使健康受试者体内的咪达唑仑 AUCinf 增加 61%。对于治疗指数较小的敏感 CYP3A 底物（阿芬太尼、环孢素、双氢麦角胺、麦角胺、依维莫司、芬太尼、匹莫齐特、奎尼丁、西罗莫司、他克莫司），哌柏西利与其联用可使其血药浓度增加，因此二者联用时需降低这些药物的剂量[21]。

（四）药物不良反应

哌柏西利最常见的不良反应（发生率 ≥ 10%）包括中性粒细胞减少、感染、白细胞减少、疲劳、恶心、口腔炎、贫血、脱发、腹泻、血小板减少、皮疹、呕吐、食欲减退、乏力和发热[21-25]。

1. 中性粒细胞减少 在 PALOMA-2 试验和 PALOMA-3 试验中，中性粒细胞减少是最常见的不良反应，发生率分别为 80% 和 83%。在 PALOMA-2 试验中，66% 接受哌柏西利联合来曲唑治疗的患者发生 3 级以上中性粒细胞减少。在 PALOMA-3 试验中，研究者同样观察到 66% 接受哌柏西利联合氟维司群治疗的患者发生了 3 级以上中性粒细胞减少。在 PALOMA-2 试验和 PALOMA-3 试验中，任何级别中性粒细胞减少的首次发作中位数时间为 15 天，3 级以上中性粒细胞减少的首次发作中位数时间为 7 天。在 PALOMA-2 试验和 PALOMA-3 试验中，有 1.8% 接受哌柏西利治疗的患者出现发热性中性粒细胞减少。研究者在 PALOMA-3 试验中观察到 1 例死于中性粒细胞减少性败血症的病例。因此，在首次用药前、每个疗程开始时、前两个疗程的第 15 天，以及有临床指征时，均应监测全血计数。对于出现 3 级或 4 级中性粒细胞减少症的患者，建议中断剂量、减少剂量或延迟治疗周期。同时，一旦出现发热，患者应及时向医护人员报告。

2. 胚胎毒性　根据动物试验及对其作用机制的研究结果，孕妇使用哌柏西利会对胎儿造成伤害。在动物生殖试验中，给处于器官形成期的怀孕大鼠和兔子注射哌柏西利可致胚胎毒性。AUC 的计算结果表示，动物体中的毒性是人类的 4 倍以上，提示孕妇使用哌柏西利可能对胎儿造成潜在危险。建议女性在接受哌柏西利治疗期间避孕，并在最后一次用药后至少 3 周内采取有效的避孕方法。

（五）用法用量

哌柏西利有 3 种规格的胶囊制剂，分别为 125 mg、100 mg 和 75 mg。其推荐起始剂量为 125mg，与食物同服，每日 1 次。患者应尽量在每天同一时间服用哌柏西利。连续服用 21 后，停用 7 天，此为一个完整的 28 天疗程。建议在用药过程中监测用药安全性和耐受性，及时根据患者情况中断和 / 或减少剂量。

若患者呕吐或漏服一剂，不应补服，应在下一个规定的剂量时间正常服用。哌柏西利胶囊应整粒吞服（吞咽前不可咀嚼、压碎或打开胶囊）。不可服用破损、破裂或不完整的胶囊。

使用哌柏西利时，应与推荐剂量的芳香化酶抑制剂联合应用。当哌柏西利与氟维司群联用时，氟维司群的推荐剂量为 500 mg，并在第 1、15、29 天给药，此后每月给药一次。采用哌柏西利联合氟维司群治疗的绝经前 / 围绝经期妇女应根据现行的临床指南使用促黄体激素释放激素（LHRH）激动剂。

（六）血药浓度与药理学效应

中性粒细胞绝对数量的大量减少可能与哌柏西利暴露量增加有关。但是，在 81 例采用 125 mg 固定剂量治疗方案的患者中，并未发现药物暴露量与药物效应具有相关性。由于目前针对药物暴露量与药物效应之间以及药物暴露量与药物毒性之间的相关性分析较少，哌柏西利的特异性药动学靶点仍有待研究。通过更加成熟的 PK/PD 分析方法来测定哌柏西利的浓度，将其与人均 C_{min} 61 ng/ml（CV 42 ng/ml）进行比较，以此可评估药物效应和药物毒性。

（七）药物相关基因与药理学效应

相关临床前研究通过分析哌柏西利敏感型和哌柏西利耐药型乳腺细胞之间具有表达差异的基因，发现了 RB1（retinoblastoma）和 CCND1（cyclin-D1，细胞周期蛋白 D1）表达增强和 CDKN2A（cyclin dependent kinase inhibitor 2A，细胞周期蛋白依赖性激酶抑制剂 2A）表达降低与细胞对哌柏西利敏感性密切相关，并且哌柏西利敏感型乳腺细胞多为 luminal/ER- 阳性。

二、血药浓度监测

目前尚未建立哌柏西利血药浓度监测的标准方法，但已有研究采用 LC-MS/MS 对哌柏西利的血药浓度进行定量分析，并验证了哌柏西利的线性分析范围为 50~1000 ng/ml[26]。

三、药物基因组学

哌柏西利在体内通过抑制 CDK4/6 发挥作用，主要通过 CYP3A 和 SULT2A1 代谢，同时也是一种 CYP3A 的时间依赖性抑制剂。但目前尚无相关研究报道这些基因与哌柏西利疗效和不良反应之间的相关性。

相关 ctDNA 研究表明，RB1、PIK3CA 和 ESR1 的获得性突变与氟维司群联合哌柏西利的获得性耐药有关，针对这些突变的检测有望应用于耐药分析以及下一步治疗方案的制定。

尚未有研究阐述与哌柏西利的治疗具有确切相关性的基因检测方法。

第四节　吉瑞替尼

一、药物简介

吉瑞替尼（Gilteritinib，也称 ASP2215）是新型的第 2 代小分子口服 FLT3/AXL 双靶标抑制剂，于 2018 年 11 月 28 日由美国 FDA 批准上市，主要用于治疗 FLT3 突变阳性（FLT3+）的复发或难治性的成人急性髓系白血病（acute myelocytic leukemia，AML）患者[27,28]。2019 年 10 月欧盟批准吉瑞替尼可单药治疗 FLT3+ 的复发或难治性的 AML 患者。吉瑞替尼对表达 FLT3-ITD 突变和 FLT3-TKD D835 突变的 AML 细胞有高度特异性抑制作用，但对表达 FLT3-F691L 突变的细胞的抑制作用弱。吉瑞替尼可单独给药，也可联合强化化疗，而且对之前使用过其他酪氨酸激酶抑制剂的患者亦有一定的疗效[29]。

（一）药代动力学特征[30]

难治或复发性 AML 患者空腹口服吉瑞替尼，t_{max} 为 4~6 小时，每日给药 1 次，在 20~450mg 剂量范围内，吉瑞替尼的体内暴露量（C_{max} 和 AUC_{24}）与剂量成正比。给药 15 天后血药浓度达稳态，稳态峰值血药浓度为（374±190）ng/ml，AUC_{24} 是（6943±3221）（ng·h）/ml。高脂饮食不影响吉瑞替尼的总体暴露。

吉瑞替尼主要与血清白蛋白结合，蛋白结合率为 94%。吉瑞替尼在组织的分布广泛，平均表观中心和外周分布容积分别为 1092 L 和 1100 L。吉瑞替尼主要经 CYP3A4 代谢，给药量的 64.5% 随胆汁经粪便排出，16.4% 的药物以原型和代谢物的形式经肾随尿液排出。吉瑞替尼的消除半衰期为 113 小时，表观清除率为 14.85 L/h。

年龄、性别、种族、轻中度肝肾损伤对吉瑞替尼药代动力学参数的影响不具有临床意义。重度肝、肾损伤对吉瑞替尼药代动力学的影响尚不清楚。

（二）药效动力学特征[31]

吉瑞替尼是一种抑制多种受体酪氨酸激酶的小分子药物。吉瑞替尼能够抑制表达 FLT3-ITD、FLT3-TKD D835 以及 FLT3-ITD-TKD 细胞的 FLT3 受体信号和增殖，吉瑞替尼可以诱导表达 FLT3-ITD 的白血病细胞凋亡。体外细胞实验表明，吉瑞替尼对野生型 FLT3 的 IC_{50} 是 5 nmol/L，而对 ITD 突变型 FLT3 的 IC_{50} 是 0.7~1.8nmol/L。吉瑞替尼对受体酪氨酸激酶 AXL 也有抑制作用，IC_{50} 为 41 nmol/L。AXL 在 AML 患者中过表达，AXL 能够促进 FLT3 的激活，抑制 AXL 可以阻止其与 FLT3 的相互作用[32]。在皮下异种移植和白血病移植小鼠模型中，抑制 AXL 可以抑制 FLT3-ITD 阳性的 AML 小鼠的肿瘤负荷[33]。因此，吉瑞替尼可以直接或间接的抑制突变型 FLT3 的激活。

（三）药物相互作用

1. 其他药物对吉瑞替尼的影响 吉瑞替尼是 CYP3A4 和 P-gP 的底物。与利福平等 CYP3A4 强诱导剂和 P-gp 诱导剂的药物同服时可以降低吉瑞替尼的体内暴露进而影响抗肿瘤效果，应尽量避免二者的联用。与 CYP3A4 的强抑制剂联用可增加吉瑞替尼的血浆暴露，应考虑选用非 CYP3A4 的强抑制剂替代治疗，否则应密切监测吉瑞替尼的不良反应，并在出现严重不良反应时及时停药或降低吉瑞替尼的剂量。

2. 吉瑞替尼对其他药物的影响 吉瑞替尼能够抑制 5HT2B 或 Sigma 非特异性受体，降低艾司西酞普兰、氟西汀、舍曲林等与 5HT2B 或 Sigma 非特异性受体结合药物的效果。除非二者的联用对患者的病情是必须的，否则应避免该类药物与吉瑞替尼的联用。

吉瑞替尼与 CYP3A4、P-gP 的底物联用时对后者药代动力学特征的影响不具有临床意义。

（四）药物不良反应

吉瑞替尼在复发或难治性的 AML 患者（120mg，每天 1 次）中最常见的不良反应 ≥ 20% 有肌痛 / 关节痛（42%），转氨酶升高（41%），疲劳 / 萎靡（40%），发热（35%），非感染性腹泻（34%），呼吸困难（34%），水肿（34%），皮疹（30%），肺炎（30%），恶心（27%），口腔炎（26%），咳嗽（25%），头痛（21%），低血压（21%），眩晕（20%），呕吐（20%）。最常发生的非血液系统严重不良反应 ≥ 5% 是肺炎（19%），脓毒血症（13%），发热（13%），呼吸困难（7%），肾损伤（5%）。

发生率 <10% 的其他显著的临床不良反应有：心电图 QT 间期延长（7%）、心衰（4%）、心包积液（3%）、心包炎（2%）、分化综合征（1%）、过敏反应（1%）和可逆性脑病综合征（1%）。

（五）用法用量

1. 推荐起始剂量　120mg，每天 1 次，口服，餐前或餐后服用均可。在无疾病进展或未发生不可接受的毒性反应时，推荐使用吉瑞替尼治疗至少 6 个月以达到临床反应。

2. 剂量调整　在使用吉瑞替尼之前和整个治疗过程中都应该监测患者的血细胞计数和血生化指标，包括磷酸肌酸激酶。具体监测频率为：吉瑞替尼初始治疗第一个月应至少每周一次，第二个月则至少每 2 周一次，之后则至少每月一次。患者在开始吉瑞替尼治疗前应进行心电图评估，治疗第一周期的第 8 天和第 15 天、以及随后的 2 个治疗周期开始前均应做心电图评估。根据患者的毒性反应停药或降低吉瑞替尼的剂量，具体的调整策略见表 13-1。

表 13-1　吉瑞替尼相关毒性 * 的剂量调整

不良反应	剂量调整推荐
可逆性脑病综合征	停药
QTc 大于 500 毫秒	中断给药； QTc 增加 < 30 毫秒或 QTc ≤ 480 毫秒时以 80mg，qd 重新给药
第一周期治疗第 8 天的 QTc 增加 >30 毫秒	第 9 天重新做心电图评估 QTc； 若 QTc 增加仍 > 30 毫秒，减小剂量至 80mg，qd
胰腺炎	中断给药，直至胰腺炎缓解； 以 80mg，qd 的剂量重新给药
其他与治疗相关的 3 级及以上毒性	中断给药，直至毒性反应缓解或降低到 1 级； 以 80mg，qd 的剂量重新给药

* 不良反应 1 级为轻度，2 级为中度，3 级为重度，4 级为威胁生命的。

3. 注意事项

（1）对吉瑞替尼及其任何成分过敏的患者禁用。

（2）药品在 20~25℃保存。吉瑞替尼应整片吞服，不可嚼碎或压碎，且应在每天固定时间服用。如果漏服或未在规定时间服用，应当尽快补服，且与下次给药时间至少间隔 12 小时。不可在 12 小时内给药 2 次。

（3）低钾血症和低镁血症会增加吉瑞替尼诱发 QT 间期延长的风险。在吉瑞替尼使用前和使用过程中均应纠正低钾血症和低镁血症。

（4）动物实验表明吉瑞替尼具有胚胎毒性，可致胚胎死亡或畸形。育龄期妇女在使用吉瑞替尼治疗期间及最后一次使用吉瑞替尼后至少 6 个月内应做好避孕措施。

（5）吉瑞替尼可分泌至乳汁，哺乳期妇女在服药期间及服用最后一剂药物 2 个月内不可哺乳。

（六）TDM 与药理学效应

吉瑞替尼的治疗窗较宽，对 FLT3 磷酸化的抑制作用随着血药浓度的增加而增加[34]。一项 I 期合并 II 期、开放、多中心的临床试验表明，吉瑞替尼在所有剂量组（20 mg/d、40 mg/d、80 mg/d、120 mg/d、200 mg/d、300 mg/d 及 450 mg/d）均表现出抗白血病细胞活性，而且当剂量 ≥ 80mg/d 时，患者的应答率最高，以 80 mg/d 的剂量服药 8 天以上可抑制 90% 的 FLT3 磷酸化，其耐受剂量为 300 mg/d。当剂量 ≥ 80 mg/d 时，吉瑞替尼的 $C_{ss, min}$ 与更好的治疗效果相关，$C_{ss, min}$ ≥ 100ng/ml 患者的病情更容易获得完全缓解[30]。基于临床试验中吉瑞替尼良好的安全性及耐受性资料，目前尚无关于吉瑞替尼 TDM 指导临床用药的研究。

（七）药物相关基因与药理学效应

目前，吉瑞替尼的主要适应症仍为 FLT3+ 的难治性或复发性 AML。临床试验表明，FLT3+ 患者经吉瑞替尼治疗后的总体应答率（ORR）均高于 FLT3 野生型患者。FLT3 突变除了常见的 TKD D835 和 ITD 以外，还有 5%~10% 不常见的非经典突变，如 F691L、Y693C/N、G679S 及 D698N，其中 G679S 和 F691L 突变与 FLT3 抑制剂的耐药有关。Theodore 等的研究表明吉瑞替尼对 FLT3 的罕见突变仍然有效，继发性的耐药突变 F691L 均发生在吉瑞替尼给药剂量 < 200 mg/d 时，增加吉瑞替尼的给药剂量（ ≥ 200mg/d）能够克服 F691L 突变引起的中等程度的耐药[35]。

二、血药浓度监测

（一）方法与流程

目前报道的关于吉瑞替尼浓度的测量方法有 UPLC–MS/MS[36] 和 HPLC–MS[30]，其中 UPLC–MS/MS 的详细测定方法能够从文献中获知，具体如下。

样品制备：100μl 的血样中加入 20μl（200ng/ml）吡非尼酮工作液（IS）混合 1 分钟，继续加入 300μl 乙腈用于蛋白沉淀，涡旋 1 分钟后于 4℃ 13000g 离心 10 分钟。最后取 100μl 离心液放入自动进样瓶中。

色谱柱条件：Acquity BEH C18 柱（2.1mm × 50mm，1.7μm），流动相为乙腈（溶剂 A）和 0.1% 甲酸水溶液（溶剂 B），流速为 0.40 ml/min。线性梯度洗脱程序为：0~0.5 分钟，10% 溶剂 A；0.5~1.0 分钟，10%~90% 溶剂 A；1.0~2.0 分钟，90% 溶剂 A；2.0~2.1 分钟，90%~10% 溶剂 A；2.1~3.0 分钟，10% 溶剂 A。进样量为 2.0μl，运行时间为 3 分钟。样本在进样器中的温度为 10℃，柱温 40℃。

质谱测定采用电喷雾电离源的正离子模式。参数设置：锥气（cone gas）150 L/h，脱溶气 1000 L/h，碰撞气 0.15 ml/min，毛细管电压 2.0 kV，脱溶温度 800℃。选用 MRM 模式，吉瑞替尼及 IS 的离子跃迁分别为 m/z 553.1 → 436.0 和 m/z 186.0 → 92.0。吉瑞替尼的锥电压和碰撞能量分别为 30V 和 30eV，IS 的锥电压和碰撞能量分别为 20V 和 25 eV.

该方法的检测下限为 1ng/ml，吉瑞替尼的保留时间为 1.14 分钟。

（二）目标值与结果解读

截止 2021 年 8 月，目前尚无可供参考的文献数据。

三、药物基因组学

FLT3 的突变检测适用于所有考虑使用吉瑞替尼的 AML 患者。

（一）方法与流程

具体检测方法为 FDA 认证的 LeukoStrat CDx FLT3 突变检测（*http://www.fda.gov /Companion Diagnostics*），用于检测 AML 患者外周血或骨髓中单核细胞 DNA 的 FLT3 基因的 ITD 和 TKD 突变。

1. 样品制备　采集外周血（≥ 1ml）或骨髓穿刺液（≥ 0.25ml）于肝素钠抗凝管中，并使用淋巴细胞分离柱分离单核细胞。利用 QIAGEN DSP 血液试剂盒提取单核细胞 DNA 并检测 DNA 浓度。当 DNA 浓度 ≥ 10ng/μl 时用 AE 缓冲液稀释至 10ng/μl。

2. PCR 扩增和检测

（1）FLT3-ITD：正向和反向 PCR 引物用不同的荧光团进行荧光标记，以确认样品信号的存在。FLT3 野生型的扩增产物为（327 ± 1）bp，而包含 ITD 突变的扩增产物将比野生型至少多 3bp。

（2）FLT3-TKD：野生型 FLT3 基因包括 EcoRV 的限制性内切位点，当 FLT3 发生替换或缺失突变时，限制性内切酶识别位点消失，导致 EcoRV 核酸内切酶不能够识别和消化该位点。LeukoStrat CDx FLT3 检测方法使用的引物位于 TKD 区域的两侧，其中一个

PCR 引物带有荧光团，而另一个含有 EcoRV 限制性位点。利用 PCR 对 FLT3 的靶区域进行扩增，然后使用 EcoRV 限制性内切。FLT3 野生型的酶切产物长度为（79±1）bp，而突变型的酶切产物长度为（125±1）bp（缺失型）或（127±1）bp（替换型）。

（二）结果解读

利用毛细管电泳对扩增后的扩增子进行分析，测量突变信号与野生信号的比值（SR）并与截断值 0.05 作比较。SR 为突变信号的峰面积与野生型信号的峰面积的比值。若 SR ≥ 0.05，则 ITD 或 TKD 的突变检测阳性；若 SR<0.05，则 ITD 或 TKD 的突变检测阴性。患者样本 FLT3 突变情况判定详细见表 13-2。

表 13-2　FLT3 突变检测结果

序号	ITD结果	TKD结果	FLT3突变
1	+	+	+
2	−	−	−
3	invalid	invalid	invalid
4	+	−	+
5	−	+	+
6	+	invalid	+
7	−	invalid	−
8	invalid	+	+
9	invalid	−	invalid

备注：+：SR ≥ 0.05；−：SR<0.05；invalid：未检测到突变信号

第五节　Midostaurin

一、药物简介

Midostaurin 是广谱的激酶抑制剂，能抑制 FLT3 与 KIT 等在细胞生长过程中的多种关键酶，干扰癌细胞生长与增殖。Midostaurin 主要与标准的阿糖胞苷及柔红霉素诱导治疗方案和柔红霉素巩固治疗方案联合治疗新诊断的 FLT3+ 的成人 AML 患者，但不适用于 AML 患者的单药诱导治疗。Midostaurin 也用于侵袭性系统性肥大细胞增多症（aggressive systemic mastocytosis，ASM）、伴有血液肿瘤的系统性肥大细胞增多症（systemic mastocytosis with associated hematological neoplasm，SM-AHN）以及肥大细胞白血病的成人患者（mast cell leukemia，MCL）[37]。

（一）药代动力学特征[38]

Midostaurin 的药代动力学特征呈时间依赖型，其 C_{min} 在初始给药后一周增至最大，随后缓慢降低，大约在第 28 天达到稳态。Midostaurin 的活性代谢产物 CGP62221 的药代动力学与 Midostaurin 变化趋势类似，活性代谢产物 CGP52421 的血浆浓度于治疗一个月后仍持续增加。

Midostaurin 的给药剂量为 50mg，每天 2 次和 100mg，每天 2 次时，原型及其活性代谢产物 CGP62221 和 CGP52421 的最大 C_{min} 及 $C_{ss,min}$ 均相似。

（1）吸收：空腹服用 Midostaurin 的 t_{max} 为 1~3 小时。与食物同服能够增加 Midostaurin 的吸收。与空腹相比，标准饮食时 Midostaurin 的 AUC 增加 22%，高脂饮食时 Midostaurin 的 AUC 增加 59%。Midostaurin 的 C_{max} 在标准饮食时下降 20%，高脂饮食时下降 27%，相应的 t_{max} 延长 2.5~3 小时。

（2）分布：Midostaurin 的表观分布容积为 95.2L（变异系数为 31%）。Midostaurin、CGP62221、CGP52421 的血浆蛋白结合率均大于 99.8%，其中 Midostaurin 主要与 α_1- 酸性糖蛋白结合。

（3）代谢：Midostaurin 主要经 CYP3A4 代谢为 2 个活性产物：CGP62221 为 O- 脱甲基化产物，CGP52421 为单羟基化产物，分别占循环代谢产物的 28%±2.7% 和 38%±6.6%。

（4）消除：Midostaurin、CGP62221、CGP52421 的消除半衰期及其相应的变异系数分别为 19 小时（39%）、32 小时（31%）、482 小时（25%）。

（5）排泄：Midostaurin 给药剂量的 95% 经胆汁从粪便排出，其中 91% 为代谢产物，4% 为药物原型。其余 5% 经肾随尿液排出。

年龄（20~94 岁）、性别、种族、轻度（1.0ULN<TBIL<1.5ULN 或 AST>1.0 ULN）或中度（1.5ULN<TBIL<3.0ULN）肝功能损害及肾功能损害（CLCr ≥ 30ml/min）对 Midostaurin、CGP62221 和 CGP52421 的药代动力学参数的影响不具有临床意义。严重肝（TBIL>3.0ULN）、肾（15ml/min <CLCr<30ml/min）功能损害对 Midostaurin 药代动力学的影响尚不清楚。

（二）药效动力学特征

Midostaurin 是一种小分子药物，能够抑制多种受体酪氨酸激酶。体外研究显示 Midostaurin 及其活性代谢产物 CGP62221 和 CGP52421 能够抑制野生型的 FLT3、突变型的 FLT3 激酶（ITD 和 TKD）、KIT（野生型和 D816V 突变型）、血小板衍生生长因子受体 α/β（platete derived growth factor receptor，PDGFR α/β），以及一系列丝氨酸/苏氨酸激酶蛋白激酶 C（protein kinase C）家族的活性。

Midostaurin 能够抑制 FLT3 信号和细胞增殖，诱导表达 ITD 和 TKD 突变型 FLT3 受体、过表达野生型 FLT3 和 PDGFR 的白血病细胞凋亡。Midostaurin 能够抑制肥大细胞的 KIT 信号，抑制细胞增殖、组胺释放，并诱导肥大细胞的凋亡。

（三）药物相互作用

Midostaurin 是 CYP3A4 的底物，因此主要与 CYP3A4 的强抑制剂和诱导剂发生药物相互作用。

1. 与 CYP3A4 强抑制剂的相互作用　克拉霉素、氟康唑、伊曲康唑、伏立康唑、泊沙康唑、酮康唑、利托那韦、地尔硫草、葡萄柚（汁）等 CYP3A4 强抑制剂能够增加 Midostaurin 的血浆浓度，增加不良反应的发生风险，特别是 Midostaurin 与 CYP3A4 强抑制剂联用的第一周内。因此需考虑换用非 CYP3A4 强抑制剂的药物，否则应密切监测不良反应的发生。

2. 与 CYP3A4 强诱导剂的相互作用　避免同时使用利福平、苯妥英、卡马西平、米托坦、恩扎鲁胺、圣约翰草等 CYP3A4 强诱导剂，以免 Midostaurin 的体内浓度下降，影响疗效。

3. Midostaurin 对 CYP3A 活性的影响　目前，Midostaurin 自身对 CYP3A 活性影响的研究结论尚不统一：Catherine 等在健康人群中发现 Midostaurin 不影响咪达唑仑（CYP3A4 的底物）的药代动力学特征[39]，但 Robert Mancini 等报道 Midostaurin 能够抑制 CYP3A 的活性进而增加环孢素的血药浓度[40]。

此外，Midostaurin 能够抑制 P- 糖蛋白（P-gP）和乳腺癌耐药蛋白（BCRP），可能与 P-gP 和 BRCP 的底物发生相互作用。

（四）药物不良反应

Midostaurin 用于 AML 患者时最常见的不良反应（≥ 20%）为中性粒细胞减少伴发热、恶心、黏膜炎、呕吐、头痛、瘀斑、肌肉骨骼疼痛、鼻出血、器械相关感染、高血糖和上呼吸道感染。最常见的 3~4 级不良反应（≥ 10%）为中性粒细胞减少伴发热、器械相关感染和黏膜炎。

Midostaurin 用于 ASM、SM-AHN 以及 MCL 患者时最常见的不良反应（≥ 20%）有恶心、呕吐、腹泻、水肿、肌肉骨骼疼痛、腹痛、疲乏、上呼吸道感染、便秘、发热、头痛和呼吸困难。

Midostaurin 不可用于对其任何成分过敏的患者。由于 Midostaurin 可对胎儿和新生儿的发育产生损害，妊娠和哺乳期妇女不可服用。Midostaurin 单药治疗或与化疗联合治疗时，可能发生间质性肺病和肺炎，有一些甚至是致命的。用药期间出现肺损伤体征和症状（新的咳嗽、胸部不适和呼吸短促等）的患者应该停止使用 Midostaurin。

（五）用法用量

1. **AML** 口服给药，50mg，每天 2 次，与食物同服。

2. **ASM、SM 和 MCL** 口服给药，100mg，每天 2 次，与食物同服。

3. **注意事项**

（1）给药前应预防性使用止吐药物，以减少恶心、呕吐的发生。

（2）与食物同服，不可打开或压碎 Midostaurin 的胶囊。

（3）若药物被漏服或呕吐掉，不需要补服，只需要在下次服药时间服用常规剂量即可。

（4）与其他能延长心脏 QT 间期的药物同服时，需要监测 ECG 以评估 QT 间期。

（5）在 20~25℃保存。

（6）育龄期女性在使用 Midostaurin 治疗期间和最后一次使用后至少 4 个月内应使用有效的避孕措施。服药期间禁止哺乳。

（六）血药浓度与药理学效应

目前关于 Midostaurin 的血药浓度监测主要用于研究其药代动力学特征，尚无研究明确显示 Midostaurin 的血药浓度与其疗效相关。过高的血药浓度与不良反应的发生有关，但尚没有明确的浓度高限。因此，Midostaurin 的治疗窗仍不确定。

（七）药物相关基因与药理学效应

FLT3 是受体酪氨酸激酶Ⅲ家族成员之一，主要分布在造血干细胞表面，由细胞外配体结合结构域、跨膜结构域、近膜端结构域和 2 个酪氨酸激酶结构域组成。野生型 FLT3 受体与其配体结合后，其酪氨酸残基可形成二聚体并磷酸化，进而激活 RAS/MAPK、Src/JAK/ 和 PI3K/AKT 等信号通路，调节正常造血干 / 祖细胞的分化。

FLT3-TKD 和 FLT3-ITD 是 FLT3 最常见的 2 种突变，其中 FLT3-TKD 是一种引起酪氨酸激酶结构域活化的点突变，FLT3-ITD 是发生在近膜结构域内及其附近的内部串联重复序列突变，其异常插入可以导致 FLT3 在无配体结合时仍二聚化并持续磷酸化，从而激活下游细胞内信号转导途径，最终导致 AML 患者的耐药和复发。研究显示约 30% 的 AML 患者携带 FLT3 突变，其中 FLT3-ITD 突变的发生率约为 24%，FLT3-TKD 的突变率约为 7%。携带 FLT3-ITD 突变的 AML 患者常表现为高白细胞计数、正常或中等风险的核型，而且预后不良。国际多中心、双盲、随机Ⅲ期临床试验（RATIFY 研究）显示，Midostaurin 可显著延长 FLT3 突变阳性患者的总生存期和无事件生存期（event-free survival，EFS），接受造血干细胞移植后的 EFS 也显著延长[41]。

二、血药浓度监测

（一）适应人群

Midostaurin 的 AUC_{0-24} 与给药剂量具有良好的线性关系，但其血药浓度在不同个体间具有较大的变异（62%）。Midostaurin 的终末半衰期为 1.6 天（从 0.9 天到 4.0 天不等）。不同的食物构成对 Midostaurin 的口服生物利用度具有较大的影响。Midostaurin 的目标血药浓度值较高，细胞 IC_{50} 为 0.2~0.7μmol/L，清除率慢。因此，TDM 可帮助管理高危患者的 Midostaurin 治疗，尤其是伴有恶病质、喂养困难、肝功能损害及具有潜在药物相互作用风险的患者。同时，考虑到 Midostaurin 相关的胃肠道不良反应可能会影患者按时服药，TDM 可以帮助判断患者的用药依从性。

（二）方法与流程

目前用于监测 Midostaurin 血药浓度的方法主要有 HPLC[42] 和 LC-MS/MS。与 HPLC 相比，LC-MS/MS 的设备复杂，但样本的处理更快更简单，方法学的建立也更容易。

LC-MS/MS 法监测 Midostaurin 血药浓度的具体方法如下。

（1）血样采集：监测 Midostaurin 的稳态谷浓度，服药 28 天后于清晨给药前 30 分钟采血即为稳态谷浓度。

（2）样本处理：将 100μl 血浆样本置于 2ml 的聚乙烯试管，相继加入 100μl 甲醇和 200μl 的 Midostaurin-d5 内参（溶于甲醇，浓度为 250ng/ml），加盖涡旋 10 秒。随后室温离心（10000g）10 分钟，取 200μl 上清液于自动进样瓶，最后取 5μl 混合液进样。

（3）血样检测：LC-MS/MS 系统采用 3.5μm 的十八烷基键合硅胶色谱柱，使用 0.1%（V/V）甲酸 / 乙腈溶液和 10mmol/L 甲酸铵水溶液（含 0.1% 甲酸）的混合液进行梯度洗脱，使用配备有加热电喷雾接口的三重四级杆质谱仪的选定反应监测模式对分析物进行定量，检测范围是 75~2500ng/ml[43]。

（三）目标值与结果解读

截止 2021 年 8 月，尚无可供参考的文献数据。

三、药物基因组学

FLT3 的突变检测适用于所有考虑使用 Midostaurin 治疗的 AML 患者。其他内容同"吉瑞替尼的药物基因组学"。

目前尚无 Midostaurin 药代学通路基因多态性对其血药浓度影响的研究。

第六节　Vorinostat

一、药物简介

Vorinostat（SAHA）是由德国 Merck 公司研发的全球首个组蛋白去乙酰化酶抑制剂（histone deacetylase inhibitor，HDACI），它可通过抑制组蛋白去乙酰化酶的活性达到上调抑癌基因，阻断肿瘤细胞生长及诱导肿瘤细胞选择性凋亡的目的。临床上主要用于经两种全身治疗方案后仍进展、持续或反复发作的外周皮肤 T 细胞淋巴瘤（cutaneous T-cell lymphoma，CTCL）患者的治疗，可明显改善患者的皮肤症状[44]。随着研究的不断深入，研究者发现 Vorinostat 对多种肿瘤均具有较好疗效，与其他抗肿瘤药物具有明显的协同作用。

（一）药代动力学特征[45-47]

1. **吸收**　Vorinostat 的 PK 参数来自于 23 例临床复发或难治性晚期的癌症患者。高脂饮食后单次口服 Vorinostat 400mg 的 t_{max}、C_{max} 和 AUC 分别为 4（2~10）小时、（1.2 ± 0.62）μmol/L 和（5.5 ± 1.8）（μmol·h）/L。禁食状态下，口服 400 mg Vorinostat，平均 AUC 和 C_{max} 分别为（4.2 ± 1.9）（μmol·h）/L 和（1.2 ± 0.35）μmol/L，中位 t_{max} 为 1.5（0.5 ~ 10）小时。因此，与禁食状态相比，高脂饮食后 Vorinostat 的吸收程度增加（33%），吸收速率略有下降（t_{max} 延迟 2.5 小时），但这些影响不具有临床意义，因此 Vorinostat 可与食物同服。

2. **分布**　口服 Vorinostat 400mg 后 4（2~10）小时达 C_{max}，血药浓度在 0.5~50μg/ml 范围内，Vorinostat 与血浆蛋白的结合率约为 71%。

3. **代谢**　Vorinostat 主要代谢途径为 Ⅱ 相代谢，包括葡萄糖醛酸化和 β - 氧化，且体外人肝微粒体研究表明本药几乎不通过细胞色素 P450 转化。Vorinostat 的 2 种代谢产物 O- 葡萄糖苷酸和 4- 苯胺 -4- 氧代丁酸均无药理活性，在人体内的平均稳态血清暴露量分别是 Vorinostat 的 4 倍和 13 倍。

4. **排泄**　Vorinostat 主要通过代谢消除，只有不到 1% 的药物以原型从尿中排出。稳态下 Vorinostat 的 2 种非活性代谢物在尿中的平均回收率分别为 16% ± 5.8% 和 36% ± 8.6%。Vorinostat 和葡萄糖醛酸化代谢产物的平均终末半衰期为 2 小时，而 4-苯胺-4-氧代丁酸为 11 小时。

年龄、性别和种族对其药动学的影响无临床意义。未在 18 岁以下患者及肝、肾功能损伤患者中进行评估。

（二）药效动力学特征[48,49]

Vorinostat 是组蛋白去乙酰化酶（HDAC）1/2/3（Ⅰ型）和 HDAC6（Ⅱ型）的抑制剂，在纳摩尔浓度水平（IC_{50}<86 nmol/L）时即具有体外抑制作用。HDAC 可催化包括组蛋白和转录因子在内的蛋白质赖氨酸残基去乙酰反应。在许多肿瘤细胞中，致癌因子过度表达 HDACs 或 HDACs 使致癌转录因子异常聚集，导致核心核小体组蛋白低乙酰化。组蛋白低乙酰化与染色体结构凝聚和基因转录抑制相关。抑制 HDAC 活性可引起组蛋白赖氨酸残基的乙酰基团浓集，从而导致染色质结构解聚和转录激活。体外研究表明 Vorinostat 可引起组蛋白乙酰化的聚集、细胞周期停滞和 / 或一些变异细胞的凋亡。但目前 Vorinostat 的抗肿瘤作用机制尚未完全阐明，有待进一步研究。

（三）药物相互作用[49,50]

1. 香豆素类抗凝血药　Vorinostat 与香豆素衍生物类抗凝药（醋酸香豆素、双香豆素、苯丙香豆素、华法林）合用时可使 PT 延长，INR 升高，出血风险增加。两者合用时应监测 PT 和 INR 值。

2. 其他 HDAC 抑制剂　Vorinostat 与其他 HDACI（丙戊酸）同时服用时可出现严重血小板减少和胃肠道出血。联用时应在治疗开始的前 2 个月内每 2 周监测 1 次血小板计数。

3. 对其他药物的影响　Vorinostat 不是 CYP450 酶的抑制剂，常规给药剂量时影响其他药物的药代动力学的可能性较小，但体内药物浓度高于药理浓度时（ ≥ 10 μmol/L）可能抑制 CYP2C9 和 CYP3A4 的活性。Vorinostat 不通过 CYP450 酶途径代谢，所以与 CYP450 酶抑制剂或诱导剂合用时不会影响其代谢。但是，目前尚无正式的临床研究评价 Vorinostat 与其他药物的相互作用。

（四）药物不良反应[51,52]

Vorinostat 最常见的不良反应（ ≥ 20%）有胃肠道症状（腹泻、恶心、食欲减退、体重减轻、呕吐、便秘），血液学异常（血小板减少、贫血），全身症状（疲乏、畏寒）和味觉障碍（味觉异常、口干）。最常见的严重不良反应为肺栓塞和贫血。Vorinostat 每天用药剂量高于 400mg 时，贫血和疲乏的发生率增加，血小板减少更为严重。此外，Vorinostat 会导致胆固醇、甘油三酯和血糖值升高，且可能引起静脉栓塞或心律不齐。因此，在 Vorinostat 治疗初期（前 2 个月），必须每 2 周进行一次血液学检查以确保用药安全。

二、血药浓度监测

（一）方法与流程

目前可采用超高效液相色谱 – 串联质谱（UPLC–MS/MS）法测定 Vorinostat 的血药浓

度，该方法检测范围是 1~1000ng/ml，检测下限为 0.1ng/ml。

血样采集：采集 5ml 血样，加入乙二胺四乙酸二钾盐抗凝，700g 离心 10 分钟分离血浆。

样品处理：血浆样品经乙腈蛋白沉淀后，取上清液。将上清液用乙腈 – 水（25∶75，v/v）复溶，高速离心后取上清液 10μl，采用 Waters Acquity–UPLC BEH C$_{18}$ 色谱柱串联电喷雾离子化质谱（ESI+）进行分析。

色谱条件：采用 Waters Acquity–UPLC BEH C$_{18}$ 色谱柱（2.1mm × 50 mm，1.7μm）作为分析柱，以乙酸水（A）–0.5% 乙酸乙酯（B）为流动相，梯度洗脱（0 ~ 0.2 分钟，20% B；0.2~1.7 分钟，20%B → 90%B，1.7~2.2 分钟，90%B；2.3~3.0 分钟，90%B → 20% B），流速 0.3ml/min，进样器内温度 4℃，柱温 40℃，进样量 10μl。

（二）目标值与结果解读

截止 2021 年 8 月，目前尚无可供参考的文献数据。

三、相关 TDM 研究进展

Vorinostat 在治疗加重、持续和复发或经 2 种全身性用药治疗后无效的 CTCL 的疗效已经得到肯定，Vorinostat 通过单药及联合给药治疗其他肿瘤的临床实验也在不断开展中[44]。Vorinostat 的多项Ⅰ – Ⅱ期药代动力学 – 药效学（PK–PD）研究表明口服或静脉注射 Vorinostat 后的 C_{max} 和 AUC 均存在显著的个体间差异[47,53]。自 2006 年 Vorinostat 在美国上市以来，国内外众多学者积极开展 Vorinostat 药代动力学和血药浓度检测的相关研究，目的在于减少不良反应发生，提高药物治疗安全性和有效性，为 Vorinostat 临床个体化用药提供基础。

目前，有关生物样品中 Vorinostat 及其代谢物的测定方法国外文献报道较多而国内较少。Du 等人[54]较早开展人血清中 Vorinostat 及其代谢物浓度的测定研究，采用在线固相萃取液相色谱 – 串联质谱法进行在线萃取，测定血清中 Vorinostat 及其代谢物 4- 苯胺基 –4– 氧代丁酸（M2）的浓度。在早期，这是一种较为先进的分析方法，为临床研究提供了可靠、灵敏的方法。但由于此分析方法对分析仪器有一定的要求，并未得到广泛应用。Parise 等[55]和 Patel 等[56]分别应用高效液相色谱 – 质谱检测法测定人血清和血浆中 Vorinostat 及其代谢物的浓度，采用乙腈沉淀上清吹干复溶的前处理步骤、梯度洗脱的方法进行测定，是早期具有代表性的人血清中 Vorinostat 的液质联用检测方法。但此分析方法的缺点是 Vorinostat 单个样本检测时间较长，分析时间分别长达 20 分钟和 14 分钟，且方法复杂耗时。对此，国内研究者杜晓琅等[57]通过改进液相方法，建立人血清和尿液中液相色谱 – 串联质谱法对血清样品采用甲醇直接沉淀蛋白法，尿液直接稀释进样，同时测定 Vorinostat 及其代谢物 4- 苯胺基 4- 氧代丁酸（M2）的浓度。结果显示 Vorinostat 血药浓度和尿药浓度分别在 2.004~1503μg/L 和 0.03006~20.04mg/L 范围内线性关系良好，M2 血药浓度和尿药浓度分别在 5.015~5015μg/L 和 1.003~300.9mg/L 范围内线性关系良好。该检测方法前处理简便、快速，单个样本的检测时间仅需 7 分钟，适用于 Vorinostat 的人体药动学研究和治疗药物监测。

近期，邹巧根等[58]建立的反相 HPLC 测定方法可使 Vorinostat 与各杂质之间均达到良好分离，Vorinostat 在 5.3~266μg/ml 范围内线性关系良好（$r = 1$），最低检测限为 0.3 ng。Vorinostat 分子内有共轭体系，在紫外区有明显的特征吸收。2012 年肖健等[59]根据 Vorinostat 这一结构特点，采用 HPLC 紫外检测法测定 Vorinostat 的含量，该方法能使 Vorinostat 与其酸降解、碱降解、氧化降解产物和苯胺等有关物质良好的分离，灵敏度、准确度高，专属性强，适用于 Vorinostat 含量测定。韩晓红等[60]于 2014 年建立了一种超高效液相色谱 – 串联质谱法（UPLC–MS/MS）测定人血浆中 Vorinostat 的浓度，受试者口服 Vorinostat 治疗（400mg/d），采集第 1 天及第 22 天的静脉血进行单次给药和多次给药的药代动力学分析。结果显示 Vorinostat 浓度在 1~1000ng/ml 范围内线性关系良好（$r = 0.9996$），最小检出浓度为 0.1 ng/ml。与国外学者[55,56]采用的测定方法相比，该方法前处理简单，单个样本的检测时间仅需 3 分钟，符合人体内血药浓度检测和药动学研究高通量样本检测的要求，适用于 Vorinostat 药代动力学研究以及联合用药时药物浓度的监测。

近年来，研究发现 Vorinostat 的抗肿瘤作用依赖于药物的体内浓度。HDAC 位于细胞质甚至细胞核内，HDACIs 只有进入靶细胞的细胞质和细胞核才能发挥作用。因此，HDACIs 治疗方案应该保证作用部位的药物浓度达到有效的治疗浓度，对外周血单核细胞（PBMCs）内 Vorinostat 的浓度监测比血浆浓度的测定更有优势。Liu 等[61]采用健康志愿者的全血样本，应用 LC–MS/MS 法和液 / 液萃取法研究 Vorinostat 在血浆和 PBMCs 内浓度关系，并通过酶法测定 HDAC 活性评估量效关系。全血分析显示，Vorinostat 的血浆浓度不到全血浓度的一半，表明 Vorinostat 在细胞内显著积累。当血浆浓度在 50~600ng/ml 时，Vorinostat 血浆浓度与全血浓度存在线性关系，且在相应的 PBMCs 组分中 Vorinostat 呈现定量性的显著积累。HDAC 活性测定结果表明，Vorinostat 全血浓度在 26.4~2643ng/ml 时，HDACs 活性从 100% 下降至约 20%，IC_{50} 为 256ng/ml，提示在治疗浓度下 Vorinostat 可以有效抑制细胞内的 HDAC。

自 Vorinostat 2006 年上市以来，国内外研究人员开展了许多 Vorinostat 药代动力学和血药浓度检测的研究，但目前仍无运用于临床指导 Vorinostat 实践的相关报道，也无 Vorinostat TDM 的相关指南或规范。

四、相关基因检测的研究进展

Ⅰ期临床研究发现 Vorinostat 药代动力学参数在个体间存在高度变异性，清除率的变异系数高达 61%[47]，而统一剂量的给药方法可能会使一些患者面临更高的毒性反应，而部分患者治疗无效的风险，提示 Vorinostat 需要个体化给药。研究表明，Vorinostat 个体间的变异可能与参与其代谢的 5'-尿苷二磷酸葡萄糖醛酸转移酶（UGTs）的遗传变异有关。Balliet 等[62] 利用 Vorinostat 与体外人肝微粒体（human liver microsomes，HLMs）共孵育，检测不同 UGTs（1A3，1A7，1A8，1A9，1A10 和 2B17）的葡萄糖醛酸酶活性。研究发现 UGT2B17 是参与 Vorinostat 葡萄糖醛酸化反应的主要酶，与 UGT2B17 野生型纯合子（UGT2B17*1/*1）携带者相比，UGT2B17 基因纯合缺失（UGT2B17*2/*2）携带者的 HLMs 的葡萄糖醛酸化活性下降 45%，使得 Vorinostat 的 K_m 增加 75%，但 V_{max} 没有变化。此外，UGT2B17*1/*1 携带者与 UGT2B17 突变杂合子（UGT2B17*1/*2）携带者肝脏表达 UGT2B17 的量无差别，对 Vorinostat 的葡萄糖醛酸化产物的产生也无差别[19]。在随后的一项研究中，Kang 等[63] 利用表达人 UGTs 的细菌系和 52 名捐赠者的 HLMs 测定不同 UGTs 对 Vorinostat 葡萄糖醛酸化的作用，并确定潜在的 UGTs 功能突变体。研究再次证实 UGT2B17 在 Vorinostat 的肝脏葡萄糖醛酸化中发挥重要作用，UGT2B17 的基因缺失突变会影响 Vorinostat 的生物转化和清除。UGT2B17 野生型基因（UGT2B17*1）携带者的 HLMs 催化活性显著高于 UGT2B17*2/*2 携带者，且 UGT2B17 的 mRNA 水平与 Vorinostat 的葡萄糖醛酸化率显著相关。与 UGT2B17*1 携带者相比，UGT2B17*2/*2 携带者 Vorinostat 的代谢效率较低（约为 30%），且患者的无进展生存期更长。UGT2B7 C802T 单核苷酸多态性与 Vorinostat 的葡萄糖醛酸化产物的量相关，但相关性弱于 UGT2B17 的基因多态性[63]。Wong 等[64] 在接受 Vorinostat 单药治疗的 26 例亚洲乳腺癌患者中，探索 UGT2B17*2 基因多态性与 Vorinostat 药代动力学、疗效和不良反应之间的关系。研究结果表明 UGT2B17*2/*2 携带者比 UGT2B17*1 携带者的 Vorinostat 葡萄糖醛酸化与 Vorinostat 的平均曲线下面积之比均较低（第 1 天：1.84 vs. 2.51，$P = 0.02$；第 15 天：1.63 vs. 2.38，$P = 0.028$），AUC 更高（399.02 vs. 318.40），临床受益率和中位无病生存期（PFS）更优，但严重不良反应的发生率也更高（31% vs. 0%）。因此，UGT2B17*2/*2 基因型可能是 Vorinostat 疗效和 / 或毒性的主要决定因素。

UGT2B17*2/*2 在高加索人和非裔美国人中的频率分别为 11% 和 12%，但在亚洲人群高达 92%，这提示在亚洲人群中研究 UGT2B17 基因型多态性对 Vorinostat 血药浓度的影响更具临床意义。然而，值得注意的是 UGT2B17*2 多态性对 Vorinostat PK 影响的研究结论并不完全一致。Gandia 等[65] 在 7 例接受 Vorinostat 联合长春瑞滨治疗晚期癌症的患者中并未观察到 UGT2B17*2 基因多态性对 Vorinostat PK 的影响，而 Vorinostat 与长春瑞滨之间无相互作用。由于已有的研究样本量均较小，且部分为体外研究，因此 UGT2B17

基因多态性对 VorinostatPK 参数的影响需要大样本的临床研究进一步确定，以期为临床转化提供充足的证据。

第七节　芦可替尼

一、药物简介

芦可替尼（Ruxolitinib）是一种 Janus 相关激酶（JAK 家族）JAK1 和 JAK2 的选择性抑制剂，2011 年 11 月美国食品和药品管理局（Food and Drug Administration，FDA）批准上市。芦可替尼可抑制细胞因子依赖的恶性血液肿瘤细胞模型或表达 JAK2V617 突变蛋白的非细胞因子依赖的 Ba/F3 细胞的 JAK–STAT 信号转导和细胞增殖。临床上用于中危或高危的原发性骨髓纤维化（PMF）（亦称为慢性特发性骨髓纤维化）、真性红细胞增多症继发的骨髓纤维化（PPV–MF）或原发性血小板增多症继发的骨髓纤维化（PET–MF）的成年患者，治疗疾病相关脾肿大或疾病相关症状。

（一）药代动力学特征

芦可替尼在口服后快速吸收，大约在给药后 1 小时血浆浓度达峰（C_{max}）。口服吸收的芦可替尼（以芦可替尼原型或者在首过效应后形成的代谢产物形式存在）的比例为 95% 或者更高。当芦可替尼与高脂肪食物一同给药时，其药代动力学没有出现有临床意义的变化，平均 C_{max} 中度降低（24%），而平均 AUC 几乎不变（增加 4%）。

在骨髓纤维化患者中，稳态时的表观分布容积是 53~65L。动物实验表明，芦可替尼没有透过血 – 脑屏障。

芦可替尼主要通过 CYP3A4 代谢（>50%），其他代谢途径来自 CYP2C9。在人的血浆中，以药物原型为主，占循环中药物相关物质的大约 60%。在血浆中存在两种主要活性代谢产物，分别占原型药物 AUC 的 25% 和 11%。这些代谢产物的 JAK 相关活性药理学活性为原型活性的二分之一至五分之一。所有活性代谢产物的药效共计占芦可替尼总体药效的 18%。根据体外研究结果，临床相应浓度水平的芦可替尼不会抑制 CYP1A2、CYP2B6、CYP2C8、CYP2C9、CYP2C19、CYP2D6 或者肝脏 CYP3A4，也不是 CYP1A2、CYP2B6 或者 CYP3A4 的强效诱导剂。体外数据表明，芦可替尼可能对肠内的 CYP3A4、P–gp 和 BCRP 有抑制作用。

芦可替尼平均清除半衰期大约是 3 小时，在尿液中排泄 74%，粪便中 22%。

（二）药效动力学特征

芦可替尼是一种 Janus 相关激酶（JAK 家族）JAK1 和 JAK2 的选择性抑制剂，JAK1

和 JAK2 这些激酶对造血和免疫功能相关的多个重要细胞因子和生长因子具有信号转导作用。骨髓纤维化和真性红细胞增多症是骨髓增生性恶性肿瘤，已知与 JAK1 和 JAK2 信号转导调节异常有关。循环系统中激活 JAK-STAT 信号通路的细胞因子水平过高是引起这种调节异常的主要原因，JAK2V617F 突变、负性调节机制失效导致的功能获得性突变可引起这种细胞因子水平过高。骨髓纤维化患者无论是否有 JAK2V6I7F 突变，均表现 JAK 信号转导调节异常。超过 95% 的真性红细胞增多症患者存在 JAK 激活性突变（V617F 或外显子 12）。

芦可替尼可抑制细胞因子依赖的恶性血液肿瘤细胞模型或表达 JAK2V617 突变蛋白的非细胞因子依赖的 Ba/F3 细胞的 JAK-STAT 信号转导和细胞增殖。

（三）药物相互作用

芦可替尼由 CYP3A4 和 CYP2C9 分解代谢清除。有研究表明，与芦可替尼单独给药相比，芦可替尼（10mg 单次给药）与强效 CYP3A4 抑制剂酮康唑合并给药后，芦可替尼的 C_{max} 和 AUC 分别增加 33% 和 91%，半衰期从 3.7 小时延长至 6.0 小时。因此，芦可替尼与强效 CYP3A4 抑制剂合并给药时，芦可替尼的每日总剂量应该减少大约 50%，每天给药两次或在无法达到每日两次给药时将给药频率减少为对应的每日一次剂量。应密切监测患者（例如每周 2 次）是否存在血细胞减少，并根据安全性和疗效进行剂量调整。当使用 CYP2C9 和 CYP3A4 酶双重抑制剂（例如氟康唑）时，根据计算机模拟结果，应该考虑将药物剂量减少 50%，避免芦可替尼与每日超过 200 mg 剂量的氟康唑合用。

另有研究表明，芦可替尼联合使用强效 CYP3A4 诱导剂（利福平）对芦可替尼药效学产生的影响很小。

在肠道中，芦可替尼可能抑制 P- 糖蛋白和乳腺癌耐药蛋白质（BCRP）。这可能导致这些转运蛋白底物的系统暴露增加，甲磺酸达比加群酯，环孢素和瑞舒伐他汀。建议对受影响的物质进行治疗药物监测（TDM）或者临床监测。如果两种药物给药的时间间隔尽可能长，可能可以减小对肠道内的 P-gp 和 BCRP 潜在抑制作用。

（四）药物不良反应

在 301 名骨髓纤维化患者进行的两项关键研究 COMFORT- Ⅰ 和 COMFORT- Ⅱ 中，11.3% 的患者因不良事件而停药；另外，在一项开放性、随机、对照 Ⅲ 期研究 RESPONSE 研究的 110 名其他适应证患者中，3.6% 的患者因不良事件而停药。最常报告的药物不良反应是贫血（43.6% ~ 82.4%）和血小板减少（24.5% ~ 69.8%）。

血液系统最常见的不良反应为贫血、血小板减少和中性粒细胞减少。Verstovsek 等的临床试验结果显示，芦可替尼治疗 MF 患者的 3/4 级贫血发生率为 45.2%，3/4 级血小板减少发生率分别为13%，3/4级中性粒细胞减少发生率为7.1%[66]。欧洲一项纳入1 144例MF患者的多中心Ⅲ期临床试验结果显示，患者接受芦可替尼治疗后，3/4级贫血发生率为33%（378/1144），血小板减少发生率为12.5%（143/1144），3/4级中性粒细胞减少发生率为3.9%（44/1144）[67]。上述血液学不良反应常发生于治疗第8～12周，并随治疗时间延长而减少。

芦可替尼治疗MF所致的常见非血液学不良反应包括淤斑、眩晕和头痛等。其少见但易导致严重不良后果的非血液学不良反应为感染和继发第二肿瘤（淋巴瘤、非黑色素性皮肤癌）[68]。

三种最常见的非血液学实验室检查异常是丙氨酸转氨酶升高、天门冬氨酸转氨酶升高和高胆固醇血症。

二、血药浓度监测

（一）适应人群

目前无研究表明服用芦可替尼的哪些患者需要进行TDM。

（二）方法与流程

目前已建立液相色谱–串联质谱法（LC–MS/MS）进行芦可替尼血药浓度的检测。在血浆样品进行简单的蛋白质沉淀后，使用UPLC系统和MS/MS在正电离模式下进行色谱分离。流动相为10 mmol/L甲酸铵缓冲液21，含0.1%甲酸（a相）和乙腈，0.1%甲酸（B相）梯度洗脱，流速300 L/min[69]。

三、药物基因组学

主要相关作用靶点基因：芦可替尼是一种ATP类似物，可以结合到JAK1和JAK2激酶上抑制JAK1/2信号，从而调整下游的细胞增殖作用。芦可替尼对于JAK2V617F没有选择性，突变或非突变患者均可获益，通过抑制JAK1而下调炎性细胞因水平，亦可通过JAK2来抑制JAK3的磷酸化信号转导[70]。

有体外实验发现，JAK2V617F阳性细胞中出现5个非同义突变：Y931C、G935R、R938L、I960V和E985K。上述点突变影响了患者对芦可替尼的敏感性，并且还显示出对其他JAK2抑制剂如CYT-387、TG101348、AZD1480和CEP701的交叉耐药性[71]。

第八节　Larotrectinib

一、药物简介

Larotrectinib（拉罗替尼），又称 LOXO-101、ARRY-470 和 VITRAKVI ® ）是一种新型口服小分子、高选择性、广谱的原肌球蛋白受体激酶（tropomyosin receptor kinase, TRK）抑制剂，用于成人和儿童实体瘤患者的治疗，包括①具有神经营养受体酪氨酸激酶（neurotrophin tyrosine kinase receptor, NTRK）基因融合，但没有已知的获得性耐药突变；②广泛转移或局部手术治疗效果不佳；③没有令人满意的替代治疗或治疗后疾病进展。

（一）药代动力学特征

Larotrectinib 经口服吸收后 0.5~2 小时达到血浆峰浓度值，平均绝对生物利用度为 34%。在儿童和成人中，Larotrectinib 的平均半衰期为 1.5~2 小时。对 Larotrectinib 的不同给药方案均显示出线性的药代动力学特征，重复给药后无累积。在健康受试者中，Larotrectinib 胶囊剂的 AUC 与口服溶液相似，C_{max} 比口服溶液高 36%。此外，高脂饮食（大约 900cal 的热量，58g 碳水化合物，56g 脂肪和 43g 蛋白质）和禁食状态相比，Larotrectinib 的 AUC 相似，C_{max} 减少 35%。健康受试者静脉注射 Larotrectinib 后，其分布体积平均值 V_{ss} 为 48L，体外血浆蛋白结合率为 70%，口服平均清除率为 98L/h，半衰期为 2.9 小时。Larotrectinib 主要由 CYP3A4 代谢，健康受试者单次口服 ^{14}C 标记的 Larotrectinib 100mg 后，58% 的放射剂量在粪便中恢复，39% 在尿液中恢复[72]。

（二）药效动力学特征

Larotrectinib 是原肌球蛋白受体激酶 TRKA、TRKB、TRKC 的抑制剂。TRKA、B 和 C 是由基因 NTRK1、NTRK2 和 NTRK3 编码的，可以产生组成激活的嵌合 TRK 融合蛋白，该蛋白可作为致癌驱动因子，促进肿瘤细胞系中的细胞增殖和生存。在通过基因融合导致的 TRK 蛋白的本构性激活、蛋白调节域的缺失或 TRK 蛋白过表达的细胞中，Larotrectinib 主要通过与细胞内 TRKA、TRKB、TRKC 的 ATP 位点竞争性结合，从而抑制 TRK 的催化活性和自磷酸化，阻断下游信号通路的传导，发挥抗肿瘤活性[72]。

Larotrectinib 的耐药机制包括原发性耐药和获得性耐药。Larotrectinib 原发性耐药的潜在机制被定义为疾病进展的最佳应答，在一项研究中[73]观察到 TRK 激酶结构域的 ATP 结合位点存在 NTRK G623R 突变，由于其与 NTRK1 G595R 旁系同源物改变了激酶结构域而在空间上干扰了 Larotrectinib 的结合以及降低了 Larotrectinib 的抑制效力被称为"溶剂前沿突变"。而 Larotrectinib 获得性耐药的机制被定义为在记录的客观应答或疾病稳定至少 6 个月后治疗期间的疾病进展，包括 NTRK1 G595R 突变、NTRK3 G623 突变和

xDFG 突变，在空间结构上干扰与药物的相互结合。

（三）药物相互作用

（1）强 CYP3A4 抑制剂单—剂量（100mg）Larotrectinib 与强 CYP3A4 抑制剂如伊曲康唑等联用时，会将 Larotrectinib 的 AUC_{0-INF} 和 C_{max} 分别增加 4.3 倍和 2.8 倍，导致更高的不良反应发生率。Larotrectinib 应避免与强 CYP3A4 抑制剂合用，包括葡萄柚或葡萄柚汁。如无法避免联合用药，则按照建议修改 Larotrectinib 剂量。

（2）强 CYP3A4 诱导剂单—剂量（100mg）Larotrectinib 与强 CYP3A4 诱导剂如利福平等联用时，可将 Larotrectinib 的 AUC_{0-INF} 和 C_{max} 分别降低 81% 和 71%，从而降低疗效。Larotrectinib 应避免与强 CYP3A4 诱导剂合用。如无法避免联合用药，则按照建议修改 Larotrectinib 剂量[72]。

（3）敏感 CYP3A4 底物 Larotrectinib 避免与敏感的 CYP3A4 底物联合使用。

（4）强 P-gp 抑制剂单—剂量（100mg）Larotrectinib 与强 P-gp 抑制剂如利福平等联用时，会将 Larotrectinib 的 AUC_{0-INF} 和 C_{max} 分别增加 1.7 倍和 1.8 倍。

（四）药物不良反应

最常见的不良反应（≥ 20%）为疲劳、恶心、眩晕、呕吐、咳嗽、天门冬氨酸氨基转移酶（AST）升高、丙氨酸氨基转移酶（ALT）升高、便秘、腹泻，也可能会出现神经系统及肝脏等不良反应。

（1）神经毒性在 176 例服用 Larotrectinib 的患者中，53% 的患者发生了不同程度的神经不良反应，其中 6% 为 3 级，0.6% 为 4 级。大多数（65%）的神经系统不良反应发生在治疗的前三个月，3 级神经不良反应包括谵妄（2%）、构音障碍（1%）、头晕（1%）、步态障碍（1%）和感觉异常（1%）。4 级脑病（0.6%）仅 1 例。如果患者有神经系统不良反应，建议不要驾驶或操作危险的机器。根据严重程度，继续或终止 Larotrectinib 的治疗。如果停止使用，恢复使用时修改 Larotrectinib 剂量。

（2）肝脏毒性在接受 Larotrectinib 治疗的 176 例患者中，任何级别转氨酶升高的占 45%，包括 6% 患者的 AST 或 ALT 升高的 3 级不良反应，1 例（0.6%）出现 ALT 升高的 4 级不良反应。治疗期间应监测肝功能，包括 ALT 和 AST，在治疗的第一个月每 2 周监测一次，然后每月监测一次，必要时根据临床指示进行监测。根据严重程度，继续或终止 Larotrectinib 治疗。如果停止使用，恢复使用时修改 Larotrectinib 剂量。

（3）胚胎毒性基于先天性突变导致 TRK 信号通路改变的人类实验的文献报道，动物实验的研究结果及其作用机制，VITRAKVI 在给孕妇使用时可能造成胚胎损害。Larotrectinib 导致母系暴露的大鼠和家兔畸形，临床剂量为 100 mg 每日两次时，大鼠和家兔畸形分别是约 11 倍和 0.7 倍。建议妇女注意对胎儿的潜在危险。建议有生育潜力的女性在治疗期间和最后一剂 Larotrectinib 后一周内使用有效的避孕方法[72]。

（五）用法用量

体表面积≥ 1.0m^2 的成人和儿童推荐剂量：100 mg/m^2，每日 2 次，口服。

体表面积< 1.0m^2 的小儿患者推荐剂量：100 mg/m^2，每日 2 次，口服[72]。

（六）药物相关基因与药理学效应

Larotrectinib 口服后 0.5~2.0 小时血浆药物浓度达到峰值，经 CYP3A4 代谢后，经胆道和肾脏排出体外。药物外排转运蛋白 ABCB1 和乳腺癌耐药蛋白 ABCG2 在小肠、血 – 脑屏障、血睾屏障和胎盘屏障及肾小管上皮细胞等中均有高表达，两者可影响药物在肠道的吸收及胆道和尿路的排泄，也可影响药物在中枢神经系统的渗透性。许多抗肿瘤药物包括酪氨酸激酶抑制剂等都是 ABCB1 和 ABCG2 的转运底物，相互作用可导致口服吸收较差或大脑穿透力较差。Larotrectinib 作用于 NTRK 基因融合的不同类型的肿瘤，这些肿瘤很可能发生为脑转移，若 Larotrectinib 在体内与 ABCB1 和 / 或 ABCG2 相互作用，则会影响其口服有效性及其在大脑中的药物浓度。

二、药物基因组学

（一）主要相关作用靶点基因

目前与 Larotrectinib 相关的作用靶点基因有三个，包括 NTRK1、NTRK2、NTRK3。

（二）药动学相关基因

一项研究发现[74]，在体外，Larotrectinib 能被 hABCB1 和 mABCG2 高效转运，而 hOATP1A2 的转运效率不高。在体内，mABCB1a/1b 和 mABCG2 均显著限制了 Larotrectinib 的口服有效性（2.1 倍）及其在脑（10.4 倍）、睾丸（2.7 倍）的渗透性，mABCB1a/1b 的作用更加突出。mOATP1a/1b 也限制了 Larotrectinib 的口服有效性（3.8 倍）和整体组织暴露。另外，Larotrectinib 是 CYP3A 的底物，限制了 Larotrectinib 的口服有效性从而限制其组织浓度，这些发现对 Larotrectinib 的进一步临床研究提供了思路。

三、相关 TDM 的研究进展

目前暂无针对 LarotrectinibTDM 的指南规范。Harsha K.Tripathy[75] 等建立了测定小鼠血浆中 Larotrectinib 含量的反向高效液相色谱法并成功应用于小鼠的药代动力学。

Hong，D S[76] 等报道了 Larotrectinib 在成年癌症患者血浆中的浓度，作为医院 I 期血浆递增剂量。在目前的方法中，通过增加血浆体积和注射量进行分析，很大可能检测患者超过 4 小时的 Larotrectinib 的血浆浓度。Rolf W.Sparidans[77] 等首次成功验证了 Larotrectinib 的生物分析方法，采用液相色谱 – 串联质谱法（LC–MS）测定了小鼠血浆和组织匀浆中的原肌球蛋白受体激酶抑制剂 Larotrectinib 的含量。Larotrectinib 在小肠、肝、肾、肺、睾丸和脑组织中的分布逐渐减少，尤其是大脑穿透力非常低，推测可能由于血 – 脑屏障中某些 ABC 外排转运蛋白的高表达，如 P– 糖蛋白和乳腺癌耐药蛋白限制了药物在大脑的穿透力和分布。Larotrectinib 相关的血药浓度监测还需要进一步的探索研究。

四、相关基因检测的研究进展

为了获得 TRK 抑制剂的最佳临床疗效，肿瘤患者 NTRK 基因融合的有效诊断对治疗指导至关重要。NTRK 基因融合常见的类型有 ETV6-NTRK3 和 TPM3-NTRK1[78]，其他融合形式还有 LMNA-NTRK1、EML4-NTRK3 等。目前，可用于直接或间接检测肿瘤组织样本中基因融合是否存在的方法包括免疫组织化学（IHC）、荧光原位杂交（FISH）、逆转录酶聚合酶链式反应（RT-PCR）和第二代测序技术（NGS）[79]，但仍处于研究中。NTRK 融合基因的检测已被纳入 NCCN 指南中非小细胞肺癌基因检测中[79,80]。Shukla[81] 等使用锚定多重 RNA 测序、全基因组测序（WGS）以及免疫组化方法检测并证实了一例 ETV6-NTRK3 基因融合的分泌性乳腺癌，经 Larotrectinib 治疗后疼痛明显改善、肿瘤体积明显减小，2 个月后肿瘤及肺转移几乎完全消失且不良反应较轻。Halalsheh 等[82] 采用荧光原位杂交（FISH）方法检测了一例 ETV6-NTRK3 突变的先天性中胚层肾癌骨转移的儿童患者，对 Larotrectinib 的治疗有显著的反应，并且显著促进了骨骼的愈合，患者在开始治疗 8 个月内完全缓解。目前暂无 Larotrectinib 相关药物基因检测的指南规范，在 Larotrectinib 相关的基础研究中多采用二代测序技术及荧光原位杂交进行相关基因检测，但检测方法还需要进一步的优化探索以促进临床合理用药及精准化医疗。

第九节　奥拉帕利

一、药物简介

奥拉帕利（Olaparib）是一种多聚 ADP 核糖聚合酶（PARP）抑制剂，也作用于 BRCA1 或 BRCA2 突变。奥拉帕利有效作用于 Brca1、p53 乳腺癌（每天按 50mg/kg 剂量腹腔注射），但是对 HER 缺陷的 Ecad、p53 乳腺癌没有效果。奥拉帕利已经批准用于治疗 BRCA 突变的肿瘤，比如卵巢癌、乳腺癌、前列腺癌。此外，奥拉帕利对 ATM 缺陷的肿瘤细胞具有选择性，说明奥拉帕利可作为治疗 ATM 突变的淋巴肿瘤的潜在药物[83]。

（一）药代动力学特征

1. 吸收 奥拉帕利口服吸收迅速，血药浓度在 1~3 小时后达到峰值，多次服药无明显蓄积，每日 2 次，蓄积比值为 1.4~1.5，在 3~4 天达到稳态。有限的数据表明，在 100~400mg 剂量范围内，奥拉帕利的 AUC 与剂量成比例增加，其药动学数据是可变的。进食高脂肪餐时服药，药物吸收的 t_{max} 延迟 2 小时，但奥拉帕利的吸收变化不明显，AUC 的均数约增加 20%。

2. 分布 单次口服奥拉帕利 400mg，稳态表观分布容积为（167±196）L。口服 400mg，每日 2 次，其血浆药物浓度在体外的蛋白结合率接近 82%。

3. 代谢 体外试验显示 CYP3A4 是奥拉帕利主要代谢酶。女性患者口服 ^{14}C 奥拉帕利，未变化的原型药占血浆循环中放射性的 70%。尿和粪中分别占 15% 和 6%，为被广泛地代谢的放射性原型药，并经过氧化反应，再生成葡萄糖醛酸或硫酸结合物。单次口服奥拉帕利 400mg，血浆终末半衰期（11.9±4.8）小时，表观血浆清除率（8.6±7.11）L/h。

4. 排泄 单次口服 ^{14}C 奥拉帕利后，收集 7 天尿和粪，放射性物质回收 86%。其中，通过尿和粪代谢物排泄分别占 44% 和 42%。有轻度肾受损患者（n 为 14，CLcr 为 50~80 ml/min）服用奥拉帕利与肾功能正常患者（n 为 8，CLcr > 80 ml/min）比较，AUC 和 C_{max} 均数分别增加 1.5 和 1.2 倍；尚没有 CLcr <50 ml/min 或正在进行肾透析患者的试验数据[84]。

（二）药效动力学特征

在体外，奥拉帕利是 CYP3A4 的抑制剂和诱导剂，同时也是 CYP2B6 的诱导剂。当奥拉帕利与 CYP3A 抑制剂联合给予时，奥拉帕利 C_{max} 分别增加 2.7 和 1.4 倍。当奥拉帕利与利福平，一种强 CYP3A 诱导剂联用给予时奥拉帕利的 AUC 和 C_{max} 减低分别 87% 和 71%。体外研究显示奥拉帕利是 P-gp 的底物和 BCRP、OATP1B1、OCT1、OCT2、OAT3、MATE1 和 MATE2K 的抑制剂可能存在临床相关性。

（三）药物相互作用

奥拉帕利是主要通过 CYP3A 代谢。

1. 抗癌药 临床研究显示奥拉帕利与其他骨髓抑制抗癌药联用，包括 DNA 损伤药，可加强和延长骨髓抑制毒性。

2. 可能增加奥拉帕利血浆浓度的药物 在患者（n=57）中，将伊曲康唑（一种强 CYP3A 抑制剂）与奥拉帕利联合给药，奥拉帕利的 AUC 增加 2.7 倍。因此，奥拉帕利给药时应避免同时使用强 CYP3A 抑制剂（伊曲康唑、泰利霉素、波普瑞韦、特拉匹韦）和中度 CYP3A 抑制剂（安普那韦、阿瑞匹坦、红霉素、氟康唑、福沙那韦、伊马替尼、维拉帕米）。如强或中度 CYP3A 抑制剂必须联合给药，应降低 CYP3A 抑制剂剂量。

    3. 可能降低奥拉帕利血浆浓度的药物　　在患者（$n=22$）中，将利福平（一种强 CYP3A 诱导剂）与奥拉帕利联合给药，奥拉帕利的 AUC 降低 87%。因此，奥拉帕利给药时应避免同时使用强 CYP3A 诱导剂（苯妥英钠、利福平、卡马西平、圣约翰草）和中度 CYP3A4 诱导剂（波生坦、依非韦伦、依曲韦林、莫达非尼、萘夫西林）。如强或中度 CYP3A 诱导剂必须联合给药，应降低 CYP3A 诱导剂剂量。

（四）药物不良反应

    （1）奥拉帕利最常见的不良反应（≥ 20%）是贫血、恶心、乏力、呕吐、腹泻、味觉障碍、消化不良，头痛、食欲下降、鼻咽炎、咽炎、咳嗽、关节痛或肌肉骨骼痛、肌痛、背部疼痛、皮炎或皮疹、腹痛或不适。

    （2）奥拉帕利最常见的实验室检查异常（≥ 25%）包括肌酐升高、平均红细胞体积升高、血红蛋白和血小板降低、淋巴细胞和中性粒细胞绝对计数减少。

（五）血药浓度与药理学效应

    奥拉帕利作为第一个上市的 PARP 抑制剂，其进入体内主要经 CYP3A4 酶代谢，如果合并使用 CYP3A4 酶抑制剂或诱导剂可能引起该药物在体内的浓度增加或降低。此外，相同剂量不同个体体内奥拉帕利代谢亦有所差异，更易发生严重不良反应。Zhou 等发表的一项研究显示，当奥拉帕利 AUC>100（μg·h）/ml 时，Ⅲ / Ⅳ级不良反应发生率较高 [85]。因此，对奥拉帕利进行血药浓度监测是非常必要的。奥拉帕利的血药浓度检测能够准确地判断血液中的奥拉帕利浓度，便于及时地调整给药剂量，使该药能够很好地发挥治疗作用，可为临床安全、合理用药提供一定的参考依据。同时，对不同患者施以不同的、精准的给药剂量，实现个体化治疗，达到最优疗效。

（六）药物相关基因与药理学效应

    奥拉帕利是 PARP 抑制剂，PARP 参与了 DNA 修复。研究发现很多卵巢癌患者存在 BRAC 基因突变，这个基因突变无论是遗传的基因突变，还是后天发生的突变，都可导致 BRAC 基因失活，这使得 DNA 的重组修复途径受损，这种情况下需要 PARP 蛋白的高表达进行补偿，如果使用奥拉帕利抑制 PARP，就可以起到抑制 DNA 修复的作用，促进了肿瘤细胞凋亡。因此，该药物在治疗前，需要检测 BRAC 基因突变情况。肿瘤中 DNA 损伤修复（DDR）基因扩增可通过增加 DDR 导致化疗耐药性和较差的总体存活率，其中，Nibrin 基因在乳腺癌和卵巢癌细胞中的过度表达通过促进 ATM–S1981 的磷酸化和同源性依赖的重组效率而导致 BRCA1 依赖的奥拉帕利耐药，导致疗效降低 [86,87]。此外，奥拉帕利口服吸收后，主要经肝脏 CYP3A 代谢，在其编码区有义突变可能改变酶活性，从而影响奥拉帕利疗效及不良反应。

二、血药浓度监测

（一）适应人群

推荐使用奥拉帕利治疗的所有肿瘤患者进行 TDM，尤其是合并肾功能不全的肿瘤患者。

（二）方法与流程

奥拉帕利血药浓度监测使用 AUC，其检测的方法主要为高效液相色谱 – 串联质谱，可用于患者的治疗药物监测和实验室临床研究，可作为首选方法[88,89]。

1. 采集血样 在奥拉帕利口服给药后 1.5~2 小时内直接肘静脉穿刺采血 3ml 于采血管中，颠倒混匀。

2. 转移血样 获取血液后，迅速、平稳地转运至实验室，切勿剧烈晃动，防止血细胞破裂造成标本污染。若无法及时转运样本，可放至 4℃保温箱保存。

3. 处理血样及仪器检测 分离血细胞和血浆，取合适体积血浆进行检测。

（三）目标值与结果解读

目前针对奥拉帕利 TDM 的权威指南规范较少。荷兰癌症研究所发表的一项研究，结合另一项 meta 分析表明，当奥拉帕利的 AUC>100（μg·h）/ml 时，Ⅲ/Ⅳ级不良反应发生率较高。综上，对奥拉帕利的血药浓度监测提出了具体的指导建议，见表 13-4。

表 13-3 奥拉帕利血药浓度监测指导建议

初始剂量（mg, bid）	AUC（μg·h）/ml	评价	指导建议
300~400	<50		无疗效且无Ⅱ级及以上不良反应发生时，建议单次剂量调整为 400~500mg bid，并定期监测血药浓度，严密监测不良反应发生情况
	50~100	正常	有疗效且无Ⅱ级及以上不良反应发生时，建议维持初始剂量，定期监测血药浓度
	>100	↑	有疗效或Ⅱ级及以上不良反应发生时，建议单次剂量调整为 200~300mg bid，并定期监测血药浓度，严密监测不良反应发生情况

三、药物基因组学

（一）药物相关基因检测

药动学相关基因：研究表明 BRAC、DDR 等相关基因存在多态性，并对奥拉帕利的治疗效果、不良反应及耐药等情况产生一定的影响。

（二）方法与流程

奥拉帕利药物相关基因检测通常使用 PCR 技术，具有操作简便、灵敏度高、特异性强、结果可靠等优点。

1. 采集血样 静脉穿刺采血 3ml 于采血管中，颠倒混匀。

2. 转移血样 获取血液后，迅速、平稳地转运至实验室，切勿剧烈晃动，防止血细胞破裂造成标本污染。如果无法及时转运样本，可放至 4℃ 保温箱保存。

3. 处理血样及仪器检测 分离血细胞和血浆，取合适体积血浆进行检测。

（三）结果解读

BRAC 基因突变，这使得 DNA 的重组修复途径受损，这种情况下需要 PARP 蛋白的高表达进行补偿，进而促进肿瘤的进展。Nibrin 基因在乳腺癌和卵巢癌细胞中的过度表达通过促进 ATM-S1981 的磷酸化和同源性依赖的重组效率而导致 BRCA1 依赖的奥拉帕利耐药，导致疗效降低。

四、相关 TDM 的研究进展

目前针对奥拉帕利 TDM 的相关研究和权威指南规范比较少，对其血药浓度范围与疗效及相关不良反应间还没有统一的定论，有待于进一步的完善和统一奥拉帕利相关 TDM 的标准制定，从而使患者给药方案、剂量实现真正的个体化。

五、相关基因检测的研究进展

奥拉帕利在治疗卵巢癌、乳腺癌、前列腺癌中发挥着重要作用，但其疗效及不良反应个体差异大，导致其在临床应用时给药剂量难以把握。药物基因组学的迅速发展使人们期望能够根据患者的遗传结构进行奥拉帕利个体化给药[90-92]。目前的研究显示，奥拉帕利体内主要经 CYP3A4 酶代谢，如果合并使用 CYP3A4 酶抑制剂或诱导剂可能引起该药物在体内浓度的改变。同时，CYP3A4 等相关代谢酶基因的突变（功能增加或减弱）都可能会影响奥拉帕利在体内的代谢，进而对疗效/毒性产生影响；因此，进一步的奥拉帕利药物基因组学研究，需要在全基因组关联研究及系统的功能研究基础上，明确有临床意义的遗传变异，并通过系统设计合理的前瞻性研究确证，使研究结果可以很好地指导奥拉帕利临床应用，真正实现基于"基因处方"的个体化用药。

第十节　尼拉帕利

一、药物简介

尼拉帕利（Niraparib）是一种多聚 ADP 核糖聚合酶（PARP），也是 PARP-1 和 PARP-2 的抑制剂，它们在 DNA 修复中起作用。体外研究显示尼拉帕利诱导细胞毒性可能涉及 PARP 酶活性的抑制和增加 PARP-DNA 复合物的形成导致 DNA 损伤，进而诱导细胞凋亡。适用于复发性卵巢上皮癌、输卵管癌、原发性腹膜癌及对铂化疗完全或部分应答的成年患者的维持治疗[93]。

（一）药代动力学特征

1. 吸收　单次口服尼拉帕利 300mg，血浆 C_{max} 的均值 ± 标准差为（804±403）ng/ml。尼拉帕利剂量在 30~400mg（相当于临床推荐剂量的 0.1~1.3 倍）范围内，其 C_{max} 和 AUC 与剂量呈正相关。在 30~400mg 范围内，每日给药，为期 21 天，尼拉帕利接触量的蓄积比接近 2 倍。口服尼拉帕利的绝对生物利用度约 73%，达到 C_{max} 的时间在 3 小时以内，进食高脂餐服药（3347.2~4184.0J，50% 的热量来自脂肪）对尼拉帕利的药动学参数无明显影响。

2. 分布　尼拉帕利与血浆蛋白的结合率为 83.0% 表观分布容积为（1220±1114）L，群体药动学分析表明，癌症患者的表观分布容积为 1074L。每日 1 次，口服尼拉帕利 300mg，多次服药后，$t_{1/2}$ 均值为 36 小时，群体药动学分析表明，癌症患者服用尼拉帕利的表观清除率为 6.2L/h。

3. 代谢　尼拉帕利主要被羧酸酯酶代谢，生成大量无活性的代谢物，其后，发生葡萄糖醛酸化。

4. 排泄　单次口服放射性标记的尼拉帕利 300mg，21 天后从尿中回收均值为 47.5%（33.4%~60.2%），大便中回收均值为 38.8%（28.3%~47.0%）的放射性。汇集 6 天收集的样品，未变化的原型药在尿和粪中分别占服药剂量 11% 和 19%[94,95]。

（二）药效动力学特征

在体外，尼拉帕利对 PARP-1 和 PARP-2 酶均有很强的选择性抑制作用，IC_{50} 分别为 3.8 和 2.1nmol/L，比 PARP 族其他成员，如 PARP-3、v-PARP 和 TANK-1 的选择性强 100 倍。与 BRCA1 和 BRCA2 基因缺陷细胞系一起孵化，尼拉帕利能选择性抑制癌细胞增殖，而对正常细胞无抑制作用。在 BRCA 基因缺陷细胞系中，尼拉帕利诱导细胞毒性，使细胞增殖周期停滞在 G2/M 期，导致细胞凋亡和有丝分裂突变。在体内，尼帕拉利对患者衍生的异种移植物所致高级浆液性卵巢癌有抗肿瘤效应。尼拉帕利剂量 ≥ 80 mg/d 有抗肿瘤活性，抑制外周血单核细胞的 PARP 酶活性 >50%。患者接受尼拉帕利治疗后，能使其匹配样品中的肿瘤组织 DNA 双链的标记物 γH2AX foci 发生断裂。

（三）药物相互作用

在代谢方面，尼拉帕利在体内通过羧酸酯酶代谢，与其他药物相互作用少，在与 CYP450 酶代谢的药物联合使用时，无需调整剂量。而其他大部分药物经 CYP450 酶代谢（CYP3A 代谢途径），因此与其他药物的相互作用风险较低。尼拉帕利可以和常见的降血压、降血糖药物同时服用。另外，不会影响正常饮食，也不会被葡萄柚、西柚水果（CYP3A 代谢途径抑制剂）影响药效，药物兼容性好。

（四）药物不良反应

（1）尼拉帕利在临床试验中最常见（≥ 10%）的 3 级和 4 级不良反应是血小板减少症、贫血、嗜中性粒细胞减少症。出现这些不良反应后，分别有 3.3%、1.4% 和 1.9% 的患者终止用药。这些血液学不良反应绝大多数发生在前 3 个给药周期。

（2）尼拉帕利发生率在 1%~10% 的不良反应包括：心动过速、外周水肿、低钾血症、支气管炎、结膜炎、γ–谷氨酰转移酶增加、血液肌酐升高、血碱性磷酸酶升高、体重降低、抑郁、鼻出血等。

（五）血药浓度与药理学效应

尼拉帕利作为第一个用于复发性卵巢上皮细胞癌维持治疗的药物，其进入体内主要通过羧酸酯酶代谢，生成无活性的代谢产物，之后再与葡萄糖醛酸结合，排出体外。此外，尼拉帕利与其他药物相互作用少，因其他大部分药物经 CYP450 酶代谢（CYP3A 代谢途径），因此与其他药物的相互作用风险较低。所以，尼拉帕利的血药浓度主要由给药剂量和患者自身因素决定的，相同剂量不同个体体内尼拉帕利代谢亦有所差异，易导致严重不良反应的发生。因此，对尼拉帕利进行血药浓度监测是非常必要的。尼拉帕利的血药浓度监测能够准确地判断血液中的尼拉帕利浓度，便于及时地调整给药浓度，使该药能够很好地发挥治疗作用，为临床安全、合理用药提供一定的参考依据。同时，对不同患者施以不同的、精准的给药剂量，实现个体化治疗，达到最优疗效。但目前针对尼拉帕利 TDM 的权威指南规范较少，还有待于进一步的研究。

（六）药物相关基因与药理学效应

研究表明，尼拉帕利是羧酸酯酶和 UDP- 葡萄糖醛酸转移酶的底物。该酶的编码区有义突变可能改变酶活性，从而影响尼拉帕利疗效及不良反应。此外，尼拉帕利可被 P-gp 和 BCRP 转运，相关基因多态性可直接影响 P-gp 和 BCRP 的分布和功能，并影响着 P-gp 和 BCRP 底物药物的临床疗效。此外，尼拉帕利是针对细胞内两种 BRCA1/2 基因突变重要的 DNA 修复药物，其通过 PRAP-1 抑制修复 DNA 单链损伤，PRAP-2 抑制修复 DNA 双链损伤，促使细胞内 DNA 损伤得到及时修复而避免癌变。因此，尼拉帕利在治疗前，需要检测 P-gp，BCRP 和 BRCA 相关基因突变情况。

二、血药浓度监测

目前针对尼拉帕利 TDM 的相关研究和权威指南规范比较少，对其血药浓度范围与疗效及相关不良反应间还没有统一的定论，有待于进一步的完善和统一尼拉帕利相关 TDM 的标准制定，从而使患者给药方案、剂量实现真正的个体化[96]。

三、药物基因组学

（一）药物相关基因检测

药动学相关基因：研究发现，P-gp，BCRP 和 BRCA 相关基因存在多态性，并对尼拉帕利的治疗效果、不良反应及耐药等情况产生一定的影响。一项多中心的临床试验显示，尼拉帕利给药的 BRCA 缺陷患者的无进展生存期显著高于无 BRCA 缺陷患者的无进展生存期[97]。

（二）方法与流程

尼拉帕利药物相关基因检测通常使用 PCR 技术，具有操作简便，灵敏度高，特异性强，结果可靠等优点。

1. **采集血样** 静脉穿刺采血 3ml 于采血管中，颠倒混匀。
2. **转移血样** 获取血液后，迅速、平稳地转运至实验室，切勿剧烈晃动，防止血细胞破裂造成标本污染。如果无法及时转运样本，可放至 4℃保温箱保存。
3. **处理血样及仪器检测** 分离血细胞和血浆，取合适体积血浆进行检测。

（三）结果解读

携带 BRCA1/2 突变基因的个体，发生卵巢癌的风险是一般人群的 20~50 倍。尼拉帕利对携带 BRCA1/2 基因突变的患者无进展生存期显著延长。

四、基因检测的研究进展

尼拉帕利在治疗复发性卵巢上皮癌、输卵管癌、原发性腹膜癌及对铂化疗完全或部分应答的成人患者维持治疗中发挥着重要作用，但其疗效及不良反应个体差异大，导致其在临床应用时给药剂量难以把握[98,99]。药物基因组学的迅速发展使人们期望能够根据患者的遗传结构进行尼拉帕利个体化给药[100,101]。目前的研究显示，尼拉帕利体内主要经羧酸酯酶代谢，如果羧酸酯酶等相关代谢酶的编码区有义突变可能改变酶活性（功能增加或减弱），都可能影响尼拉帕利在体内的代谢，进而对疗效/毒性产生影响。此外，尼拉帕利可被 P-gp和 BCRP 转运，相关基因多态性可直接影响 P-gp 和 BCRP 的分布和功能，进而影响药物的临床疗效。因此，进一步的尼拉帕利药物基因组学研究，需要在全基因组关联研究及系统的功能研究的基础上，明确有临床意义的遗传变异，并通过系统的设计合理的前瞻性研究确证，使研究结果可以很好地指导尼拉帕利临床应用，真正实现基于"基因处方"的个体化用药。

第十一节 Rucaparib

一、药物简介

Rucaparib（瑞卡帕布）是 PARP 的抑制剂，其适应证为已经经过两种或多种化学药物治疗，并且具有特异性基因突变的晚期卵巢癌[102,103]。FDA 批准 Rucaparib 用于治疗既往接受二线治疗药物失败的 BRCA 突变晚期卵巢癌患者。

（一）药代动力学特征

1. 吸收 口服 Rucaparib 每日 1 次 40~500mg 和每日 2 次 240~840 mg，分别在给药后 1.5~6.0 小时和 1.5~4.0 小时到达最大浓度的中位时间。表观清除率范围分别为每日1 次给药（26.7~47.5 L/h）和每日 2 次给药（26.2–58.6 L/h）。在批准的推荐剂量下，稳态 Rucaparib C_{max} 的平均值为 1940ng/ml（54% 变异系数 CV），AUC_{0-12h} 为 16900（h·ng）/ml（54%CV）。

2. 分布 在推荐剂量 600mg，每日 2 次，给药 1 周后达到稳定状态。与禁食条件相比，单次口服 600 mg Rucaparib 后，高脂餐可使 Rucaparib 的 C_{max} 和 AUC 分别增加 20%和 38%。

3. 代谢 代谢研究表明，Rucaparib 被 CYP450 酶（CYP2D6、CYP1A2 和 CYP3A4）代谢。接受 Rucaparib 600mg，每日 2 次治疗的癌症患者血浆样品中进行的代谢物初步分析表明 Rucaparib 口服后通过氧化、N- 脱甲基化、N- 甲基化和葡萄糖醛酸化在人体内代谢，羧酸 M324 是 Rucaparib 的主要代谢物，并且 Rucaparib 随时间的推移而下降，而羧酸 M324 随时间的推移而增加[104]。

4. 排泄 单次口服 ^{14}C-Rucaparib 600mg 后，收集 12 天尿和粪，放射性物质回收 89.3%。其中，通过尿和粪代谢物排泄分别占 17.4% 和 71.9%。

（二）药效动力学特征

Rucaparib 是 PARP-1、PARP-2 和 PARP-3 抑制剂，具有抗癌特性。PPAR 是一种酶，可通过激活反应途径在 DNA 修复中起重要作用。这些修复机制的缺陷已在各种恶性肿瘤中得到证实。修复途径的调节对于促进必要的细胞死亡至关重要。在肿瘤细胞中，Rucaparib 在浓度为 1μmol/L 时抑制 PARP-1 活性达 97.1%。BRCA 基因是抑癌基因，可介导几种细胞过程，包括 DNA 复制，转录调控，细胞周期检查点，细胞凋亡，染色质结构和同源重组。当同源重组缺陷（HRD）以及 PPAR 抑制时，会增强细胞死亡途径。卵巢癌通常由于 BRCA 突变或其他原因导致在 DNA 修复途径（HRD）中具有缺陷。患者接受 Rucaparib 后，可通过上述机制抑制肿瘤细胞的生长起到抗肿瘤的作用。

（三）药物相互作用

在代谢方面，Rucaparib 主要经 CYP2D6、CYP1A2 和 CYP3A4 酶代谢。而其他大部分药物同样经 CYP450 酶代谢，因此与其他药物的相互作用风险较高。Rucaparib 与华法林联合使用时，可增加华法林的血清浓度；与 4-羟基香豆素联合使用时，4-羟基香豆素的代谢会降低；与 4-甲氧基苯丙胺联合使用时，4-甲氧基苯丙胺的代谢会降低；与 6-O-苄基鸟嘌呤合用时，Rucaparib 的代谢会降低；与 8-氮鸟嘌呤合用时，Rucaparib 的代谢会降低；与 8-氯茶碱联合使用时，可以减少 8-氯茶碱的代谢；与 9-氨基喜树碱联合使用时，9-氨基喜树碱的代谢会降低。

（四）药物不良反应

Rucaparib 常见的不良反应包括恶心、疲劳、呕吐、贫血、腹痛、味觉障碍、便秘、食欲下降、腹泻、血小板减少、呼吸困难和骨髓增生异常，此外该药物也会对胎儿造成伤害。

（五）血药浓度与药理学效应

Rucaparib 用于既往接受二线治疗药物失败的 BRCA 突变晚期卵巢癌的治疗，其进入体内主要通过 CYP450 酶（CYP2D6、CYP1A2 和 CYP3A4 酶）代谢。如果合并使用上述酶抑制剂或诱导剂可能引起该药物的在体内的浓度增加或降低。此外，相同剂量不同个体体内 Rucaparib 代谢亦有所差异，容易发生相关不良反应。因此，对 Rucaparib 进行血药浓度监测是非常必要的。Rucaparib 的血药浓度监测能够准确地判断患者血液中的 Rucaparib 浓度，便于及时地调整给药浓度，使该药能够很好地发挥治疗作用可为临床安全、合理用药提供一定的参考依据。同时，对不同患者施以不同的、精准的给药剂量，实现个体化治疗，以达到最优疗效。但目前针对尼拉帕利 TDM 的权威指南规范较少，还有待于进一步的研究。

（六）药物相关基因与药理学效应

Rucaparib 是 PARP 的抑制剂，可靶向抑制 PARP-1、PARP-2 和 PARP-3。Rucaparib 可利用 DNA 修复途径的缺陷，优先杀死癌细胞，这种作用机制赋予了该药治疗存在广泛 DNA 修复缺陷肿瘤的潜力，主要用于治疗 BRCA 突变晚期卵巢癌患者。此外，Rucaparib 主要经 CYP2D6、CYP1A2 和 CYP3A4 酶代谢，如果此类酶的编码区有义突变可能改变酶活性，从而影响 Rucaparib 疗效及不良反应。因此，Rucaparib 在治疗前，需要检测相关代谢酶的基因多态性以及 BRCA 基因突变情况。

二、血药浓度监测

目前针对 Rucaparib TDM 的相关研究和权威指南规范比较少，对其血药浓度范围与疗效及相关不良反应间还没有统一的定论，有待于进一步的完善和统一 Rucaparib 相关 TDM 的标准制定，从而使患者给药方案、剂量实现真正的个体化。

三、药物基因组学

（一）药物相关基因检测

药动学相关基因研究发现，CYP2D6、CYP1A2 和 CYP3A4 酶和 BRCA 相关基因存在多态性，可能对 Rucaparib 的治疗效果、不良反应及耐药等情况产生一定的影响。一项多中心的临床试验显示，BRCA 突变的复发性卵巢癌患者使用 Rucaparib，其无进展生存期显著延长[105]。

（二）方法与流程

Rucaparib 药物相关基因检测通常使用 PCR 技术，具有操作简便、灵敏度高、特异性强、结果可靠等优点。

1.采集血样 静脉穿刺采血 3ml 于采血管中，颠倒混匀。

2.转移血样 获取血液后，迅速、平稳地转运至实验室，切勿剧烈晃动，防止血细胞破裂造成标本污染。如果无法及时转运样本，可放至 4℃保温箱保存。

3. 处理血样及仪器检测 分离血细胞和血浆，取合适体积血浆进行检测。

（三）结果解读

BRCA 突变的复发性卵巢癌患者使用 Rucaparib，其无进展生存期延长最为显著。

四、相关基因检测的研究进展

Rucaparib 在治疗既往接受二线治疗药物失败的 BRCA 突变晚期卵巢癌中发挥着重要作用，但其疗效及不良反应存在较大的个体差异，导致其在临床应用时给药剂量难以把握[106,107]。药物基因组学的迅速发展使人们期望能够根据患者的遗传结构进行 Rucaparib 个体化给药[108,109]。目前的研究显示，Rucaparib 体内主要经 CYP450 酶（CYP2D6、CYP1A2 和 CYP3A4 酶）代谢，如果此类酶等相关代谢酶的编码区有义突变可能改变酶活性（功能增加或减弱），都可能影响 Rucaparib 在体内的代谢，进而对疗效 / 毒性产生影响。因此，进一步的 Rucaparib 药物基因组学研究，需要在全基因组关联研究及系统的功能研究的基础上，明确有临床意义的遗传变异，并通过系统的设计合理的前瞻性研究确证，使研究结果可以很好的指导 Rucaparib 临床应用，真正实现基于"基因处方"的个体化用药。

第十二节　Talazoparib

一、药物简介

Talazoparib（他拉唑帕尼，商品名 Talzenna）是迄今为止 FDA 批准的第 4 款 PARP 抑制剂，于 2018 年 10 月 16 日获批上市，用于治疗存在有害或疑似有害的生殖系易感基因 BRCA 突变（gBRCAm）、HER-2 阴性局部晚期或转移性乳腺癌（MBC），患者在使用 Talazoparib 前必须进行 BRCA 检测[110-112]，目前已有多个 Talazoparib 治疗上皮性卵巢癌的临床试验开展[113-116]。

Talazoparib 是一种新型的双机制 PARP 抑制剂，既能有效抑制 PARP 酶催化活性，又可在单链 DNA 断裂位点捕获 PARP，增加 PARP-DNA 复合物的形成，导致 DNA 损伤，进而导致 BRCA1/2 突变细胞的死亡，最终通过两种机制减少肿瘤细胞的增殖并促使其凋亡。Talazoparib 是继奥拉帕利后全球第 2 个获批的用于治疗 BRCA 突变 /HER-2 阴性转移性乳腺癌的药物，具有良好的抗肿瘤活性，临床前研究也表明 Talazoparib 具有良好的代谢稳定性，口服生物利用度和药动学性质足以满足其临床要求[117,118]。

（一）药代动力学特征

患者按临床推荐剂量，口服 talazoparib 1mg，每日 1 次，AUC 的几何平均值与稳态 C_{max} 分别为 208（ng·hr）/ml 和 16.4ng/ml，两者变异系数分别为 37% 及 32%[111]。在 0.025~2mg（2 倍临床推荐剂量）的剂量范围内，Talazoparib 药动学参数与服药剂量呈正相关。连续口服 Talazoparib 1mg，每日 1 次，在 3 周内血浆中 Talazoparib 的浓度达到稳态[110,112]。

1. 吸收 口服 Talazoparib 后，达到 C_{max} 的中位时间一般为 1~2 小时。单次与高脂肪、高热量食物（约 800~1000cal）同时口服 Talazoparib 0.5mg 时，其血浆 C_{max} 下降 46%、中位 t_{max} 从 1 小时延迟至 4 小时，AUC_{inf} 不受影响。

2. 分布 Talazoparib 表观分别容积均值为 420L，在体外，Talazoparib 与蛋白质的结合率为 74%，此结合率与 Talazoparib 浓度无关。

3. 消除 Talazoparib 的平均终末血浆半衰期为（90±58）小时，肿瘤患者平均表观口服清除率及患者间个体差异分别为 6.45L/h 及 31.1%。

4. 代谢 在体内，Talazoparib 经肝脏代谢极少，确定的代谢途径包括单氧化、脱氢、单去氟 –Talazoparib 的半胱氨酸缀合和葡萄糖苷酸缀合。

5. 排泄 尿液是 Talazoparib 排泄的主要途径，在尿液中回收了约 68.7% 的 ^{14}C–Talazoparib（54.6% 未改变），在粪便中回收了约 19.7% 的 ^{14}C–Talazoparib（13.6% 未改变）。

（二）药效动力学特征

1. 体内外抗肿瘤活性 体外实验中，Talazoparib 对 PARP–1 和 PARP–2 亚型结合的亲和力分别为 1.2 和 0.9nmol/L。而 PARP–1 的 IC_{50} 为 0.57nmol/L，比其他 PARP–1 抑制剂如奥拉帕利、rucaparib 和 Veliparib 低 30% 以上，这 3 种 PARP–1 抑制剂的 IC_{50} 分别为 1.94、1.98 和 4.73nmol/L。因此，Talazoparib 靶向 BRCA1，BRCA2 或磷酸酶和张力同源蛋白（PTEN）缺失的潜力比奥拉帕利、rucaparib 和 veliparib 活性分别强 20 倍至 200 倍以上。在体内，Talazoparib 可抑制小鼠异种移植 BRCA1 突变乳腺癌模型中肿瘤的增长，也可以降低肿瘤内聚二磷酸腺苷 – 核糖的浓度。此外，临床前研究表明 Talazoparib 与替莫唑胺、盐酸伊立替康活性代谢物 SN38 或铂制剂联用，其抗肿瘤活性有协同或加成作用[110, 112, 119]。

2. 临床研究 Talazoparib 的获批是基于Ⅲ期临床研究 EMBRACA（ClinicalTrials.gov 编号：NCT01945775）的数据[120-123]。该研究纳入了 43l 例 gBRCAm、HER–2 阴性局部晚期或转移性乳腺癌患者，评估了 Talazoparib 相对于医师选择的标准单药化疗方案（初始化疗：卡培他滨，艾日布林，吉西他滨或长春瑞滨）的疗效和安全性。此研究中，患者以 2∶1 的比例随机分配接受 Talazoparib（287 例，每日 1 次 1.0mg）或 PCT（144 例）。

所有患者均存在已知有害或疑似有害 gBRCA 突变，接受过治疗局部晚期或转移性疾病的细胞毒性化疗方案不超过 3 种，同时在新辅助、辅助、和（或）转移性疾病治疗中已接受了一种蒽环类药物和（或）紫杉烷的治疗（除非禁忌）。主要疗效观察指标是由独立评审委员会根据实体瘤反应评价标准 RECIST1.1 评估的无进展生存期（PFS）。

与长春新碱（PCT）治疗组相比，Talazoparib 治疗组 PFS 显著延长［中位 PFS：8.6 个月（Talazoparib）vs. 5.6 个月（PCT）；风险比 HR=0.54，95% CI：0.41, 0.71；$P < 0.0001$］、疾病进展风险显著降低 46%，实现完全缓解或部分缓解的患者比例提高 1 倍（62.6% vs. 27.2%，$P < 0.0001$）。Talazoparib 相比化疗耐受性良好，无进展生存期和临床缓解情况改善显著。

（三）药物相互作用

1. P- 糖蛋白抑制剂 与 P-gp 抑制剂共同给药可能会增加 Talazoparib 的暴露量。在临床试验中，Talazoparib 与胺碘酮、卡维地洛、克拉霉素、伊曲康唑和维拉帕米共同给药会使 Talazoparib 暴露量增加 45%；与阿奇霉素、阿托伐他汀、地尔硫草、非洛地平、氟伏沙明或槲皮素共同给药会使 Talazoparib 暴露量增加 8%。如果无法避免 Talazoparib 与这些 P-gp 抑制剂共同给药，则需减少 Talazoparib 剂量至每日 0.75mg。当停用 P-gp 抑制剂时，将 Talazoparib 剂量（抑制剂的 3~5 个半衰期后）增加至 P-gp 抑制剂开始前使用的剂量。当 Talazoparib 与上面未列出的 P-gp 抑制剂共同给药时，需监测患者可能出现的不良反应[110,112]。

2. BCRP 抑制剂 与 BCRP 抑制剂共同给药可能会增加 Talazoparib 的暴露量。如果无法避免联合用药，应在联合用药时监测患者可能增加的不良反应[110,112]。

（四）药物不良反应

临床试验中，Talazoparib 最常见的不良反应（发生率 ≥ 20%）包括：疲劳、贫血、恶心、中性粒细胞减少、头痛、血小板减少、呕吐、脱发、腹泻、食欲减退。动物实验中常见的不良反应（发生率 ≥ 25%）包括：血红蛋白、血小板、中性粒细胞、淋巴细胞、白细胞和钙的减少，葡萄糖、丙氨酸氨基转移酶、天门冬氨酸氨基转移酶和碱性磷酸酶增加[110,112,118,122]。

此外，Talazoparib 还存在导致骨髓增生异常综合征 / 急性髓系白血病（MDS/AML），骨髓抑制和损伤胚胎 – 胎儿的危险性[110,112,122]。

1. 骨髓增生异常综合征／急性髓细胞白血病 在临床研究中，接受 Talazoparib 治疗的 584 例实体瘤患者中有 2 例（0.3%）出现了骨髓增生异常综合征 / 急性髓细胞白血病（MDS/AML）。2 例患者在出现 MDS/AML 前，分别接受了为期 4 个月和 24 个月的 Talazoparib 治疗，此 2 例患者在使用 Talazoparib 前均接受过铂类药物和 / 或其他 DNA 损伤剂（包括放射治疗）的化疗，且均从以往化疗引起的血液毒性中充分恢复后才开始服用 Talazoparib。因此，在 Talazoparib 治疗过程中，如果患者出现虚弱、疲倦、发热、体重减轻、频繁感染、皮肤瘀斑、出血、呼吸困难、尿液或粪便中出现红细胞和（或）低血细胞计数时，可能是 MDS/AML。如果确诊为 MDS/AML，患者需停止使用 Talazoparib。

2. 骨髓抑制　接受 Talazoparib 治疗的患者可能会出现包括贫血、白细胞 / 中性粒细胞减少症和（或）血小板减少症等骨髓抑制表现。临床试验曾报告患者经 Talazoparib 治疗后，发生 ≥ 3 级的贫血、中性粒细胞减少和血小板减少症的比例分别是 39%、21% 和 15%。

3. 胚胎 - 胎儿毒性　根据 Talazoparib 药物作用机制和动物研究发现，妊娠期妇女服用 Talazoparib 会引起胚胎 - 胎儿的伤害。基于此，建议育龄期女性治疗期间和服用 Talazoparib 末次剂量后至少 7 个月采用有效避孕方法。

（五）血药浓度与药理学效应

在晚期实体恶性肿瘤患者 Talazoparib 的 I 期剂量递增试验（第 1 部分）及对 PARP 抑制剂预测可能敏感的肿瘤患者的扩展队列试验（第 2 部分）（ClinicalTrials.gov 编号：NCT01286987）中，以 0.9mg/d 的剂量治疗 1 例患者时，出现 3 级血小板减少症和 3 级贫血；以 1.1mg/d 的剂量治疗的 2 例患者时出现 3 级血小板减少，其中 1 例转为 4 级血小板减少症。所有剂量限制毒性（DLTs）均在研究药物暂停后缓解，且均未出现出血。由于 2 例患者在接受 1.1mg/d 剂量水平时出现 DLTs，但 6 例以 1.0mg/d 剂量水平的可评估者中，均未观察到 DLTs，因此 1.0 mg/d 剂量被确定为 MTD 及第 2 部分的推荐剂量。第二部分试验 Talazoparib 的 MTD 为 1.0mg/d，消除半衰期为 50 小时，药物相关不良事件包括疲劳（26/71 例；37%）和贫血（25/71；35%），3~4 级不良事件包括贫血（17/71 例；24%）和血小板减少症（13/71 例；18%）。在 ≥ 0.60mg/d 的 Talazoparib 剂量下观察到持续的 PARP 抑制效应，在 MTD 为 1.0mg/d 时，BRCA 突变相关的乳腺癌（7/14；50%）和卵巢癌患者（5/12；42%），以及胰腺癌和小细胞肺癌患者均可观察到明确的抗肿瘤应答。综上，Talazoparib 表现出单药抗肿瘤活性，患者服用推荐剂量 1.0mg/d 时耐受性良好[120]。

（六）药物相关基因与药理学效应

同源重组（HR）机制中编码基因的功能缺失突变与肿瘤对 PARP 抑制剂的敏感性有关，临床试验（ClinicalTrials.gov 编号：NCT02034916）结果显示，Talazoparib 对生殖系易感基因 BRCA 突变（gBRCAm）患者具有显著疗效。FDA 批准 Talazoparib 上市的同时，批准了 Talazoparib 辅助诊断——BRAC Analysis CDx 测试（Myriad Genetic Laboratories, Inc.），确定具有有害或疑似有害 gBRCAm 的乳腺癌患者才能使用 Talazoparib[110,120,126]。

BRCA1 基因位于 17 号染色体的长臂上，由 24 个外显子组成。经研究发现，在其序列中具有大量的删除、插入或复制现象。BRCA1 参与 DNA DSB 损伤的应答信号，此外，根据 HR 修复参与后续修复，BRCA1 同时还参与转录调控和细胞周期检查点的控制。BRCA2 基因位于 13 号染色体的长臂上，通过 RAD51 的调控，在 HR 修复中发挥更为直接的修复作用。BRCA2 基因比 BRCA1 大，由 27 个外显子组成。在这两个基因中，已发现大约 2000 种不同的突变，但这些突变并非都与致病风险相关。针对 BRCA1 或 BRCA2 突变携带者的特定致癌风险，一项前瞻性研究报告显示，生殖系 BRCA1 突变的乳腺癌和卵巢癌累积风险分别为 72% 和 44%，生殖系 BRCA2 突变的累积风险分别为 69% 和 17%[124]，但在一般人群中，乳腺癌和卵巢癌的累积风险分别为 12% 和 1.3%[125]。2005 年发表的两项临床前研究显示，BRCA 突变细胞对 PARP 抑制剂的体外敏感性非常高，这为 PARP 抑制剂的临床治疗发展提供了强有力的支持[126,127]。PARP 抑制剂在 BRCA1/2 缺陷的肿瘤细胞试验结果显示，与野生型 BRCA 相比，BRCA1/2 缺陷的肿瘤细胞对其敏感性增加了 1000 倍[128]。除 BRCA1/2 基因突变外，涉及 HR 通路中的其他基因组改变也会导致类似 BRCA 的表型，也对 PARP 抑制剂具有敏感性[129-131]。

在 Talazoparib 用于晚期乳腺癌和生殖系 BRCA1/2 突变乳腺癌患者（在接受铂或细胞毒性非铂方案治疗后）的 II 期临床研究中（Clinical Trials.gov 编号：NCT02034916）[132]，分析结果表明，Talazoparib 对晚期乳腺癌和生殖系 BRCA 突变的患者具有良好的抗肿瘤活性。N.C. Turner 等[123]分析结果表明，在 60 例受试者中，有 29 例（48%）和 28 例（47%）患者分别检测到 BRCA1 和 BRCA2 突变（没有患者同时出现 BRCA1 和 BRCA2 的突变），这些突变最常见的是单核苷酸变异［BRCA1: 12 例（20%）；BRCA2: 10 例（17%）］或缺失［BRCA1: 11 例（18%）；BRCA2: 12 例（20%）］。同源重组（HR）中涉及的其他基因的突变相对较少，分别在 CHEK2（2 例患者）、ARID1A、ATR、BARD1、BRD4、BRIP1、FANCC 和 STAG2（每例患者均为单个患者）中检测到基因突变。除 BRCA1/2 外，基因突变 ≥ 10% 的有 TP53（45%）和 PIK3CA（12%）。TP53 突变在 BRCA1 突变的肿瘤中比在 BRCA2 突变的肿瘤中更常见［BRCA1 突变：22/29（76%），BRCA2 突变：4/28（14%）］。综上，Talazoparib 临床试验中 gBRCA 突变患者的高通量测序 NGS 揭示出了一个复杂的突变情况，相关探索性研究还在进行中。

二、血药浓度监测

（一）适应人群

靶向抗肿瘤药物的最佳临床获益高度依赖于足够的药物暴露量，药物暴露量会受到不同因素的影响，例如吸收、分布和代谢中的个体药代动力学差异，患者个体差异，以及患者的依从性和药物相互作用[133]。与大多数靶向抗癌药一样，Talazoparib为口服给药，给不同的代谢酶和转运体以固定的药物剂量[134]，患者之间Talazoparib的暴露量会出现明显差异，低药物水平可能会导致效果欠佳，而高药物水平可能会导致严重的副作用，从而导致患者耐受性差乃至治疗失败。由于暴露量与治疗效果之间的关系，以及Talazoparib肝脏代谢最少，长期服用Talazoparib可能会产生生物蓄积到有毒剂量水平，因此有必要对服用Talazoparib的患者进行治疗药物监测。

（二）方法与流程

Bruin MAC等[135]开发并验证了人血浆中PARP抑制剂药物（尼拉帕利、奥拉帕利、瑞卡帕布、Talazoparib和Veliparib）的LC-MS/MS组合分析方法，此法也是人血浆中Talazoparib定量检测的第一种分析方法。作者使用了一种简单，快速的样品预处理方法，即通过乙腈对血浆样品进行蛋白质沉淀，并用甲酸（0.1% V/V的水溶液）稀释上清液，随后在反相UPLC BEH C18色谱柱上进行色谱分离，并使用正模式运行的三重四极杆质谱仪进行检测，优化了Talazoparib的一般质谱参数，以在此药LLOQ水平上获得足够的灵敏度。并将此分析方法通过TDM验证方法进行方法学验证，包括评估校准模型、准确性、精密度、LLOQ、特异性、选择性、残留和稳定性，结果显示，此分析方法可达TDM标准，Talazoparib的检测有效范围为0.5~50 ng/ml。

Attwa等[136]开发了一种准确高效的LC-MS/MS分析方法用于Talazoparib的分析检测。作者使用反相洗脱系统（Hypersil C18色谱柱）和等度流动相，分离Talazoparib和拉帕替尼（LAP）（内标；IS）。方法结果显示，在人肝微粒体（HLMs）基质中，Talazoparib的线性范围为5~500 ng/ml（ $r^2 \geqslant 0.999$ ）。方法学考察结果显示，该检测方法具有良好的灵敏度（定量限为2.0 ng/ml），精密度和准确性。此外，作者使用StarDrop软件的P450 Metabolism和DEREK模块进行了Talazoparib的计算机代谢（实验和计算机）和毒性评估（计算机），Talazoparib的内部清除率为9.59µl/（min·mg），体外半衰期为72.7分钟。

Lei Ye等[137]根据FDA最新指南，采用UPLC-MS/MS技术[138]，分析大鼠血浆样品Talazoparib的浓度，证明了该方法的实用性，以支持药动学研究。该研究使用Acquity BEH C18（2.1 mm×50 mm，1.7 m）色谱柱，以0.40 ml/min的流速，使用乙腈和0.1%甲酸的梯度洗脱剂作为流动相，对Talazoparib和内标（Bosutinib）进行色谱分离，通过XEVO TQ-S三重四极杆串联质谱仪结合电喷雾电离界面在正离子多反应监测（MRM）模式下进行检测，Talazoparib的MRM跃迁为m/z 381.3 → 285.2，Bosutinib（内标）为m/z 530.2 → 141.2。Talazoparib线性范围浓度为0.5~200ng/ml，且该法日内和日间的精密度、精确度均在可接受范围内。

三、相关基因检测研究进展

（一）Talazoparib 与新型 lncRNA

Jia 等[139] 研究发现，Talazoparib 上调的新型 lncRNA PLK4 通过促进 YAP（Yes-相关蛋白）介导的细胞衰老，抑制肝细胞肿瘤恶化。此项研究鉴定了一种新功能的 lncRNA，名为 polo-like kinase 4 associated lncRNA（lncRNA PLK4, GenBank Accession No. RP11-50D9.3），此 lncRNA 在肝细胞癌组织和细胞中表达显著下调，而 Talazoparib 作为新型的 PARP1/2 抑制剂，可以增加 lncRNA PLK4 在 HepG2 细胞中的表达。作者在本研究中证实了 Talazoparib 诱导上调 lncRNA PLK4，使 YAP 失活并诱导细胞衰老，从而抑制肝癌细胞的活力和增殖。本研究从另一方面揭示了 Talazoparib 诱导的抗肿瘤作用的分子机制，并提示 Talazoparib 靶向的 lncRNA PLK4/yap 依赖性细胞衰老治疗肝细胞癌的潜在临床应用。

（二）Talazoparib 与其他 HR 缺陷肿瘤

根据前期研究，PARP 抑制剂可以扩展到其他 HR 缺陷肿瘤。基因组研究表明，8%~12% 的转移性前列腺癌特征为 BRCA2 突变和纯合子缺失，将参与 DSB DNA 修复的其他基因（ATM、RAD51、PALB2、FANC 和 PTEN）的突变结合起来，可使转移性前列腺癌的发病率升高 20%~25%，这些肿瘤在不同的 DNA 损伤反应途径中均存在基因缺陷[140]。此外，PARP-1 是基于雄激素受体与 DNA 损伤反应通路的交叉反应而提出的一种新的前列腺癌治疗靶点[141]。在 de Bono J 等的研究中[142]，13 名胰腺癌患者接受 1.0 mg Talazoparib 治疗，其中有 4 人持续至少 16 周具有临床获益（CBR：31%），在这些应答者中，有 1 例携带有 PALB2 突变，这提示 Talazoparib 疗法有潜在的广阔应用前景。目前也已有多个 Talazoparib 相关临床试验开展，例如：Ⅱ期临床研究［ClinicalTrials.gov 编号：NCT02286687］将探索 Talazoparib 在生殖系 BRCA1/2 或体细胞改变、PTEN 突变或 PTEN 缺失和 HR 缺陷的晚期肿瘤患者中的活性[143]；Ⅰ/Ⅱ期临床研究［ClinicalTrials.gov 编号：NCT01989546］将评估 Talazoparib 在铂敏感性 BRCA1/2 突变肿瘤中的疗效[144]，在此研究中，在治疗前、第 1 周期和疾病进展时，会对肿瘤进行 DNA 损伤反应标记物的活性组织检查。

（三）Talazoparib 的新辅助用药研究

研究发现 PARP 抑制剂治疗过程中，会发生代偿性的有害突变，例如 TP53 结合蛋白 1（53BP1）功能缺失、PAR 糖化酶（PARG）的缺失、编码 P- 糖蛋白外排泵的基因上调，从而产生 PARP 抑制剂耐药性[145-148]。为了减少耐药性的发生，在疾病早期阶段应用 PARP 抑制剂的研究也成为一种新的趋势。在一项 Talazoparib 的 II 期临床试验（ClinicalTrials.gov 编号：NCT03499353）中，将 Talazoparib 作为术前的新辅助用药应用于 BRCA 突变的转移性乳腺癌患者，术前口服 Talazoparib 每日一次，连续 6 个月未进行化疗，病理完全缓解率（RCB）可达到 53%，且毒性可控[149]。因此，Talazoparib 应用于术前新辅助可成为新的治疗策略。目前 Talazoparib 新辅助临床试验仍在进行更大样本量的多中心研究。

（四）Talazoparib 用于 BRCA1/2 野生型 TNBC 研究

Talazoparib 已经在一些 BRCA1/2 突变相关的晚期癌症中显示出单药抗肿瘤效果。但 PARP 抑制剂在有缺陷的 BRCA1/2 野生型 TNBC 和其他非 BRCA1/2 HR 通路基因突变的乳腺肿瘤中的有效性目前尚不清楚，现已有 Talazoparib 相关临床试验正在进行该方面研究[150]，Talazoparib 在 BRCA1/2 野生型和三阴性乳腺癌 / 实体瘤中的 II 期临床试验采用最理想的 Simon 两阶段设计，探索单药 Talazoparib 对 BRCA1/2 野生型乳腺癌患者的活性（ClinicalTrials.gov 编号：NCT02401347）。

参考文献

［1］O'Donnell A，Faivre S，Burris HA，et al. Phase I pharmacokinetic and pharmacodynamic study of the oral mammalian target of rapamycin inhibitor everolimus in patients with advanced solid tumors［J］. Journal of clinical oncology : official journal of the American Society of Clinical Oncology，2008，26（10）：1588-1595.

［2］Pape L，Ganschow R，Ahlenstiel T. Everolimus in pediatric transplantation［J］. Curr Opin Organ Transplant，2012，17（5）：515-519.

［3］Pópulo H，Lopes JM，Soares P. The mTOR signal ling pathway in human cancer［J］. Int J Mol Sci，2012，13（2）：1886-1918.

［4］Zaytseva YY，Valentino JD，Gulhati P，et al. mTOR inhibitors in cancer therapy［J］. Cancer Lett，2012，319（1）：1-7.

［5］Stéphanie B，Sabrina F，Marine D，et al. Effect of genetic polymorphisms in CYP3A4，CYP3A5，and m-TOR on everolimus blood exposure and clinical outcomes in cancer patients［J］. Pharmacogenomics J，2020，20（5）：647-654.

［6］Moes D J，Press RR，den Hartigh J，et al. Population pharmacokinetics and pharmacogenetics of everolimus in renal transplant patients［J］. Clin Pharmacokinet，2012,51（7）：467-480.

［7］Picard N，Rouguieg-Malki K，Kamar N，et al. CYP3A5 genotype does not in uence everolimus in vitro metabolism and clinical pharmacokinetics in renal transplant recipients［J］. Transplantation，2011，91：652-656.

［8］Maria S，Dennis A，David WH，et al. Therapeutic Drug Monitoring of Everolimus: A Consensus

Report［J］.Ther Drug Monit，2016，38（2）：143-169.

［9］Shinya T，Hiroaki Y，Yoshihide K，et al. Long-term relationship between everolimus blood concentration and clinical outcomes in Japanese patients with metastatic renal cell carcinoma：a prospective study［J］. Pharm Health Care Sci，2019，5：6-14.

［10］Deppenweiler M，Falkowski S，Saint-Marcoux F，et al. Towards therapeutic drug monitoring of everolimus in cancer? Results of an exploratory study of exposure-effect relationship［J］. Pharmacol Res，2017，121：138-144.

［11］Schreiber KH，Ortiz D，Academia EC，et al. Rapamycin-mediated mTORC2 inhibition is determined by the relative expression of FK506-binding proteins［J］. Aging Cell，2015，4：265‐273.

［12］中国临床肿瘤学会（CSCO）抗白血病联盟，中国临床肿瘤学会（CSCO）抗淋巴联盟.伊布替尼治疗 B 细胞恶性肿瘤中国专家共识（2019 年版）［J］.白血病·淋巴瘤，2019，28（8）：449-456.

［13］Le Louedec F，Gallais F，Thomas F，et al. Limited Sampling Strategy for Determination of Ibrutinib Plasma Exposure：Joint Analyses with Metabolite Data［J］. Pharmaceuticals（Basel），2021，14（2）：162-174.

［14］Verheijen RB，Yu H，Schellens JHM，et al. Practical Recommendations for Therapeutic Drug Monitoring of Kinase Inhibitors in Oncology［J］. Clin Pharmacol Ther，2017，102（5）：765-776.

［15］Ezzeldin E，Iqbal M，Herqash R.N，et al. Simultaneous Quantitative Determination of Seven Novel Tyrosine Kinase Inhibitors in Plasma by a Validated UPLC-MS/MS Method and Its Application to Human Microsomal Metabolic Stability Study［J］.Chromatogr B Anal，Technol Biomed，Life Sci，2020，1136：121851.

［16］Rood J.J.M，Dormans P.J.A，van Haren M.J，et al. Bioanalysis of Ibrutinib and Its Dihydrodiol-and Glutathione Cycle Metabolites by Liquid Chromatography-Tandem Mass Spectrometry［J］. Chromatogr B Anal Technol. Biomed Life Sci，2018，1090：14‐21.

［17］Huynh H.H，Pressiat C，Sauvageon H，et al. Development and Validation of a Simultaneous Quantification Method of 14 Tyrosine Kinase Inhibitors in Human Plasma Using LC-MS/MS［J］. Ther. Drug Monit，2017，39（1）：43‐54.

［18］Dhillon S. Palbociclib：first global approval［J］. Drugs，2015，75（5）：543-551.

［19］McCain J. First-in-Class CDK4/6 Inhibitor Palbociclib Could Usher in a New Wave of Combination Therapies for HR+，HER2- Breast Cancer［J］. P T，2015，40（8）：511-520.

［20］Morikawa A，Henry NL. Palbociclib for the Treatment of Estrogen Receptor-Positive，HER2-Negative Metastatic Breast Cancer［J］. Clin Cancer Res，2015，21（16）：3591-3596.

［21］孙慧娟，张菊红，王丽丽，等.首个 CDK4/6 抑制剂帕博西尼的药理和临床综述［J］.中国药物评价，2016，33（5）：5.

［22］Finn RS，Crown JP，Lang I，et al. The cyclin-dependent kinase 4/6 inhibitor palbociclib in combination with letrozole versus letrozole alone as first-line treatment of oestrogen receptor-positive，HER2-negative，advanced breast cancer（PALOMA-1/TRIO-18）：a randomised phase 2 study［J］. Lancet Oncol，2015，16（1）：25-35.

［23］Finn RS，Martin M，Rugo HS，et al. Palbociclib and Letrozole in Advanced Breast Cancer［J］. N Engl J Med，2016，375（20）：1925-1936.

［24］Groot A，Kuijpers C J，Kroep J R. CDK4/6 inhibition in early and metastatic breast cancer: A review ［J］. Cancer Treatment Reviews，2017，60：130–138.

［25］Turner N C，Ro J，F André，et al. Palbociclib in Hormone–Receptor–Positive Advanced Breast Cancer ［J］. N Engl J Med，2016，27（3）：209–219.

［26］Julie，M，Janssen，et al. Development and validation of a liquid chromatography–tandem mass spectrometry assay for nine oral anticancer drugs in human plasma – Science Direct ［J］. Journal of Pharmaceutical & Biomedical Analysis，2019，174：561–566.

［27］FDA 发布的吉瑞替尼药品说明书.

［28］朱文婷，白秋江. FLT3 突变型急性髓性白血病的靶向治疗药物吉瑞替尼 ［J］. 中国药业，2020，29（3）：74–77.

［29］Zhao J，Song Y，Liu D. Gilteritinib：a novel FLT3 inhibitor for acute myeloid leukemia ［J］. Biomark Res，2019，7：19–24.

［30］James AJ，Smith CC，Litzow M，et al. Pharmacokinetic Profile of Gilteritinib: A Novel FLT3 Tyrosine Kinase Inhibitor ［J］. Clinical Pharmacokinetics，2020，59（10）：1273–1290.

［31］Perl AE，Altman JK，Cortes J，et al. Selective Inhibition of FLT3 by Gilteritinib in Relapsed/Refractory Acute Myeloid Leukemia：a Multicenter，First–in–human，Openlabel，Phase 1/2 Study ［J］. Lancet Oncol，2017，18（8）：1061–1075.

［32］Mori M，Kaneko N，Ueno Y，et al. Gilteritinib，a FLT3/AXL inhibitor，shows antileukemic activity in mouse models of FLT3 mutated acute myeloid leukemia ［J］. Invest New Drugs，2017，35（5）:556–565.

［33］Park IK，Mishra A，Chandler J，et al. Inhibition of the receptor tyrosine kinase Axl impedes activation of the FLT3 internal tandem duplication in human acute myeloid leukemia: implications for Axl as a potential therapeutic target ［J］. Blood, 2013，121（11）:2064–2073.

［34］Daver N，Kantarjian H. FLT3 inhibition in acute myeloid leukaemia ［J］. Lancet Oncol，2017，18（8）：988–989.

［35］Tarver TC，Hill JE，Rahmat L，et al. Gilteritinib is a clinically active FLT3 inhibitor with broad activity against FLT3 kinase domain mutations ［J］. Blood Advances，2020，4（3）：514–524.

［36］Wang Q，Chen Z，Chen DW，Ye XY. An LC–MS/MS Bioanalytical Assay for the Determination of Gilteritinib in Rat Plasma and Application to a Drug – Drug Interaction Study ［J］. Drug Des Devel Ther，2020，14：2061–2067.

［37］Novartis Pharmaceuticals. Rydapt（Midostaurin）Package Insert. East Hanover，NJ：Novartis Pharmaceuticals Corporation.2020.

［38］陈本川. 治疗急性髓系白血病及系统性肥大细胞增生症新药—米哚妥林（midostaurin）. 医药导报，2017，36（11）：1331–1338.

［39］Dutreix C，Munarini F，Lorenzo S，et al. Investigation into CYP3A4–mediated drug – drug interactions on midostaurin in healthy volunteers ［J］. Cancer Chemoth Pharm，2013，72（6）：1223–1234.

［40］Mancini R，LaMontagne L，Williams T，et al. Midostaurin and cyclosporine drug interaction: A case report ［J］. Clin Pharm Ther，2020，45（2）：384–387.

［41］Stone RM，Mandrekar SJ，Sanford BL，et al. Midostaurin plus chemotherapy for acute myeloid leukemia with a FLT3 mutation ［J］. N Engl J Med，2017，377（5）：454–464.

［42］Illmer T，Thiede HM，Thiede C，et al. A highly sensitive method for the detection of PKC412（CGP41251）and its metabolites by high-performance liquid chromatography［J］. J Pharmacol Toxicol Methods，2007，56（1）：23-27.

［43］Bourget P，Amin A，Chandesris MO，et al. Liquid chromatography-tandem mass spectrometry assay for therapeutic drug monitoring of the tyrosine kinase inhibitor, midostaurin, in plasma from patients with advanced systemic mastocytosis［J］. Chromatogr B Analyt Technol Biomed Life Sci，2014，944：175-181.

［44］蒋少红，马旭东，许云禄.组蛋白去乙酰化酶抑制药研究现状［J］.中国新药与临床杂志，2008，（08）：598-603.

［45］郑亚东，杨平传，赵雪.伏立诺他临床应用新进展［J］.中国新药志，2015，24（08）：900-903.

［46］Rubin EH，Agrawal NGB，Friedman EJ，et al. A study to determine the effects of food and multiple dosing on the pharmacokinetics of vorinostat given orally to patients with advanced cancer［J］. Clinical Cancer Research，2006，12（23）：7039-7045.

［47］Kelly WK，Richon VM，O'Connor O，et al. Phase I clinical trial of histone deacetylase inhibitor: suberoylanilide hydroxamic acid administered intravenously［J］. Clinical Cancer Research，2003，9（10 Pt 1）：3578-3588.

［48］Zhang CL，Richon V，Ni X，et al. Selective induction of apoptosis by histone deacetylase inhibitor SAHA in cutaneous T-cell lymphoma cells: relevance to mechanism of therapeutic action［J］. Journal of Investigative Dermatology，2005，125（5）：1045-1052.

［49］杨梅.皮肤 T 细胞淋巴瘤治疗新药伏立诺他［J］.中国新药杂志，2010，19（08）：646-649.

［50］Vorinostat［EB/OL］.（2007-12-04）http://www.fda.gov/cder/foi/label/2006/021991lbl.pdf.

［51］Duvic M，Talpur R，Ni X，et al. Phase 2 trial of oral vorinostat（suberoylanilide hydroxamic acid, SAHA）for refractory cutaneous T-cell lymphoma（CTCL）［J］. Blood，2007，109（1）：31-39.

［52］Vansteenkiste J，Van CE，Dumez H，et al. Early phase II trial of oral vorinostat in relapsed or refractory breast, colorectal, or non-small cell lung cancer［J］. Invest New Drugs，2008，26（5）：483-488.

［53］Kelly WK，O'Connor OA，Krug LM，et al. Phase I study of an oral histone deacetylase inhibitor, suberoylanilide hydroxamic acid, in patients with advanced cancer［J］.Clin Oncol，2005，23（17）：3923-3931.

［54］Du L，Musson DG，Wang AQ. High turbulence liquid chromatography online extraction and tandem mass spectrometry for the simultaneous determination of suberoylanilide hydroxamic acid and its two metabolites in human serum［J］. Rapid Commun Mass Spectrom，2005，19（13）：1779 - 1787.

［55］Parise RA，Holleran JL，Beumer JH，et al. A liquid chromatography-electrospray ionization tandem mass spectrometric assay for quantitation of the histone deacetylase inhibitor, vorinostat（suberoylanilide hydroxamicacid, SAHA），and its metabolites in human serum［J］. Chromatogr B Analyt Technol Biomed Life Sci，2006，840（2）：108 - 115.

［56］Patel K，Guichard SM，Jodrell DI. Simultaneous determination of decitabine and vorinostat（Suberoylanalide hydroxamic acid, SAHA）by liquid chromatography tandem mass spectrometry for clinical studies［J］. Chromatogr B Analyt Technol Biomed Life Sci，2008，863（1）：19 - 25.

［57］杜晓琅，朱贺，丁黎，等.液相色谱 - 串联质谱法同时测定人血清与尿液中伏立诺他及其代谢物 4-苯胺基 -4- 氧代丁酸的浓度［J］.中国新药与临床杂志，2012，31（07）：385-391.

［58］邹巧根，胡紫艳，韦萍.反相高效液相色谱法测定伏立诺他含量和有关物质［J］.中国新药杂志，

2011, 20（24）：2467-2470.

［59］肖健.高效液相色谱法测定伏立诺他的含量及有关物质［J］.今日药学，2012，22（02）：71-74.

［60］韩晓红，李宁，宋媛媛，等.UPLC-MS/MS法测定人血浆中伏立诺他的浓度及其药代动力学研究［J］.药物分析杂志，2014，34（09）：1530-1535.

［61］Liu L，Detering JC，Milde T，et al. Quantification of vorinostat and its main metabolites in plasma and intracellular vorinostat in PBMCs by liquid chromatography coupled to tandem mass spectrometry and its relation to histone deacetylase activity in human blood［J］. Chromatogr B Analyt Technol Biomed Life Sci, 2014, 964：212 - 221.

［62］Balliet RM，Chen G，Gallagher CJ，et al. Characterization of UGTs active against SAHA and association between SAHA glucuronidation activity phenotype with UGT genotype［J］. Cancer Res, 2009, 69（7）：2981 - 2989.

［63］Kang SP，Ramirez J，House L，et al. A pharmacogenetic study of vorinostat glucuronidation［J］. Pharmacogenet Genomics, 2010, 20（10）：638 - 641.

［64］Wong NS，Seah E，Wang LZ，et al. Impact of UDP gluconoryltransferase 2B17 genotype on vorinostat metabolism and clinical outcomes in Asian women with breast cancer［J］. Pharmacogenet Genomics, 2011, 21（11）：760 - 768.

［65］Gandia P，Arellano C，Chalret Du Rieu Q，et al. Unexpected high levels of vorinostat when combined with vinorelbine in patients with advanced cancer［J］. Curr Clin Pharmacol,2011, 6（4）：274 - 279.

［66］Verstovsek S，Mesa R A，Gotlib J，et al. A double-blind, placebo-controlled trial of ruxolitinib for myelofibrosis［J］. N Engl J Med, 2012, 366（9）：799-807.

［67］Al-AliHK，GriesshammerM，le CoutreP，et al. Safety and efficacy of ruxolitinib in an open-label, multicenter, single-arm phase 3b expanded-access study in patients with myelofibrosis: a snapshot of 1144 patients in the JUMP trial［J］. Haematologica, 2016, 101（9）：1065-1073.

［68］Saeed I，McLornan D，Harrison C N. Managing side effects of JAK inhibitors for myelofibrosis in clinical practice［J］. Expert Rev Hematol, 2017, 10（7）：617-625.

［69］Pressiat C，Huynh HH，Ple A，et al. Development and Validation of a Simultaneous Quantification Method of Ruxolitinib, Vismodegib, Olaparib, and Pazopanib in Human Plasma Using Liquid Chromatography Coupled With Tandem Mass Spectrometry［J］. Ther Drug Monit, 2018, 40（3）：337-343.

［70］牛彤，吴涛，杨文娟，等.JAK抑制剂芦可替尼在原发性骨髓纤维化治疗中的研究进展［J］.临床血液学杂志，2018，31（9）：720-724.

［71］Deshpande A，Reddy MM，Schade GO，et al. Kinase domain mutations confer resistance to novel inhibitors targeting JAK2V617F in myeloproliferative neoplasms［J］. Leukemia, 2012, 26（4）：708-715.

［72］美国国立医学图书馆-FDA官方说明书［EB/OL］.https://dailymed.nlm.nih.gov/dailymed/fda/fdaDrugXsl.cfm?setid=9525f887-a055-4e33-8e92-898d42828cd1.

［73］Drilon A，Laetsch T W，Kummar S，et al. Efficacy of Larotrectinib in TRK Fusion - Positive Cancers in Adults and Children［J］. New England Journal of Medicine, 2018, 378（8）：731-739.

［74］Wang Y，Sparidans R W，Li W，et al. OATP1A/1B, CYP3A, ABCB1, and ABCG2 limit oral availability of the NTRK inhibitor larotrectinib, while ABCB1 and ABCG2 also restrict its brain accumulation［J］. British Journal of Pharmacology, 2020, 177（13）：3060-3074.

［75］Tripathy H K，Nair Manju S V，Zakkula A，et al. Validated HPLC Method for Quantification of a Novel Trk Inhibitor, Larotrectinib in Mice Plasma: Application to a Pharmacokinetic Study［J］. Drug Research，2020，70（02/03）：101-106.

［76］Hong D S，Bauer T M，Lee J J，et al. Larotrectinib in adult patients with solid tumours：a multi-centre，open-label，phase I dose-escalation study［J］. Annals of Oncology，2019，30（2）：325-331.

［77］Sparidans R W，Wang Y，Schinkel A H，et al. Quantitative bioanalytical assay for the tropomyosin receptor kinase inhibitor larotrectinib in mouse plasma and tissue homogenates using liquid chromatography-tandem mass spectrometry［J］.Chromatography B Analytical technologies in the biomedical and life sciences，2018，1102-1103：167-172.

［78］Gatalica Z，Xiu J，Swensen J，et al. Molecular characterization of cancers with NTRK gene fusions［J］. Modern Pathology，2019，32（1）：147-153.

［79］Penault-Llorca F，Rudzinski E R，Sepulveda A R. Testing algorithm for identification of patients with TRK fusion cancer［J］. Journal of Clinical Pathology，2019，72（7）：460-467.

［80］Laetsch T W，Hawkins D S. Larotrectinib for the treatment of TRK fusion solid tumors［J］. Expert Review of Anticancer Therapy，2019，19（1）：1-10.

［81］Shukla N，Roberts S S，Baki M O，et al. Successful Targeted Therapy of Refractory PediatricETV6-NTRK3Fusion-Positive Secretory Breast Carcinoma［J］. JCO Precision Oncology, 2017，2017：PO. 17. 00034. -00042.

［82］Halalsheh H，Mccarville M B，Neel M，et al. Dramatic bone remodeling following larotrectinib administration for bone metastasis in a patient with TRK fusion congenital mesoblastic nephroma［J］. Pediatric Blood & Cancer，2018，65（10）：e27271.

［83］Weston VJ，Oldreive CE，Skowronska A，et al. The PARP inhibitor olaparib induces significant killing of ATM-deficient lymphoid tumor cells in vitro and in vivo［J］. Blood，2010，116（22）：4578-4587.

［84］Rolfo C，de Vos-Geelen J，Isambert N，et al. Pharmacokinetics and Safety of Olaparib in Patients with Advanced Solid Tumours and Renal Impairment［J］. Clin Pharmacokinet，2019，58（9）：1165-1174.

［85］Zhou D，Li J，Learoyd M，et al. Efficacy and Safety Exposure-Response Analyses of Olaparib Capsule and Tablet Formulations in Oncology Patients［J］. Clin Pharmacol Ther，2019，105（6）：1492-1500.

［86］Wu Z，Li S，Tang X，et al. Copy Number Amplification of DNA Damage Repair Pathways Potentiates Therapeutic Resistance in Cancer［J］. Theranostics，2020，10（9）：3939-3951.

［87］Fong PC，Yap TA，Boss DS，et al. Poly（ADP）-ribose polymerase inhibition: frequent durable responses in BRCA carrier ovarian cancer correlating with platinum-free interval［J］. J Clin Oncol，2010，28（15）：2512-2519.

［88］Bruin MAC，de Vries N，Lucas L，et al. Development and validation of an integrated LC-MS/MS assay for therapeutic drug monitoring of five PARP-inhibitors［J］. Chromatogr B Analyt Technol Biomed Life Sci，2020，1138：121925.

［89］Krens SD，van der Meulen E，Jansman FGA，et al. Quantification of cobimetinib, cabozantinib, dabrafenib, niraparib, olaparib, vemurafenib, regorafenib and its metabolite regorafenib M2 in human plasma by UPLC-MS/MS［J］. Biomed Chromatogr，2020，34（3）：e4758.

［90］Armstrong AC，Clay V. Olaparib in germline-mutated metastatic breast cancer: implications of the OlympiAD trial［J］. Future Oncol，2019，15（20）：2327-2335.

［91］Sa JK，Hwang JR，Cho YJ，et al. Pharmacogenomic analysis of patient-derived tumor cells in gynecologic cancers［J］. Genome Biol，2019，20（1）：253-265.

［92］Kim G，Ison G，McKee AE，et al. FDA Approval Summary: Olaparib Monotherapy in Patients with Deleterious Germline BRCA-Mutated Advanced Ovarian Cancer Treated with Three or More Lines of Chemotherapy［J］. Clin Cancer Res，2015，21（19）：4257-4261.

［93］Mirza MR，Bergmann TK，Mau-S rensen M，et al. A phase I study of the PARP inhibitor niraparib in combination with bevacizumab in platinum-sensitive epithelial ovarian cancer: NSGO AVANOVA1/ ENGOT-OV24［J］. Cancer Chemother Pharmacol，2019，84（4）：791-798.

［94］陈本川. 治疗卵巢癌新药——尼拉帕利（niraparib）［J］. 医药导报，2017，036（010）：1209-1214.

［95］郝伯钧，杜京楠，毕煌垒，等. 口服聚二磷酸腺苷核糖聚合酶抑制剂——尼拉帕利［J］. 临床药物治疗杂志，2017，15（006）：13-17.

［96］Longoria TC，Tewari KS. Pharmacokinetic drug evaluation of niraparib for the treatment of ovarian cancer［J］. Expert Opin Drug Metab Toxicol，2018，14（5）：543-550.

［97］Mirza M R，Monk B J，Herrstedt J，et al. Niraparib maintenance therapy in platinum-sensitive, recurrent ovarian cancer［J］. N Engl J Med，2016，375（22）：2154-2164.

［98］Zhong L，Tran AT，Tomasino T，Nugent E，Smith JA. Cost-Effectiveness of Niraparib and Olaparib as Maintenance Therapy for Patients with Platinum-Sensitive Recurrent Ovarian Cancer［J］. J Manag Care Spec Pharm，2018，24（12）：1219-1228.

［99］Moore KN，Secord AA，Geller MA，et al. Niraparib monotherapy for late-line treatment of ovarian cancer（QUADRA）: a multicentre，open-label，single-arm，phase 2 trial［J］. Lancet Oncol，2019，20（5）：636-648.

［100］Sandhu SK，Schelman WR，Wilding G，et al. The poly（ADP-ribose）polymerase inhibitor niraparib （MK4827）in BRCA mutation carriers and patients with sporadic cancer: a phase 1 dose-escalation trial ［J］. Lancet Oncol，2013，14（9）：882-892.

［101］Gourd E. Niraparib improves progression-free survival in ovarian cancer［J］. Lancet Oncol，2019，20（11）：e615.

［102］Kristeleit RS，Oaknin A，Ray-Coquard I，et al. Antitumor activity of the poly（ADP-ribose） polymerase inhibitor rucaparib as monotherapy in patients with platinum-sensitive, relapsed, BRCA-mutated, high-grade ovarian cancer, and an update on safety［J］. Int J Gynecol Cancer，2019，29（9）：1396-1404.

［103］Slade D. PARP and PARG inhibitors in cancer treatment［J］. Genes Dev，2020，34（5-6）：360-394.

［104］Liao M，Watkins S，Nash E，et al. Evaluation of absorption, distribution, metabolism, and excretion of［¹⁴C］-rucaparib，a poly（ADP-ribose）polymerase inhibitor，in patients with advanced solid tumors［J］. Invest New Drugs，2020，38（3）：765-775.

［105］Coleman RL，Oza AM，Lorusso D，et al. Rucaparib maintenance treatment for recurrent ovarian carcinoma after response to platinum therapy（ARIEL3）: a randomised，double-blind，placebo-controlled，phase 3 trial［J］. Lancet，2017，390（10106）：1949-1961.

［106］Mukhopadhyay A，Drew Y，Matheson E，et al. Evaluating the potential of kinase inhibitors to suppress DNA repair and sensitise ovarian cancer cells to PARP inhibitors［J］. Biochem Pharmacol，2019，167：

125-132.

［107］Antolin AA, Ameratunga M, Banerji U, et al. The kinase polypharmacology landscape of clinical PARP inhibitors［J］. Sci Rep, 2020, 10（1）: 2585-2598.

［108］Sachdev E, Tabatabai R, Roy V, Rimel BJ, Mita MM. PARP Inhibition in Cancer: An Update on Clinical Development［J］. Target Oncol, 2019, 14（6）: 657-679.

［109］Chopra N, Tovey H, Pearson A, et al. Homologous recombination DNA repair deficiency and PARP inhibition activity in primary triple negative breast cancer［J］. Nat Commun, 2020, 11（1）: 2662-2673.

［110］US Food and Drug Administration（FDA）, TALZENNA（talazoparib）: US prescribing information, 2018, pp. 1-17. https: //www.accessdata.fda.gov/drugsatfda_docs/label/2018/211651s000lbl.pdf（Accessed May 6, 2020）.

［111］US FDA. FDA approves talazoparib for gBRCAm HER2-negative locally advanced or metastatic breast cancer［EB/OL］. 2018-10-16. https://www.fda.gov/drugs/drug-approvals-and-databases/fda-approves-talazoparib-gbrcam-her2-negative-locally-advanced-or-metastatic-breast-cancer（Accessed May 6, 2020）.

［112］聂鲁. 口服 PARP 抑制剂—talazoparib［J］. 临床药物治疗杂志, 2019: 17（02）: 73-76.

［113］Talazoparib in Determining Genetic Effects on Disease Response in Patients With Advanced Ovarian, Fallopian Tube, or Primary Peritoneal Cancer（POSITION）. https://clinicaltrials.gov/ct2/show/NCT02316834（Accessed May 6, 2020）.

［114］BMN 673（Talazoparib）, an Oral PARP Inhibitor, in People With Deleterious BRCA1/2 Mutation-Associated Ovarian Cancer Who Have Had Prior PARP Inhibitor Treatment. https://clinicaltrials.gov/ct2/show/NCT02326844（Accessed May 6, 2020）.

［115］A Study Evaluating Talazoparib in Relapsed Ovarian, Fallopian Tube, and Peritoneal Cancer. https: //clinicaltrials.gov/ct2/show/NCT02836028（Accessed May 6, 2020）.

［116］Eskander RN, Ledermann JA, Birrer MJ, et al. JAVELIN ovarian PARP 100 study design: phase Ⅲ trial of avelumab + chemotherapy followed by avelumab + talazoparib maintenance in previously untreated epithelial ovarian cancer［J］. Clin Oncol, 2019, 37: TPS9.

［117］De Bono J, Ramanathan R K, Mina L, et al. Phase I, Dose-Escalation, Two-Part Trial of the PARP Inhibitor Talazoparib in Patients with Advanced Germline BRCA1/2 Mutations and Selected Sporadic Cancers［J］. Cancer Discov, 2017, 7（6）: 620-629.

［118］H, Roche, J, et al. A phase 3 study of the oral PARP inhibitor talazoparib（BMN 673）in BRCA mutation subjects with advanced breast cancer（EMBRACA）［J］. Annals of Oncology Official Journal of the European Society for Medical Oncology, 2015, 21（suppl2）: 1116.

［119］陈本川. 治疗 BRCA 突变 HER2 阴性局部晚期或转移性乳腺癌新药—对甲苯磺酸他拉唑帕尼（talazoparib tosylate）［J］. 医药导报, 2019, 038（005）: 680-686.

［120］Rugo HS, Ettl J, Hurvitz SA, et al. Outcomes in Clinically Relevant Patient Subgroups From the EMBRACA Study: Talazoparib vs Physician's Choice Standard-of-Care Chemotherapy［J］. JNCI Cancer Spectr, 2019, 4（1）: 085-096.

［121］Gon alves, A, Eiermann, Rugo H S, et al. EMBRACA: Efficacy and safety in comparing talazoparib（TALA）with physician's choice of therapy（PCT）in patients（pts）with advanced breast cancer（aBC）and a germline BRCA mutation（gBRCAm）；BRCA1/BRCA2 subgroup analysis［J］. Annals of Oncology，2018，29.

［122］Litton J K，Rugo H S，Ettl J，et al. Talazoparib in Patients with Advanced Breast Cancer and a Germline BRCA Mutation［J］. New England Journal of Medicine，2018，379（8）：753-763.

［123］N.C. Turner1，A.D. Laird，et al. Next-generation DNA sequencing（NGS）results for tumours from phase II ABRAZO study of talazoparib after platinum or cytotoxic nonplatinum regimens in patients（pts）with advanced breast cancer（ABC）and germline BRCA1/2（gBRCA）mutations［J］. Annals of Oncology，2019，30（5）：314.

［124］Kuchenbaecker KB，Hopper JL，Barnes DR，et al. Risks of breast，ovarian，and contralateral breast cancer for BRCA1 and BRCA2 mutation carriers［J］. JAMA，2017，317：2402-2416.

［125］Howlader N，Noone AM，Krapcho M，et al. SEER Cancer Statistics Review，1975-2014［J/OL］，National Cancer Institute. Bethesda，MD. https://seer.cancer.gov/csr/1975_2014/.（Accessed May 6，2020）.

［126］Bryant HE，Schultz N，Thomas HD，et al. Specific killing of BRCA2-deficient tumours with inhibitors of poly（ADP-ribose）polymerase［J］. Nature，2005，434：913-917.

［127］Farmer H，McCabe N，Lord CJ，et al. Targeting the DNA repair defect in BRCA mutant cells as a therapeutic strategy［J］. Nature，2005，434：917-921.

［128］Ashworth A. A synthetic lethal therapeutic approach：poly（ADP）ribose polymerase inhibitors for the treatment of cancers deficient in DNA double-strand break repair［J］.Clin Oncol，2008，26：3785-9370.

［129］Bell D，Berchuck A，Cancer Genome Atlas Research Network，et al. Integrated genomic analyses of ovarian carcinoma［J］.Nature，2011，474：609-615.

［130］Bajrami I，Frankum JR，et al. Genome-wide profiling of genetic synthetic lethality identifies CDK12 as a novel determinant of PARP1/2 inhibitor sensitivity［J］. Cancer Res，2014，74：287-297.

［131］McCabe N，Turner NC，et al. Deficiency in the repair of DNA damage by homologous recombination and sensitivity to poly（ADP-ribose）polymerase inhibition［J］. Cancer Res，2006，66：8109-8115.

［132］Turner NC，Telli ML，et al. A phase II study of talazoparib after platinum or cytotoxic nonplatinum regimens in patients with advanced breast cancer and germline BRCA1/2 mutations（ABRAZO）［J］. Clin Cancer Res，2019，25：2717-2724.

［133］N. Widmer，C. Bardin，et al. Review of therapeutic drug monitoring of anticancer drugs part two-targeted therapies［J］. Cancer，2014，50：2020-2036.

［134］Geenen，Jill J.J.，et al. PARP Inhibitors in the Treatment of Triple-Negative Breast Cancer［J］. Clinical Pharmacokinetics，2017，57（2018）：427-437.

［135］Bruin M A C，Vries N D，Lucas L，et al. Development and validation of an integrated LC-MS/MS assay for therapeutic drug monitoring of five PARP-inhibitors［J］. Journal of Chromatography B，2019，121925.

［136］Attwa M W，Kadi A A，Abdelhameed A S，et al. Metabolic Stability Assessment of New PARP Inhibitor Talazoparib Using Validated LC-MS/MS Methodology：In silico Metabolic Vulnerability and Toxicity Studies［J］. Drug Design, Development and Therapy，2020，Volume 14：783-793.

［137］Lei Ye，Jingjing Chen，et al. UPLC-MS/MS method for the determination of talazoparib in ratplasma and its pharmacokinetic study［J］. Journal of Pharmaceutical and Biomedical Analysis，2002，177：112850.

［138］Center for Drug Evaluation and Research of the U.S. Department of Health and Human Services Food and Drug Administration，Guidance for Industry［D］. Bioanalytical Method Validation，2018.（Accessed August 2，2018）.

［139］Jia，Yan，Jin，Huanhuan，et al. A novel lncRNA PLK4 up-regulated by talazoparib represses hepatocellular carcinoma progression by promoting YAP-mediated cell senescence［J］. J Cell Mol Med，2020，24（9）：5304-5316.

［140］Armenia J，Wankowicz SAM，et al. The long tail of oncogenic drivers in prostate cancer［J］. Nat Genet，2018，50：645-651.

［141］Clarke N，Wiechno P，Alekseev B，et al. Olaparib combined with abiraterone in patients with metastatic castration-resistant prostate cancer: a randomised，double-blind，placebo-controlled，phase 2 trial［J］. Lancet Oncol，2018，19：975-986.

［142］de Bono J，Ramanathan RK，Mina L，et al. Phase I，dose-escalation，two-part trial of the PARP inhibitor talazoparib in patients with advanced germline BRCA1/2 mutations and selected sporadic cancers［J］. Cancer Discov，2017，7：620-629.

［143］Talazoparib in Treating Patients With Recurrent，Refractory，Advanced，or Metastatic Cancers and Alterations in the BRCA Genes［D/OL］. https://clinicaltrials.gov/ct2/show/NCT02286687（Accessed Aug 15，2020）.

［144］Pilot Trial of BMN 673, an Oral PARP Inhibitor, in Patients With Advanced Solid Tumors and Deleterious BRCA Mutations［D/OL］. https://clinicaltrials.gov/ct2/show/NCT01989546（Accessed Aug 15，2020）.

［145］Bunting SF, Call.n E, Wong N,et al. 53BP1 inhibits homologous recombination in Brca1-deficient cells by blocking resection of DNA breaks［J］. Cell，2010，141：243-254.

［146］Makvandi M, Xu K，Lieberman BP，et al. A radiotracer strategy to quantify PARP-1 expression in vivo provides a biomarker that can enablepatient selection for PARP inhibitor therapy［J］. Cancer Res，2016，76：4516-4524.

［147］Francica P，Rottenberg S. Mechanisms of PARP inhibitor resistance in cancer and insights into the DNA damage response［J］. Genome Med，2018，10：101.

［148］Vaidyanathan A，Sawers L，Gannon AL，et al. ABCB1（MDR1）induction defines a common resistance mechanism in paclitaxel- and olaparib-resistant ovarian cancer cells［J］. Br J Cancer，2016，115：431-441.

［149］Litton JK，Scoggins ME，Hess KR，Adrada BE，Murthy RK，Damodaran S，et al. Neoadjuvant talazoparib for patients with operable breast cancer with a germline BRCA pathogenic variant［J］. J Clin Oncol，2020，38：388-394.

［150］Phase Ⅱ Talazoparib in BRCA1 +BRCA2 Wild-Type & Triple- Neg /HER2-Negative Breast Cancer /Solid Tumors［D/OL］. https://clinicaltrials.gov/ct2/show/NCT02401347.（Accessed May 6，2020）.